“十二五”职业教育国家规划教材
经全国职业教育教材审定委员会审定

BINGLIXUE

病理学

（第3版）

许三林 丁凤云 宋印利 主编

高等教育出版社·北京

内容提要

本书为“十二五”职业教育国家规划教材，内容分病理解剖学和病理生理学两篇，共二十四章。第一篇为病理解剖学部分。其中第一至四章为病理解剖学的总论部分，阐述细胞组织适应、损伤与修复、局部血液循环障碍、炎症、肿瘤的原因和病理变化等疾病发生的共同规律；第五至十章阐述各临床常见病、多发病的病因、发病机制和病理变化。第二篇为病理生理学部分，阐述水、电解质代谢紊乱，酸碱平衡失调，水肿，发热，缺氧，弥散性血管内凝血、休克，心力衰竭，呼吸功能不全，肝性脑病，肾衰竭等的原因、发病机制及机体出现的相应的功能代谢变化规律。

本书作为全日制高职高专院校临床医学、预防医学、护理、助产、医学技术和卫生管理等专业的教材，亦可供成人教育相关专业的教学使用。

图书在版编目(CIP)数据

病理学 / 许三林,丁凤云,宋印利主编. --3 版. --北京:高等教育出版社,2015.7

ISBN 978-7-04-042078-4

Ⅰ.①病… Ⅱ.①许… ②丁… ③宋… Ⅲ.①病理学-高等职业教育-教材 Ⅳ.①R36

中国版本图书馆 CIP 数据核字(2015)第 129513 号

策划编辑 夏 宇　　责任编辑 夏 宇　　封面设计 李小璐　　责任印制 尤 静

出版发行	高等教育出版社	网　　址	http://www.hep.edu.cn
社　　址	北京市西城区德外大街 4 号		http://www.hep.com.cn
邮政编码	100120	网上订购	http://www.landraco.com
印　　刷	北京宏信印刷厂		http://www.landraco.com.cn
开　　本	787mm×1092mm 1/16		
印　　张	21	版　　次	2004 年 1 月第 1 版
字　　数	510 千字		2015 年 7 月第 3 版
购书热线	010-58581118	印　　次	2015 年 7 月第 1 次印刷
咨询电话	400-810-0598	定　　价	35.00 元

本书如有缺页、倒页、脱页等质量问题,请到所购图书销售部门联系调换

物 料 号 42078-00

《病理学》第3版编写人员

主　编　许三林　丁凤云　宋印利

副主编　闵　静　余宗林　陈亚非

编　者（以姓氏笔画为序）

陈亚非　江汉大学卫生职业技术学院
丁凤云　盐城卫生职业技术学院
郭世芳　三峡大学护理学院
刘慧明　孝感市第一人民医院
闵　静　湖北职业技术学院
宋印利　哈尔滨医科大学大庆校区
田齐凯　湖北职业技术学院
徐久元　黄冈职业技术学院
许　杰　湖北职业技术学院
许三林　湖北职业技术学院
杨德兴　广州医科大学卫生职业技术学院
余宗林　达州职业技术学院
张海燕　南阳医学高等专科学校
张金波　哈尔滨医科大学大庆校区
周　静　荆楚理工学院医学院

出版说明

教材是教学过程的重要载体，加强教材建设是深化职业教育教学改革的有效途径，推进人才培养模式改革的重要条件，也是推动中高职协调发展的基础性工程，对促进现代职业教育体系建设，切实提高职业教育人才培养质量具有十分重要的作用。

为了认真贯彻《教育部关于"十二五"职业教育教材建设的若干意见》（教职成〔2012〕9 号），2012 年 12 月，教育部职业教育与成人教育司启动了"十二五"职业教育国家规划教材（高等职业教育部分）的选题立项工作。作为全国最大的职业教育教材出版基地，我社按照"统筹规划，优化结构，锤炼精品，鼓励创新"的原则，完成了立项选题的论证遴选与申报工作。在教育部职业教育与成人教育司随后组织的选题评审中，由我社申报的 1338 种选题被确定为"十二五"职业教育国家规划教材立项选题。现在，这批选题相继完成了编写工作，并由全国职业教育教材审定委员会审定通过后，陆续出版。

这批规划教材中，部分为修订版，其前身多为普通高等教育"十一五"国家级规划教材（高职高专）或普通高等教育"十五"国家级规划教材（高职高专），在高等职业教育教学改革进程中不断吐故纳新，在长期的教学实践中接受检验并修改完善，是"锤炼精品"的基础与传承创新的硕果；部分为新编教材，反映了近年来高职院校教学内容与课程体系改革的成果，并对接新的职业标准和新的产业需求，反映新知识、新技术、新工艺和新方法，具有鲜明的时代特色和职教特色。无论是修订版，还是新编版，我社都将发挥自身在数字化教学资源建设方面的优势，为规划教材开发配备数字化教学资源，实现教材的一体化服务。

这批规划教材立项之时，也是国家职业教育专业教学资源库建设项目及国家精品资源共享课建设项目深入开展之际，而专业、课程、教材之间的紧密联系，无疑为融通教改项目、整合优质资源、打造精品力作奠定了基础。我社作为国家专业教学资源库平台建设和资源运营机构及国家精品开放课程项目组织实施单位，将建设成果以系列教材的形式成功申报立项，并在审定通过后陆续推出。这两个系列的规划教材，具有作者队伍强大、教改基础深厚、示范效应显著、配套资源丰富、纸质教材与在线资源一体化设计的鲜明特点，将是职业教育信息化条件下，扩展教学手段和范围，推动教学方式方法变革的重要媒介与典型代表。

教学改革无止境，精品教材永追求。我社将在今后一到两年内，集中优势力量，全力以赴，出版好、推广好这批规划教材，力促优质教材进校园、精品资源进课堂，从而更好地服务于高等职业教育教学改革，更好地服务于现代职教体系建设，更好地服务于青年成才。

高等教育出版社
2014 年 7 月

第3版前言

本教材编写根据国家教育部、国家卫生与计划生育委员会关于高职高专医学类专业人才培养目标，结合职业岗位职业能力和职业资格要求，力求做到思想性、科学性、先进性、启发性和适用性的统一。本教材适用于高职高专医学及其相关类专业。

本书分病理解剖学和病理生理学两篇，共二十四章。第一篇为病理解剖学部分，其中第一至四章为病理解剖学的总论部分，阐述细胞组织的适应和损伤与修复、局部血液循环障碍、炎症、肿瘤的原因、病理变化等疾病发生的共同规律；第五至十章阐述各系统临床上常见病和多发病的特殊规律，如原发性高血压、肝炎等；第十一章介绍常见传染病和寄生虫病的病因、发病机制和病变特点；第十二章介绍常见性传播疾病的病因和病变特点。第二篇为病理生理学部分，阐述了水、电解质代谢紊乱和酸碱平衡失调，水肿，发热，缺氧，弥散性血管内凝血，休克，心力衰竭，呼吸功能不全，肝性脑病，肾衰竭等产生的原因、发病机制及机体所出现的相应的功能代谢变化规律。

全书注重教材的整体优化，结构完整、层次清晰、逻辑性强；语言精练，图文并茂，增强内容的直观性；加强理论联系实际，注重学生能力的培养（每章后安排了思考题）；坚持“必需、够用”的原则，删除与有关教材重复及教学中不必要的内容；适度增加教学信息量，如细胞凋亡等。

本书在编写过程中得到了参编者所在单位的大力支持，在此表示衷心的感谢。

由于作者水平有限，书中难免存在不妥之处，敬请广大师生多提宝贵意见，以便我们及时修改。

许三林

2015年3月

第1版前言

在湖北省卫生厅领导下，由省医学职业技术教育研究室组织，并在湖北试验版全国高职高专医学规划教材（护理专业）建设委员会指导下，我们编写了这本"湖北试验版全国高职高专医学规划教材（护理专业）"——《病理学》教材。本教材的编写根据教育部、卫生部关于高职高专人才培养目标，力求做到科学性、先进性、启发性、创新性和适用性相结合。考虑到医学专业基础学科的相通性，本书也适用于高职高专医学其他专业。

全书分病理解剖学和病理生理学两篇，共二十章。第一篇为病理解剖学部分。第一至四章为病理解剖学的总论部分，阐述细胞组织的适应和损伤与修复、局部血液循环障碍、炎症、肿瘤的原因、病理变化等疾病发生的共同规律；第五至十章阐述各系统临床上常见病、多发病的特殊规律，如原发性高血压、肝炎等；第十一章介绍常见传染病和寄生虫病的病因、发病机制和病变特点；第十二章介绍常见性传播性疾病的病因和病变特点。第二篇为病理生理学部分，阐述水肿、缺氧、休克、呼吸衰竭、心力衰竭、肝性脑病、肾衰竭等产生的原因、发病机制及机体所出现的相应的功能代谢变化规律。

全书注重教材的整体优化，结构完整、层次清晰、逻辑性强；语言精练、图文并茂，增强内容直观性；加强理论联系实际，注重学生能力的培养（每章最后安排了思考题或病案讨论）；坚持"必需、够用"的原则，删除有关教材及教学中不必要的内容；适度增加教学信息量，如细胞凋亡、信息传导等。

本书在编写过程中得到了所有编者以及主编和编者单位的大力支持，在此表示衷心的感谢。

由于作者水平有限，书中有一些不妥之处，请广大师生多提宝贵意见，以便我们及时修改。

许三林

2003年10月

目　录

第二篇 病理生理学

绪　论

学习要点

掌握病理学的研究内涵，熟悉病理学的研究方法及其在医学中的地位，了解病理学的发展史。

一、病理学的研究内容及本教材内容

病理学(Pathology)是研究疾病产生的原因、发病机制、发展过程和转归，以及患病机体所出现的形态结构、功能代谢变化及与之相应的临床表现的一门科学。从而揭示疾病的本质和发生发展规律，为疾病的治疗和预防提供科学的理论依据。

本教材分两篇。第一篇病理解剖学部分，共十二章。其中，第一至四章为病理解剖学的总论部分，研究细胞组织的适应和损伤与修复、局部血液循环障碍、炎症和肿瘤的基本病理过程，即疾病发生的共同规律；第五至十二章为病理解剖学的各论部分，阐述各系统器官疾病的发生过程，即各种疾病的特殊规律，例如胃炎、肝炎、肾炎等，虽然其基本病理变化均为炎症，但其病因、发病机制、病变特点、转归及临床表现各不相同。第二篇病理生理部分，共十二章，主要研究疾病的原因、发生机制及机体出现的功能代谢变化特点及其规律。两篇的内容相辅相成，紧密联系。

二、病理学在医学中的地位

病理学是一门基础医学与临床医学之间的桥梁课程。病理学的创立、研究和发展，一方面与其他医学基础科学密切相关，如人体结构学、人体机能学、微生物学和寄生虫学等，这些学科主要研究正常人体的形态结构和功能代谢，为病理学研究疾病时机体形态结构和功能代谢变化提供理论基础，是学好病理学的前提。另一方面，病理学与临床医学各科在实际工作中也有十分密切的联系，是学习临床医学的重要基础学科，突出表现在对疾病的研究和作出病理诊断上。随着医学科学的发展，临床医学诊断疾病的手段日渐增多，如实验室特殊检测、内镜检查、影像学诊断技术等，它们在疾病的发现和诊断上起着重要的作用，但大多疾病的最后确诊，仍有赖于病理的诊断。因此，病理学不仅是一门理论性很强的科学，也是一门实践性很强的科学。只有理论和实践密切结合，才能促进病理学的发展，充分发挥其在医学科学中的桥梁作用。

三、病理学的研究方法

1. 尸体剖检(autopsy) 尸体剖检简称尸检,是对死亡者的遗体进行病理解剖,是病理学的基本研究方法之一。通过肉眼观察组织器官的大体形态改变和显微镜下观察组织结构的变化,查明、判断死亡原因。它不仅可以验证临床验证诊断和治疗的准确性,便于总结经验,提高医疗质量,而且为及时发现和确诊某些传染病、流行病、新发生的疾病提供理论依据。目前这种研究方法广泛应用于法医学诊断过程中。

2. 活体组织(biopsy)检查 活体组织检查简称活检,是用钳取、穿刺针吸、搔刮和手术切除等方法,从患者身上取下病变组织,进行肉眼和镜下观察,以确定诊断的检查方法。活检是临床上最常用的一种病理形态学诊断方法,对疾病的及时确诊和疗效判定起重要作用,尤其对良性肿瘤和恶性肿瘤的诊断和鉴别诊断具有十分重要的意义。

3. 细胞学(cytology)检查 是通过某种方法和途径采集人体病变处脱落的细胞,制成细胞涂片,观察细胞的形态,作出细胞学诊断的检查方法。如在食管、女性生殖道、鼻咽部直接采集脱落的细胞,也可收集渗出液或排出物中的细胞。此种方法操作简便,患者易于接受,目前主要用于肿瘤的诊断,尤其广泛用于防癌普查。

4. 动物实验(animal test) 用实验的方法在实验动物身上复制某些人类疾病的模型,通过疾病的复制过程,探索、研究疾病的病因、发病机制、经过和转归。明确疾病的诊断和防治方法,为临床疾病的治疗提供理论依据。

5. 免疫组织化学(immunohistochemistry)检查 是运用抗原抗体反应的原理,通过某些生物化学试剂在组织及细胞上进行特异性化学显色反应,检测组织细胞中的未知抗原或抗体,从而鉴定组织、细胞中的某种蛋白质、脂质、糖类、酶类或核酸等化学成分,以此进行病理诊断和鉴别诊断的方法。

6. 电子显微镜(electron microscope)观察 电子显微镜(简称电镜)较光学显微镜(简称光镜)的分辨能力高千倍以上,以此可观察到亚细胞结构的病变,即超微病变。在加强对疾病基本病理变化、病因和发病机制及确定肿瘤细胞的组织类型和分化程度上,都起重要作用。

四、病理学发展简史

病理学的发展与人类认识能力、社会进步及医学发展密切相关。我国秦汉时期的《黄帝内经》、隋唐时代巢元方的《诸病源候论》,对疾病发生的原因和表现等提出一整套中医学理论。南宋时期宋慈的《洗冤集录》详细记述了尸体剖验、伤痕病变和中毒鉴定。这些文献反映了中医学在病理学发展中的贡献。

在西方,从希腊名医 Hippocrates 首创液体病理学开始,经过 2 000 多年的发展,直到 18 世纪中叶,意大利医学家 Morgagni(1682—1771)根据积累的 700 多例尸体剖检材料,撰写了《疾病的部位和原因》一书,描述了心脏病、肺炎等病变与临床的联系,创立了器官病理学(Organ pathology)。19 世纪,法国生理学家 Claude Bernard 首创了实验病理学,在动物身上研究疾病的动态变化及病因和发展机制,揭示了多种疾病发生发展的规律,使人们对疾病本质的看法提高到一个较高的理性认识阶段。德国病理家 Virchow(1821—1902)利用显微镜,首创了细胞病理学,认为组织细胞的形态变化和功能障碍与疾病的发生密切相关,并出版了《细胞病理学》,不仅对病理学而且对医学科学的发展做出了具有历史意义的划时代的贡献。电子显微镜技术的出现,使病理形态学研究进入亚细胞水平阶段,由此创立了超微结构病理学(Ultrastructural pathology)。近 20 年来,现代免疫学、细胞生物学、分子生物学、现代遗传学的兴起和发展,使病理学出现了一些新的分支,如免疫病理学、分子病理学、遗传病理学和定量病理学。病理学研究不再局限于细胞和亚细胞水平,而是深入到分子水平、遗传基因水平,从而使形态学观察结果从定性走向定量,更具客观性、可重复性和可比性。人们对疾病发生、发展和病理过程的认识进一步加深,为疾病的防治提供了更有力的理论依据。

我国现代病理学的建立和发展,是在我国现代病理学的开拓者和老一辈病理学家,如胡正详、徐诵明、梁伯强、刘水、杨述祖等的共同努力下建立、完善和发展起来的。他们在教学方面,借鉴国内外病理学的研究成果,于 1951 年编写并出版了病理学教科书和参考书,通过广大病理学家们前仆后继的工作,不断修订和完善病理学的教学内容,从而使我国现代病理学教学不断规范。在病理检验方面,他们运用病理学的研究方法,推进了我国尸检、活检和细胞学检查的发展,促进了病理学和临床医学的密切联系,使病理学更好地为临床服务。在科研方面,积极开创病理学研究新技术,并结合我国的实际,对长期危害我国人民健康和生命的传染病、地方病(如克山病、大骨节病)、寄生虫病(如血吸虫病、黑热病)、肿瘤(如肝癌、食管癌)以及心血管疾病(如动脉粥样硬化、冠心病)等进行了广泛深入地研究,取得了丰硕的成果,培养和造就了一批各层次医学和病理学专业人才。

医学科学的发展,为病理学的研究提供了一个良好的发展机遇。我们病理学作者要充分利用老一辈病理学家为我国病理学研究留下的宝贵财富,汲取国外病理学研究的成果,加强我国病理学教学、科研和诊断工作,培养和造就新一代病理学专业人才,为加速我国病理学的创新工程建设作出自己的贡献。

(许三林)

第一篇

病理解剖学

第一章　细胞和组织的适应、损伤与修复

学习要点

掌握细胞组织的适应和损伤与修复内容中的基本概念，掌握其中的形态学分类及其表现。理解各组织的修复过程或形式以及细胞和组织损伤的原因，理解影响修复与再生的因素。

机体细胞和组织经常不断地接受内外环境中各种有害刺激因素的影响，并通过自身的反应和调节机制对刺激作出反应，从而维护细胞、组织、器官乃至整个机体的生存，上述过程称为适应，其在形态上表现为萎缩、肥大、增生和化生。

当刺激的种类、性质、强度和持续时间超越了一定的界限时，则可引起细胞和组织的损伤，并在很大程度上决定损伤的严重程度。较轻的损伤表现为细胞变性，较重的损伤表现为细胞坏死。

机体对细胞和组织损伤造成的缺损进行修补恢复的过程称为修复。修复过程首先通过炎症反应清除坏死的细胞、组织碎片，然后由再生和纤维性修复两种形式完成修复过程。多数情况下，这两种修复过程同时存在。

第一节　适　　应

一、萎缩

发育正常的组织和器官的体积缩小称为萎缩(atrophy)，通常因为萎缩的组织和器官的实质细胞体积缩小、细胞数目减少所致，同时萎缩细胞的细胞器减少乃至消失，以适应引起萎缩的各种刺激。

（一）分类

萎缩有生理性和病理性两种。生理性萎缩与年龄有关，如青春期胸腺萎缩、更年期的性腺萎缩、高龄期各器官萎缩。病理性萎缩按其原因可分为以下类型。

1. 营养不良性萎缩　包括全身性和局部性营养不良性萎缩。前者见于长期饥饿、慢性消耗性疾病等，后者常见于局部缺血，如脑动脉硬化时的大脑萎缩。萎缩首先发生于脂肪组织，依次为肌肉、脾、肝、肾、脑等。

2．失(废)用性萎缩 见于长期工作负荷下降所致的萎缩，如久卧不动时的肌萎缩、骨质疏松等。

3．压迫性萎缩 如尿路梗阻时，因肾盂积水引起的肾实质受压而萎缩。

4．内分泌性萎缩 如因腺垂体肿瘤或缺血坏死等引发的肾上腺萎缩，严重可致全身性萎缩。

5．去神经性萎缩 如因神经、脑或脊髓损伤所致的肌萎缩。

(二) 病理变化

1．肉眼观察 萎缩的组织器官体积缩小、重量减轻、颜色变深(因胞质中脂褐素沉积)、硬度增加(间质增生所致)。如心脏萎缩时，除上述表现外，心壁变薄、冠状动脉呈蛇形弯曲。

2．镜下观察 萎缩器官的实质细胞体积变小和数目减少，胞质内细胞器大量退化，自噬小体增多，因而可见大量未能被溶酶体酶降解、富含磷脂的残体(脂褐素)积聚，常见于心肌、肝细胞和神经节细胞。此外，萎缩器官的间质常常增生。

(三) 影响和结局

萎缩是一可复性变化，去除原因后，萎缩的细胞则可恢复正常；持续性萎缩的细胞则逐渐消失。

二、肥大

细胞、组织和器官的体积增大称为肥大(hypertrophy)。肥大的组织、器官常伴有细胞数量的增多，即肥大常与增生并存。细胞肥大的基础是细胞器增多，蛋白质合成增加，从而适应内外环境的改变。

肥大可分为代偿性肥大与内分泌性肥大。

1．代偿性肥大 多由器官和组织工作负荷增加而引起，具有功能代偿作用。如经锻炼的骨骼肌生理性肥大，高血压引起的心肌病理性肥大(见第五章第一节)。

2．内分泌性肥大 由激素引发的肥大称为内分泌性肥大，如哺乳期的乳腺肥大，妊娠期的子宫平滑肌肥大。

三、增生

由实质细胞增多而致的组织、器官体积增大称为增生(hyperplasia)，生理和病理情况下都可发生增生。增生常见的类型有：

1．内分泌性增生 如雌激素过多时的子宫内膜过度增生，缺碘时可通过反馈机制障碍引起甲状腺增生等。

2．代偿性增生 功能代偿也可引发增生，且常伴随代偿性肥大而出现，如低钙血症引发的甲状旁腺增生。

增生通常具有可复性，原因消除后可复原。但是过度增生的细胞有可能演变为肿瘤性增生。

四、化生

一种分化成熟的细胞因受刺激转化为另一种分化成熟的细胞的过程称为化生（metaplasia）。通常只发生于同类组织中，如上皮组织不能化生成结缔组织，反之亦然。化生并不是由已分化的细胞直接转变为另一种细胞，而是由具有分裂能力的未分化细胞向另一方向分化而成。常见的化生有：

1. 鳞状上皮化生　常见于气管和支气管黏膜，如慢性支气管炎或支气管扩张时，支气管的假复层纤毛柱状上皮转变为鳞状上皮，称为鳞状上皮化生。鳞状上皮化生还可见于其他器官，如慢性胆囊炎及胆石症时胆囊黏膜上皮的鳞状化生，慢性宫颈炎时宫颈黏膜上皮的鳞状化生等。

2. 肠上皮化生　是指慢性萎缩性胃炎时，部分胃黏膜上皮转变为肠型黏膜上皮。

3. 间叶组织成分之间的化生　间叶细胞有多向分化功能，如在压力作用下可转化为透明软骨；在骨化性肌炎时，肌肉组织内可形成骨。

化生对机体利害兼而有之，既是机体对内外环境改变的适应性变化，具有保护作用，又往往丧失了原有组织的结构和功能，有的甚至还可发展成为肿瘤。如由被覆腺上皮的黏膜（例如肺内的支气管黏膜）的鳞状化生可发展为鳞状细胞癌；胃黏膜的肠上皮化生也可成为肠型胃癌的发生基础。

第二节　细胞和组织的损伤

一、原因和机制

1. 缺氧　是引起细胞和组织损伤的重要和常见的原因。缺氧可分为全身性和局部性两种。缺氧导致 ATP 生成减少、糖酵解过程活化、活性氧类物质增多，最终引起细胞和组织的损伤。

2. 物理因素　包括高温、低温、电流、射线、机械等刺激因素。高温使细胞内蛋白质和酶变性，严重者细胞坏死；低温使血管收缩致组织缺氧或使细胞内水形成冰晶而损伤细胞；强电流通过组织引起局部烧伤、心律失常，甚至死亡；射线使水分子被激发与电离，产生大量具有强毒力的自由基，导致生物分子化学键断裂，分子结构破坏，引起细胞损伤和功能障碍；机械性损伤使细胞、组织破裂。

3. 化学因素　各种毒物能与细胞和组织发生化学反应，从而造成机体损害。毒物常见的作用机制是：① 以各种方式抑制酶的活性，如有机磷农药抑制胆碱酯酶。② 局部刺激及腐蚀作用，如强酸、强碱。③ 缺氧，如 CO 中毒。④ 麻醉，如有机溶剂和吸入性麻醉药。⑤ 干扰细胞或细胞器的生理功能，如 CCl_4 使肝细胞膜产生脂质过氧化反应，导致肝细胞变性坏死。⑥ 受体竞争，如阿托品阻断毒蕈碱受体。

4. 生物因素　是引起细胞损伤最常见的因素，包括病毒、细菌、真菌、原虫、寄生虫等。它们导致细胞和组织损伤的途径有：① 在活体细胞内生长繁殖，干扰细胞的代谢过程。② 产生代谢产物和毒性物质，引起细胞和组织损伤，如细菌通过产生毒素破坏细胞膜，引起变态反应等致病。

真菌以其毒素损伤组织；原虫、寄生虫均以它们的毒性代谢产物或分泌物直接损伤组织或引起变态反应造成组织损伤。

5. 免疫因素 免疫反应本身具有保护机体免患疾病的积极作用，但在一定的条件下可出现相反的结果，如变态反应、自身免疫反应等，均可造成组织损伤。

6. 遗传因素 目前已知的单基因或多基因遗传病和遗传性状达1万多种，另外至少有3 000种染色体异常性疾病都是通过病变基因的遗传或由基因突变、染色体畸变而造成细胞结构、功能、代谢的异常所致，其中遗传变异导致细胞损伤的机制有：① 结构蛋白质合成下降。② 核分裂受阻。③ 合成异常生长调节蛋白（如转化性蛋白等可诱发单克隆转化性细胞形成，进而形成肿瘤）。④ 酶合成障碍。

7. 社会-心理-精神刺激因素 是由心理、情感障碍引发细胞损伤并形成器质性疾病，如原发性高血压、消化性溃疡、冠心病等，甚至也可成为诱发恶性肿瘤的重要因素。

二、形态学变化

细胞受损后的改变依次表现为：代谢性变化→组织化学和超微结构变化→光镜和肉眼可见的形态学变化（病理变化或病变）。这些变化较轻者，在去除病因后细胞可恢复正常，重者则可引起细胞和组织的死亡。

（一）变性

变性（degeneration）是指细胞或细胞间质受损后因代谢障碍而发生的一系列形态学改变，表现为细胞内或细胞间质内出现异常物质或正常物质数量显著增加，常伴有功能下降。

1. 细胞水肿（cellular swelling） 是细胞轻度损伤后常发生的早期病变，好发于肝、心、肾等实质细胞的胞质。

（1）原因：当缺血、缺氧、感染、中毒等因素导致细胞的能量供应不足，细胞膜上的钠泵功能障碍，或细胞膜直接受损时，使细胞内钠、水增多。

（2）病理变化：肉眼观，器官体积增大，颜色变淡、显得混浊而无光泽。光镜下，弥漫性细胞肿胀，胞质淡染、清亮，轻者胞质内出现颗粒状物（电镜下为肿胀的线粒体和内质网），重者发展为气球样变（图1-1-1）。

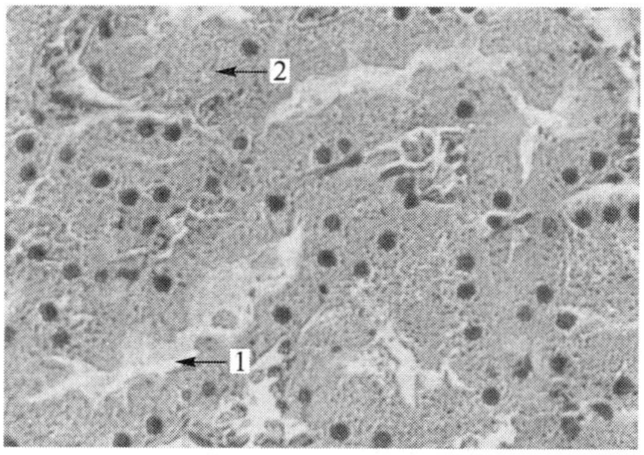

图1-1-1 肾小管上皮细胞水肿

1. 肾小管管腔变小 2. 肾小管上皮细胞肿胀，胞质内出现细颗粒，细胞界限不清

（3）结局：去除病因后水肿的细胞可恢复正常，但较重的细胞水肿使细胞功能下降，如细胞水肿原因持续存在，病变细胞内可出现脂肪沉积。严重的细胞水肿，可发展成为细胞坏死。

2. 脂肪变性（fatty degeneration）　除脂肪细胞外的细胞质内三酰甘油（中性脂肪）的蓄积称为脂肪变性，多发生于肝细胞、心肌纤维和肾小管上皮细胞。因脂质代谢在肝细胞中进行，故脂肪变多见于肝。在此仅叙述肝脂肪变性。

（1）原因：起因于营养障碍、感染、中毒和缺氧等。这些因素可使肝细胞脂肪酸代谢过程中的某个或多个环节出现异常而引发脂肪变性。① 肝细胞内脂肪酸增加：高脂饮食或脂肪组织大量分解（营养不良、糖尿病患者对糖利用障碍时），可致血内脂肪酸增加，若超过肝细胞氧化利用和合成脂蛋白能力时，中性脂肪便在肝内沉积。② 脂肪酸氧化障碍：缺氧、中毒使线粒体受损，β 氧化障碍，ATP 减少，进入肝的脂肪酸不能充分氧化而在肝细胞内沉积。③ 脂蛋白合成障碍：缺氧、营养不良、肝毒物（CCl_4、乙醇等）使脂蛋白合成障碍，不能将脂肪运出肝，肝细胞内脂肪沉积。④ 饮酒：可使 α-磷酸甘油增多而促进三酰甘油合成。

（2）病理变化：肉眼观，肝增大、边缘钝、色淡黄、质较软，切面有油腻感。光镜下，肝细胞内可见大小不等的空泡（因脂肪被制片时的有机溶剂溶解之故）。于冰冻切片中用苏丹Ⅲ染色能显示脂肪滴为橘红色的圆形小滴。重度脂肪变性的肝细胞质内蓄积的脂肪被压向一侧，形似脂肪细胞（图 1-1-2 ）。

（3）结局：轻度脂肪变性是可复性损伤，病因消除后即可恢复。重度脂肪变性时肝细胞可坏死，并继发肝硬化。

3. 玻璃样变性（hyaline degeneration）　又称透明变性，泛指纤维结缔组织间质、细动脉壁或细胞内在 HE 染片中呈现均质、红染、半透明的蛋白质蓄积。

（1）纤维结缔组织玻璃样变：是胶原纤维老化的表现，常见于瘢痕组织、纤维化的肾小球和动脉粥样硬化的纤维斑块等处。病变处纤维细胞明显减少，胶原纤维增粗并互相融合成梁状、带状或片状的半透明均质。发生机制尚不确切。

（2）细动脉壁玻璃样变性：常见于原发性高血压和糖尿病时的肾、脑、脾及视网膜的细动脉。由于细动脉持续痉挛，使内膜通透性增加，血浆蛋白渗入内膜并沉积于管壁。加之内膜下的基膜样物质增生，这些病变使细动脉壁增厚、变硬，管腔狭窄甚至闭塞，故又称为细动脉硬化（图 1-1-3）。

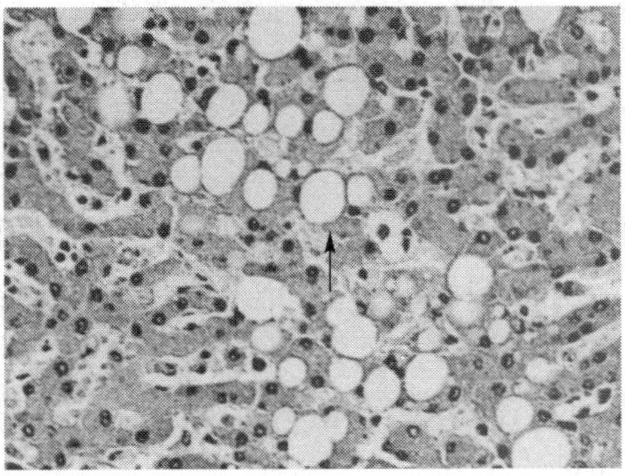

图 1-1-2　肝细胞脂肪变性

肝细胞内出现大小不等的脂肪滴（空泡）

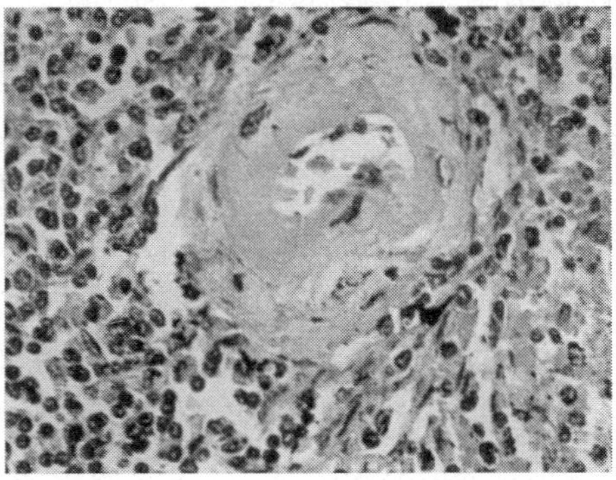

图 1-1-3　脾细动脉玻璃样变性

（3）细胞内玻璃样变性：蓄积于细胞质内的异常蛋白质形成均质、红染的圆形小体。常见于肾炎时肾小管上皮细胞的玻璃样小滴变性（由重吸收原尿中的蛋白质形成）、酒精性肝病时肝细胞质中的 Mallory 小体等。

4. 纤维蛋白样变性（fibrinoid degeneration） 又称纤维素样变，是发生在结缔组织以及小血管壁的一类病变。病变早期，结缔组织基质中黏多糖增加，免疫球蛋白和纤维蛋白增加，随后胶原纤维肿胀、断裂，崩解为颗粒状、小条或小片状的强嗜酸性染色的物质，状似纤维蛋白，故名纤维蛋白样变性，又称纤维蛋白样坏死（因是一种不可逆的病变）。纤维蛋白样变性常见于免疫性疾病，如风湿病、系统性红斑狼疮、急进型高血压时的细动脉壁，胃溃疡病的溃疡底部动脉处等，其发生机制尚无统一意见。

5. 黏液样变性（mucoid degeneration） 是指细胞间质内黏多糖（透明质酸等）和蛋白质的蓄积，常见于间叶组织肿瘤、动脉粥样硬化斑块、风湿病灶和营养不良的骨髓和脂肪组织等。其镜下特点是在疏松的间质内，有多突起的星芒状纤维细胞散在于灰蓝色黏液基质中。甲状腺功能低下时，透明质酸酶活性受抑，含有透明质酸的黏液样物质及水分在皮肤及皮下蓄积形成黏液性水肿（myxoedema）。

6. 病理性钙化 在骨和牙齿之外的部位有固态钙盐（主要是磷酸钙和碳酸钙）沉积，称为病理性钙化（pathologic calcification）。钙化处为白色坚硬物，可刺激周围纤维组织增生并将其包裹。X 线检查见不透光的高密度阴影。在 HE 染色时，钙盐呈蓝色颗粒状或片状。继发于局部变性、坏死组织或其他异物（如血栓、死亡的寄生虫卵）内的钙化称营养不良性钙化。由全身钙磷代谢障碍（如高钙血症等）所致的正常组织内钙盐沉积，称为转移性钙化，常见于甲状旁腺功能亢进症、骨肿瘤破坏骨组织、维生素 D 摄入过多等。

钙化对机体的影响视具体情况而异。转移性钙化可使钙化的细胞、组织功能丧失，而临床多见的营养不良性钙化常是病灶愈合的表现，血管壁的钙化会使血管失去弹性而变硬、变脆，容易破裂出血。

（二）细胞死亡

细胞受严重损伤或其他原因而累及细胞核时，呈现代谢停止、结构破坏和功能丧失等不可逆性变化，称为细胞死亡（cell death）。细胞死亡包括坏死和凋亡两大类型。

1. 坏死 活体内局部组织、细胞的死亡称为坏死（necrosis）。坏死的细胞代谢停止、功能丧失，逐渐出现一系列形态改变。除了强烈的病因作用迅即发生外，细胞坏死常由可复性损伤（变性）发展而来。

（1）基本病变细胞死亡数小时后才能在光镜下见到形态改变，其主要的形态标志是细胞核的改变：① 核固缩，核缩小、凝聚，呈深蓝染色，提示 DNA 停止转录。② 核碎裂，染色质崩解成致密蓝染的碎屑，散在于胞质中。③ 核溶解，染色质中的 DNA 和核蛋白被 DNA 酶和蛋白酶分解，核淡染，最后消失（图 1-1-4）。

此时胞质红染，胞膜破裂，坏死细胞进而解体消失；间质内胶原纤维肿胀、崩解，与基质共同液化。最后坏死组织呈现一片模糊的、无结构的、红染的物质。

（2）类型坏死分为凝固性坏死、液化性坏死两个基本类型。其中又有一些特殊类型。

1）凝固性坏死（coagulative necrosis）常发生于心、肝、脾、肾等实质器官，表现为坏死细胞和组织的蛋白质凝固。这可能是坏死局部的酸中毒使坏死细胞的结构蛋白和酶蛋白变性，封闭了

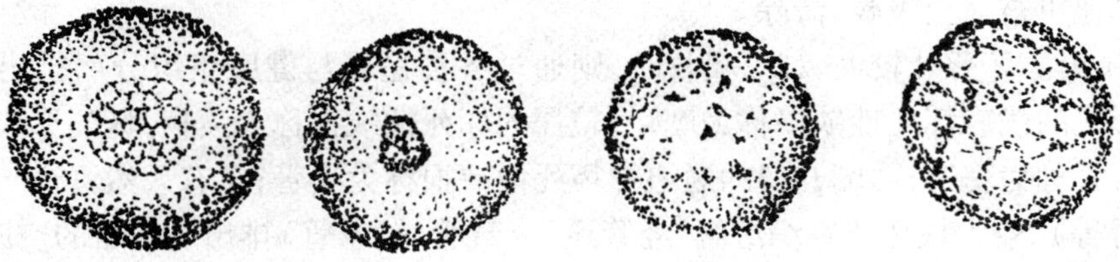

图 1-1-4　细胞坏死时细胞核的变化

蛋白质的溶解过程。坏死组织呈灰白或淡黄色，质实而干燥，与正常组织有明显的分界，坏死组织结构的轮廓可保存较长时间。

凝固性坏死的特殊类型有干酪样坏死和坏疽。

① 干酪样坏死（caseous necrosis）是彻底的凝固性坏死，是结核病的特征性病变。肉眼观：坏死组织呈白色或微黄、细腻，状如奶酪，故名。镜下：坏死组织彻底崩解、不见组织轮廓，只见一些不定形的颗粒状物质。

② 坏疽（gangrene）是指较大范围的组织坏死并继发腐败菌的感染而产生的特殊形态改变。肉眼观呈黑色，这是由于坏死处细菌分解坏死组织而产生的 H_2S 与红细胞破坏后游离出来的 Fe^{2+} 结合产生硫化铁所致。坏疽分为干性坏疽、湿性坏疽和气性坏疽三种。

a. 干性坏疽：多见于动脉受阻但静脉仍通畅的病变（如动脉粥样硬化、血栓闭塞性脉管炎和冻伤等）及腐败菌感染较轻的肢体末端，水分易蒸发，故病变部位干固、皱缩，呈黑褐色，与周围正常组织有明显分界线。

b. 湿性坏疽：多见于内脏（子宫、肺、肠管、胆囊等），也可见于四肢（尤为坏疽处动脉闭塞而静脉受阻，伴有淤血、水肿时）。坏死组织含水较多，腐败菌感染严重，局部明显肿胀，呈深蓝、暗绿或污黑色，有恶臭，且可引起严重的全身中毒症状。

c. 气性坏疽：常继发于深在的开放性创伤（特别是战伤），合并厌氧的产气荚膜杆菌等感染时，细菌分解坏死组织产生大量气体，使坏死组织含气泡、呈蜂窝状，按之有捻发感。气性坏疽发展迅速，毒素吸收多，后果严重。

2）液化性坏死（liquefactive necrosis）指坏死组织因酶性分解而变成液态。常见于化脓性炎症时，坏死灶内含多量中性粒细胞，其可释放出水解酶将坏死组织溶解液化。脑和脊髓因含蛋白质少、脂质多，坏死后发生易溶解液化，又称为软化。化脓、脂肪坏死、细胞水肿所致的溶解坏死都属于液化性坏死。脂肪坏死分为创伤性和酶解性两类。创伤性脂肪坏死好发于皮下脂肪组织（尤为乳房），严重的钝挫伤可使大量脂肪细胞破裂，脂肪外溢，并常在乳房内形成肿块，镜下可见含有大量吞噬脂滴的巨噬细胞（泡沫细胞）和多核异物巨细胞。酶解性脂肪坏死常见于急性胰腺炎，与胰脂酶外溢消化胰腺周围组织有关。肉眼见坏死处为白色斑点或斑块（因脂肪被分解成大量脂肪酸，后者常继发营养不良性钙化所致）。镜下观，坏死的脂肪细胞仅留下模糊混浊的轮廓。

（3）结局

1）自溶并引起炎症反应。坏死细胞自溶并在局部引起急性炎症反应。

2）溶解吸收。坏死组织在酶的作用下溶解，并由淋巴管、血管吸收，或被巨噬细胞吞噬清除。小范围坏死可被完全吸收、清除。

3）分离排出。坏死灶较大、难以吸收时，则通过各种途径与健康组织分离排出，形成缺损。在皮肤黏膜形成的浅表坏死性缺损称为糜烂；较深的坏死性缺损称为溃疡；坏死形成的开口于表面的深在性盲管称为窦道；两端开口的通道样坏死性缺损称为瘘管；在有天然管道与外界相通的器官（如肺、肾等），较大块坏死组织溶解，经管道（支气管、输尿管）排出后残留的空腔称为空洞。

4）机化。由新生的肉芽组织吸收取代坏死组织的过程称为机化，最终形成瘢痕组织。

5）包裹。坏死灶较大，不能完全机化，则由周围增生的纤维组织将其包裹的过程。

6）钙化。坏死组织、异物（血栓等）如不能溶解吸收伴有钙盐沉积形成钙化，如继发营养不良性钙化。

2. 凋亡　凋亡（apoptosis）是活体内单个细胞或小团细胞的死亡，是由有关基因调控、自身启动的程序性死亡过程。凋亡出现在许多生理和病理过程中，与胚胎发生发展、个体形成、器官的细胞平衡稳定等密切相关，并在肿瘤、自身免疫性疾病、病毒性疾病等的发生上具有重要意义。

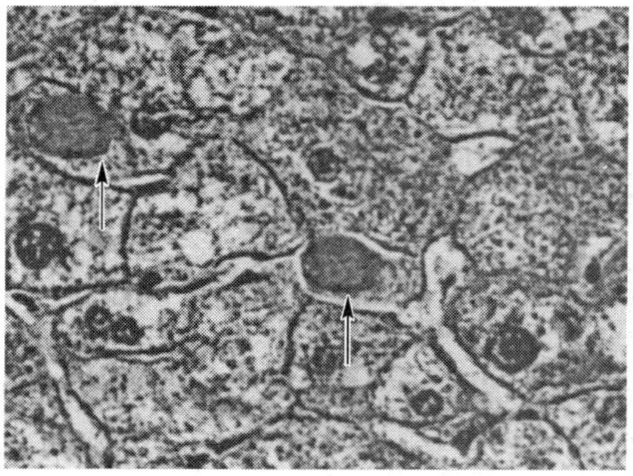

图 1-1-5　凋亡小体

凋亡细胞最初的形态改变为胞膜皱缩、胞质致密、细胞器密集、染色质边集，进而胞核裂解，与胞质及细胞器等共同形成许多凋亡小体，因强嗜酸性又称为嗜酸性小体，如病毒性肝炎中所见的嗜酸性小体（图 1-1-5）。在整个凋亡过程中，凋亡细胞的质膜不破裂，不引发死亡细胞的自溶，也不引起炎症反应。最终，凋亡小体可被局部巨噬细胞和邻近的其他细胞（如上皮细胞）吞噬降解。

第三节　损伤的修复

机体对损伤所形成的缺损进行修补恢复的过程称为修复（repair）。修复过程可概括为两种不同的形式，即再生和纤维性修复。

一、再生

由损伤周围的同种细胞分裂增殖来完成修复的过程称再生（regenaration）。再生分为生理性再生和病理性再生。生理性再生是指在生理过程中，机体常有某些细胞死亡，又被同类细胞再生、补充。如表皮的基底细胞不断增生分化以补充不断角化脱落的表层细胞，血细胞定期衰老死亡而需不断再生补充，子宫内膜周期性脱落后又被新生内膜代替等。生理性再生始终保持着原有的结构和功能。本节仅讨论病理状态下细胞、组织缺损后发生的再生，即病理性再生。

（一）各种组织的再生能力

一般而言，低等动物比高等动物再生能力强，幼稚组织比高分化组织再生能力强，易受损常更新的组织再生能力强。按再生能力强弱，可将人体细胞分为 3 类。

1. 不稳定细胞（labile cells）　这类细胞总在不断地增生以代替衰亡或被破坏的细胞，如表皮细胞、黏膜的被覆上皮细胞、淋巴及造血细胞、间皮细胞等，这些细胞的再生能力相当强。

2. 稳定细胞（stable cells）　这类细胞在正常情况下不表现出再生能力。见于各种腺体或腺样器官的实质细胞，如肝、胰、涎腺、内分泌腺、汗腺、皮脂腺和肾小管上皮细胞等。属于此类细胞的还有成纤维细胞、血管内皮细胞、骨膜细胞、结缔组织中的原始间叶细胞。后者还有很强的分化能力，可向许多特异的间叶细胞分化，如分化为骨细胞、软骨细胞、脂肪细胞、成纤维细胞等。平滑肌细胞亦属于稳定细胞，但再生能力弱。

3. 永久性细胞（permanent cells）　神经细胞、骨骼肌细胞及心肌细胞属这类细胞。中枢神经细胞和神经节细胞均不能再生，受损后由神经胶质瘢痕补充。但这不包括神经纤维，在神经细胞存活的前提下，受损的神经纤维有活跃的再生能力。心肌、骨骼肌再生能力很微弱，受损后基本通过瘢痕修复。

（二）各种组织的再生过程

1. 上皮组织的再生

（1）鳞状上皮缺损时，由创缘或基底部的基底层细胞分裂增生，向缺损中心迁移，先形成单层上皮，以后增生分化为鳞状上皮。黏膜如胃肠黏膜的上皮修复亦如此，新生的上皮细胞由扁平变为立方，最后形成柱状上皮。

（2）腺上皮再生情况依损伤的状态而异。如腺体的基膜未被破坏，可由残存细胞分裂补充而完全修复；如腺体结构被完全破坏，则难以再生。

2. 纤维组织的再生　损伤后局部静态的纤维细胞或未分化的间叶细胞分化为成纤维细胞，后者再进行分裂增生。成纤维细胞胞质中含有大量粗面内质网和核糖体，有很强的合成胶原蛋白的能力。当成纤维细胞停止分裂后，开始合成并分泌前胶原蛋白，在细胞周围形成胶原纤维，细胞逐渐成熟，变成长梭形，胞质越来越少，核越来越深，成为纤维细胞。

3. 血管的再生　由内皮细胞分裂增生，先以出芽的方式形成实心的内皮细胞条索，在血流的冲击下出现管腔，形成毛细血管，进而彼此吻合构成毛细血管网。根据功能需要，部分毛细血管关闭，消失；部分管壁逐渐增厚，演变为小动脉或小静脉。大血管断裂后需手术吻合，吻合口两端内皮细胞分裂增生，覆盖断端，肌层不易完全再生，则由结缔组织增生予以连接（图 1-1-6）。

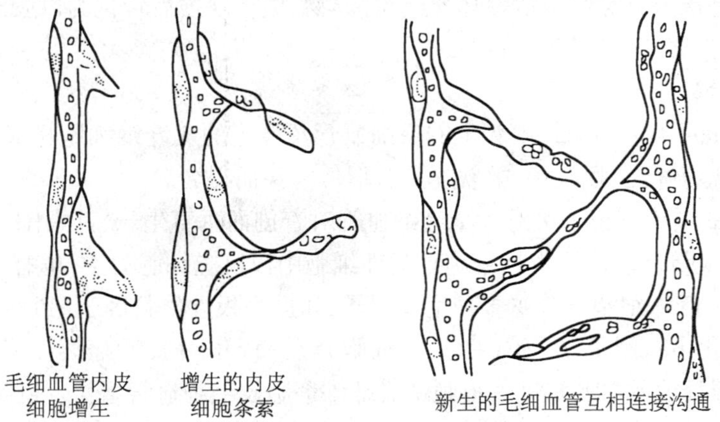

图 1-1-6　毛细血管再生

4. 神经组织的再生 神经细胞破坏后不能再生，而神经纤维断离后在神经细胞存活的前提下可完全再生。首先断处远端的神经纤维髓鞘及轴突崩解吸收，断处近端发生同样变化，然后两端神经膜细胞增生，将断端连接并产生磷脂，形成髓鞘，神经细胞轴突向远端髓鞘生长至末梢，此过程需数月以上才能完成。若神经纤维断端相隔太远或断端间有血块及瘢痕相隔，或因截肢失去远端，而与增生结缔组织混杂成团，称为创伤性神经瘤，可引起顽固性疼痛（图 1-1-7）。

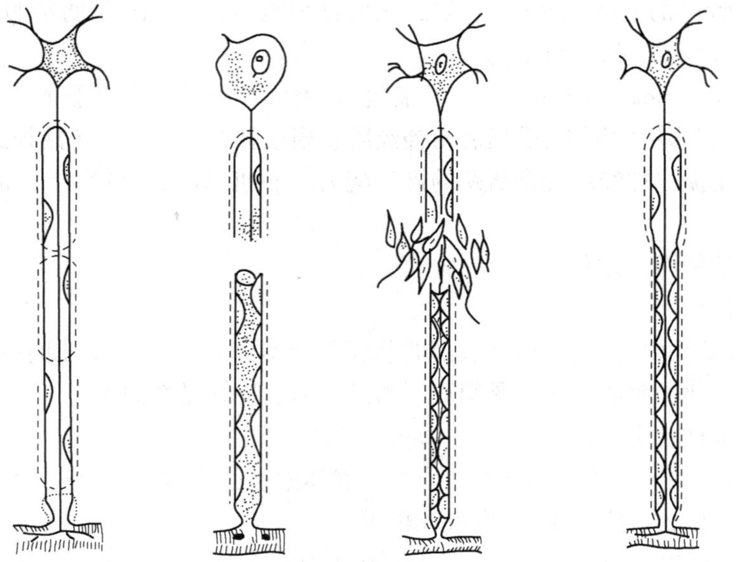

图 1-1-7 神经纤维再生

二、纤维性修复

纤维性修复是指由肉芽组织清除坏死组织、异物、填补缺损后转化为以胶原纤维为主的瘢痕组织的过程，又称为瘢痕性修复。

（一）肉芽组织

肉芽组织（granulation tissue）由新生的毛细血管及增生的成纤维细胞构成，并伴有炎性细胞浸润。因肉眼表现为鲜红、颗粒状、柔软、湿润，形似肉芽而得名。

1. 肉芽组织的结构 镜下可见大量毛细血管对着创面垂直生长，其周围有许多新生的成纤维细胞，此外常有大量渗出液及炎性细胞。炎性细胞中以巨噬细胞为主，也有中性粒细胞及淋巴细胞（图 1-1-8）。巨噬细胞能分泌多种生长因子，如血小板性生长因子（PDGF）、成纤维细胞生长因子（FGF）、转化生长因子-β（TGF-β）、白细胞介素-1（IL-1）、肿瘤坏死因子（TNF）等，加上创面凝血时血小板释放的 PDGF 进一步刺激成纤维细胞及毛细血管增生。巨噬细胞及中性粒细胞能吞噬细菌及组织碎片，这些细胞可释出各种水解酶，分解坏死组织及纤维蛋白。

肉芽组织中一些成纤维细胞的胞质中含有肌细丝，故还有平滑肌收缩功能，被称为肌成纤维

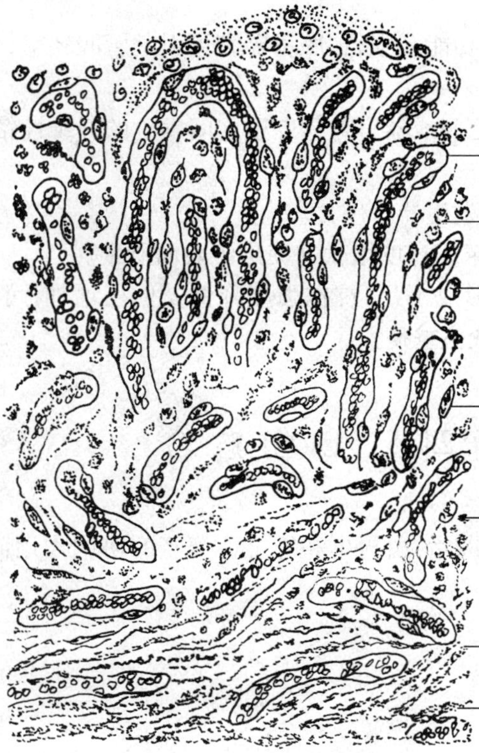

图 1-1-8　肉芽组织镜下结构

细胞(mgyofibroblast)。成纤维细胞早期产生基质较多,以后则胶原越来越多。肉芽组织早期无神经纤维,故无痛觉。

2. 肉芽组织的作用及结局

(1) 肉芽组织的作用:① 抗感染保护创面。② 填补伤口及组织缺损。③ 机化或包裹坏死组织、血栓、炎性渗出物及其他异物。

(2) 结局:肉芽组织在损伤 2 ~3 d 即可出现,自下而上或自周围向中心生长并填补伤口或机化异物。1 ~2 周时,成纤维细胞向细胞外分泌大量胶原蛋白和基质,毛细血管数量逐渐减少,最后形成瘢痕组织。

(二) 瘢痕组织

瘢痕组织(scar tissue)是指肉芽组织经改建成熟形成的纤维结缔组织。肉眼观,局部白色透明、质地坚韧。

镜下观,瘢痕组织主要由均质红染(玻璃样变)的胶原纤维束组成,纤维细胞少,血管亦减少。瘢痕组织对机体的影响概括为两个方面:

1. 对机体有利

(1) 填补伤口或缺损,保持组织的完整性。

(2) 大量的胶原纤维使瘢痕组织比肉芽组织的抗拉强度要大得多,从而使组织、器官保持其坚固性。

2. 对机体不利

(1) 瘢痕收缩:可致关节挛缩、功能受限;在腔室器官可引起管腔狭窄,如胃溃疡瘢痕收缩可致幽门梗阻。

(2) 瘢痕性粘连:多见于器官之间或器官与体腔壁之间发生的纤维性粘连,常不同程度地影响其功能。

(3) 如广泛的纤维性修复还可发生器官硬化。

(4) 瘢痕疙瘩(蟹足肿):瘢痕组织过度增生并突出于表面所致。

(5) 瘢痕膨出:瘢痕组织胶原形成不足,抗拉强度降低及内压增加,可使愈合面向外膨出。在腹壁可形成腹壁疝,在心壁可形成室壁瘤。

第四节 创 伤 愈 合

因外力的作用使组织连续性中断后,由再生和纤维性修复的协同作用而产生的愈合过程称为创伤愈合(wound healing)。

一、皮肤软组织的创伤愈合

(一) 愈合的基本过程

1. 伤口早期变化　伤口局部有不同程度的组织坏死和血管断裂出血,数小时内便出现炎症反应(充血、浆液渗出及白细胞游出),局部红肿。伤口中的血液和渗出液中的纤维蛋白原很快凝固成纤维蛋白凝块,干燥后形成痂皮,痂皮有保护伤口的作用。

2. 伤口收缩　2~3 d 后,炎症消退,创缘皮肤向中央收缩,伤口缩小。伤口收缩与肌成纤维细胞的牵拉作用有关。

3. 肉芽组织增生和瘢痕形成　约第 3 日开始,伤口底部及边缘长出肉芽组织填平伤口。第 5、6 日起成纤维细胞产生胶原纤维,随着胶原纤维越来越多,出现瘢痕形成过程,在伤后 1 个月左右,瘢痕完全形成。

4. 表皮及其他组织再生　在伤后数小时,周围上皮的基底细胞分裂增生,逐渐覆盖创面。健康的肉芽组织对表皮的再生十分重要,因为它可提供上皮再生所需的营养及生长因子。肉芽组织生长延缓、肉芽组织生长过度及伤口过大(直径超过 20cm),则再生表皮很难将伤口完全覆盖,往往需要植皮。

皮肤附属器(毛囊、汗腺、皮脂腺等)如遭严重破坏,则不能完全再生,而出现瘢痕修复。

(二) 创伤愈合的常见类型

根据损伤程度及有无感染,创伤愈合可分为两种类型。

1. 一期愈合　见于缺损少、创缘整齐、无感染、缝合严密的伤口(如手术切口),这种伤口中只有少量血凝块,炎症反应轻,愈合时间短,形成瘢痕少(图 1-1-9)。

2. 二期愈合　见于缺损较大、创缘不整齐或伴明显感染的伤口,这种伤口愈合时间长,形成瘢痕多,常影响组织和器官的外形及功能(图 1-1-10)。

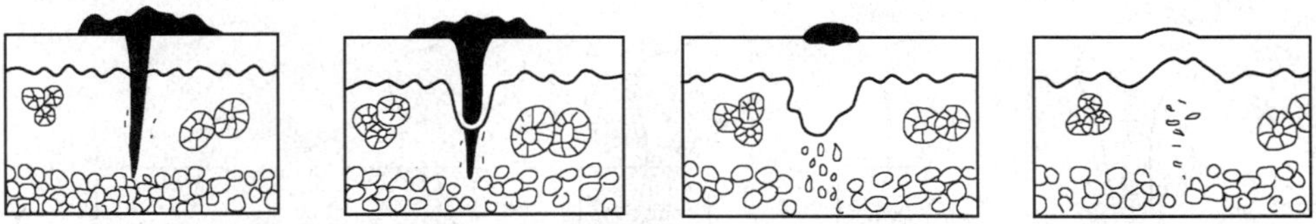

外科手术切口，切口内及表面有血凝块　2d内周围上皮增生、连接　少量肉芽组织长入切口内，上皮略向下增生呈尖突　肉芽组织成熟，痂皮脱落，创口愈合

图 1-1-9　创伤一期愈合

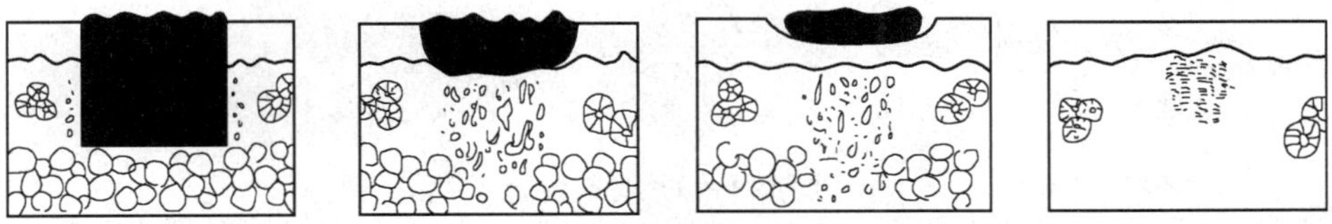

创伤大、坏死组织多、有感染，创口内充满血凝块　周围上皮向中心生长，肉芽组织长入创口　创口全部机化，上皮完全覆盖　肉芽组织成熟，创口收缩

图 1-1-10　创伤二期愈合

二、骨折的愈合

骨的再生能力很强，其愈合过程与皮肤软组织的愈合过程不尽相同，分为以下几个阶段：

1. 血肿形成　骨折后，其断端及周围出血，常形成血肿，并出现轻度的炎症反应。

2. 纤维性骨痂形成　骨折后 2 ~ 3 d，血肿开始由肉芽组织取代机化，继而发生纤维化，形成纤维性骨痂（临时性骨痂）。骨折局部呈梭形肿胀，约 1 周，上述增生的肉芽组织及纤维组织进一步分化成透明软骨。

3. 骨性骨痂形成　上述纤维性骨痂逐渐分化出成骨细胞，并形成类骨组织，以后出现钙盐沉积，转变为骨组织。纤维性骨痂的软骨组织也经软骨化骨过程演变为骨组织，至此，骨性骨痂形成。

4. 骨痂改建　骨性骨痂还需进一步改建成板层骨，并重新恢复骨皮质和骨髓腔的正常结构，才能实现功能要求。骨痂改建是在破骨细胞的骨质吸收及骨母细胞新骨质形成的协调作用下完成的（图 1-1-11）。

三、影响组织再生修复的因素

影响组织再生修复的因素包括全身性或局部性两方面。

（一）全身性因素

1. 年龄　青少年的组织再生能力强，愈合快。老年人则相反，除再生能力降低以外，还与血管硬化、血液供应减少有关。

2. 营养　严重的蛋白质缺乏可致肉芽组织及胶原形成不足，愈合延缓。维生素 C 缺乏使前

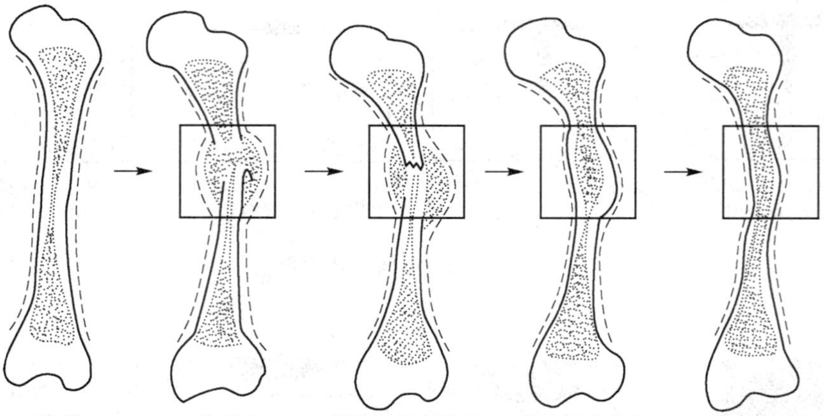

图 1-1-11 骨折愈合

胶原分子难以形成，从而影响胶原的形成，这是因为 α-多肽中的两个主要氨基酸（脯氨酸、赖氨酸），必须经羟化酶羟化，才能形成前胶原分子，而维生素 C 具有催化羟化酶的作用，故维生素 C 可促进伤口愈合。钙、磷在骨折愈合中起重要作用，二者缺乏使骨折愈合障碍。微量元素锌的缺乏也会影响创伤的愈合，因此，补锌可促进伤口愈合。

3. 药物 肾上腺皮质激素和促肾上腺皮质激素均可抑制炎症反应而不利于清除伤口感染，同时二者还可抑制肉芽组织生长和胶原的合成、加速胶原的分解，从而对伤口愈合不利。青霉胺和抗癌药中的细胞毒药物也可延缓愈合。

4. 疾病的影响 许多全身性疾病（如糖尿病、心力衰竭、尿毒症、肝硬化、免疫缺陷病等）均影响组织再生与修复的过程，从而影响伤口的愈合。

（二）局部因素

1. 感染与异物 许多细菌产生毒素和酶，能引起组织坏死、基质或胶原溶解，加重组织损伤。同时，伤口感染引起的渗出性水肿增加了局部的张力，使伤口范围扩大。此外，伤口中坏死组织及异物也妨碍愈合，并有利于感染，故应行清创术（清除坏死组织和异物），以缩小创面、促进愈合，甚至可以使本来为二期愈合的伤口达到一期愈合。

2. 局部血液循环 局部血液供应良好时再生修复好，从而促进愈合。相反，局部血液循环不良时（如静脉曲张、动脉粥样硬化、伤口包扎过紧等），则使伤口愈合延缓。这是由于正常的血液供应除保证组织再生所需的氧和营养外，还能控制局部感染，促进坏死组织吸收。

3. 神经支配 完整的神经支配对组织再生有一定的作用。如麻风引起的溃疡不易愈合，是因神经受累致使局部神经性营养不良所致。自主神经的损伤影响局部血管的舒缩功能，使局部血液供应发生变化，对再生不利。所以要对有神经损伤的伤口进行缝合处理，保护神经，促进神经纤维再生。清创时也应注意勿伤及神经。

4. 电离辐射 能破坏细胞，损伤小血管，抑制组织再生，因此，影响创伤的愈合。电离辐射能阻止瘢痕过度生长。

骨折愈合时，除了上述影响因素外，还与治疗过程密切相关，如及时而正确的复位、固定、功能锻炼等。另外,如损伤过重(粉碎性骨折)、骨膜撕裂过多、骨断端间有异物嵌入等均可影响骨折愈合。

思　考　题

一、名词解释

萎缩　肥大　化生　变性　坏疽　肉芽组织

二、判断题

1. 细胞水肿的发生机制主要是由于线粒体受损。
2. 脂肪变性主要是指脂肪细胞内出现脂肪滴。
3. 坏死与坏疽的主要区别在于有无腐败菌的感染。
4. 出生后不能进行有丝分裂的细胞是神经鞘膜细胞。
5. 一期愈合与二期愈合的伤口之间可以互相转化。
6. 凋亡小体又称为嗜酸性小体,它常引发炎症反应。
7. 创伤性神经瘤因不伴有病理性核分裂,故为一良性肿瘤。
8. 肉芽组织中最重要的细胞是巨噬细胞。
9. 皮肤组织损伤后,毛囊、汗腺及皮脂腺常能完全再生。
10. 自主神经的损伤对再生有明显的影响。

三、问答题

1. 简述失活组织的特征及其临床意义。
2. 简述断肢再植后断端组织的再生过程。
3. 简述影响组织修复与再生的因素。

(田齐凯　陈亚非)

第二章 局部血液循环障碍

学习要点

掌握本章节中的基本概念，常见器官静脉性充血的病理变化，血栓形成过程及对机体的影响。熟悉栓塞的类型及对机体的影响。理解动脉性充血的基本内容。

血液循环是人体重要的生理功能之一。通过血液循环，将从肺吸入的氧和从消化道吸收的水及营养物质运送到机体的组织器官，满足机体功能代谢的需要；同时将体内的终末代谢产物通过肺、肾等器官排出体外，保证了组织、器官的结构和功能正常。一旦血液循环发生障碍，必将导致相应组织、器官的形态、结构和功能的改变。血液循环障碍常分为全身性和局部性两种。全身性血液循环障碍常见于心力衰竭、休克等，局部血液循环障碍表现为局部血容量异常（如充血、缺血），局部血液性状和血管内容物的异常（如血栓形成、栓塞和梗死），血管壁通透性的改变（如出血）等。本章主要介绍局部血液循环障碍。

第一节 充 血

器官或组织血管内的血液含量多于正常称为充血（hyperemia），可分为动脉性充血和静性充血两类（图 1-2-1）。

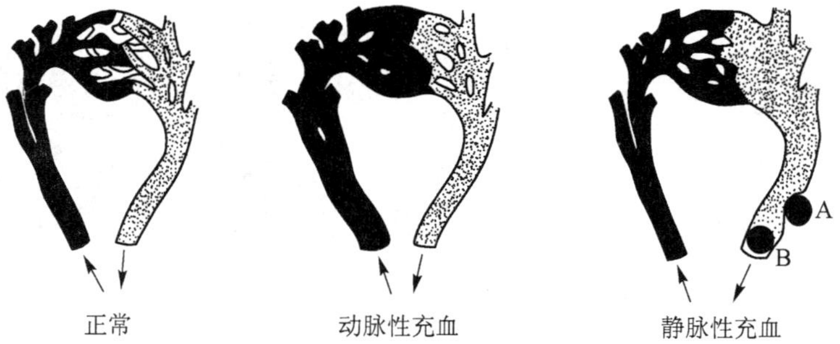

图 1-2-1 充血

一、动脉性充血

局部器官或组织因动脉输入血量增多而引起的充血称为动脉性充血(arterial hyperemia),简称为充血。

(一)原因及分类

引起充血的原因有很多,在生理和病理情况下,凡是引起血管舒张神经兴奋性增强或血管收缩神经兴奋性降低的因素均可引发充血,如情绪激动时的面部潮红、炎症等。

1. 生理性充血　为适应器官、组织的生理需要和代谢增强而发生的充血,如妊娠的子宫,餐后胃肠黏膜充血,运动后骨骼肌的充血,情绪激动或害羞时的面部发红等。

2. 炎症性充血　在致炎因子作用下引起的动脉血管扩张而发生的充血,常见致炎因素有机械性因素(如摩擦、挫伤)、理化因素(如高温、酸、碱)及生物性因素(如细菌)等。

3. 减压性充血　长期受压的组织一旦压力解除以后,反射性引起小血管扩张而发生的充血,如大量抽吸胸腔积液、腹腔积液后分别引起肺、腹腔脏器的充血。

(二)病理变化及后果

充血局部组织体积增大,体表组织充血,局部呈鲜红色,因局部代谢和功能活动增强,湿度升高。镜下见器官和组织内小动脉扩张、毛细血管数目增多。

动脉性充血一般对机体是有利的。因局部组织氧和营养物质供应增多,物质代谢和功能活动增强。因此,临床常用透热疗法或拔火罐等方法造成动脉性充血来治疗某些疾病。动脉性充血有时对机体产生不利影响,如脑血管充血可引起头痛,若伴有脑动脉瘤形成,可导致脑血管意外。

二、静脉性充血

由于静脉血液回流受阻,血液淤积在小静脉和毛细血管内,使局部组织或器官血管内的血液含量增多,称为静脉性充血(venous hyperemia)或淤血(congestion)。

(一)原因

1. 静脉受压　因静脉管壁薄、内压低,管壁受外在因素的压迫易使血流受阻。如妊娠后期子宫压迫髂静脉引起下肢淤血、水肿,肠套叠、肠扭转引起局部肠管淤血,肿块、绷带过紧等也会压迫静脉引起相应器官和组织淤血。

2. 静脉管腔阻塞　静脉内血栓形成或肿瘤细胞瘤栓可阻塞静脉引起淤血。

3. 慢性心力衰竭　慢性心力衰竭时心脏不能排出正常容量的血液进入动脉,心腔内滞留血量增多,压力增高,阻碍静脉血液回流,造成淤血。如左心衰竭时导致肺静脉血液回流受阻,肺静脉压力增高,造成肺淤血;右心衰竭时导致体静脉血液回流受阻,造成体循环淤血。

(二)病理变化

1. 肉眼观察　由于静脉血回流受阻,血液淤积在小静脉和毛细血管内,故淤血的器官和组织体积增大,重量增加,包膜紧张。由于淤血区血流缓慢、缺氧,还原血红蛋白增多,组织代谢率降低,故颜色暗红,温度降低。当血液中还原血红蛋白超过50g/L时,皮肤和黏膜呈紫蓝色,称为发绀(cyanosis)。

2. 镜下观察 可见组织内小静脉和毛细血管扩张,充满血液,有时伴有水肿、出血等变化。

(三)后果

由于静脉有丰富的吻合支,引起淤血的因素可通过侧支循环进行代偿,只有在引起淤血因素作用下,血液不能充分地通过侧支回流时,才会造成淤血。长时间的淤血可引起下列后果:

1. 组织水肿或出血 淤血时,由于毛细血管内的血量增多,导致毛细血管内压增高,加之毛细血管壁因缺氧而受损,使毛细血管壁的通透性增加,血管内的水、电解质和少量蛋白质漏入组织间隙,形成组织水肿,称为淤血性水肿,见于慢性心力衰竭患者发生的下肢水肿或胸腔、腹腔的积液。严重淤血时,毛细血管壁损伤严重,通透性进一步加大,导致红细胞漏出,称为漏出性出血(leakage hemorrhage)。

2. 实质细胞损伤 长期淤血时,实质细胞因缺氧、营养供应不足或中间代谢产物的作用,而发生萎缩、变性,甚至坏死。

3. 淤血性硬化 组织因长期缺氧和细胞崩解产物的刺激,导致组织内网状纤维胶原化和纤维组织增生,引起器官质地变硬,造成淤血性硬化(congestive sclerosis)。

此外,淤血部位可因缺氧和营养障碍使局部抵抗力降低,组织再生能力减弱,为其他疾病的发生、发展提供条件。如肺淤血易导致肺部感染,下肢静脉曲张并发皮肤溃疡,且伤口不易愈合。

(四)常见重要器官的淤血

1. 肺淤血 肺淤血多见于左心衰竭。

(1)肉眼观:淤血肺重量增加,体积增大,由于肺是一个含气的器官,轻度肺淤血时,体积增大不明显,色暗红,质地变实,挤压时可从切面流出淡红色或暗红色泡沫样液体。

(2)镜下观:可见肺泡壁毛细血管数量增多,血管扩张充血;肺泡腔内可见水肿液、红细胞,还可见巨噬细胞(图1-2-2)。当漏出的红细胞被巨噬细胞吞噬以后,红细胞破裂,其血红蛋白转变成棕黄色的含铁血黄素颗粒。心力衰竭时,肺内出现含有含铁血黄素颗粒的巨噬细胞,称为心力衰竭细胞(heart failure cells)。

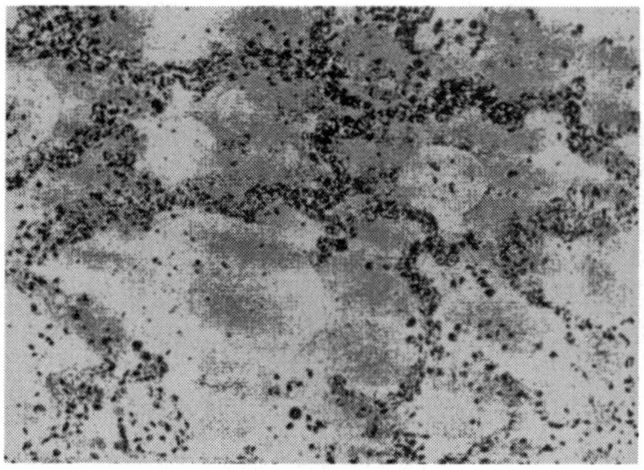

图1-2-2 肺淤血

心力衰竭患者,由于肺淤血,肺水肿影响肺内的气体交换,患者可出现呼吸困难和发绀等缺氧症状。肺部听诊,可闻及湿性啰音,患者可咳白色泡沫液,是由于肺泡内漏出的蛋白性液体与空气混合所致;若同时发生漏出性出血,患者可咳粉红色泡沫液。长期严重的慢性肺淤血,会引起肺间质网状纤维胶原化和纤维结缔组织增生,使肺质地变硬,加之大量含铁血黄素沉积,肺呈褐色,称为肺褐色硬化。

2. 肝淤血 肝淤血多见于右心衰竭。

(1)肉眼观:肝体积增大,重量增加,颜色加深,包膜紧张,切面呈红(淤血区)黄(肝细胞脂肪变性)相间的网络状条纹,形似槟榔,称为槟榔肝(nutmeg liver)。

（2）镜下观：肝小叶中央静脉及肝窦扩张淤血，肝小叶中央区肝细胞因缺氧受压而发生萎缩、变性或坏死消失，小叶外围肝细胞出现脂肪变性（图 1-2-3）。长期慢性肝淤血时，因肝小叶中央区肝细胞广泛萎缩、消失，导致网状纤维网架塌陷，继而胶原化，同时肝内纤维组织增生，使肝质地变硬，导致淤血性肝硬化。

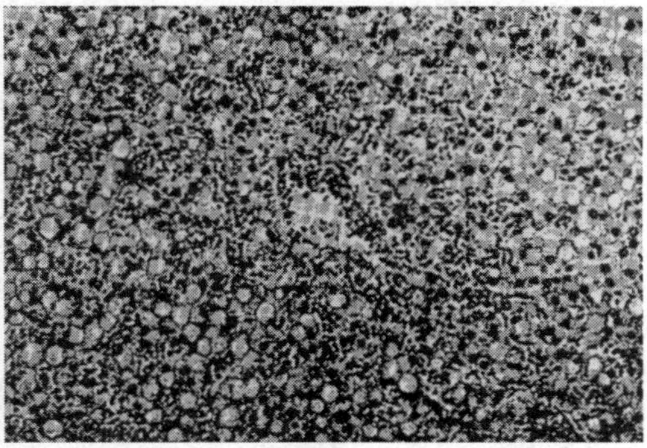

图 1-2-3　慢性肝淤血

第二节　血栓形成

在活体的心脏或血管内，血液中某些成分析出、聚集或血液发生凝固，形成固体质块的过程，称为血栓形成（thrombosis），所形成的固体质块，称为血栓（thrombus）。

正常情况下，存在于血液中的凝血系统和抗凝血系统相互拮抗，通过机体复杂而精细的调节，维持血液在心血管内的流动状态，当凝血和抗凝血过程出现调节障碍或凝血系统被活动时，即可导致血栓形成。

一、血栓形成的条件和机制

（一）心血管内皮细胞损伤

正常心血管内衬的一层内皮细胞构成细胞屏障，不仅将血小板、凝血因子和促发凝血的内皮下细胞外基质（extracellular matrix，ECM）隔开，而且可合成阻止血小板聚集的前列环素（prostacyclin，PGI_2）、一氧化氮、ADP 酶等物质，防止血栓的形成。一旦内皮细胞损伤，造成局部细胞屏障破坏，使内皮下 ECM 暴露，血小板与 ECM 接触而被激活和发生黏附，同时暴露的 ECM 激活Ⅻ因子以及损伤的内皮细胞释放组织因子（Ⅲ因子），从而启动内源性和外源性凝血过程（图 1-2-4）。

引起心血管内膜损伤的原因很多，包括生物性因素（如细菌及其毒素）、烟草、缺氧、免疫复合物等。

（二）血流状态的改变

正常情况下，血液中的有形成分在血管的中轴流动，构成轴流，周边为血浆，构成边流。这种分层的血流将血小板与血管内膜分开，防止血小板与内膜接触和激活。当血流缓慢、停滞或不规

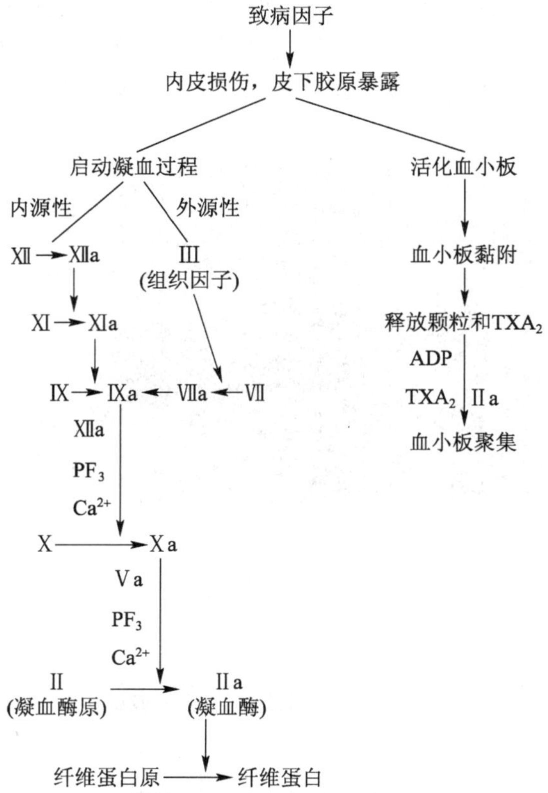

图 1-2-4 血液凝固、血小板聚集和纤维蛋白溶解过程

则、形成涡流时，血小板进入边流，与内膜接触黏附的可能性增加，凝血因子在局部的浓度增高，促进血栓形成，同时涡流的冲击力及血流缓慢引起的缺氧都会损伤内皮细胞，启动凝血过程。临床上，常见于久病卧床或心力衰竭患者的下肢静脉，此外，也可见于不规则扩张或狭窄的血管腔处。

（三）血液凝固性增高

血小板增多或黏性增大、凝血因子合成增多或灭活减弱均可增加血液凝固性，易于血栓形成。临床上见于严重创伤、大手术或产后等大量失血患者。大失血时，血中的血小板和凝血因子，如纤维蛋白原、凝血因子Ⅻ等增多，使血液的凝固性增高，易造成血栓形成。因此，给患者输液，以补充血容量，稀释血液浓度，对防止血栓形成有积极意义。血小板增多或黏性增高还可见于妊娠、高胆固醇血症、吸烟者。

血栓形成通常是以上几个因素共同作用的结果，其中可能是某一因素起主要作用。例如，外伤或手术后卧床患者发生的下肢深静脉血栓形成，除血管内膜损伤因素作用外，同时还伴有血液凝固性增高及长期卧床引起血流缓慢等因素的作用。因此，为防止血栓形成，应尽量减少血管的损伤。长期卧床患者应适当活动肢体或采取机械预防措施，以促进血液循环。

二、血栓形成的过程及类型

心脏和动、静脉内的血栓形成都是从内膜表面的血小板聚集开始的，其组成部分、形态和大小取决于血栓发生的部位及局部的血流速度。

血栓的类型可分为以下几种。

(一) 白色血栓

血管内膜损伤时，内膜下 ECM 暴露，血小板与 ECM 接触而被激活和发生黏附，逐渐形成血小板小丘，构成血栓的头部；聚集的血小板释放 ADP、血栓素 A_2 等物质，加速血小板的聚集，同时释放血小板因子，使纤维蛋白原转变成纤维蛋白。随着此过程的不断进行，聚集的血小板小丘也不断增长，逐渐形成珊瑚状的血小板小梁，在血小板小梁之间，通过凝血系统作用纤维蛋白网形成。因这种血栓呈灰白色，故称为白色血栓，其主要由血小板和少量纤维素组成(图 1-2-5)，构成完整血栓的头部。

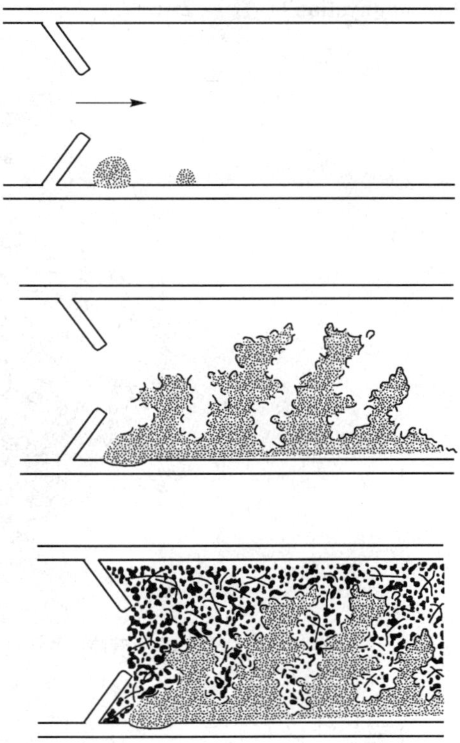

图 1-2-5　静脉血栓形成过程

(二) 混合性血栓

随着白色血栓不断增大，其下游近旁血流速度变慢和涡流形成，使局部凝血因子浓度不断增高，血小板与血管壁接触的可能性加大，从而在原白色血栓的下游形成一个或若干个新的析出性血栓，其间的血液成分因血流停滞而发生凝固，从而形成红白相间的血栓，称为混合性血栓，又称为层状血栓，它构成血栓的体部。

肉眼观：其呈粗糙、干燥的圆柱状，与血管壁粘连，有时可辨认出灰白与红褐色相间的条纹状结构。

镜下：可见血小板、纤维蛋白网、红细胞、白细胞成分。

(三) 红色血栓

当混合性血栓逐渐增大堵塞血管腔时，局部血流停止，血液发生凝固，它构成血栓的尾部。肉眼观呈红色，故称红色血栓，其组成主要为血液的有形成分。

(四) 透明血栓

透明血栓见于弥散性血管内凝血(disseminated intravascular coagulation, DIC)。血栓发生于全身微循环小血管内，因只能在显微镜下见到，故又称微血栓，主要由纤维蛋白构成。

三、血栓的结局

(一) 溶解、吸收与软化

在血栓形成的过程中，激活的Ⅻ因子一方面促使血栓形成，另一方面激活纤维蛋白溶酶系统,降解纤维蛋白和溶解血栓。血栓在纤维蛋白溶酶系统和血栓中白细胞破裂释放的水解酶的作用下,形成较小的血栓或透明血栓。大的血栓多发生部分溶解而软化,在血流的冲击下易形成碎片脱落,造成栓塞。

(二) 机化

血栓形成后,若纤维蛋白溶解系统活性不足,仅仅使血栓部分软化,1 ~2 d 后血管内皮细胞和成纤维细胞从血栓内长入,形成新生的肉芽组织,逐渐取代血栓成分,血栓被肉芽组织取代的过程,称为血栓的机化。在机化过程中,由于血栓逐渐干燥、收缩及软化,其内部或血栓与血管壁间出现裂隙,新生的内皮细胞长入并被覆其表面,原来阻塞的血管重新恢复血流的过程称为再通(recanalization)(图 1-2-6)。

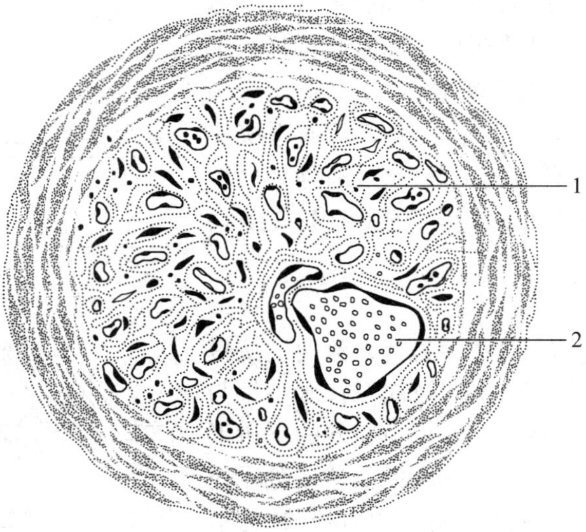

图 1-2-6 机化的血栓

1. 血管腔内的血栓被肉芽组织取代; 2. 扩张的新生毛细血管

(三) 钙化

未完全机化的血栓可发生钙盐沉积。发生在静脉内有大量钙盐沉积的血栓称为静脉石(phlebolith)。

四、血栓对机体的影响

血栓形成能对破裂的血管起止血的作用,如胃、十二指肠溃疡血管内血栓的形成,避免了大量出血,这是对机体有利的一面。然而,在多数情况下,血栓形成会对机体造成不利的影响。

(一) 堵塞血管

动、静脉血栓会阻塞血管,其后果取决于器官和组织内有无充分的侧支循环。在缺乏或不能建立有效侧支循环的情况下,动脉血栓形成会引起相应器官的缺血性坏死(梗死),如心、脑、肾、脾和下肢大动脉粥样硬化合并的血栓形成常导致梗死。静脉侧支循环丰富,下肢主要的深静脉,如股静脉或髂静脉的血栓形成,会引起阻塞远端的肢体淤血、水肿;门静脉血栓形成,可导致脾淤血性增大和胃肠道淤血，也可引起全身性的广泛出血、休克、器官损伤和功能障碍。

（二）栓塞

血栓脱落成为栓子，其随血流运行至远处，阻塞血管腔引起栓塞。

（三）形成瓣膜病

心内膜炎时，心瓣膜上的赘生物机化可引起瓣膜纤维化和变形，造成瓣膜口狭窄或关闭不全，影响瓣膜的功能，形成瓣膜病。

（四）出血

血栓引起的出血见于DIC。微循环内广泛的血栓形成，消耗大量的凝血因子和血小板，从而导致血液的低凝状态，引起全身广泛性出血。

第三节　栓　　塞

血管内出现的异常物质，随血流至远处阻塞血管，称为栓塞（embolism）。阻塞血管腔的异常物质称为栓子（embolus）。栓子的种类较多，最常见的为血栓栓子，其他有气体、脂肪、羊水、细菌团、肿瘤细胞团、寄生虫等栓子。

一、栓子的运行途径

栓子运行的途径通常与血流方向一致（图1-2-7）。体静脉和右心的栓子栓塞肺动脉主干或其分支。肠系膜静脉的栓子栓塞肝内门静脉分支。左心及动脉系统的栓子随血流栓塞各器官的小动脉，常见于心、脑、肾、脾、下肢等处的动脉分支。另外，临床上可见两种罕见的栓塞，即交叉性栓塞和逆行性栓塞。在房间隔或室间隔缺损的情况下，心腔内的栓子可由压力高的一侧，通过缺损处进入另一侧心脏，再随动脉血流栓塞相应的分支，这种栓塞称为交叉性栓塞。下腔静脉内的栓子，在剧烈咳嗽、呕吐等胸、腹腔内压力骤增时，可逆血流方向运行，栓塞下腔静脉所属分支，这种类型的栓塞称为逆行性栓塞。

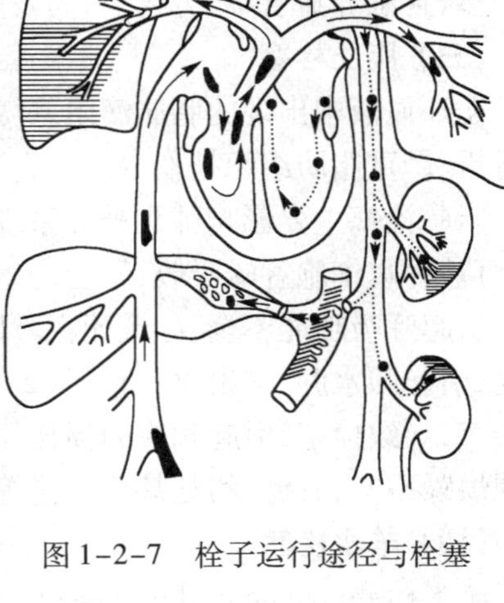

图1-2-7　栓子运行途径与栓塞

二、栓塞的类型和对机体的影响

（一）血栓栓塞

血栓形成后脱落引起的栓塞称为血栓栓塞（thromboembolism），是栓塞中最常见的一种，其后果与栓子的大小、数量和栓塞的部位有关。

1. 肺动脉栓塞　据统计，肺栓塞的栓子90%以上来自下肢静脉，少数来自盆静脉，偶尔来自右心。栓子栓塞肺动脉后，对机体的影响与栓子的大小和数量有关。肺具有肺动脉和支气管动脉双重的血液供应，当栓子较小且数量少时仅栓塞肺部较少的毛细血管，不会引起明显的后果。若栓子较大，栓塞肺动脉主干，或栓子小、数量多，栓塞广泛肺部毛细血管时，则会造成严重后果，患者出现突发性呼吸困难、发绀、休克等表现，绝大多数患者因呼吸、循环衰竭而死亡或猝死。肺动脉机械性阻塞，血栓刺激动脉内膜引起的神经反射和血栓释出的 TXA_2 和 5-HT，导致肺动脉、支气管动脉和冠状动脉广泛痉挛和支气管痉挛，造成急性肺动脉高压和右心衰竭，同时引起肺缺血、缺氧和左心排血量下降，这些都是其致死原因。

2. 体循环动脉栓塞　栓子大多来源于左心腔的附壁血栓，也见于亚急性心内膜炎时心瓣膜上的赘生物。动脉栓塞可发生于全身各处，但以脑、肾、脾、下肢等处常见。栓子栓塞后局部组织是否发生坏死，取决于侧支循环是否建立及缺血的程度。

（二）气体栓塞

气体栓塞（gas embolism）是由于大量空气迅速进入血液循环或溶解于血液内的气体迅速游离形成气泡，阻塞血管或心腔。前者为空气栓塞，后者是机体从高气压环境急速转到低气压环境的减压过程中发生的气体栓塞，故又称为减压病。

1. 空气栓塞（air embolism）　多发生在静脉破裂，而血管壁不塌陷，同时血管内又系负压的状态下。如头、颈、胸壁和肺的创伤或手术时，损伤锁骨下静脉和颈静脉。也可见于分娩时，子宫的强烈收缩，将空气挤入破裂的静脉窦内，以及输液、输血、输卵管通气、人工气胸或气腹等意外事故。少量空气随血流进入肺组织后会溶解，不引起严重后果，偶尔部分空气泡经肺循环进入动脉而造成脑栓塞，引起患者抽搐和昏迷。若迅速进入静脉的空气超过 100 mL，此时空气在右心聚集，因心脏搏动，空气和血液经搅拌，形成可压缩的泡沫血，阻塞血液的输出或造成广泛肺部毛细血管的空气栓塞，导致循环中断而猝死。

2. 减压病（decompression sickness）　深潜水或沉箱作业者迅速浮出水面或航空者由地面迅速升入高空时发生。当气压骤减时，溶解于血液和组织液中氧、二氧化碳和氮迅速游离，形成气泡。氧和二氧化碳易溶于体液，但氮气泡溶解迟缓，遂在血液和组织间隙内持续存在，在血管内形成气体栓塞，当其影响心、脑、肺和肠等器官时，可造成缺血和梗死，引起相应的症状，甚至危及生命。减压病时骨骼肌、关节疼痛；骨，尤其骨髓内含脂肪量较多的股骨、胫骨和肱骨，因溶解的氮较多，且滋养血管细、分支少，易发生缺血和坏死，并造成痉挛性疼痛。

（三）脂肪栓塞

循环血液中出现的脂肪滴阻塞微循环及小血管的现象称为脂肪栓塞（fat embolism），见于长骨骨折、严重脂肪组织挫伤等。

脂肪栓塞主要影响肺和神经系统，其后果取决于脂肪滴的大小和数量的多少。少量脂滴入血，可被吞噬细胞吞噬吸收，不会产生严重后果，若进入肺内的脂肪滴较多，广泛栓塞肺微血管，则可引起呼吸功能不全，导致死亡。同时，脂肪滴还可损伤肺微血管内皮细胞，使血管壁通透性增高，引起肺水肿、肺出血。直径 $<20\ \mu m$ 的脂肪滴通过肺循环到左心，再进入体循环到达全身各器官，导致栓塞，引起相应的损伤和临床表现，尤其在大脑，可引起脑水肿、出血和梗死，患者可出现烦躁不安、头痛、幻觉甚至昏迷等。

（四）羊水栓塞

羊水栓塞（amniotic fluid embolism）是指羊水进入母体血液循环造成的栓塞，发生于分娩过程中，当胎盘早期剥离，羊膜腔破裂，又遇胎头阻塞阴道口时，由于子宫的强烈收缩，将羊水压入子宫壁静脉窦内，并进入肺循环，栓塞肺小血管。镜下观，在肺毛细血管和小血管内可见角化上皮、胎毛、胎脂和胎粪等羊水成分。少量羊水也可通过肺毛细血管到达左心，进入体循环引起全身各器官栓塞。患者常突然发生呼吸困难、发绀、休克、抽搐和昏迷，大多患者死亡。羊水还可引起过敏性休克、血管反应及羊水内促凝血酶原激酶样物质引起的弥散性血管内凝血。这都是引起患者死亡的重要原因。

（五）其他类型栓塞

恶性肿瘤细胞侵入血管可造成远处血管内的肿瘤细胞栓塞，形成转移瘤；寄生虫及其虫卵，如寄生于静脉的血吸虫，其本身及其排出的虫卵，可栓塞肝内门静脉小分支或逆行栓塞于肠壁小静脉；败血症时，除全身反应外，也可见细菌菌落栓塞体内小血管。

第四节　梗　　死

由于血流供应减少或中断，侧支循环不能迅速建立而引起的器官或组织坏死，称为梗死（infarction）。

一、梗死的原因

（一）血管腔阻塞

血管腔阻塞是梗死最常见的原因。主要发生在冠状动脉、脑、肾、脾和下肢大动脉的粥样硬化伴血栓形成或血栓脱落时。静脉内血栓形成一般只引起淤血、水肿，但长期淤血影响动脉血流和侧支循环时，也可引起梗死。DIC 引起的微血栓可造成微小梗死。

（二）动脉持续痉挛

在尸检中发现，有的心肌梗死或脑梗死并无血管腔阻塞，其梗死的发生与动脉痉挛有关。单纯的动脉痉挛不致引起梗死，多数是在动脉粥样硬化的基础上，血管持续痉挛而引起血管闭塞，导致器官或组织梗死。

（三）血管壁受压

血管壁受压见于动脉受肿瘤压迫，使管腔闭塞；肠扭转、肠套叠时，肠系膜静脉和动脉先后受压闭塞，引起局部组织血流中断而发生梗死。

二、梗死形成的条件

血管的阻塞是否造成梗死，主要取决于以下因素。

（一）供血血管和类型

有双重血液供应的器官，若一条动脉阻塞，则可由另一条血管维持供血，通常不易发生梗死。如肺有肺动脉和支气管动脉双重供血，肺动脉小分支的血栓栓塞不会导致肺梗死。肝动脉分支阻塞，如动脉血栓形成或血栓栓塞，偶尔会造成梗死。肾和脾是由终末动脉供血的器官，心和脑虽有一些侧支循环，但吻合支管腔狭小，一旦动脉血流被迅速阻断就很易造成梗死。

（二）血流阻断发生的速度

缓慢发生的血流阻断，可为吻合支血管逐步扩张，建立侧支循环提供时间。例如，左、右冠状动脉远端的细动脉分支间有很细小的吻合支互相连接，可形成有效的侧支循环供应，若血流阻断（如血栓栓塞），侧支循环不能及时建立，则通常发生梗死。

（三）组织对缺血的耐受性

大脑神经元对缺血的耐受性最低，3～4 min 血流中断即引起梗死；心肌纤维对缺血亦敏感，缺血 20～30 min 会死亡；骨骼肌，尤其是纤维组织对缺血的耐受性最强。

三、梗死的类型及病理变化

梗死是局灶性的组织坏死，根据梗死区内含血量的多少分为贫血性梗死（anemic infarct）和出血性梗死（hemorrhagic infarct）两种。

（一）贫血性梗死

贫血性梗死多发生于结构致密、侧支血管细而少的器官，如肾、脾、心，也可发生于脑。这些器官的梗死呈灰白色，故称为贫血性梗死。梗死灶呈灰白色是由于梗死区组织结构致密，容纳血液少，加之梗死区组织崩解，局部组织渗透压增高，引起水肿将血液挤压出梗死区所致。因此，在梗死灶与正常组织交界处可见一暗红色的充血出血带。梗死灶的形态与该器官的血管分布有关，如肾、脾的动脉呈锥形分支，故梗死灶呈锥体形，锥体尖端指向器官的中央或阻塞的血管，锥底为器官的表面（图 1-2-8）。

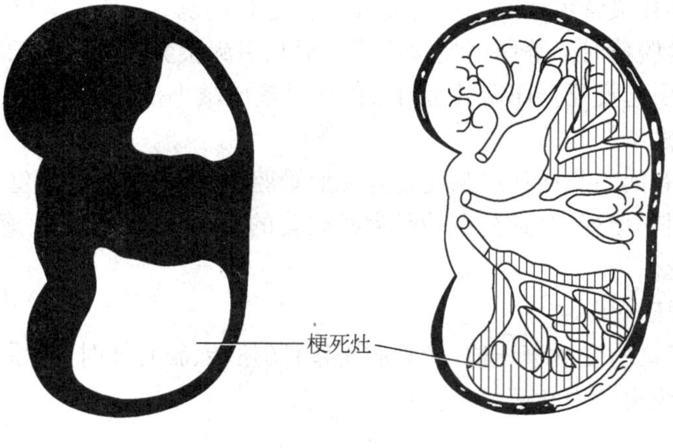

图 1-2-8　肾贫血性梗死

冠状动脉分支不规则，故心肌梗死灶形态呈不规则的地图状。镜下，早期梗死灶内可见核固缩、核碎裂、核溶解，细胞质红染等坏死特征，但组织结构轮廓尚保存。后期梗死灶细胞崩解，呈红染的均质性结构，边缘有肉芽组织和瘢痕组织形成。

（二）出血性梗死

出血性梗死主要见于肺和肠等有双重血液供应或血管吻合支丰富和组织结构疏松的器官，

其先决条件是有淤血的存在，因梗死区有明显的出血，故称为出血性梗死。因梗死灶呈红色，所以又称红色梗死（red infarct）。以下介绍两种常见的出血性梗死。

1. 肺出血性梗死　肺有双重血液供应，一般情况下，肺动脉分支的阻塞不会引起肺梗死。通常是在左心衰竭引起肺淤血伴肺动脉血管阻塞的情况下发生。

梗死灶常位于肺下叶外周部，尤其是肋膈角处。梗死早期，因梗死区出血而肿胀隆起，呈暗紫红色，梗死灶的形状常呈锥形（楔形），尖朝肺门，底部紧靠胸膜面（图 1-2-9）；梗死后期因红细胞崩解使梗死灶颜色变淡，肉芽组织长入，梗死灶机化，瘢痕收缩使局部下陷。镜下见，梗死灶中肺组织坏死、出血，在梗死灶相应的胸膜面上因炎性反应有纤维蛋白性渗出物附着。患者呼吸时可有胸痛，听诊可闻及胸膜摩擦音。因肺出血故患者有咯血症状。

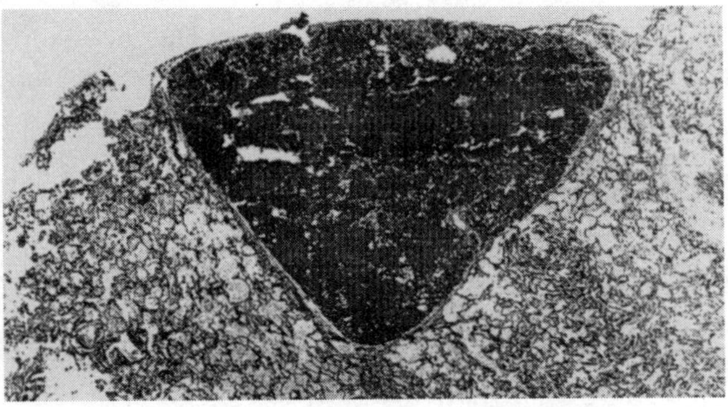

图 1-2-9　肺出血性梗死

2. 肠出血性梗死　多在肠扭转、肠套叠、嵌顿性肠疝、肿瘤压迫等情况下发生。肠系膜静脉先受压发生淤血，继而肠系膜动脉受压阻塞而造成出血性梗死。肠梗死灶呈节段性，梗死区肠壁因出血而增厚，呈暗红色或紫黑色，肠腔内充满暗红色血性液体（图 1-2-10）。梗死早期，由于缺血，肠壁肌肉痉挛性收缩，引起剧烈腹痛；因肠蠕动加强可产生逆蠕动和酸碱平衡失调。肠壁坏死可并发穿孔，造成弥漫性腹膜炎，后果严重。

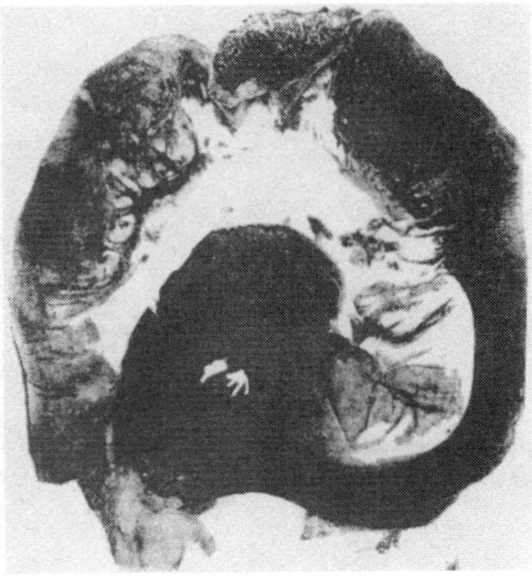

图 1-2-10　肠出血性梗死

四、梗死对机体的影响和结局

梗死对机体的影响取决于梗死发生的器官、梗死灶的大小和部位。局灶性的肾、脾梗死对机体影响较小，肾梗死通常出现腰痛和血尿，但不影响肾功能。肺梗死有胸痛和咯血。肠梗死常出现剧烈腹痛、血便和腹膜炎的症状。心肌梗死可引起心功能不全，严重时可导致患者死亡。脑梗死表现为相应部位的功能障碍。四肢、肺、肠梗死易合并腐败菌感染而引起相应部位坏疽。梗死灶形成后，通常引起局部炎症反应，继而出现肉芽组织，后期由瘢痕组织取代。

思 考 题

一、名词解释

淤血　　心力衰竭细胞　　血栓形成　　机化　　栓塞　　梗死

二、问答题

1. 试述慢性肝淤血或肺淤血的病理变化。
2. 血栓形成的条件有哪些？对机体有何影响？
3. 血栓形成、栓塞、梗死之间有何联系？

第三章　炎　　症

学习要点

掌握炎症、炎症介质、脓肿、蜂窝织炎、窦道、瘘管、趋化作用、假膜性炎和肉芽肿性炎的概念，掌握炎症的基本病理变化、炎症的常见类型及主要特点，掌握炎症的局部表现和全身反应、炎症的结局。理解影响炎症的因素及炎症的意义。

第一节　炎症的概念与病因

一、炎症的概念

炎症（inflammation）是指具有血管系统的活体组织对致炎因子的损伤作用所发生的以防御为主的综合性反应。炎症发生后，局部组织的基本病理变化为变质、渗出和增生。炎症是一种极为常见而又十分重要的病理过程。在此过程中，一方面损伤因子直接和间接造成组织和细胞的破坏，引起相应的组织器官的功能障碍；另一方面通过炎症充血和渗出等反应，以局限、消灭和排除损伤因子，稀释、中和毒素，清除异常物质。同时，通过实质和间质细胞的再生使受损伤的组织得以修复和愈合。因此，整个炎症过程充分体现出损伤和抗损伤的辩证统一性。虽然炎症是一个以防御反应为主的病理过程，但炎症反应过程中组织细胞的损伤性变化以及器官的功能障碍往往会给患者带来极大的痛苦，甚至威胁患者的生命。因此，作为医护工作者，要充分运用病理学原理，积极减少、消除致炎因子的损伤作用，加强、提高机体的防御能力，以促进疾病向有利的方向转化。

二、炎症的原因

凡是能够引起组织损伤而导致炎症反应的因素统称为致炎因子。虽然致炎因子种类繁多，但可归纳为以下几大类。

（一）物理性因子

高热、低温、放射线、紫外线、切割、撞击和挤压等造成组织损伤后均可引起炎症反应。

（二）化学性因子

化学性因子包括外源性和内源性化学物质。

1. 外源性化学物质　如强酸、强碱及松节油、芥子气等所致的损伤均可导致炎症的发生。某些药物如异烟肼、利福平等也可引起肝的损伤而引起炎症。

2. 内源性化学物质　是指在某些病理条件下，坏死组织的分解产物和堆积于体内的代谢产物可引起炎症的发生。如肾衰竭时，尿素在体内的堆积可引起肺炎改变等。

（三）生物性因子

由生物因子引起的炎症称为感染，也是引起炎症最常见的原因，如细菌、病毒、立克次体、支原体、真菌、螺旋体和寄生虫等，尤以细菌、病毒最为常见。它们通过在体内繁殖，产生、释放毒素直接导致细胞和组织损伤，还可以通过其抗原性诱发免疫反应，导致炎症。生物因子的致病作用与病原体的数量、毒力及机体的反应有关。

（四）免疫反应

免疫反应状态异常可引起组织和细胞损伤，导致各种变态反应性炎症，如免疫复合物性肾小球肾炎、自身免疫反应引起的系统性红斑狼疮等。

第二节　炎症的基本病理变化

炎症可发生在机体的任何组织或器官，并随着不同的原因表现出不同的病理类型和相应的临床表现。炎症发生后，局部组织的基本病理变化一般是按照变质（alteration）、渗出（exudation）和增生（proliferation）的先后顺序发生。其基本病理过程的中心环节是血管—血流动力学的变化。一般而言，变质属于损伤过程，而渗出和增生则属于抗损伤过程。在炎症的早期以变质和渗出为主，后期以增生为主，但三者可随着疾病的不同阶段而相互转换。

一、变质

炎症局部组织发生的变性和坏死称为变质。变质主要是致炎因子的直接损伤作用和炎症过程中发生的血液循环障碍及炎症介质的共同作用所致。变质既可发生于实质，也可发生于间质。当炎症比较轻时，实质细胞可发生细胞水肿（图1-3-1）、脂肪变性、细胞内的透明变性等；炎症严重时，实质细胞可发生凝固性坏死、液化性坏死等。间质的结缔组织也可表现为黏液样变性、透明变性、纤维蛋白样变性或坏死等。此外，局部组织还可出现代谢方面的改变，主要表现为炎症组织内分解代谢亢进、代谢性酸中毒及组织内渗透压增高，而这些改变为炎症的发生、发展奠定了重要的基础。

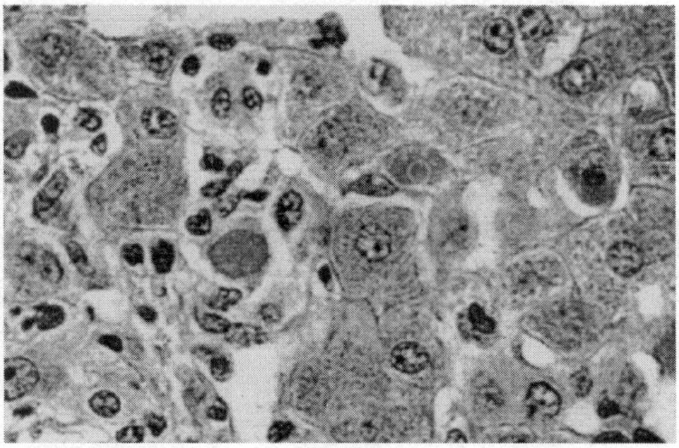

图 1-3-1　肝细胞变质性炎(病毒性肝炎)
肝细胞因细胞水肿增大变圆,可见嗜酸性变及嗜酸性小体形成

二、渗出

炎症局部组织血管内的液体、细胞成分通过血管壁进入间质、体腔、黏膜表面或体表的过程称为渗出。渗出的液体成分和细胞成分称为渗出物。以血管反应为中心的渗出性病变是炎症的重要标志,在炎症反应中具有重要的防御作用。渗出过程是在炎症局部出现血流动力学的改变及血管壁的通透性增高的基础上发生的。其全过程包括血流动力学的改变、液体渗出和细胞成分的渗出。

(一) 血流动力学改变

组织受到损伤后很快发生血流动力学变化,即血管口径和血流量的改变,血流动力学改变的速度取决于致炎因子损伤的种类和严重程度。炎症灶的不同部位血流动力学改变也不相同,其改变一般按下列顺序发生。

1. 细动脉痉挛收缩　当组织受到致炎因子刺激时,通过神经反射使肾上腺素能神经纤维兴奋,细动脉迅即发生短暂的痉挛收缩, 仅持续数秒钟。

2. 血管扩张充血　细动脉发生短暂的痉挛收缩后,通过轴突反射及炎症介质如组胺、5-羟色胺、激肽类及补体等的作用,细动脉及更多的毛细血管开放,局部血流量增加,血流加快而发展为动脉性充血,即炎性充血。此为急性炎症早期血流动力学改变的标志,也是局部红、热的原因。

3. 血流速度减慢停滞　随着炎症的继续发展,微循环血管广泛扩张,血管壁的通透性显著增高,血管内的液体成分不断渗出至血管外,导致血管内血液浓缩,黏稠度增加,轴流变宽,毛细血管和静脉血管内血流缓慢(淤血)甚至停滞。最后在扩张的小血管内挤满了红细胞(图 1-3-2)。上述血管的变化为血液成分的渗出创造了条件。

(二) 液体成分的渗出

炎症局部组织血管内富含蛋白质的液体成分通过血管壁到达血管外的过程称液体渗出。

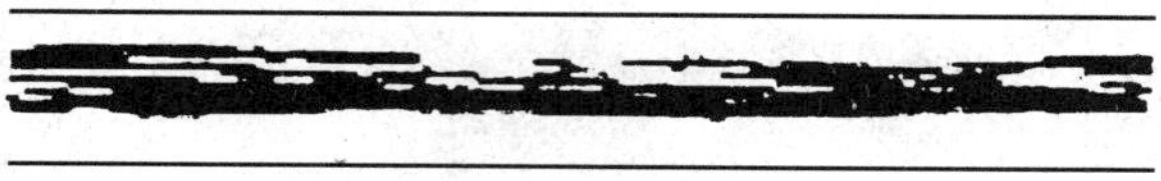

正常血流

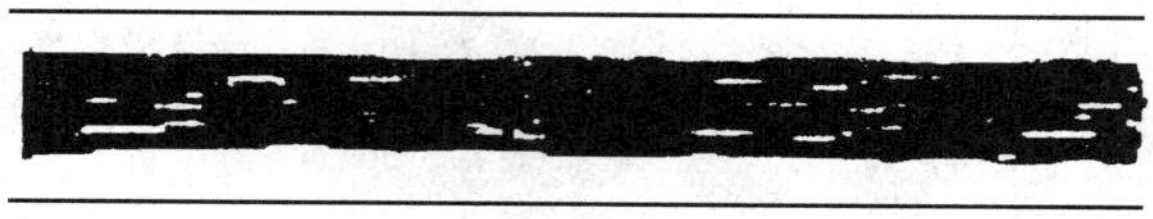

血管扩张，血流加快

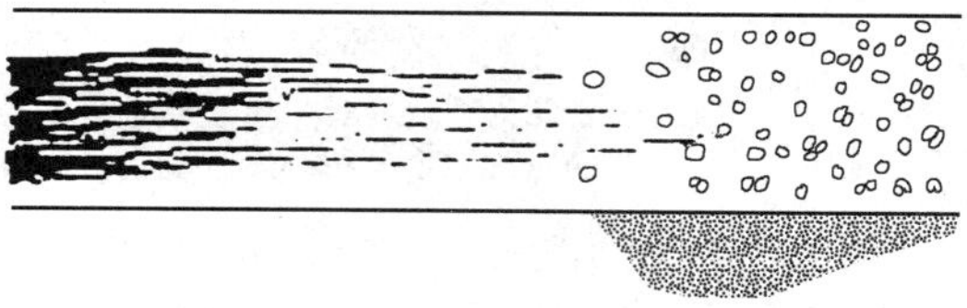

血管进一步扩张，血流开始变慢，血浆渗出

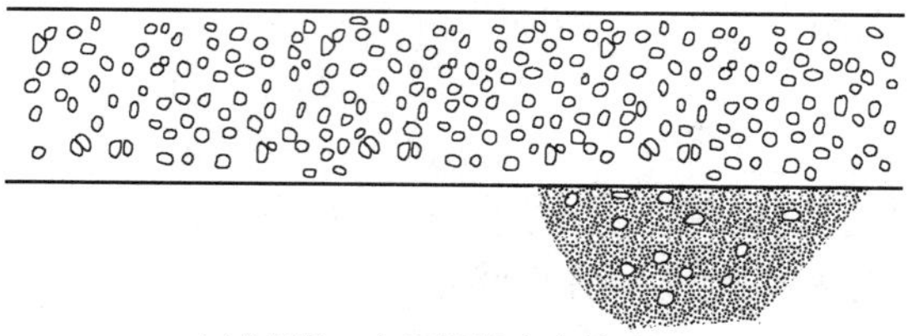

血流变慢，白细胞游出血管外

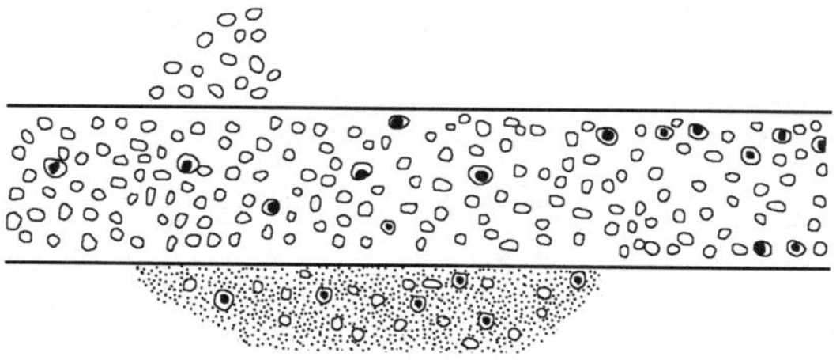

血流显著变慢，除白细胞游出外，红细胞也可漏出

图 1-3-2 血流动力学变化模式

炎症时渗出的液体称为渗出液。炎性渗出液积聚在组织间隙，引起组织间隙含水量增多称为炎性水肿，渗出液潴留在浆膜腔时称为积液（如心包积液、胸腔积液、腹腔积液）。血管壁受损程度较轻时，渗出液中主要为水、盐类和分子较小的清蛋白；血管壁受损严重时分子较大的球蛋白甚至纤维蛋白原也能渗出。由于炎性渗出是局部血管壁通透性升高和白细胞的主动游出所致，故与单纯性的静脉血回流受阻血管内流体静压增高形成的漏出液有明显的鉴别（表 1-3-1）。

表 1-3-1　渗出液与漏出液的鉴别

鉴别点	渗出液	漏出液
原因	炎症	非炎症
相对密度	>1.018	<1.018
有核细胞数（$\times 10^6$/L）	>500	<500
Rivalta 反应	阳性	阴性
蛋白质含量（g/L）	>30	<30
凝固	能自凝	不自凝
透明度	浑浊	澄清

1. 液体渗出的机制　液体的渗出主要是血管壁的通透性增高、微循环内的流体静压增高、组织渗透压增高三方面的因素共同作用的结果。

（1）血管壁的通透性增高：微循环血管的通透性主要取决于内皮细胞的完整与否。在炎症过程中，下列因素均可引起血管壁的通透性增高：① 内皮细胞收缩，组胺、缓激肽等炎症介质与内皮细胞受体结合后，可迅速引起内皮细胞收缩，内皮细胞之间的间隙增大。② 内皮直接损伤，如严重烧伤和化脓菌感染等可直接造成内皮细胞损伤，使之坏死和脱落，裂隙增大。③ 白细胞介导的内皮细胞损伤 在炎症的早期，黏附在内皮细胞表面的白细胞被激活，能释放具有活性的氧代谢产物和蛋白水解酶，也能致使内皮细胞损伤、脱落，使血管壁的通透性增加。④ 在炎症修复过程中，因新生的毛细血管内皮细胞连接发育不完整而具有高通透性。

（2）微循环内的流体静压增高：由于炎症区内的细动脉和毛细血管扩张，细静脉淤血，血流缓慢，使毛细血管内的流体静压升高。

（3）组织渗透压增高：炎症区内组织细胞变性、坏死，局部组织的分解代谢增强和酸中毒，组织内的分子浓度增高及离子浓度增高，使组织内的渗透压增高，促进了血管内的液体成分向外渗出。

2. 渗出液对机体的影响　尽管渗出液对机体具有重要的防御作用，但也可以给机体带来一些不利的影响。

（1）对机体有利的一面：① 炎性渗出液可稀释炎症灶内的毒素和有害物质，减轻对局部的损伤作用。② 为局部浸润的白细胞带来葡萄糖、氧等营养物质，同时带走代谢产物。③ 渗出液带来的抗体和补体等，可消灭病原体。④ 渗出液中纤维蛋白原形成的纤维蛋白构成网状支架，可限制病原菌的扩散，也有利于吞噬细胞发挥吞噬作用。⑤ 纤维蛋白网还可作为炎症后期修复的支架，有利于成纤维细胞产生胶原纤维。⑥ 渗出液中的病原微生物和毒素随淋巴液到达局部淋巴结，可刺激机体产生细胞和体液免疫。

（2）对机体不利的一面：① 如果组织内渗出液过多或体腔积液，可压迫周围组织或邻近器官，加重血液循环障碍及影响器官功能。如肺泡内渗出物积聚可影响换气功能，心包积液和胸腔积液可压迫心、肺等。② 如果渗出液中纤维蛋白过多，不能被完全吸收，则可发生机化、粘连。

（三）白细胞渗出和吞噬作用

白细胞的渗出是炎症反应最重要的特征。白细胞通过血管壁游出到血管外的过程称为白细胞渗出,其游出的白细胞称为炎细胞。炎细胞进入炎症区局部组织间隙内即称为炎细胞浸润,是炎症反应过程的主要防御环节。白细胞的渗出经过边集、附壁、游出和趋化作用等到达炎症灶,并吞噬消灭病原菌,在炎症区发挥极其重要的作用。

1. 白细胞边集、附壁　随着血管扩张、血管壁通透性增加和血流缓慢、停滞,在血管轴流中流动的白细胞逐渐进入边流,并向血管壁靠近,称为白细胞边集。边集的白细胞开始可沿内皮细胞表面滚动,以后就黏附在血管内皮细胞上,称为白细胞附壁。这种附壁是因内皮细胞和白细胞表面黏附分子相互识别引起的。在炎症刺激下,内皮细胞和白细胞可表达新的黏附分子,并使黏附分子的数目及彼此的亲和性增强,因而发生相互黏着。

2. 白细胞游出　白细胞通过血管壁进入周围组织的过程称为游出。白细胞游出血管壁到达炎症区均是主动的、以阿米巴运动的方式完成的。首先,黏着于内皮细胞表面的白细胞沿内皮细胞表面缓慢移动,在内皮细胞连接处胞质突起,形成伪足,沿内皮细胞之间的缝隙伸入到内皮细胞和基膜之间,最后整个胞体穿过基膜逸出血管外(图 1-3-3)。游出血管的白细胞不再返回血管内。白细胞的游出有如下特点:

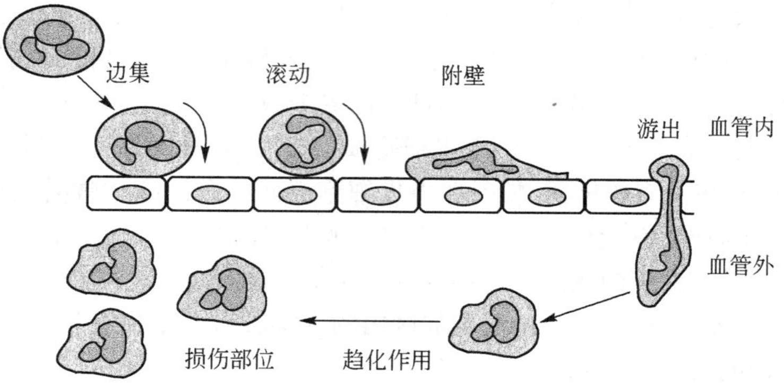

图 1-3-3　白细胞的边集、附壁、游出及趋化过程

(1) 在炎症的不同阶段,游出的白细胞也不同:在急性炎症的早期,中性粒细胞首先游出,48 h后组织内则以单核细胞浸润为主。其原因是① 中性粒细胞的寿命短,游出后 24 ~ 48 h 便崩解消失。② 单核细胞在组织内存活时间长,中性粒细胞停止游出后,单核细胞仍可持续游出。③ 在炎症的不同阶段所激活的趋化因子不同。中性粒细胞能释放单核细胞趋化因子,中性粒细胞游出后必然引起单核细胞的游出。

(2) 致炎因子不同,渗出的白细胞也不同:如葡萄球菌和链球菌感染,以中性粒细胞渗出为主;病毒感染以淋巴细胞为主;在一些过敏反应中,则以嗜酸粒细胞渗出为主。

(3) 白细胞的种类不同,其游走能力也不同:中性粒细胞和单核细胞游走能力最强,淋巴细胞最弱。由于中性粒细胞游走能力最强,其在血液中数量最多,在急性炎症时,出现于炎区的时间最早。这也是急性炎症反应的重要形态学标志。

在炎症反应剧烈或血管受损严重时,红细胞也可漏出。红细胞的漏出是流体静压把红细胞沿白细胞游出的途径或内皮细胞坏死崩解所致的裂口推出血管外,属于被动的过程。

3. 趋化作用　白细胞沿着组织间隙以阿米巴样运动向炎症灶所在部位作定向游走的过程

称为趋化作用。能吸引白细胞定向游走的化学物质称为阳性趋化物或趋化因子。趋化因子包括外源性的趋化因子如细菌产物等,内源性的趋化因子如补体成分、细胞因子、白细胞三烯等。趋化因子的作用是有特异性的,有些趋化因子只对中性粒细胞有吸引作用,而另一些趋化因子则吸引单核细胞,或嗜酸粒细胞等。不同细胞对趋化因子的反应能力也不同。粒细胞和单核细胞对趋化因子的反应较显著,而淋巴细胞对趋化因子的反应则较弱。

4. 白细胞在局部的作用　白细胞游走到炎症灶局部,发挥吞噬作用和免疫作用,能有效地杀伤病原微生物,因而成为炎症防御反应中极其重要的一环。

(1) 白细胞的吞噬作用:白细胞游走到炎症灶吞噬消化病原体及组织碎片的过程称为白细胞的吞噬作用。发挥吞噬作用的细胞主要有两种:中性粒细胞和巨噬细胞。白细胞的吞噬过程包括识别和黏着、包围吞入及杀灭降解三个阶段(图 1-3-4)。① 识别和黏着:在血清中存在一类能增强吞噬细胞吞噬能力的蛋白质,即调理素,主要是 IgG 和 C3b 。在吞噬细胞的表面有 Fc 受体和 C3b 补体,能识别被抗体或补体(调理素)包裹的细菌,并通过抗体或补体与相应受体结合,细菌就被黏着在吞噬细胞的表面。② 包围吞入:吞噬细胞与细菌黏着后,便伸出伪足,随着伪足的延伸和相互吻合,将细菌摄入胞体,这种由质膜包围形成的泡状小体称为吞噬

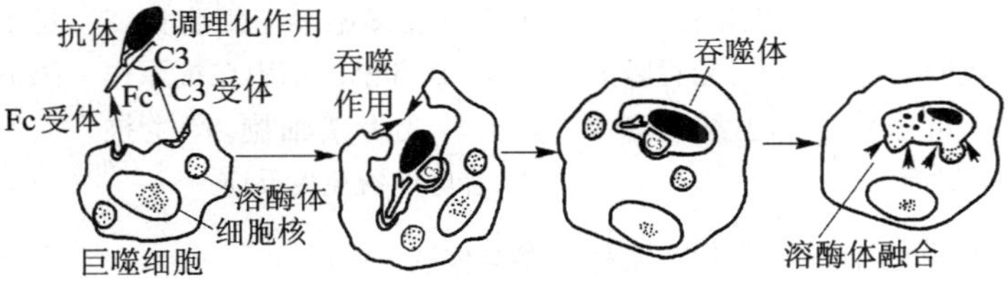

图 1-3-4　吞噬过程

体。吞噬体进入细胞内与初级溶酶体融合,形成吞噬溶酶体,细菌在吞噬溶酶体内被杀伤、降解。③ 杀伤和降解:以上吞噬过程使白细胞的耗氧量激增,激活各种酶类,产生大量具有活性的氧化代谢产物如超氧负离子(O_2^-·)、羟自由基(·OH)、次氯酸(HClO)等,使进入吞噬溶酶体内的细菌被杀伤和降解。细菌被吞噬后,吞噬溶酶体内的 pH 降低,也有利于酸性水解酶发挥杀菌作用。

(2) 免疫反应:参与免疫反应的细胞主要是淋巴细胞、浆细胞和巨噬细胞。抗原进入机体后,首先由巨噬细胞将其吞噬处理,再把抗原信息传递给 T 淋巴细胞和 B 淋巴细胞。免疫活化的 T、B 淋巴细胞分别通过细胞免疫和体液免疫发挥其杀伤病原微生物的作用。

(3) 组织损伤:白细胞被激活后一方面可向吞噬溶酶体内释放其产物,发挥其杀菌效力;另一方面也可向吞噬溶酶体外间隙释放其产物,如溶酶体酶、氧源性代谢产物、花生四烯酸代谢产物等。这些产物对内皮细胞和组织有很强的损伤作用,也可以加重原始致炎因子的损伤效能。

(四) 常见炎细胞的种类、来源和特性、功能及临床意义

常见炎细胞的种类、来源和特性、功能及临床意义见表 1-3-2。

表 1-3-2 常见炎细胞的种类、来源和特性、功能及临床意义

类型	来源和特性	功能	临床意义
中性粒细胞	来源于血液 运动能力活跃,吞噬功能强。胞质中含中性颗粒(溶酶体),坏死后为脓细胞	① 吞噬细菌、较小的坏死组织碎片,吞噬抗原-抗体复合物;② 释放内源性致热源	见于急性炎症、化脓性炎症
单核细胞及巨噬细胞	来源于血液及单核-吞噬细胞系统 运动及吞噬能力强。可互相融合而形成多核巨细胞,如朗汉斯(Langhans)巨细胞、异物巨细胞等	① 吞噬较大的坏死组织碎片、异物、组织分解产物;② 将抗原信息传递给免疫活性细胞,发挥免疫效应;③ 释放内源性致热源	见于急性炎症后期、慢性炎症、非化脓性炎症及病毒、寄生虫感染时
嗜酸粒细胞	来源于血液 胞质中含嗜酸颗粒,运动及吞噬能力弱	吞噬抗原-抗体复合物	见于变态反应及寄生虫感染
淋巴细胞	来源于血液及淋巴组织 有较弱的运动能力,无吞噬能力。可分为 T 淋巴细胞和 B 淋巴细胞	① T 淋巴细胞参与细胞免疫反应;② B 淋巴细胞在抗原作用下转变为浆细胞,产生抗体,参与体液免疫反应	见于慢性炎症及病毒性感染
浆细胞	由 B 淋巴细胞转变而来无趋化及吞噬能力	参与体液免疫反应	见于慢性炎症

(五) 炎症介质

炎症介质(inflammatory mediator)是指在致炎因子的作用下,由局部细胞释放或体液产生的,参与、介导炎症反应的化学活性物质。归纳起来,炎症介质的主要作用是:① 血管扩张,血管壁的通透性增高,导致炎性充血和渗出。② 通过对炎细胞的趋化作用,吸引炎性细胞到达炎症部位。③ 某些炎症介质还具有致热、致痛和引起组织损伤等作用。

1. 细胞释放的炎症介质

(1) 血管活性胺:包括组胺和 5-羟色胺(5-HT)。组胺主要存在于肥大细胞和嗜碱粒细胞的颗粒中,也存在于血小板。引起组胺释放的刺激因素有物理因子、免疫反应、补体片段、阳离子蛋白和某些神经肽等。组胺的作用是使小动脉血管扩张,血管壁的通透性升高,对嗜酸粒细胞有趋化作用。

5-HT 又称血清素,存在于血小板及肥大细胞中,炎症时,一般与组胺同时出现。能引起平滑肌收缩,使血管壁的通透性升高。

(2) 花生四烯酸代谢产物(AA):包括前列腺素和白细胞三烯。AA 是二十碳不饱和脂肪酸,大量存在于细胞膜磷脂内,在炎症刺激和炎症介质的作用及细胞损伤时,细胞的磷脂酶被激活,AA 从脂膜磷脂中释放出来,经环加氧酶和脂质加氧酶的作用生成前列腺素、白细胞三烯。前列腺素可致血管扩张、血管壁的通透性升高,还可引起发热、疼痛。白细胞三烯主要是使血管壁的通透性升高及对中性粒细胞和嗜酸粒细胞的趋化作用。

临床上某些抗炎药物如阿司匹林、吲哚美辛和类固醇激素能抑制花生四烯酸代谢，减轻炎症反应。

（3）白细胞产物：中性粒细胞和单核细胞被致炎因子激活后，可释放氧自由基和溶酶体酶，促进炎症反应和组织破坏，成为炎症介质。

① 活性氧代谢产物：损伤血管内皮细胞导致血管通透性增加；灭活抗蛋白酶，导致蛋白酶活性增加，可破坏组织结构成分；损伤红细胞或其他实质细胞。

② 中性粒细胞溶酶体成分：中性粒细胞蛋白酶可介导组织损伤；阳离子蛋白质可使肥大细胞脱颗粒释放组胺，使血管壁的通透性增加，对单核细胞有趋化作用，起中性粒细胞和嗜酸粒细胞游走抑制因子的作用。

（4）细胞因子：细胞因子主要由激活的淋巴细胞和单核细胞产生，可调节其他类型细胞的功能，在细胞免疫反应中起重要作用，在介导炎症反应中也有重要功能。

（5）血小板激活因子：嗜碱粒细胞、中性粒细胞、单核细胞和内皮细胞等均能释放血小板激活因子。其作用是① 增加血管的通透性。② 促进白细胞聚集、黏着以及趋化作用。③ 刺激白细胞等合成前列腺素、白细胞三稀。

（6）其他炎症介质：P 物质可直接和间接刺激肥大胞脱颗粒而引起血管扩张和通透性增加。内皮细胞、巨噬细胞和其他细胞所产生的一氧化氮可引起血管扩张和具有细胞毒性。

2. 体液中产生的炎症介质　血浆中有 3 种相互关联的系统，即激肽、补体和凝血系统，为重要的炎症介质。

（1）激肽系统：激肽系统被激活最终产生缓激肽。缓激肽可引起血管通透性增加，血管扩张；使平滑肌收缩并有致痛作用。

（2）补体系统；补体系统由一系列蛋白质组成。其中 C3 和 C5 是最重要的炎症介质。① C3a和 C5a（又称过敏毒素）可使血管的通透性增加，血管扩张。② C5a 可促进中性粒细胞的黏附作用及对中性粒细胞和单核细胞的趋化作用。③ C3b 通过其调理素作用增强中性粒细胞和单核细胞的吞噬活性。④ C3 和 C5 被激活后，一方面对中性粒细胞有趋化作用，另一方面中性粒细胞释放的溶酶体又可激活补体，形成了中性粒细胞不断游出的环路。

（3）凝血系统：随着Ⅻ因子的激活以及血液凝固和纤维蛋白溶解系统的启动，凝血酶形成，使纤维蛋白原转化为纤维蛋白并释放纤维蛋白多肽。① 凝血酶可促进白细胞的黏着和成纤维细胞的增生。② 纤维蛋白多肽可使血管通透性升高，又是白细胞的趋化因子。③ 纤维蛋白溶解系统可通过激肽使血管通透性增加（表 1–3–3）。

表 1–3–3　主要炎症介质的作用

炎症介质	来源	作用					
		血管扩张	血管壁通透性升高	趋化作用	发热	致痛	组织损伤
组胺、5–羟色胺	肥大细胞、血小板、嗜碱粒细胞	+	+	+			
前列腺素	细胞质膜磷脂成分	+	+	+	+	+	
白细胞三烯	白细胞、肥大细胞		+	+			

续表

炎症介质	来源	作用					
		血管扩张	血管壁通透性升高	趋化作用	发热	致痛	组织损伤
溶酶体成分	中性粒细胞、单核细胞		+	+			+
阳离子蛋白	中性粒细胞		+	+			
中性蛋白	中性粒细胞						+
淋巴因子	T 淋巴细胞		+	+			+
缓激肽	血浆蛋白	+	+			+	
补体(C3a、C5a)	血浆蛋白	+	+	+			
纤维蛋白多肽	凝血系统		+	+			
纤维蛋白降解产物	纤维蛋白溶解系统		+	+			

三、增生

在致炎因子、组织崩解产物或某些理化因子刺激下,炎症局部组织细胞增殖、细胞数目增多,称为增生。增生的细胞主要为巨噬细胞、血管内皮细胞和成纤维细胞,也可以有局部的上皮细胞或实质细胞增生。一般而言,炎症初期病变主要是以变质、渗出为主,炎症后期及慢性炎症增生比较明显。但也有在炎症初期即有明显增生的现象,如急性肾炎时,肾小球内的系膜细胞和血管内皮细胞明显增生,伤寒病时,大量巨噬细胞增生等。

增生具有防御意义,如增生的巨噬细胞能吞噬病原体、坏死组织碎片及异物;增生的血管内皮细胞和纤维母细胞能形成肉芽组织,有利于炎症的局限和使损伤的组织得以修复。但增生过度就会使组织受到破坏而影响组织器官的功能。

综上所述,任何炎症局部都具有变质、渗出、增生这 3 种基本病变。一般而言,变质属于损伤性的改变,而渗出、增生属于抗损伤反应,但在一定条件下损伤和抗损伤过程可相互转化。在变质性改变过程中,组织细胞的坏死崩解产物可促使渗出和增生等抗损伤反应的出现,而渗出、增生反应过度,可影响组织器官的正常结构和功能。故此,上述 3 种病变既有本质的不同,又相互联系,相互影响,共同构成复杂的炎症反应过程。

第三节　炎症的局部临床表现和全身反应

一、炎症的局部临床表现

炎症时,炎症的局部临床表现为红、肿、热、痛和功能障碍。尤以体表的急性炎症最为明显。

1. 红　炎症初期,由于炎症局部血管扩张,动脉充血,局部组织血液内氧合血红蛋白含量增多,组织呈鲜红色。随着炎症的发展,血流逐渐缓慢,甚至停滞,氧合血红蛋白含量减少,还原血红蛋白含量增多,使局部组织呈暗红色。

2. 肿　急性炎症时,局部炎症性充血、炎性渗出物积聚引起局部组织肿胀。慢性炎症的局部肿胀主要是局部组织细胞增生引起。

3. 热　炎症局部组织的体表温度比周围组织的体表温度高,这是由于炎区组织动脉性充血,血流量增多,血流速度加快,代谢增强、产热增多所致。但内脏器官发炎时,其温度无明显变化。

4. 痛　炎症局部组织的疼痛与多种因素有关。① 炎性渗出,导致组织肿胀,局部组织张力增加,压迫神经末梢引起疼痛。② 炎症局部组织的分解代谢增强,使钾离子、氢离子积聚,刺激神经末梢引起疼痛。③ 某些炎症介质(如前列腺素、缓激肽等)直接作用于神经末梢而引起疼痛。

5. 功能障碍　炎症时,局部组织细胞的变性、坏死、代谢异常以及炎性渗出造成机械性阻塞、压迫、疼痛等,都可能导致器官的功能障碍。基于炎症的部位、性质和严重程度,将引起不同的功能障碍,如肺炎影响气-血交换,引起缺氧和呼吸困难等。

二、炎症的全身反应

炎症病变虽然主要发生于致炎因子作用的局部,但在出现局部临床表现的同时,也会引起全身反应。

1. 发热　引起发热的化学物质是致热原,包括外源性致热原和内源性致热原两类。

一定程度的体温升高,可使代谢增强,肝的解毒功能增强,抗体形成增多,吞噬细胞的吞噬能力增强。这些表现在一定程度上反映了发热给机体带来的积极作用。但是,高热或长期发热可能影响机体的代谢,特别是导致中枢神经系统损害和功能障碍,给机体带来不良后果。当机体反应状态差和抵抗力低下时,尽管炎症病变严重,体温却不上升,这是预后不良的指征。

2. 白细胞增多　是机体的重要防御反应之一。炎症时,由于骨髓受病原微生物、毒素、炎症灶的代谢产物及白细胞崩解产物的刺激,白细胞生成、释放增多,但因引起炎症的病原体不同,增多的白细胞类型也不相同。在急性炎症和化脓性炎症时,血液中常以中性粒细胞增多为主;慢性炎症或病毒感染时,血液中主要以淋巴细胞增多为主;过敏性炎或寄生虫感染时,血液中主要以嗜酸粒细胞增多为主;某些病毒性感染和伤寒等炎症性疾病时还可能出现末梢血白细胞计数降低。严重感染时,外周血液中幼稚的杆状核中性粒细胞增多,称其为核左移,这表明机体对感染有较强的抵抗力及感染程度较重。如果感染严重,白细胞无明显增多甚至减少,表明机体的抵抗力低下。

3. 单核巨噬细胞系统增生　病原体、抗原物质、组织崩解产物通过炎症灶局部到达局部淋巴结或血液,使单核巨噬细胞系统增生,其吞噬消化的能力增强。同时,脾、淋巴组织中的 B 淋巴细胞和 T 淋巴细胞也增生,释放淋巴因子和产生抗体的功能也增强。主要表现为局部淋巴结、肝、脾增大。

4. 实质器官的病变　在病原微生物、毒素及其发热等因素的作用下,心、肝、肾等实质器官因物质代谢障碍而出现不同程度的变性,甚至坏死和功能障碍。

第四节　炎症的类型

一、炎症的临床分类

（一）急性炎症

急性炎症　病程短(数日至1个月内),起病急,症状明显,进展较迅速,经过适当治疗常可迅速痊愈。局部病变常以变质、渗出为主,炎区内主要以大量的中性粒细胞浸润为主。

（二）慢性炎症

慢性炎症病程长(数月至数年),发展缓慢,症状不甚明显,局部病变常以增生为主,变质、渗出变化轻微,炎区内浸润的细胞主要是淋巴细胞、单核细胞和浆细胞。

（三）亚急性炎症

亚急性炎症病程介于急性和慢性炎症之间(1个月至数月),其病变特点是坏死与增生性改变均较明显。

二、炎症的病理学分类

根据炎症局部组织的病理变化特点的不同,可将炎症分为变质性炎症、渗出性炎症和增生性炎症。

（一）变质性炎症

变质性炎症(alterative inflammation)是以变质性改变为主的炎症。一般由重症感染、中毒引起。主要表现为组织器官的实质细胞发生严重的变性、坏死,相应的器官出现明显的功能障碍,而渗出、增生改变较轻。变质性炎症常见于心、肝、肾等实质器官,如急性重型病毒性肝炎,表现为肝细胞广泛坏死,渗出、增生病变轻微,并可有严重的肝功能紊乱。

（二）渗出性炎

渗出性炎(exudative inflammation)是以渗出性变化为主的炎症。渗出性炎以炎症灶内形成大量渗出物为特征,变质性和增生性变化轻微。根据渗出物的主要成分及病变特点,将渗出性炎分为浆液性炎、纤维蛋白性炎、化脓性炎和出血性炎。

1. 浆液性炎　浆液性炎(serous inflammation)是指以浆液渗出为主的炎症。渗出物的主要成分为血清,以及较多清蛋白、少量的纤维蛋白、中性粒细胞和脱落的上皮细胞。浆液性炎常见于高温、生物毒素、某些传染病等。

(1) 常发生的组织部位及特点:浆液性炎常发生于皮肤、浆膜、黏膜、滑膜及疏松结缔组织等处。如皮肤的浆液性炎见于皮肤的二度烧伤时,渗出液蓄积于皮肤的表皮内形成水疱(图1-3-5);浆膜的浆液性炎见于渗出性结核性胸膜炎,可引起胸腔的积液;黏膜的浆液性炎又称浆液性卡他,见于感冒初期的鼻炎;滑膜的浆液性炎见于风湿性关节炎,可引起关节腔积液;疏松结缔组织的浆液性炎见于毒蛇咬伤时,渗出的浆液积聚在组织间隙,形成炎性水肿。

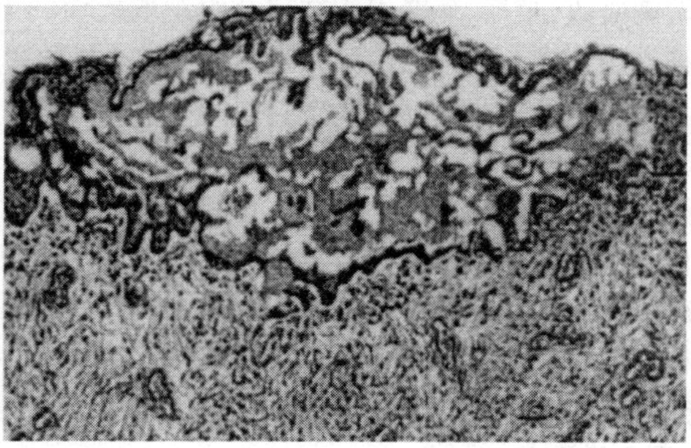

图 1-3-5　浆液性炎
在表皮层内有水疱形成,其内含多量浆液

(2) 结局:浆液性炎一般较轻,病因消除后,渗出的浆液容易吸收消退。但如果浆液渗出过多可出现严重后果,如浆液性炎发生于心包和胸膜并有大量浆液积聚时,可压迫心、肺,影响其功能。

2. 纤维蛋白性炎　纤维蛋白性炎(fibrinous inflammation)是以渗出物中含有大量纤维蛋白为特征的渗出性炎症。常由于某些细菌毒素(如白喉杆菌、痢疾杆菌和肺炎链球菌的毒素)或各种内源性或外源性毒物质(如尿毒症时的尿素和汞中毒)引起。纤维蛋白原的大量渗出,表明血管壁的损伤程度较重。

(1) 常发生的组织部位及特点:纤维蛋白性炎常发生于黏膜、浆膜和肺。

1) 黏膜的纤维蛋白性炎(白喉、细菌性痢疾):在病变的黏膜处,渗出的纤维蛋白、白细胞、坏死的黏膜上皮及细菌混合在一起,形成一层灰白色的膜状物,称为假膜。故这类发生在黏膜的纤维蛋白性炎又称为假膜性炎。发生在咽喉部黏膜的假膜因牢固附着于黏膜表面而不易脱落(如咽白喉),发生在气管的假膜因与黏膜损伤部联系松散而易脱落,脱落的假膜可堵塞支气管而引起窒息(如气管白喉)(图 1-3-6)。

2) 浆膜的纤维蛋白性炎:常见于胸膜腔和心包腔。在心包的纤维蛋白性炎时,随着心脏不停的搏动,心包脏层(心外膜)与心包壁层相互摩擦,使渗出于心包腔内的纤维蛋白在心包脏层上形成"绒毛",故称其为"绒毛心"。

3) 肺的纤维蛋白性炎:见于大叶性肺炎的红色和灰色肝样变期,肺泡腔内有大量纤维蛋白渗出,使肺组织发生实变。

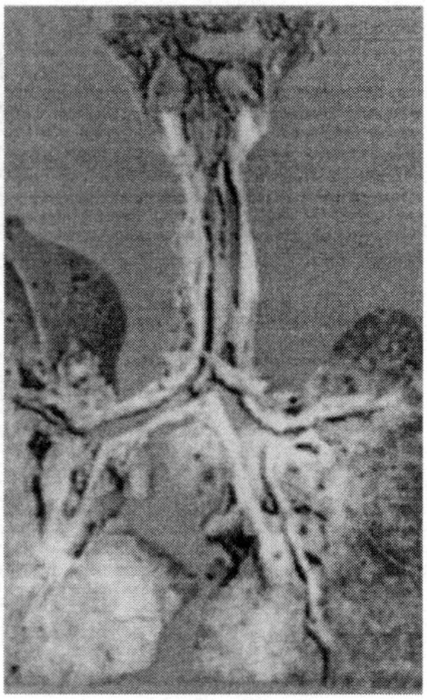

图 1-3-6　喉、气管黏膜纤维蛋白性炎(白喉)
在喉、气管黏膜表面可见灰白色的假膜形成

(2) 结局:渗出的纤维蛋白如果量少,可以被中性粒细胞及坏死组织释放的蛋白溶解酶溶解吸收,如渗出的纤维蛋白量多,而中性粒细胞所释出的蛋白酶溶解较少，或组织内抗胰蛋白酶较多致使蛋白溶酶相对较少，则不能将渗出的纤维蛋白完全溶解吸收，最后，病变组织被肉芽组织取代而发生机化，肺的纤维蛋白性炎发生机化形成肺肉质样变，心包腔、胸膜腔的纤维蛋白性炎发生机化可致浆膜增厚、粘连，甚至浆膜腔闭塞。

3. 化脓性炎 化脓性炎（suppurative or purulent inflammation）是以中性粒细胞大量渗出，并伴有不同程度的组织坏死和脓液形成为特征的炎症。化脓是指炎区内大量崩解破裂的中性粒细胞和坏死组织释放的蛋白溶解酶将坏死组织溶解液化的过程，所形成的混浊的、灰黄色或黄绿色的凝乳状液体称为脓液。脓液由大量的中性粒细胞、脓细胞（变性坏死的中性粒细胞）、细菌、坏死组织碎屑和少量浆液构成。化脓性炎多由葡萄球菌、链球菌、脑膜炎双球菌、大肠杆菌等化脓菌引起，亦可因某些化学物质（如松节油等）和机体坏死组织所致。根据其发生的原因和部位的不同，化脓性炎可分为以下 3 类。

（1）表面化脓和积脓：表面化脓是指浆膜或黏膜组织的化脓性炎，如化脓性尿道炎或化脓性支气管炎，渗出的脓液可通过尿道、气管而排出体外。当化脓性炎发生在浆膜或胆囊、输卵管的黏膜时，脓液则在浆膜腔或胆囊、输卵管腔内蓄积，称为积脓。黏膜的化脓性炎又称脓性卡他。

（2）蜂窝织炎：蜂窝织炎（phlegmonous inflammation）是指发生在疏松结缔组织中弥漫性化脓性炎，常见于皮肤、肌肉和阑尾等。蜂窝织炎主要由溶血性链球菌引起。溶血性链球菌能分泌透明质酸酶和链激酶，能降解结缔组织基质的透明质酸和溶解纤维蛋白，使基质的防御屏障功能受到破坏，细菌易于通过组织间隙和淋巴管扩散，表现为疏松结缔组织内有大量中性粒细胞弥漫性浸润。蜂窝织炎性阑尾炎见图 1-3-7。蜂窝织炎炎症组织与正常组织界限不清，炎区组织坏死溶解不明显，但全身中症状明显。由链球菌感染形成的脓液较稀薄。

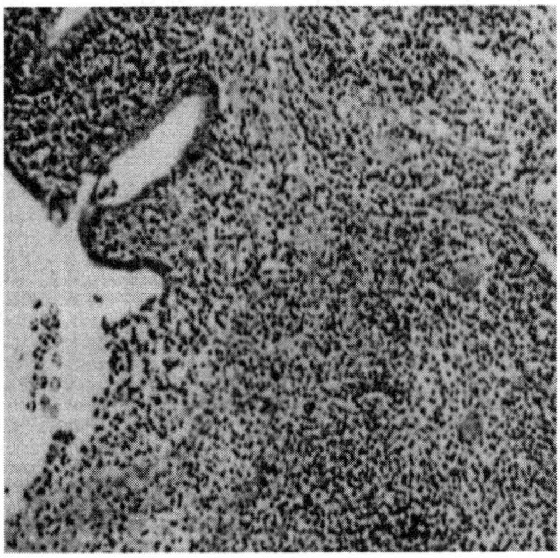

图 1-3-7 蜂窝织炎性阑尾炎

中性粒细胞弥漫浸润于阑尾的黏膜、黏膜下层、肌层及浆膜层

（3）脓肿：脓肿（abscess）是指发生在组织或器官内的局限性化脓性炎，并有组织坏死溶解

而形成的充满脓液的腔(图1-3-8)。脓肿可发生在皮下或内脏(如肺、脑、肝、肾等),常由金黄色葡萄球菌引起。金黄色葡萄球菌能产生血浆凝固酶,使渗出的纤维蛋白原转变为纤维蛋白,因而病变比较局限。金黄色葡萄球菌感染后形成的脓液,较浓稠。在急性期,金黄色葡萄球菌产生的毒素使局部组织坏死,继而大量中性粒细胞浸润,随后坏死组织溶解液化,形成含有脓液的腔。以后,脓肿周围有肉芽组织增生,包围脓肿,形成脓肿膜。脓肿膜能够吸收脓液,限制炎症扩散,也使病变组织与周围组织的界限清楚。小脓肿可以吸收消散,较大脓肿则由于脓液过多,吸收困难,需要切开排脓或穿刺抽脓,再由肉芽组织修复,形成瘢痕。如果脓肿经久不愈,其周围可有多量肉芽组织增生包绕,形成厚壁的慢性脓肿(图1-3-9)。

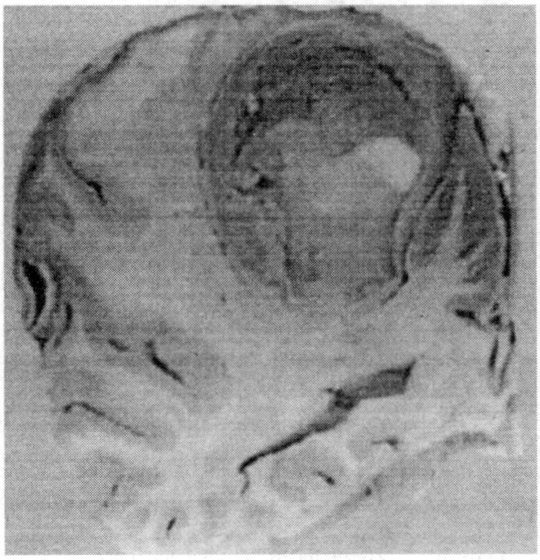

图1-3-8　脑脓肿

脑实质中有一局限性大脓腔,腔内充满凝乳状脓液(部分流失)

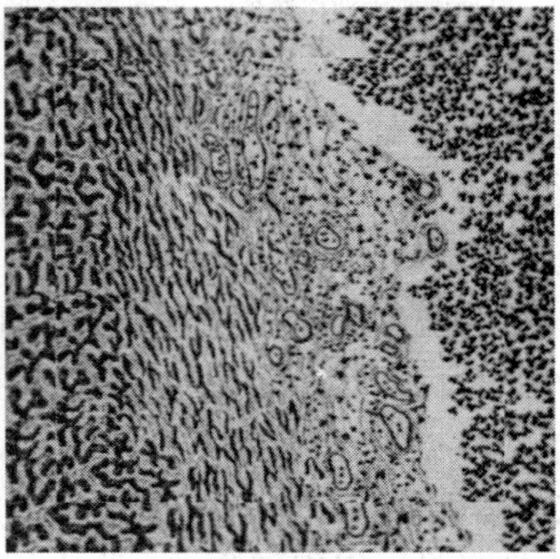

图1-3-9　慢性肝脓肿

由肉芽组织构成的脓肿壁,脓肿腔内充满脓液

发生于皮肤或黏膜的化脓性炎,脓肿形成并破溃后,由于皮肤或黏膜坏死、崩解脱落,形成的局部缺损,称为溃疡。位于深部的脓肿向体表或自然管道穿破,形成只有一个开口的病理性盲管称为窦道。位于深部的脓肿一端向体表或体腔穿破,另一端开口于自然管道(消化管、呼吸道)形成的两个以上开口的病理性管道,称为瘘管。例如,肛门周围组织的脓肿,一方面可向皮肤穿破,形成脓性窦道;另一方面既向皮肤穿破,又向肛管穿破,形成脓性瘘管(图1-3-10)。脓性窦道或脓性瘘管不断排出脓性渗出物,可经久不愈。

疖是单个毛囊及其所属皮脂腺所发生的脓肿,病原菌多为金黄色葡萄球菌。当疖中心部分液化、变软后,脓肿就可以穿破。多个疖融合,在皮下脂肪、筋膜组织中形成许多互相沟通的脓肿称为痈。痈必须及时切开引流,排脓后局部才能修复愈合。

4. 出血性炎　出血性炎(hemorrhagic inflammation)是由于血管壁损伤严重,在炎症灶内的渗出物中含有大量红细胞的炎症。常见于流行性出血热,钩端螺旋体病或鼠疫等。出血性炎也常与其他类型炎症混合存在,如浆液性出血性炎、纤维蛋白性出血性炎等。

【附】卡他性炎　卡他性炎是指一种发生在黏膜组织较轻的渗出性炎症。卡他一词来自于希腊语,其原意是向下流的意思。由于黏膜的渗出液较多,沿黏膜表面向外排出,故称卡他性炎。

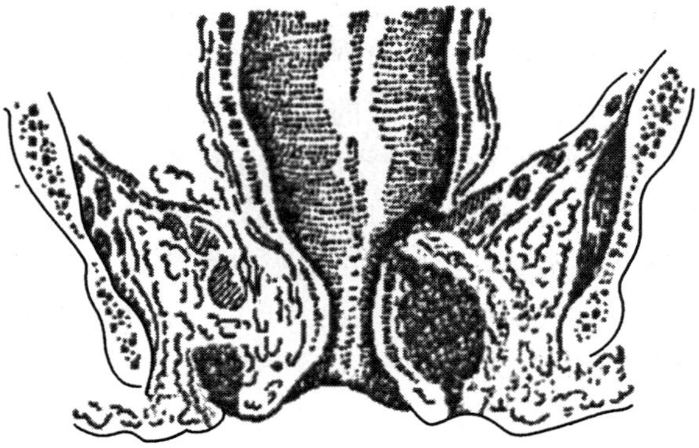

图 1-3-10 肛管直肠周围脓肿

肛周围脓肿向皮肤穿破，形成脓性窦道（左）；肛周围脓肿分别向皮肤、肛管穿破，形成脓性瘘管（右）

根据渗出物的不同，可分为浆液性卡他、黏液性卡他、脓性卡他等。卡他性炎可由一种类型转变为另一种类型，如感冒初期鼻黏膜的为浆液性卡他，可转变为脓性卡他；也可以是诸多类型同时混合发生，如浆液黏液性卡他等。

上述各种类型的炎症可单独发生，也可以有两种不同类型的炎症同时并存，如浆液纤维蛋白性炎或纤维蛋白性化脓性炎等。此外，在炎症发展过程中，一种类型的渗出性炎可转变为另一种类型的渗出性炎，如浆液性炎可进一步发展成为纤维蛋白性炎或化脓性炎。

（三）增生性炎

增生性炎是以组织细胞增生为主的炎症。增生性炎一般呈慢性经过，但也有急性炎症表现为局部组织细胞以增生为主要特征，如链球菌感染后的肾小球肾炎等。根据增生性炎的特点分为一般慢性增生性炎和肉芽肿性炎等。

1. 一般慢性增生性炎　炎症灶内增生的组织细胞不具特异性。具体表现为

（1）炎症灶内浸润的细胞主要是巨噬细胞、淋巴细胞和浆细胞。

（2）有大量的成纤维细胞、血管内皮细胞和组织细胞增生。

（3）局部组织的某些特殊成分（如炎症灶的被覆上皮、腺上皮及其他实质细胞）也可发生明显增生。

2. 慢性肉芽肿性炎　炎症灶局部以巨噬细胞增生为主、形成境界清楚的结节状病灶称为慢性肉芽肿性炎（chronic granulomatous inflammation）。肉芽肿性炎是一种特殊类型的慢性炎症。根据其病因的不同，所形成的肉芽肿形态也不相同，即增生的细胞及其排列的形式有着各自的特殊性，但其主要成分是巨噬细胞及由巨噬细胞转化的类上皮细胞和多核巨细胞。肉芽肿性炎可分为感染性肉芽肿和异物性肉芽肿两类。

（1）感染性肉芽肿：主要由生物病原体引起，如结核杆菌、伤寒杆菌、麻风杆菌、真菌和日本血吸虫等。较常见的是由结核杆菌引起的结核性肉芽肿，典型结核结节从结节中心向外，其肉芽肿的成分依次为：干酪样坏死、周围呈放射状排列的上皮样细胞、朗汉斯（Langhans）巨细胞、大量的淋巴细胞及结核结节周围的成纤维细胞和胶原纤维。感染性肉芽肿的形成，对围歼病原菌、限制病原微生物的扩散具有重要的意义。

（2）异物性肉芽肿：由异物及其周围的细胞构成的结节状病灶称为异物性肉芽肿，主要由异物如外科缝线、滑石粉、粉尘等引起。异物性肉芽肿的病变中心为异物，周围有多少不等的上皮样细胞及异物巨细胞（图 1–3–11）。

3. 炎性息肉和炎性假瘤　慢性炎症除一般性和特殊性表现形式外，有时还可形成炎性息肉和炎性假瘤。

（1）炎性息肉：在致炎因子的长期刺激下，局部黏膜上皮、腺体及肉芽组织增生而形成的突出于黏膜表面根部有细蒂的肿块，称为炎性息肉。炎性息肉大小不等，常见于鼻黏膜和宫颈等处（图 1–3–12）。

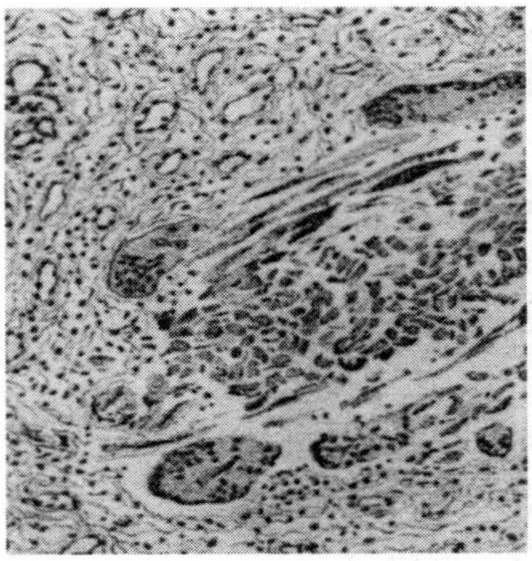

图 1–3–11　异物性肉芽肿
由异物、上皮样细胞及异物巨细胞构成

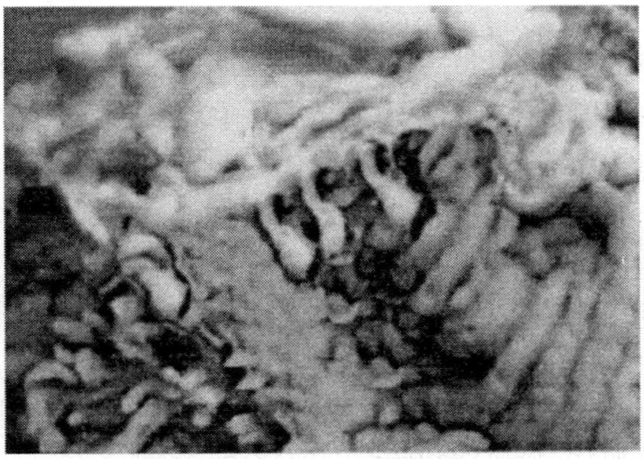

图 1–3–12　肠黏膜炎性息肉
息肉突出于黏膜表面，其根部有细蒂与肠壁相连

（2）炎性假瘤：是由组织的炎性增生形成的一个境界清楚的肿瘤样团块。常发生于眼眶和肺。在肉眼和 X 线下观察，炎性假瘤与肿瘤非常相似，但其病变本质属于炎性增生，而非肿瘤性增生，应注意与真性肿瘤相区别。

第五节　炎症的结局

在炎症过程中，如渗出和增生等抗损伤过程占优势，则炎症逐渐向痊愈方向发展；相反，如损伤性变化占优势，则炎症逐渐加重并可向全身扩散。

一、痊愈

大多数炎症病变能够痊愈。

1. 完全痊愈　在炎症过程中，如果机体抵抗力强，损伤范围小或通过适当治疗，病因清除，少量的坏死物和渗出物被溶解吸收，通过周围健康细胞的再生达到修复，最后完全恢复组织原来的结构和功能。

2. 不完全痊愈　如果机体抵抗力弱，炎症灶的坏死范围较广或渗出物较多，周围组织细胞的再生能力受限，则由肉芽组织取代机化，形成瘢痕。原有的组织结构和功能不能完全恢复。

二、迁延不愈，转为慢性

致炎因子不能在短期内清除或在机体内持续存在，而且还不断损伤组织，造成炎症过程迁延不愈，病情时轻时重，急性炎症转化为慢性炎症。

三、蔓延扩散

在患者的抵抗力低下，或病原微生物毒力强、数量多的情况下，病原微生物可不断繁殖并直接沿组织间隙向周围组织、器官蔓延，或向全身扩散。

1. 局部蔓延　炎症局部的病原微生物可经组织间隙或器官的自然通道向周围组织和器官扩散，如肾结核可沿泌尿道下行播散，引起输尿管和膀胱结核。

2. 淋巴道扩散　病原微生物可随淋巴道扩散，引起淋巴管炎及所属淋巴结炎。例如，足部感染时，腹股沟淋巴结炎表现为局部肿大，并引起疼痛。淋巴道的这些变化有时可限制感染的扩散，但感染严重时，病原体可通过淋巴道入血，引起血道扩散。

3. 血道扩散　炎症灶的病原微生物或某些毒性产物可侵入血循环或被吸收入血，引起菌血症、毒血症、败血症和脓毒败血症等。

（1）菌血症：细菌由局部病灶入血，从血液中可查到细菌，但全身并无明显病变及中毒症状，称为菌血症。一些炎症性疾病的早期都有菌血症，如大叶性肺炎等。在菌血症阶段，肝、脾、骨髓的吞噬细胞可以吞噬清除病原体。

（2）毒血症：细菌的毒素或毒性产物被吸收入血，引起全身中毒症状，血培养找不到细菌，称为毒血症。临床上出现高热、寒战等，同时伴有心、肝、肾等实质细胞的变性或坏死。严重时甚至出现中毒性休克。

（3）败血症：毒力强的细菌入血，在血中大量繁殖，并产生毒素，引起全身中毒症状和病理变化，称为败血症。患者除有严重的毒血症临床表现外，还常出现皮肤、黏膜的多发性出血斑点和脾及全身淋巴结肿大等。此时血液中常可培养出致病菌。

（4）脓毒败血症：化脓菌入血后，不但可以引起败血症，其化脓菌栓子还可随血流到达身体各处（如肺、肾、肝等），形成多发性小脓肿。

第六节　影响炎症的因素

一、致病因子的因素

影响炎症的因素取决于致病因子的数量、毒力、作用的时间长短等。

二、机体的功能状况

机体的功能状况包括全身性因素和局部因素。全身性因素有机体的免疫状态、营养状态、内分泌状态等;局部因素指局部的血液循环状态、炎性渗出物和异物是否被清除或是否引流通畅等。

思 考 题

一、名词解释

炎症　炎症介质　绒毛心　肉芽肿性炎　蜂窝织炎　脓肿　假膜性炎　窦道　瘘管　炎性假瘤　趋化作用　吞噬作用

二、问答题

1. 简述渗出液的意义。
2. 比较漏出液和渗出液的区别。
3. 简述白细胞渗出的基础、过程和意义。
4. 归纳炎症介质的主要作用,简述组胺、前列腺素、缓激肽、补体系统在炎症过程中的作用。
5. 简述渗出性炎的类型及主要特点。
6. 何谓纤维蛋白性炎？简述纤维蛋白性炎常发生的组织部位及其特点。
7. 比较脓肿、蜂窝织炎的特点。
8. 解释炎症局部组织临床表现及发生的机制。
9. 简述炎症的结局。

第四章　肿　瘤

学习要点

掌握肿瘤的概念，肿瘤的基本特征，良性肿瘤与恶性肿瘤的区别，癌与肉瘤的区别；熟悉肿瘤的命名原则及肿瘤对机体的影响；理解肿瘤的病因及临床上常见的肿瘤类型及其特点。

肿瘤(tumor)是一种常见病、多发病。按其生物学特征和对机体危害性大小，可分为良性肿瘤和恶性肿瘤两大类。恶性肿瘤一般通称为癌症(cancer)，严重威胁人类健康，在一些国家和地区，已占当地居民各种死因的第一位。我国每年因恶性肿瘤死亡约 170 万人，占死亡总数的 25%左右。其中最常见的有肺癌、胃癌、肝癌、鼻咽癌、食管癌、大肠癌、乳腺癌、子宫颈癌、白血病和淋巴瘤等。特别是肺癌发生率近年来有明显增加，值得重视。

第一节　肿瘤的概念

肿瘤是机体在各种致瘤因素长期作用下，使细胞基因突变或基因表达调控异常，导致局部组织的细胞异常增生而形成的新生物，这种新生物常表现为局部肿块。

正常细胞转化为肿瘤细胞后，即表现出与机体不协调的相对无限制的增生(失控性增生)，并在不同程度上失去分化成熟的能力(分化障碍)，这种肿瘤细胞所特有的异常增生称为肿瘤性增生。肿瘤细胞的这些生物学特征可遗传给子代细胞，即使致瘤因素的作用停止后，肿瘤细胞仍可持续增生，其旺盛的生长夺取机体所需营养，使肿瘤体积不断增大，对机体有害无益。

肿瘤性增生与非肿瘤性增生有本质的鉴别(表 1-4-1)。

表 1-4-1　肿瘤性增生与非肿瘤性增生的鉴别

鉴别点	肿瘤性增生	非肿瘤性增生
增生性质	病理性	生理或病理性
分化状况	不同程度的分化障碍	分化成熟
增生结果	无限制增生	刺激停止，增生停止
对机体影响	有害无益	通常是有利

第二节　肿瘤的基本特征

一、肿瘤的一般形态与结构

（一）肿瘤的一般形态

1. 形状　肿瘤的形状与肿瘤的发生部位、组织来源、生长方式和肿瘤的性质等有关。生长在皮肤、黏膜的良性肿瘤多呈乳头状、息肉状等，恶性肿瘤多呈菜花状、蕈状、蟹足状、溃疡状等。由于恶性肿瘤易发生变性坏死，所以在肿物表面往往形成溃疡。生长在深部组织的良性肿瘤多呈囊状、结节状、分叶状，瘤组织周围有完整的包膜；恶性肿瘤多呈不规则状、半囊半实状等（图1-4-1）。

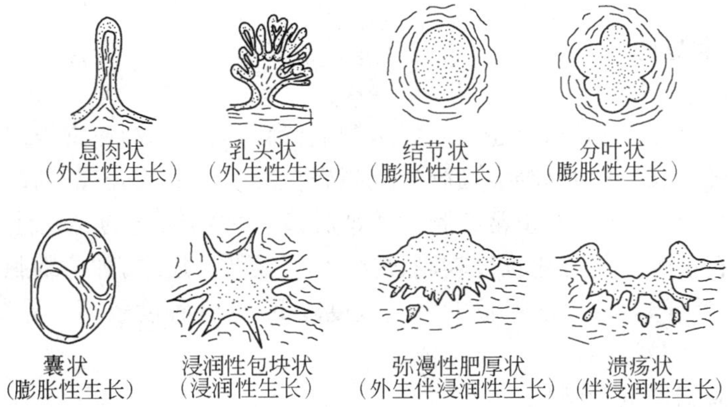

图1-4-1　肿瘤的形状

2. 大小　肿瘤的大小不一，通常取决于肿瘤的性质、发生部位和生长时间的长短。良性肿瘤生长缓慢，瘤体可长得很大，恶性肿瘤由于对机体危害严重，体积巨大者反而少见。生长在体表和体腔（如腹腔）内的良性肿瘤，有时可以长得较大；生长在致密组织或狭小腔道（如颅腔）内的肿瘤，体积增长常受到一定的限制。

3. 颜色　肿瘤组织颜色一般与组织起源有关。如富于血液的肿瘤呈灰红色，脂肪瘤呈黄色，黑色素瘤可呈灰黑色。当肿瘤组织继发变性、坏死、出血或感染时，可见多种颜色混杂，呈现斑驳色彩。

4. 数目　多为单个，少数情况下也可以在一个器官或多个器官内同时或先后出现多个肿瘤，如多发性子宫平滑肌瘤、多发性甲状腺瘤等。恶性肿瘤多发者少见。当同一患者体内同时或先后发生一个以上原发性恶性肿瘤时，称为多原发性癌。

5. 质地　肿瘤的质地一般与组织来源、实质与间质的比例有关。如脂肪瘤质较软，骨瘤质较硬；实质多的肿瘤较软，反之则较硬。此外，继发玻璃样变、钙化或骨化的肿瘤质地变硬，而发生坏死、液化及囊性变者质地变软。

（二）肿瘤的组织结构

任何肿瘤都是由实质和间质组成的。

1. 肿瘤实质　为肿瘤细胞，是肿瘤的主要成分，它决定肿瘤的性质、分类、命名等。肿瘤实质一般由一种瘤细胞构成，少数也可由两种以上瘤细胞构成，如畸胎瘤就是由神经组织、上皮组织和骨组织等构成的。因此，肿瘤实质具有特异性，是病理诊断中判断肿瘤的组织来源和良、恶性的重要形态学基础。

2. 肿瘤的间质　一般由结缔组织及血管构成，有时可有淋巴管。一般认为肿瘤没有神经支配。肿瘤的间质成分不具有特异性，它构成肿瘤的支架，对肿瘤细胞起支持和营养作用。此外，间质中可有淋巴细胞、单核细胞浸润，这是机体对肿瘤组织免疫反应的一种表现。

一般生长速度快的肿瘤间质血管较多，纤维较少。反之，则间质血管较少，纤维较多。间质中的基质和胶原纤维能在一定程度上阻遏肿瘤细胞的生长和侵袭。而恶性肿瘤细胞能产生肿瘤血管生成因子，刺激间质毛细血管增生，后者又为肿瘤细胞提供支持和营养，说明肿瘤的实质和间质在一定程度上既相互依赖，又相互制约。

二、肿瘤的异型性

肿瘤组织无论是在细胞形态上还是组织结构上，都与其起源的正常组织有不同程度的差异，这种差异称为异型性。异型性是肿瘤细胞分化障碍在形态学上的表现。肿瘤细胞分化程度是指肿瘤细胞在形态学上与其起源的正常细胞的相似程度。肿瘤细胞的异型性越小，则与其起源的正常组织越相似，表示肿瘤的分化程度较高，恶性程度较低。反之，肿瘤细胞的异型性越大，则与其起源的正常组织差异越大，表示肿瘤的分化程度较低，恶性程度较高。异型性大小在病理学上是诊断和鉴别良、恶性肿瘤的重要形态学依据。

（一）肿瘤组织结构的异型性

肿瘤组织结构的异型性主要是指肿瘤细胞丧失了正常的排列规则或极性以及与间质的关系紊乱等。良、恶性肿瘤都有不同程度的组织结构的异型性。

良性肿瘤的组织结构异型性不明显，与其起源组织十分相似，但在一定程度上失去了起源组织正常有序的结构和层次。如平滑肌瘤，瘤细胞失去了正常排列方式而呈编织状、旋涡状等。

恶性肿瘤组织结构异型性较明显，主要表现为瘤组织和瘤细胞的分布和排列明显紊乱，如腺癌形成的腺体形态不规则，上皮层次增多，极向紊乱，甚至腺腔消失呈实心条索状；纤维肉瘤，瘤细胞丰富，排列紊乱，胶原纤维少，与正常纤维组织差异较大。通常恶性肿瘤的组织结构与其起源正常组织差异较大，有时在光镜下很难判断其来源。

（二）肿瘤细胞的异型性

良性肿瘤通常分化较高，细胞异型性小。恶性肿瘤细胞分化低，常有明显的异型性。其表现如下：

1. 肿瘤细胞的多形性　恶性肿瘤细胞一般比正常的细胞大，且大小不一，形状各异，有时出现瘤巨细胞。少数分化很差的肿瘤，其瘤细胞比正常细胞小，大小较一致，呈小圆、小梭形，如肺小细胞癌等。

2. 细胞核的多形性　瘤细胞的核通常比正常细胞核大，且大小不一，形状不规则，体积增大，核质比例增大，可出现双核、多核、巨核、奇异型核等，核染色质增多，呈颗粒状或小块状，分布不均，染色深，核膜增厚，核仁增大，数目增多。核分裂象增多，可出现单极、双极、双极不对称性、三极或多极、流产型分裂象等病理性核分裂象和瘤巨细胞（图 1-4-2）。细胞核的多形性对恶性肿瘤的诊断与鉴别诊断具有重要意义。

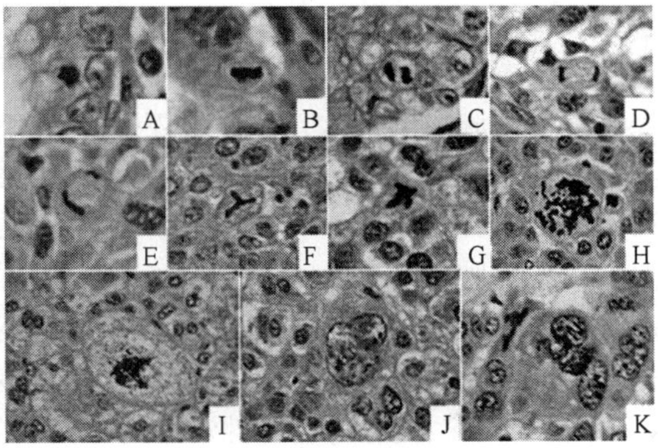

图 1-4-2　肿瘤细胞的异型性（分裂象）

A. 菊花形分裂象　B. 单极分裂象　C、D. 双极分裂象　E. 双极不对称
F. 三极分裂象　G. 四极分裂象　H、I. 流产型分裂象　J、K. 瘤巨细胞
瘤细胞大小不一、形状各异，并有瘤巨细胞及病理性核分裂象出现

3. 肿瘤细胞质的改变　胞质内游离核蛋白体及 RNA 增多，故胞质多呈嗜碱性。

三、肿瘤的生长与扩散

（一）肿瘤的生长速度

一般来说，良性肿瘤分化程度高，大部分瘤细胞处于非增殖状态，肿瘤有效倍增时间（指肿瘤体积增大 1 倍所需的时间）长，故生长速度较慢，病程可长达数年甚至数十年。当一个生长缓慢的良性肿瘤短期内体积迅速增大时，应考虑到两种可能：① 良性肿瘤恶性变。② 肿瘤继发坏死、出血、囊性变。恶性肿瘤分化程度低，大部分瘤细胞处于活跃增殖状态，有效倍增时间短，故生长速度较快，由于肿瘤生长快，血液供应不足，易发生出血、坏死等继发病变。

目前认为，肿瘤生长速度的快慢，主要与下列因素有关。

1. 肿瘤生长动力学　与下列因素有关：① 肿瘤体积倍增时间。② 肿瘤的生长分数，指肿瘤细胞群体中，进入细胞周期增殖期（S 期和 G_2 期）细胞占瘤细胞总数的比例。③ 肿瘤细胞丢失因数（指一个肿瘤群体内总的细胞丢失率占瘤细胞新生率的比例）。

2. 肿瘤细胞的凋亡率　瘤细胞凋亡是影响肿瘤生长的一个重要因素。由于肿瘤细胞诱导凋亡的基因失活和抑制凋亡的基因过分表达，导致细胞增殖与凋亡的平衡失调，使瘤细胞的凋亡率降低，净生长率提高，故肿瘤生长加快。

3. 肿瘤的演进与异质化　恶性肿瘤在不断增生的过程中，其细胞恶性程度与日俱增，变得越来越富有侵袭性的现象称为肿瘤的演进。肿瘤的异质化是指一个肿瘤内所含的多种不同基因表型的瘤细胞亚群，其在生化特点、增生速度、侵袭能力、对激素的反应和对放、化疗的敏感性等方面存在差异，它们经过彼此竞争和筛选，使那些侵袭性较强、增殖组分较高、抗原性较弱、可逃避机体免疫监视、更能适应局部微环境的瘤细胞亚群被保留下来，因而肿瘤生长更快。

4. 肿瘤血管生成　肿瘤细胞或瘤周间质内的巨噬细胞等能产生肿瘤血管生成因子，如成纤维细胞生长因子（FGF）、内皮细胞生长因子（ECGF）等，刺激血管内皮细胞增生，形成毛细血管并长入瘤体内，使瘤细胞得到充分的血液和营养而迅速生长。

（二）肿瘤的生长方式

1. 膨胀性生长　是大多数良性肿瘤的生长方式。瘤体在组织内犹如吹气球一样挤压正常组织进行生长。肿瘤多呈结节状、分叶状，常有完整包膜。瘤组织与正常组织分界清楚，位于皮下者，临床触诊时肿瘤活动度大，表面常光滑，手术易切除，术后很少复发。

2. 浸润性生长　是大多数恶性肿瘤的生长方式。瘤体在组织内如同树根向泥土内生长一样。肿瘤多呈蟹足状、溃疡状，不形成完整包膜，瘤组织与正常组织界限不清，临床触诊时肿瘤往往较硬，活动度小，甚至完全固定，常凹凸不平。手术不易切净，术后易复发。因此，临床上对恶性肿瘤常采取大范围手术切除以及放疗、化疗等综合性治疗措施，以避免复发。

3. 外生性生长　良、恶性肿瘤均可呈外生性生长，主要见于体表、体腔和自然管道表面发生的肿瘤，肿瘤往往向表面生长，形成乳头状、菜花状、息肉状和蕈伞状等。

（三）肿瘤的扩散

肿瘤的扩散是恶性肿瘤的生物学特性之一，肿瘤不仅可以在原发部位继续生长、蔓延（直接蔓延），而且还可以通过多种途径扩散到身体其他部位（转移）。

1. 直接蔓延　是指恶性肿瘤细胞连续不断地沿组织间隙和血管、淋巴管、神经周围的间隙呈浸润性连续生长，破坏肿瘤周围的组织和器官。如宫颈癌晚期，癌细胞通过直接蔓延的形式浸润膀胱和直肠。

2. 转移　恶性肿瘤细胞从原发部位侵入淋巴管、血管和体腔，被带到他处并继续生长，从而形成与原发瘤相同类型的肿瘤，这个过程称为转移，所形成的肿瘤称为转移瘤或称为继发瘤。转移的途径有3种：

（1）淋巴道转移：癌的主要转移途径。癌细胞首先侵入毛细淋巴管，大多按淋巴液引流方向到达局部淋巴结，形成淋巴结内转移癌。如发生于外上象限的乳腺癌，首先转移到同侧腋窝淋巴结；肺癌首先转移到肺门淋巴结。受累淋巴结常呈无痛性肿大，质硬。当癌组织侵破淋巴结被膜后或有多个淋巴结受累时，可因癌性粘连形成固定的团块，切面多呈灰白色。镜下见：淋巴结正常结构部分或全部被癌组织破坏并取而代之（图1-4-3）。有的病例还没出现临床症状，即发生了淋巴结转移癌。因此，如发现淋巴结肿大，变硬，应尽早进行活检，明确诊断，以免延误治疗。

淋巴道转移一般首先累及局部淋巴结，再依次累及远处各组淋巴结，但有时因受累淋巴窦或淋巴管阻塞，也可发生跳跃式或逆行性转移，最终可经胸导管进入血流，进而发生血道转移。有时癌症患者局部淋巴结肿大，并不表明一定有癌转移，也可能是淋巴结反应性增生。

（2）血道转移：是肉瘤的主要转移途径。瘤细胞经毛细血管或小静脉侵入血液，与血小板、纤维蛋白共同聚集成瘤栓。当其栓塞于靶器官内的小血管后，即黏附于内皮细胞，并导致内皮细胞受损，瘤细胞从内皮细胞之间的间隙或受损处穿出血管，侵入组织中，形成转移瘤。虽然肿瘤细胞侵入血液是血道转移的先决条件，但并不表明一定会发生血道转移。因为进入血液或组织

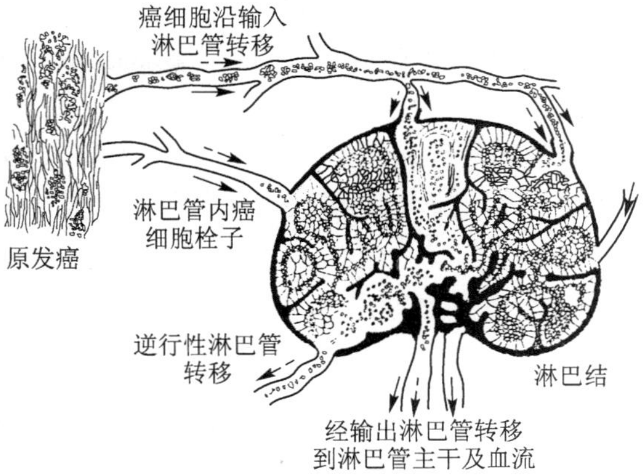

图 1-4-3　淋巴道转移

中的瘤细胞，大部分因受机体免疫反应攻击或因缺血等因素的影响而死亡，一部分则转为休眠状态，仅少数逃脱机体免疫反应攻击的瘤细胞存活下来，在肿瘤血管生成因子刺激下有血管形成，才能不断增生形成转移瘤。癌与肉瘤的转移途径是相对的，部分癌可通过血道转移，个别肉瘤也可通过淋巴道转移。

（3）种植性转移：当体腔脏器的恶性肿瘤侵袭器官浆膜时，瘤细胞可脱落，像播种一样种植在体腔内其他脏器的浆膜面，继续生长形成转移瘤，称为种植性转移。如侵破浆膜的胃癌，可种植到大网膜、腹膜、肠及卵巢等处。种植性转移常伴有浆膜腔血性积液和癌性粘连，临床上抽取少量积液做细胞学检查，是一种简便的诊断方法。

（四）肿瘤扩散的机制

目前认为，肿瘤扩散的机制主要与下列因素有关。

1. 肿瘤细胞同质型黏附力降低　瘤细胞与瘤细胞之间的黏附称为同质型黏附。如其黏附力降低，瘤细胞就易自瘤体分离，开始局部侵袭，易发生转移。同质型黏附力降低的原因与瘤细胞表面负电荷密度增加、细胞膜钙浓度降低以及瘤细胞表面的黏附分子上皮-钙黏附蛋白的表达水平降低有关。

2. 瘤细胞异质型黏附力增加　瘤细胞与宿主细胞和宿主基质的黏附称为异质型黏附。肿瘤细胞表面黏附分子（如 Ig 超家族类、选择素类、整合素类、CD44 分子等），可介导瘤细胞的异质型黏附。大多数细胞表面黏附分子在不同类型肿瘤中都表达增加，导致瘤细胞与细胞外基质、血小板、血细胞、内皮细胞和基底膜等的异质型黏附力增加，故易发生血道转移。

3. 瘤细胞的运动能力　大多数恶性肿瘤细胞具有参与细胞运动的骨架成分（如微管、微丝等），使得瘤细胞具有阿米巴样运动能力。侵袭早期瘤细胞胞质常伸出伪足，钻入或撬开周围组织，并牢固与之黏附。随后进行移位运动，脱离瘤母体侵入周围组织继续增生。运动过程中伴有瘤周组织的酶性溶解，这种组织溶解—瘤细胞运动—增生的周而复始，使瘤细胞得以不断侵袭、扩散。

4. 肿瘤转移相关基因与抑制基因　肿瘤转移是两套基因激活与失活平衡失调的结果。已发现肿瘤转移抑制基因的表达水平与肿瘤的转移和预后相关。

5. 局部组织器官的特异性　一般说来，局部组织血供丰富和损伤有利于瘤细胞的扩散；软骨组织内有抗侵袭因子和内皮细胞生长抑制因子，能抵抗瘤细胞侵袭和转移；心肌、骨骼肌和脾很少有肿瘤转移，这与局部血流动力学特点及功能有关。

6. 其他因素　① 机体免疫功能降低或受到抑制时，肿瘤易发生侵袭和转移；② 局部机械性刺激，如过多按摩、挤压等，可能会促进肿瘤细胞侵袭，尤其是含血管丰富的肿瘤。故应注意减少对肿瘤不必要的刺激。

四、肿瘤的代谢特点

（一）糖代谢

正常组织通过糖的氧化供应能量，在组织缺氧的条件下进行糖酵解。而肿瘤组织无论在有氧或无氧的情况下均以糖酵解增强为特点。糖酵解亢进是肿瘤组织代谢的最显著的特点之一。糖酵解过程中生成的能量和形成的中间代谢产物，又分别被肿瘤细胞消耗和用于合成其不断增生所需的物质。糖酵解过程的强弱一般与肿瘤的恶性程度成正比，即肿瘤的恶性程度越高，糖酵解关键酶的活性也越高。

（二）蛋白质代谢

肿瘤组织蛋白质的合成代谢和分解代谢均增强，但合成大于分解。瘤组织对氨基酸的摄取、利用能力也明显增强，甚至与机体正常细胞争夺营养，合成肿瘤本身所需的蛋白质，以维持其肿瘤性增生的需要，结果导致晚期癌症患者出现恶病质状态。肿瘤组织还可以合成肿瘤蛋白，作为肿瘤相关性抗原，引起机体的免疫反应。某些肿瘤蛋白有一定的特异性，如肝细胞癌能合成胎儿时期肝细胞产生的甲胎蛋白，也称肿瘤胚胎性抗原，临床通过检查甲胎蛋白帮助诊断肝癌。

（三）核酸代谢

核酸结构和功能突变是细胞癌变的基础，肿瘤细胞尤其是恶性肿瘤细胞合成 DNA 和 RNA 的能力均增强，DNA 与细胞的分裂、增生有关，RNA 和蛋白质合成有关。因此，核酸增多是肿瘤细胞繁殖生长旺盛的物质基础。

（四）酶的改变

肿瘤组织中的酶可有含量和活性的改变，而无质的变化。一般恶性肿瘤组织均有氧化酶减少，蛋白分解酶增加。如肝癌和骨肉瘤患者血清中碱性磷酸酶增加，前列腺癌时酸性磷酸酶增加等。

五、肿瘤的分级与分期

肿瘤的分级与分期一般用于恶性肿瘤，主要用来表示其恶性程度和进展情况，对临床上确定治疗方案和估价患者预后有重要参考价值。

肿瘤的分级主要根据肿瘤细胞的分化程度高低和异型性大小，一般分为三级。Ⅰ级分化较好（高分化），属低度恶性；Ⅱ级分化中等（中分化），属中度恶性；Ⅲ级分化差（低分化），属高度恶性。

肿瘤的分期主要根据肿瘤的大小、侵袭深度、扩散范围及转移情况等确定。国际上广泛采用 TNM 分期系统。T 指原发瘤的大小，用 T_1—T_4 表示；N 指局部淋巴结转移情况，N_0 表示无淋巴结内癌转移，N_1—N_3 表示淋巴结内癌转移的程度和范围；M 指血道转移，用 M_1、M_2 表示，M_0 表示无血道转移。

第三节 肿瘤对机体的影响

肿瘤对机体的影响主要取决于肿瘤的性质、生长部位和肿瘤确诊时分期的不同而异。一般说来，良性肿瘤对机体影响较小，但发生在要害部位或体积过大也可产生严重后果。恶性肿瘤因其侵袭与转移的生物学特征，对机体影响严重，可危及患者生命。

一、局部影响

1. 压迫和阻塞　无论良性或恶性肿瘤，长到一定体积，均可压迫周围组织或器官，也可阻塞某些器官的腔道，引起相应的功能障碍。如较大的肿瘤可压迫血管或神经，颅内肿瘤可压迫脑组织引起相关症状，胰头癌常压迫胆总管引起阻塞性黄疸，食管癌可致吞咽困难等。

2. 侵袭和破坏　恶性肿瘤的侵袭可破坏正常的组织结构和功能，出现并发症，如肝癌可广泛破坏肝细胞导致肝功能障碍，骨肉瘤或骨转移性肿瘤可破坏正常骨质导致病理性骨折。

3. 出血和感染　恶性肿瘤因瘤细胞的侵袭破坏作用或缺血性坏死而发生出血，如鼻咽癌出现涕血，肺癌出现痰中带血，大肠癌出现血便，膀胱癌出现无痛性血尿等。肿瘤细胞坏死、出血可继发感染，常排出恶臭分泌物，如晚期宫颈癌、阴茎癌等。出血和感染也可见于某些良性肿瘤，如内脏血管瘤易发生破裂出血；鼻腔乳头状瘤和结肠腺瘤等可因局部机械性摩擦或继发感染引起出血。

4. 疼痛　癌症晚期可因癌细胞侵袭或压迫神经引起顽固性疼痛，其原因是肿瘤压迫或侵犯神经组织，如肝癌、鼻咽癌、骨肉瘤等。此外，患者的不良心理状态，精神因素和社会、经济因素可使疼痛加剧。

二、全身性影响

1. 发热　肿瘤的代谢产物、坏死崩解产物吸收、继发性感染都可以引起发热。

2. 恶病质　恶性肿瘤晚期，患者出现食欲缺乏、极度消瘦、严重贫血等进行性全身衰竭综合征，称为恶病质。发生机制可能是：① 营养缺乏，这虽与肿瘤的不断生长导致营养进行性消耗有关，但更重要的是由于进食困难和营养物质消化吸收障碍或丢失所致。② 肿瘤分解产物的毒性作用，可能是由于肿瘤转移和各种并发症引起体内糖、蛋白质、脂肪代谢异常，导致生化平衡紊乱，生成某些毒性代谢产物所致。③ 患者的不良心理和精神负担以及疼痛等，影响进食和睡眠，与恶病质的发生也有一定关系。

3. 内分泌激素的影响　一些内分泌细胞起源的肿瘤可产生相应的激素，出现相应的临床表现，如垂体嗜酸性腺瘤可分泌促生长激素，引起巨人症或肢端肥大症；胰岛素瘤可引起低血糖综合征等。

4. 副肿瘤综合征　少数肿瘤（主要为癌）患者，因肿瘤细胞产生“异位激素”和激素样物质，或受不明原因的毒性及免疫性因素作用,使机体出现内分泌症状和神经、肌肉、骨关节、皮肤及肾等损害,伴有血液、代谢和免疫功能异常等一系列复杂的临床表现,称为副肿瘤综合征。可引起副肿瘤综合征的肿瘤较多,如肺癌、肝癌、肾癌等。

第四节 肿瘤的命名与分类

一、肿瘤的命名原则

(一)良性肿瘤的命名

起源于任何组织的良性肿瘤称为“瘤”。命名方法是:部位+组织来源+瘤。如起源于皮下纤维组织的肿瘤称皮下纤维瘤,起源于脂肪组织的肿瘤称脂肪瘤等。有时结合肿瘤形态加一些描述性词语,如结肠息肉状腺瘤、肝海绵状血管瘤、卵巢浆液性乳头状囊腺瘤等。对能分泌激素的肿瘤,则结合其功能命名,如垂体催乳素细胞腺瘤、促胃液素瘤、胰岛素瘤等。有时根据肿瘤的形态结构特点进行命名,如皮肤乳头状瘤等。

(二)恶性肿瘤的命名

根据组织来源的不同,分为两大类。

1. 癌 起源于上皮组织的恶性肿瘤称为癌。命名方法是:部位+组织来源+癌。如胃腺癌、食管鳞状细胞癌、乳腺癌等。

2. 肉瘤 起源于间叶组织(纤维组织、脂肪、平滑肌、横纹肌、血管、骨及软骨)的恶性肿瘤称肉瘤。命名方法是:部位+组织来源+肉瘤。如纤维肉瘤、脂肪肉瘤、平滑肌肉瘤等。

当一个肿瘤的组织结构含有癌和肉瘤两种实质成分时,称为癌肉瘤。癌与肉瘤的鉴别要点见表1-4-2。

表1-4-2 癌与肉瘤的鉴别

鉴别点	癌	肉 瘤
组织来源	上皮组织	间叶组织
发病率	较多见,约为肉瘤的9倍,多见于40岁以上成人	较少见,多见于青少年
大体特点	灰白色、干燥、质地较硬	灰红色、鱼肉状、质地较软
组织学特点	癌细胞多形成癌巢,实质与间质分界清楚	肉瘤细胞弥散分布,实质与间质分界不清,间质内血管丰富
转移方式	多经淋巴道转移	多经血道转移

(三)特殊命名法

有些肿瘤不按上述方法命名,而采用以下特殊命名法。

1. 母细胞瘤 多数为恶性,如肝母细胞瘤、肾母细胞瘤、神经母细胞瘤、视网膜母细胞瘤等。注意骨母细胞瘤、软骨母细胞瘤等少数肿瘤为良性。

2. 在肿瘤名称前冠以“恶性”二字　如恶性淋巴瘤、恶性畸胎瘤等。

3. 以“瘤”字结尾的恶性肿瘤　如精原细胞瘤、黑色素瘤等。

4. 以“人名”或“病”命名的恶性肿瘤　如白血病、霍奇金淋巴瘤等。

二、肿瘤的分类

肿瘤根据组织的分化程度和生物学特性分为良性肿瘤与恶性肿瘤两大类，根据肿瘤的组织起源可将肿瘤分为五大类（表1-4-3）。

表1-4-3　肿瘤的分类

组织起源	组织类型	良性肿瘤	恶性肿瘤
上皮组织	鳞状上皮	乳头状瘤	鳞状细胞癌
	基底细胞		基底细胞癌
	腺上皮	腺瘤	腺癌
	移行上皮	乳头状瘤	移行细胞癌
间叶组织	纤维组织	纤维瘤	纤维肉瘤
	纤维组织细胞	纤维组织细胞瘤	恶性纤维组织细胞瘤
	脂肪组织	脂肪瘤	脂肪肉瘤
	平滑肌组织	平滑肌瘤	平滑肌肉瘤
	横纹肌组织	横纹肌瘤	横纹肌肉瘤
	血管组织	血管瘤	血管肉瘤
	骨组织	骨瘤	骨肉瘤
	软骨组织	软骨瘤	软骨肉瘤
	滑膜组织	滑膜瘤	滑膜肉瘤
淋巴造血组织	淋巴组织		恶性淋巴瘤
	造血组织		白血病
神经组织	神经束衣组织	神经纤维瘤	神经纤维肉瘤
	神经鞘细胞	神经鞘瘤	恶性神经鞘瘤
	胶质细胞	胶质细胞瘤	恶性胶质细胞瘤
	原始神经细胞		髓母细胞瘤
	脑膜组织	脑膜瘤	脑膜肉瘤
	交感神经节	节细胞神经瘤	神经母细胞瘤

续表

组织起源	组织类型	良性肿瘤	恶性肿瘤
其他组织	黑色素细胞	黑痣	恶性黑色素瘤
	胎盘组织	葡萄胎	恶性葡萄胎
			绒毛膜上皮癌
	生殖细胞		精原细胞瘤
			无性细胞瘤
			胚胎性癌
	3 个胚叶组织	畸胎瘤	恶性畸胎瘤

第五节 良性肿瘤与恶性肿瘤的区别

良性肿瘤易于治疗，一般对机体危害性较小。而恶性肿瘤难治疗且疗效较差，对机体危害性大。因此，确定肿瘤的良、恶性关系到患者的治疗与预后，具有重要的临床意义。

良性肿瘤与恶性肿瘤的根本区别在于肿瘤细胞的分化程度。一般通过活体组织检查、结合临床表现可资鉴别。良、恶性肿瘤的区别要点见表 1-4-4。

表 1-4-4 良性肿瘤与恶性肿瘤的区别

区别点	良性肿瘤	恶性肿瘤
分化程度	分化成熟，异型性较小，与起源组织相似，核分裂少，不见病理性核分裂象	分化不成熟，异型性大，与起源组织不相似，核分裂多，可见病理核分裂象
生长方式	膨胀性生长或外生性生长	浸润性生长或外生性生长
生长速度	缓慢，往往以年计算	较快，往往以月计算
转移	不转移	可有转移
复发	很少复发	较易复发
继发病变	很少	常发生坏死、出血、溃疡
对机体影响	小，主要引起局部组织压迫和阻塞	大，除压迫、阻塞外，还可破坏器官组织，继发出血、感染，晚期出现恶病质

必须指出，良、恶性肿瘤之间并无截然界限，从良性到恶性呈一种移行渐进的关系，两者之间客观存在一些中间型肿瘤，它们在形态学特征和生物学行为上介于良性和恶性之间，称为交界性肿瘤（borderline tumor），如膀胱乳头状瘤、涎腺多形性腺瘤、卵巢交界性浆液性或黏液性囊腺瘤等。因交界性肿瘤具有不同程度的潜在恶性表现，临床上针对其生物学特征采取相应的治疗措施，以免复发或恶变。

第六节 肿瘤的病因与发病机制

一、肿瘤的病因

肿瘤的病因是非常复杂的，一般分为外界致癌因素和影响肿瘤发生的机体内部因素。同一种肿瘤可能是多种因素共同作用的结果，所以，肿瘤病因无明显的特异性。

（一）外界致癌因素

1．化学致癌因素　化学致癌物大多数是致突变剂，它们以其亲电子基团与细胞大分子的新核点形成共价结合，导致 DNA 突变。某些化学致癌物质的致癌作用，可经其他无致癌作用的物质协同作用而增大，这种能增加致癌效应的物质称为促癌物，而其协同作用称为促癌作用。以下介绍的大多为间接致癌物质。

（1）多环芳烃化合物：如 3，4-苯并芘、甲基胆蒽、1，2-苯蒽等，这些化合物有强烈的致癌作用。烟囱排出的煤烟，汽车排出的废气，烟草燃烧产生的烟雾等都含有这类致癌物。近些年来，肺癌的发病率明显升高，这可能与空气污染有关。长期食用烤制和熏制的鱼及肉类食品，胃癌的发病率升高，经研究这种食品中也含有此类致癌物。

（2）氨基偶氮染料：过去作为食品和饮料的染料，如奶油黄可将人工奶油染成黄色，它们与肝癌、膀胱癌的发生有关。

（3）亚硝胺类：这是近代发现的一类致癌物质，有强烈的致癌作用，在肉类、蔬菜、谷物和烟草中含量丰富，尤其是在变质的蔬菜和食物中含量更高。亚硝胺是由亚硝酸盐和二级胺在胃内酸性环境中合成的，后两种物质广泛存在于自然界。亚硝胺类化合物致癌谱广，可引起食管癌、胃癌、肝癌、肺癌和鼻咽癌等，致癌作用强，可通过胎盘影响子代。不同结构的亚硝胺有特异的器官亲和性，如二甲基亚硝胺主要引起肝癌，不对称亚硝胺主要引起食管癌。

（4）芳香胺类：如苯胺（阿尼林）。本类多为工业用品或原料，如乙萘胺、联苯胺、4-氨基联苯、金胺和品红等。从事印染、橡胶及有关杀虫剂生产或作业的人员均有接触。它们主要与膀胱癌的发生有关。

（5）真菌毒素：主要是黄曲霉菌产生的黄曲霉毒素，此毒素广泛存在于霉变的食品中，尤其是在霉变的花生、玉米、谷类中含量最多。此毒素致癌作用很强，动物经过喂养霉变的食物之后，肝癌的发生率很高。

（6）其他化学致癌物：铬可引起肺癌，镍可引起肺癌和鼻咽癌，砷可引起肺癌和皮肤癌，镉可引起前列腺癌等。

化学致癌因素大多与环境污染和职业性接触有关。因此，保护环境和治理环境污染，积极防治职业病，对减少恶性肿瘤的发生具有十分重要的意义。

2．物理致癌因素

（1）电离辐射：长期接触 X 线和放射性元素如镭、铀、氡、钴、锶和钍等，可引起皮肤癌、白血病和肺癌等。日本广岛、长崎两地因受原子弹的伤害，白血病发生率增高 4 倍，肺癌、乳癌、甲状腺癌也有所增加。

（2）紫外线：长期紫外线照射可发生皮肤鳞癌和基底细胞癌，还可发生恶性黑色素瘤。

（3）慢性刺激：如皮肤慢性溃疡、胃肠慢性溃疡等，都可发生癌变。热辐射有促癌作用，我国北方人的“炕癌”、烧伤瘢痕癌都可能与热辐射有关。

3. 生物性致癌因素

（1）病毒：凡能引起人或动物肿瘤或体外能使细胞发生恶性转化的病毒均称为肿瘤病毒，可分两大类，即DNA病毒和RNA病毒，目前认为，病毒是肿瘤发生的主要原因。到目前为止，发现与人类肿瘤关系比较密切的病毒有：乙型肝炎病毒和丙型肝炎病毒与肝细胞癌的发生有关，人乳头状瘤病毒、单纯疱疹病毒、巨细胞病毒与子宫颈癌的发生有关，大量资料研究证明EB病毒与鼻咽癌发生关系密切。但病毒与人类肿瘤的确切关系还需进一步研究。

（2）细菌：许多研究指出，幽门螺杆菌（Hp）感染引起的慢性胃炎与胃的低度恶性B细胞淋巴瘤有关。也有大量学者认为，Hp感染可能与胃癌有关。

（3）寄生虫：已知日本血吸虫病与结肠癌的发生有关，埃及血吸虫病与膀胱癌的发生有关，华支睾吸虫病与胆管细胞性肝癌的发生有关。

（二）影响肿瘤发生的内在因素

1. 免疫因素　机体的免疫系统有抗肿瘤的作用，据估计人体每天都有突变的细胞发生，但发生肿瘤的人还是少数，这主要是机体的免疫系统对突变的细胞能够进行识别和破坏的结果，如果机体没有识别和破坏突变细胞的能力，则肿瘤的发生之多不堪设想。现已有大量资料证明，免疫抑制和免疫缺陷的人肿瘤发生率升高。因此，机体的免疫状态与肿瘤的发生、发展和转归有着密切的关系。

机体的抗肿瘤免疫以细胞免疫反应为主。一是通过免疫监视作用清除肿瘤细胞；二是通过T细胞活化、释放淋巴因子或介导细胞毒活性杀伤肿瘤细胞，其杀瘤效应细胞主要有T杀伤细胞、K细胞、NK细胞和巨噬细胞。

2. 遗传因素　目前认为人类肿瘤的遗传不是肿瘤本身的直接遗传，而是由于遗传方面的某些缺失，出现肿瘤遗传的易感性。如视网膜母细胞瘤、肾母细胞瘤、神经母细胞瘤、家族性结肠多发性腺瘤性息肉等，这些肿瘤都与遗传有密切关系。还有一些肿瘤（如乳癌、胃癌、肠癌等）有遗传倾向，有以上家族史的人，在致癌物质的作用下易发生癌变。

3. 激素因素　内分泌功能紊乱与某些肿瘤的发生、发展有一定关系。如乳癌、子宫内膜腺癌等与雌激素过多有关；腺垂体激素可促进肿瘤的发生和转移；肾上腺皮质激素则可抑制某些造血系统恶性肿瘤的生长与扩散。

4. 性别因素　某些肿瘤的发生，由于性别不同发病率也不一样，如甲状腺瘤、甲状腺癌等，女性发病高于男性。食管癌、胃癌、肺癌、鼻咽癌等男性发病均高于女性。

5. 年龄因素　年龄对肿瘤的发生也有一定影响，如神经母细胞瘤、肾母细胞瘤、髓母细胞瘤等好发于儿童，骨肉瘤、横纹肌肉瘤好发于青年人，而大部分癌则以老年人多见。

二、肿瘤的发病机制

肿瘤的发病机制是一个极其复杂的问题。近年来，随着分子生物学技术的发展，从分子水平上对癌变机制的研究取得了一定进展。研究表明,肿瘤从本质上来说是基因病。下面就目前肿瘤发病学方面比较公认的观点作一介绍。

（一）正常细胞的转化与恶变

正常细胞内存在原癌基因和抑癌基因,对细胞的增殖和分化起着相应的正负调控的作用。各种致癌因素通过不同机制,可导致正常细胞内原癌基因激活和抑癌基因失活,使细胞因生长与分化调节失控而发生转化,逐渐演进形成恶性肿瘤。

1. 原癌基因的激活　在各种致癌因素作用下,正常细胞内原癌基因被激活为有致癌活性的癌基因。激活机制和途径有两种:① 基因突变,即原癌基因结构改变,产生具有异常功能的癌蛋白;② 基因表达调节的改变、失调,即非原癌基因结构有改变,而是由于调节其表达活性的基因发生改变,导致原癌基因过度表达或在不适宜的时间和场合表达,使细胞受到持续、过度的生长刺激而发生转化。

2. 抑癌基因的失活　抑癌基因又称为抗癌基因,是正常细胞内存在的一大类可抑制细胞生长、促进细胞分化,有潜在抑制癌变作用的基因群。在某些致癌因素作用下,抑癌基因发生突变而缺失,或其表达蛋白与 DNA 肿瘤病毒蛋白相互作用而失活,导致细胞过度增生和分化不成熟,进而发生恶变。

总之,细胞内原癌基因必须被激活才具有转化和致癌效应,而抑癌基因完全失活才有致癌作用。在细胞癌变中,癌基因与抑癌基因的作用同等重要。抑癌基因的突变、缺失是活化的癌基因发挥转化作用的必要条件。正常细胞内原癌基因与抑癌基因相互平衡,相互制约,调节着细胞的分裂、增生、分化和凋亡,当原癌基因被激活和抑癌基因失活时,便导致细胞的增生和分化调控失常,使细胞发生失控性增生和分化障碍,导致细胞逐渐出现不可逆性表型,形成恶性肿瘤。

恶性肿瘤形成机制见图 1-4-4。

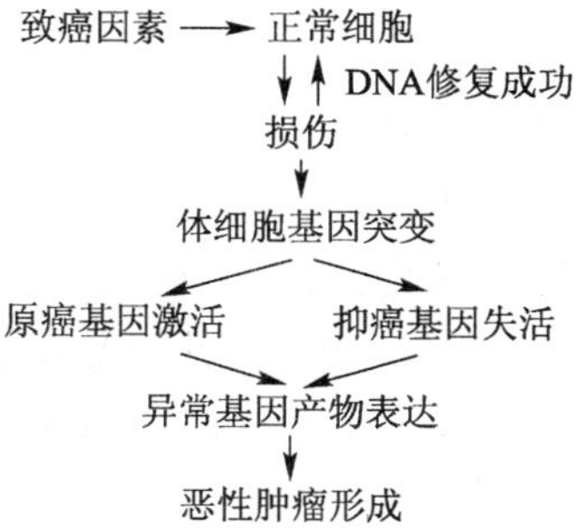

图 1-4-4　恶性肿瘤形成机制

（二）肿瘤的形成与演进

目前认为,肿瘤的发生、发展是一个长时间、多因素、多步骤的演化过程。一般将致癌过程分为激发、促进和进展 3 个阶段,每个阶段都涉及一系列的基因突变积累,这就是恶性肿瘤发生的多阶段突变学说。

(1) 激发阶段是正常细胞在致癌因素作用下,转化为潜在肿瘤细胞的过程。一般较短暂,系基因突变所致。

(2) 被激活的突变细胞在促进因子或辅助致癌物质的作用下发展为良性肿瘤的过程称为促进阶段。促进剂参与了被激发细胞的克隆性增生和分化障碍,其作用主要与基因表达失调有关。

(3) 进展阶段是指由良性肿瘤转变为恶性肿瘤并进一步演进的过程。瘤细胞表现出失控性增生、异质性增加、侵袭性增强和发生转移等恶性生物学行为。

第七节 常见肿瘤举例

一、上皮组织肿瘤

（一）良性上皮组织肿瘤

1. 乳头状瘤

（1）好发部位：皮肤或黏膜面的被覆上皮细胞。

（2）肉眼观：呈外生性生长，形成多个乳头状或指状突起。

（3）病变镜下观：增生的瘤细胞覆盖于乳头表面，分化良好，与根部正常组织分界清楚，其轴心为血管和结缔组织构成的间质。

乳头状瘤切除后一般不复发，但发生于外耳道、阴茎和膀胱者易复发或恶变。

2. 腺瘤

（1）好发部位：常见于甲状腺、乳房、胃肠道、涎腺、卵巢等处，也可发生于肾上腺皮质、甲状旁腺等内分泌腺。

（2）病变肉眼观：发生于腺器官的腺瘤多呈结节状，常有包膜，界限清楚；发生于黏膜面的腺瘤多呈息肉状。

（3）腺瘤的常见类型：① 息肉状腺瘤：多发生于胃肠道黏膜，呈息肉状，借细蒂与黏膜相连，可单发或多发，其中大肠绒毛状腺瘤和家族性多发性结肠息肉易癌变（图 1-4-5）。② 纤维腺瘤：肿瘤多为单个，常见于女性乳房，呈结节状或分叶状，境界清楚，切面呈灰白色、半透明状。镜下特点是乳腺导管上皮细胞和周围的结缔组织同时增生，两者共同构成肿瘤的实质（图1-4-6）。③ 多形性腺瘤：起源于涎腺闰管上皮和肌上皮细胞，常见于腮腺、颌下腺和舌下腺等处，肿瘤呈结节状，有包膜。镜下见上皮、黏液样和软骨样等多种成分。手术切除不彻底易复发，多次复发可恶变，是一种交界性肿瘤。④ 囊腺瘤：常见于卵巢，也可发生于胰腺和甲状腺。由于瘤细胞分

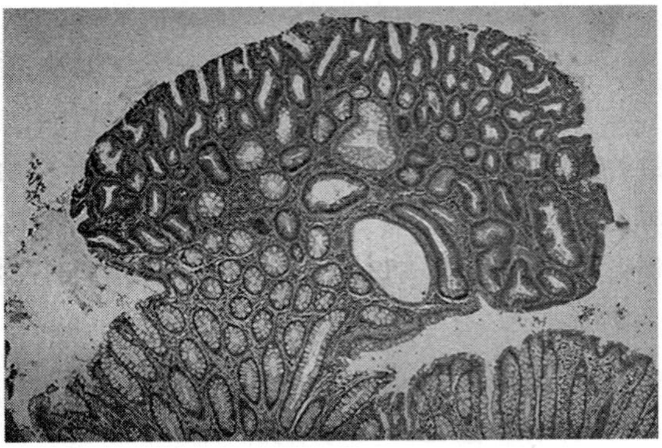

图 1-4-5 结肠息肉状腺瘤

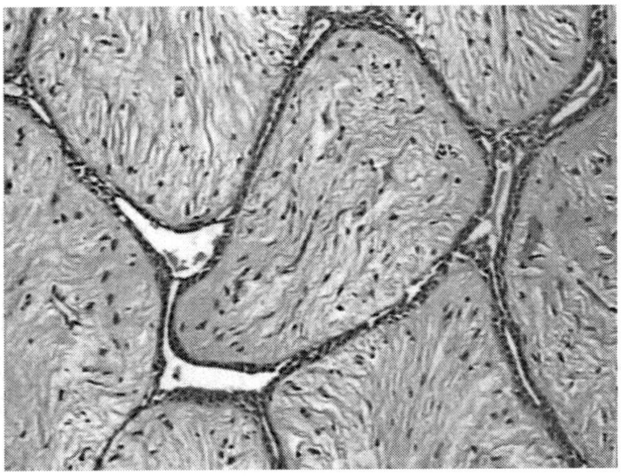

图 1-4-6 乳腺纤维腺瘤

泌大量黏液或浆液，使腺腔逐渐扩大并融合成大小不等的囊腔，故肿瘤呈囊性。瘤细胞可向囊腔内呈乳头状增生，形成乳头状囊腺瘤，如卵巢的浆液性乳头状囊腺瘤，易发生癌变。

（二）恶性上皮组织肿瘤

1. 鳞状细胞癌

（1）好发部位：常发生于皮肤、鼻咽、食管、阴茎、阴道和子宫颈等处。有时在非鳞状上皮被覆的部位通过鳞状上皮化生也可发生鳞癌（如支气管、膀胱等）。

（2）肉眼观：多呈菜花状或溃疡状。

（3）镜下观：癌组织突破基底膜侵袭至深层组织，形成不规则的条索、片块状癌巢，癌巢间为结缔组织间质。根据癌组织分化程度可分为三级：分化较好者为Ⅰ级，癌巢内可见细胞间桥和角化，常形成同心圆状的角化珠，或称癌珠（图1-4-7）。中等分化者为Ⅱ级，癌细胞异型性大，角化少见，细胞间桥不明显。分化差者为Ⅲ级，癌细胞有显著异型性，核分裂象常见，不见细胞间桥和角化。

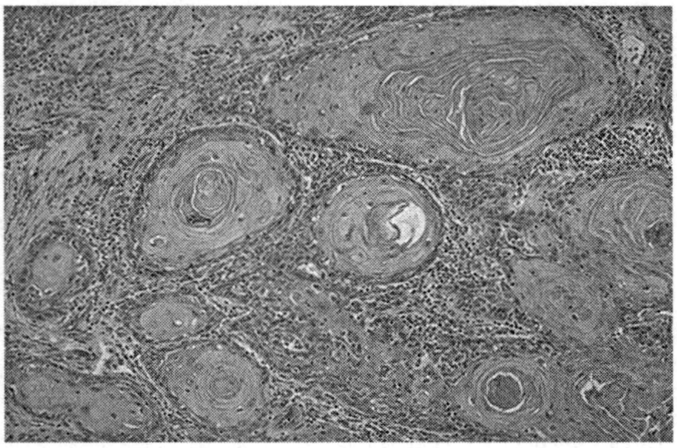

图1-4-7 高分化鳞癌
镜下可见癌巢形成，角化珠明显

2. 基底细胞癌

（1）好发部位：多见于中老年人面部，如眼睑、颊和鼻翼等处。

（2）肉眼观：局部形成经久不愈的侵蚀性溃疡。

（3）镜下观：多角形或梭形的癌细胞向深部侵袭性生长，形成大小不等的癌巢，其边缘的癌细胞呈高柱状，栅栏状排列，形态类似基底细胞。

本癌很少发生转移，对放射治疗敏感，是一种预后较好的低度恶性肿瘤。

3. 移行细胞癌

（1）好发部位：多见于膀胱和肾盂等处的移行上皮细胞。

（2）肉眼观：常呈多发性乳头状外观，乳头纤细而质脆。

（3）镜下观：分化较好者癌细胞似移行上皮。分化差者异型性明显，易广泛侵袭和早期转移。

临床主要表现为无痛性血尿。

4. 腺癌

（1）好发部位：常见于乳房、胃肠道、肝、胆囊、子宫体、甲状腺等处。

（2）肉眼观：多呈息肉状、溃疡状或结节状。

（3）镜下观：分化较好的可形成大小不等、形态不规则的腺管样结构。分化较差者，形成实性癌巢，称为实性癌或单纯癌。如癌细胞巢小而少，间质纤维结缔组织占优势，质地硬者，称为硬癌；反之，以大片癌巢占优势，间质少者，质地软如脑髓，称为髓样癌。胃肠道的腺癌还能分泌大量黏液，堆积在腺腔内，形成黏液腺癌，后因腺腔扩张破裂而释入间质中，肉眼观，呈半透明胶冻状，称胶样癌。如癌细胞产生的黏液贮积于细胞内，使细胞呈球形，胞核受压偏于细胞一侧，此时癌细胞形如戒指，称为印戒细胞癌。

5. 未分化癌　是一种分化极差、难以确定其组织来源的高度恶性肿瘤。癌细胞异型性显著,核分裂象常见,弥散排列似肉瘤,但仍有呈巢状、索状排列的倾向。

(三)癌前病变、非典型性增生

1. 癌前病变 癌前病变是指某些统计学上具有较大癌变潜能的良性病变,如长期存在即有可能转变为癌。因此,早期发现与及时治愈癌前病变,对肿瘤的预防具有重要的实际意义。常见的癌前病变有以下几种。

(1) 黏膜白斑:常发生在口腔、外阴和阴茎等处黏膜。主要病理改变是黏膜的鳞状上皮过度增生和过度角化,并出现一定的异型性。肉眼上呈白色斑块,故称为白斑,如长期不愈就有可能转变为鳞状细胞癌。

(2) 慢性子宫颈炎伴子宫颈糜烂:是妇女常见的疾患。在慢性子宫颈炎的基础上子宫颈阴道部的鳞状上皮被来自子宫颈管内膜的单层柱状上皮所取代,使该处呈粉红色或鲜红色,好像发生了黏膜上皮的缺损,称为子宫颈糜烂。随后,局部又可被再生的鳞状上皮所替代,称为糜烂愈复。如果上述过程反复进行,则少数病例可变为子宫颈鳞状细胞癌。

(3) 乳腺增生性纤维囊性变:本病由内分泌失调引起,常见于40岁左右的妇女,主要表现为乳腺小叶导管和腺泡上皮细胞增生、大汗腺化生及导管囊性扩张,间质纤维组织也有增生。伴有导管内乳头状增生者较易发生癌变。

(4) 结肠、直肠的息肉状腺瘤:较为常见,可以单发或多发,均可发生癌变(尤其是绒毛状腺瘤)。多发性者常有家族史,更易发生癌变。

(5) 慢性萎缩性胃炎及胃溃疡:慢性萎缩性胃炎时,胃黏膜腺体可有肠上皮化生,这种肠上皮化生与胃癌的发生有一定关系,如久治不愈可发生癌变。慢性胃溃疡时溃疡边缘的黏膜因受刺激而不断增生,可能转变为癌,其癌变率大约为1%。另外,近年发现胃的慢性幽门螺杆菌性胃炎,可能引发胃的黏膜相关淋巴组织来源的B细胞性淋巴瘤。

(6) 慢性溃疡性结肠炎:在反复溃疡和黏膜增生的基础上可发生结肠腺癌。

(7) 皮肤慢性溃疡:经久不愈的皮肤溃疡和瘘管,特别是小腿的慢性溃疡,由于长期慢性刺激,表皮鳞状上皮增生,有的可发生癌变。

(8) 肝硬化:由慢性病毒性肝炎所致的肝硬化患者,相当一部分进展为肝细胞性肝癌。

但需指出,并非所有癌前病变都必然转变为癌,也并非所有的癌目前都已发现明确的癌前病变。

2. 非典型性增生 多发生于皮肤或黏膜表面被覆的鳞状上皮,也可发生于腺上皮。非典型性增生指增生上皮细胞的形态呈现一定程度的异型性,但还不足以诊断为癌。镜下表现为增生的细胞大小不一,形态多样,核大而浓染,核浆比例增大,核分裂可增多,但多属正常分裂象。细胞排列较乱,极向消失。根据其异型性程度和累及范围可分为轻、中、重三级。轻度和中度的非典型性增生(分别累及上皮层下部的1/3和2/3处),在病因消除后可恢复正常。而累及上皮2/3以上尚未达到全层的重度非典型性增生则很难逆转,常转变为癌。上述癌前病变多通过非典型增生而发生癌变。

(四)原位癌、早期浸润癌

1. 原位癌 是指上皮性恶性肿瘤局限于黏膜上皮层内(包括腺体)或皮肤表皮层内,尚未浸润到黏膜下层或真皮。如子宫颈、食管及皮肤的原位癌。此外,当乳腺小叶腺泡发生癌变而尚未侵破基底膜者,亦可称为小叶原位癌。原位癌是一种早期癌,因而早期发现和积极治疗,可防止其发展为浸润性癌，从而提高癌瘤的治愈率。

2. 早期浸润癌 原位癌如突破基膜发生浅的浸润（上皮层下不超过5 mm）又无局部淋巴结转移，称为早期浸润癌。早期浸润癌如能及时进行手术治疗，预后较好，其生存期与原位癌基本相近。

二、间叶组织肿瘤

（一）间叶组织良性肿瘤

1. 纤维瘤

（1）好发部位：多见于躯干及四肢皮下。

（2）病变肉眼观：呈结节状，有包膜。切面灰白色，可见编织状纤维束，质韧硬。

（3）病变镜下观：肿瘤由分化好的成纤维细胞、纤维细胞和胶原纤维组成，间质为血管及其周围少量疏松结缔组织。本瘤生长缓慢，切除后一般不复发。

瘤样纤维组织增生：亦称纤维瘤病，是一大组较常见的肿瘤样增生性病变，而非真性肿瘤。好发于掌、腹壁、肩部、胸背部、颈部及四肢等处。因发生部位、年龄及生物学特征等不尽一致，而有不同的名称，如腹壁或腹壁外韧带样瘤、腹壁外侵袭性纤维瘤病等。它们的共同特点是：无包膜，常呈侵袭性生长，但无明显破坏作用；手术切除不彻底易复发。镜下观：病变主要由增生的成纤维细胞、肌成纤维细胞及胶原纤维组成，细胞成分多少不一，一般分化良好。

2. 脂肪瘤

（1）好发部位：常发生于四肢和躯干的皮下组织，多为单发，也可多发。

（2）肉眼观：肿瘤呈分叶状或结节状，有完整的薄层包膜，切面淡黄色，质地柔软，似正常脂肪组织。

（3）镜下观：肿瘤由分化成熟的脂肪细胞构成，间质为少量纤维组织和血管，与正常脂肪组织几乎无差别。

3. 脉管瘤 包括血管瘤和淋巴管瘤，分别由分化成熟的血管和淋巴管组成。两者均好发于婴幼儿，为先天性的脉管组织发育畸形，非真性肿瘤。

（1）血管瘤：血管瘤是脉管瘤中最多见，常发生于面部、颈部、唇、口腔等处的皮肤和黏膜，也可发生于肝、肌肉和骨等处。外观呈紫红色，无包膜，边界不规则如地图状。根据发生部位和组织形态，血管瘤可分为① 毛细血管瘤：主要由分化成熟的毛细血管构成。② 海绵状血管瘤：主要由腔大、形状不规则和管壁厚薄不均的窦样血管构成。③ 静脉血管瘤：主要由一些厚壁静脉血管组成。

（2）淋巴管瘤：好发于唇、颊、口底、腑窝和腹腔等处。界限清楚或不清楚，呈蜂窝状或囊状，由分化成熟的大、小淋巴管组成，可分为毛细淋巴管瘤、海绵状淋巴管瘤和囊状淋巴管瘤（囊状水瘤）3种。

4. 平滑肌瘤

（1）好发部位：多见于子宫、胃肠道等处，也可发生于软组织。

（2）肉眼观：肿瘤可单发或多发，大小不等，呈球形结节，境界清楚，包膜可有可无，切面灰白色编织状。

（3）镜下观：主要由形态较一致的平滑肌瘤细胞组成。瘤体较大者常继发玻璃样变、黏液样变性、坏死、出血和囊性变。

5. 骨瘤

(1) 好发部位:好发于颅面骨,常为单发,形成无痛性局部隆起,生长缓慢,境界清楚。

(2) 镜下观:肿瘤主要由成熟的板层骨和部分编织骨构成,但骨小梁排列紊乱,缺乏正常的Haver管系统。间质为纤维组织,有时可见脂肪及造血细胞。

6. 软骨瘤　自软骨膜发生向外生长者称为外生性软骨瘤或骨膜软骨瘤。

(1) 好发部位:发生于骨髓腔内的软骨瘤称为内生性软骨瘤。

(2) 肉眼观:肿瘤的主要成分是透明软骨,切面呈灰白或淡蓝色,可有钙化和骨化。

(3) 镜下观:由分化成熟的软骨细胞和软骨基质组成,呈不规则分叶状结构。

发生在手、足短骨的软骨瘤多为良性,而发生在胸骨、肋骨、盆骨、椎骨及四肢长骨的软骨瘤易发生恶变。

(二) 间叶组织恶性肿瘤

由间叶组织发生的恶性肿瘤称为肉瘤,其发生率虽低于癌,但恶性程度相对较高,更易发生转移。临床上常见的肉瘤有以下几种。

1. 纤维肉瘤

(1) 好发部位:好发于四肢和躯干的深部软组织。

(2) 肉眼观:肿瘤呈结节状或不规则形,可有假包膜。切面呈灰白或棕黄色,质韧,也可呈鱼肉状。

(3) 镜下观:主要由肿瘤性梭形成纤维细胞和胶原纤维组成。分化较好者瘤细胞异型性小,常排列呈束状并相互交织,似正常纤维组织。分化差者生长快,瘤细胞丰富,异型性明显,瘤细胞间胶原纤维及网状纤维均少见。

纤维肉瘤恶性程度较高,易复发和转移。

2. 恶性纤维组织细胞瘤

(1) 好发部位:好发于四肢、腹膜后、躯干等处深部组织。常见于中老年人,男性多见。

(2) 肉眼观:多呈结节状,无包膜,切面灰白或灰黄色,鱼肉状。

(3) 镜下观:主要成分是肿瘤性成纤维细胞样细胞和各种形态的组织细胞,伴有数目不等的单核和多核巨细胞、黄色瘤细胞和炎性细胞等,构成多形性图像,部分区域瘤细胞可排列成车辐状或席纹状。

此瘤恶性程度高,易复发转移,常转移到肺、淋巴结、肝和骨。

3. 脂肪肉瘤

(1) 好发部位:好发于大腿、腹膜后或其他深部组织。常见于40~60岁的成年人。

(2) 肉眼观:肿瘤多呈结节状或分叶状,直径多为5~10 cm,可有薄层包膜。分化较好者切面,呈黄色,似脂肪组织,分化较差者可呈黏液样或鱼肉状改变。

(3) 镜下观:由不同程度异型性的脂肪细胞和脂肪母细胞构成,后者可呈星形、梭形、小圆形或多形性,胞质内有大小不等的脂滴空泡,冰冻切片瘤细胞脂肪染色阳性。

脂肪肉瘤术后易复发,分化差者易经血道转移,预后差。

4. 横纹肌肉瘤　是一种较常见的高度恶性肿瘤,主要由处于不同分化阶段的横纹肌母细胞组成。

（1）肉眼观：肿瘤切面灰红或白色，鱼肉状。

（2）镜下观：分化较好者红染的胞质内可见纵纹和横纹，用磷钨酸苏木素染色更为清晰。

（3）分类及好发部位：根据临床和病理特点，可分为：① 胚胎性横纹肌肉瘤：是最常见类型，好发于10岁以下婴幼儿、儿童的头颈区、腹膜后和泌尿生殖道。② 腺泡状横纹肌肉瘤，较常见，主要发生于10~25岁青少年的四肢，也见于眼眶、眼睑等处。③ 多形性横纹肌肉瘤，常见于45岁以上中老年人，多发生于股部、躯干和头颈部等处。

横纹肌肉瘤早期经血道转移，预后差。

5. 平滑肌肉瘤

（1）好发部位：与平滑肌瘤类似，常见于50~70岁的中老年人。

（2）肉眼观：肿瘤呈不规则结节状，可有假包膜，切面灰白色、编织状或灰红色、鱼肉状，可继发坏死、出血、囊性变。

（3）镜下观：分化较好者瘤细胞呈梭形，异型性不明显，呈相互交织状排列。分化差者瘤细胞呈显著多形性，排列紊乱，核分裂象易见。病理诊断常以核分裂象多少作为诊断标准。

平滑肌肉瘤常经血道转移至肝、肺、骨等处。

6. 血管肉瘤　是高度恶性肿瘤，好发于中老年人，男性多见。

（1）好发部位：常发生于头颈部、四肢和躯干的皮肤，也可见于乳腺、肝、脾及深部软组织。

（2）肉眼观：肿瘤大小不等，边界不清，呈紫红色结节状，常伴坏死、出血或溃疡。切面灰褐色或棕红色，质软，呈细海绵状。

（3）镜下观：主要由不同程度异型性的肿瘤性内皮细胞和由其围成的大小不一、形态不规则、相互吻合的血管腔组成。

血管肉瘤的复发率和转移率都较高，预后很差。

7. 骨肉瘤　是最常见的骨原发性恶性肿瘤，由骨膜中多潜能骨原细胞发生，其特征是瘤细胞能直接形成肿瘤性骨样组织和骨质。

（1）好发部位：好发于青少年的四肢长骨，尤其是股骨下端、胫骨和肱骨上端，也可见于其他骨。

（2）肉眼观：肿瘤切面呈灰红色、鱼肉状，也可呈黄白色或半透明状，切之有沙砾感。

（3）镜下观：瘤细胞呈圆形、梭形或多角形，异型性明显，并产生数量不等的肿瘤性骨样组织和骨质，散布于瘤细胞之间。

瘤组织穿破骨皮质后，将骨膜掀起，并刺激骨膜细胞产生反应性新生骨，在肿瘤上、下端堆积成三角形隆起，X线片上能显示出来，称Codman三角。由于骨膜被掀起时牵拉出一些小血管，在其周围形成的反应性新骨向外伸展，形成与骨长轴垂直的放射状结构，X线片上显示日光放射状阴影。以上两点是骨肉瘤在X线片上的特征性改变。

临床上患者主要表现为局部肿胀、剧痛、血清碱性磷酸酶升高等，也可出现病理性骨折。骨肉瘤是高度恶性肿瘤，生长快，侵袭破坏能力强，常经血道转移到肺，预后差。

三、淋巴造血组织肿瘤

（一）白血病

1. 概述　白血病是骨髓造血干细胞发生的恶性肿瘤，在我国十大恶性肿瘤中占第九位，但其在我国儿童和青少年恶性肿瘤中居首位。造血干细胞生长、分化的各个阶段都可能发生恶变，转化为具有异型性和幼稚性的白血病细胞（肿瘤细胞）。白血病细胞侵袭和取代正常骨髓组织，并大量进入外周血液，使外周血白细胞数量显著增多，在 15×10^9/L 以上（有时也可正常甚至减少），故称为白血病。进入血液的白血病细胞可随血流广泛侵袭和破坏肝、脾、淋巴结等其他器官或组织，形成相应的侵袭性病变。

2. 分类　根据白血病的病程、临床表现和细胞形态等，可分为 4 种基本类型。① 急性粒细胞性白血病：多见于 16～39 岁成年人。② 急性淋巴细胞性白血病：多见于 15 岁以下的儿童。③ 慢性粒细胞性白血病：多为 30～50 岁的中年人。④ 慢性淋巴细胞性白血病：多为 50 岁以上的中老年人。

3. 病理变化　白血病的病理变化主要有两个方面。① 白血病细胞侵袭和破坏组织、器官所致的原发性或特异性病变。② 白血病细胞的肿瘤性增生，抑制了正常血细胞的生长、分化和免疫功能，引起贫血、出血和感染等继发性病变。原发性病变主要包括：

（1）外周血象；白细胞总数常升高至（2～7）$\times10^{10}$/L，甚至高达 10×10^{11}/L（如慢性粒细胞性白血病），其中有异型性的幼稚白细胞可占 30%～90%。

（2）骨髓：被肿瘤性增生的白血病细胞侵袭、取代，重者可侵犯骨松质和骨皮质，同时导致骨髓红细胞系和巨核细胞系的生成受抑，数量明显减少。

（3）淋巴结：由于白血病细胞的侵袭，淋巴结呈不同程度肿大，早期彼此分离，晚期可相互粘连，切面灰白色，与恶性淋巴瘤不易区分。

（4）脾：一般呈轻到中度增大，以慢性白血病较明显。镜下见白血病细胞浸润于红髓和血窦，甚至形成结节状病灶。

（5）肝：常呈不同程度增大，尤以慢性白血病为甚。镜下：粒细胞性白血病多沿肝窦呈弥漫性侵袭，淋巴细胞性白血病以侵袭汇管区及其周围的肝窦为主，并可累及肝包膜。

（6）中枢神经系统：主要是大脑、基底核、脑干、小脑和脊髓受累，多累及白质。白血病细胞呈弥漫性、灶性或围血管侵袭。

（二）恶性淋巴瘤

恶性淋巴瘤是原发于淋巴结和结外淋巴网状组织的一组恶性肿瘤，起源于 T 淋巴细胞、B 淋巴细胞、组织细胞和网状细胞，以 B 淋巴细胞来源者最多见。临床主要表现为淋巴结无痛性肿大，随着病变发展常出现发热、衰弱、消瘦、贫血和局部压迫症状，可伴有肝、脾增大。根据恶性淋巴瘤的细胞特征和组织结构，可分为霍奇金病和非霍奇金淋巴瘤两大类。

1. 霍奇金病　又称为霍奇金淋巴瘤。在我国占所有淋巴瘤的 9.4%，好发于青年人，男性多见。

（1）好发部位：主要发生于浅表淋巴结，以颈部和锁骨上最多见，也可见于腋窝、腹肌沟、纵隔、肺门及主动脉旁淋巴结和脾、肝等处，淋巴结外极少见。

（2）肉眼观：受累淋巴结肿大，常相互粘连，形成不规则结节状巨大肿块。质地较硬，切面灰白色，有时可见灰黄色坏死区。

（3）镜下观：淋巴结正常结构破坏，被肿瘤组织取代。霍奇金病的组织结构主要由两部分细胞组成。① 肿瘤细胞：即 R-S 细胞，按其形态特征可分为诊断型、单核型、多形型、陷窝型等，其中只有诊断型 R-S 细胞是特征性细胞，它的体积大，直径为 15～60 μm，胞质丰富，多呈嗜酸性。

双核或双叶核,核大,圆形或卵圆形,核膜厚,核内见大而圆的嗜酸性核仁。两个核在细胞内并列,形如"镜影",故又称镜影细胞。② 非肿瘤细胞:即反应性与间质性细胞,主要包括 T 淋巴细胞、B 淋巴细胞、嗜酸粒细胞、组织细胞、中性粒细胞和增生的成纤维细胞,它们共同构成了霍奇金病的炎症性背景。

(4) 组织学类型:① 淋巴细胞为主型:不常见,好发于 35 岁以下的青年人,常累及颈部淋巴结,预后好。② 淋巴细胞消减型:较少见,好发于老年人,常累及膈以下淋巴结及肝、脾、骨髓等,预后很差。③ 混合细胞型:多见,常累及纵隔、腹腔、盆腔淋巴结,预后差。④ 结节硬化型:较多见,好发于青年女性,常累及颈部、锁骨上和纵隔淋巴结,预后介于淋巴细胞为主型和淋巴细胞消减型之间。

2. 非霍奇金淋巴瘤 是指除霍奇金病以外所有原发于淋巴网状组织的恶性肿瘤。起源于 B 淋巴细胞者最多见(70%),其次是 T 淋巴细胞。在我国,好发年龄为 40 ~ 60 岁,仅个别类型以青少年多见,男性多于女性。

(1) 肉眼观:与霍奇金病类似,有明显的侵袭扩散倾向,当瘤细胞侵入外周血液后,与白血病累及淋巴结难以区别。

(2) 镜下观:① 淋巴结或结外淋巴组织的正常结构部分或全部被增生的瘤细胞破坏、代替,并可侵犯淋巴结包膜,瘤内见分布均匀、新生的薄壁毛细血管。② 瘤细胞呈相对单一性,有不同程度异型性和病理性核分裂象。③ 肿瘤的基本组织结构呈滤泡型或弥漫型,一般前者预后较好。

四、神经组织及外胚叶组织肿瘤

(一) 视网膜母细胞瘤

视网膜母细胞瘤起源于神经外胚层的视网膜核层原始干细胞,为高度恶性肿瘤。40% 的病人有家族性和遗传倾向。好发于 1 ~ 7 岁的儿童,3 岁以下最多见。

(1) 肉眼观:眼内见扁平或结节状白色肿瘤组织,也可呈多灶性或弥漫性增生,常侵入玻璃体腔,少数病例瘤细胞可沿脑神经侵入颅内,或向外侵入鼻腔、口腔。肿瘤常伴有坏死和钙化。

(2) 镜下观:未分化型由大小较一致的小圆形和小梭形细胞构成,核深染,核分裂象易见。分化型由低柱状细胞构成,瘤细胞常围绕一腔隙呈放射状排列,形成菊形团。

(二) 黑色素细胞痣与黑色素瘤

1. 黑色素细胞痣 亦称色素痣,来源于表皮基底层的黑色素细胞,系良性增生性病变,有先天性与后天性之分。黑痣一般在儿童期生长活跃,至成人期则逐渐静止。根据痣细胞在皮肤组织中的分布,可分为皮内痣、交界痣和混合痣 3 种。

(1) 皮内痣:痣细胞位于真皮层内。多见于成人,好发于面部、颈部、躯干及四肢,呈半球状或乳头状隆起,表面光滑,可有少数毛发。

(2) 交界痣:痣细胞位于表皮与真皮交界处,基底膜完整。多见于儿童,好发于掌跖及外阴部。表面平滑,境界清楚,无毛发。交界痣受刺激后易恶变。

(3) 混合痣:即同时存在皮内痣和交界痣,其特征与皮内痣相似。镜下观:由圆形、立方形或梭形痣细胞组成,呈巢状排列,胞质内含不等量黑色素。

2. 黑色素瘤 又称恶性黑色素瘤,是来源于黑色素细胞的高度恶性肿瘤,部分源于黑痣恶变。患者年龄多在30岁以上。

(1) 好发部位:常发生于头颈部、足底、外阴及肛门周围。

(2) 肉眼观:肿瘤边缘不整齐,外形不规则,粗糙,呈棕黑色,常伴有溃烂、出血。

(3) 镜下观:瘤细胞大小较一致,呈圆形、多边形或梭形,胞质丰富红染,常含有不等量黑色素。核大深染,可见病理性核分裂象。瘤细胞排列成索状、巢状或腺泡状。

(4) 电镜下观:胞质内可见黑色素小体或前黑色素小体。

黑色素瘤易经淋巴道或血道广泛转移,预后差。

五、多种组织构成的肿瘤

典型的多种组织构成的肿瘤是畸胎瘤。

畸胎瘤是起源于有多向分化潜能的原始生殖细胞,由来自3个胚层的多种组织成分混杂构成的肿瘤。女性多见,好发于卵巢和睾丸,也可见于纵隔、腹膜后、骶尾等处。畸胎瘤有良、恶性之分。

1. 良性(成熟型)畸胎瘤 常见于卵巢,多呈囊性,又称囊性畸胎瘤或皮样囊肿。肿瘤体积常较大,多为单囊性。囊壁常见结节状组织突入囊内,其中含有骨、软骨组织及牙齿,囊腔内充满黄色黏稠的皮脂及毛发。镜下观,最常见的成分是分化成熟的皮肤及其附件,也可见分化成熟的骨、软骨、肌肉组织、腺体、呼吸道和消化管的上皮、甲状腺、神经组织、肺、肝及胰等组织。

2. 恶性(未成熟型)畸胎瘤 常见于睾丸,多为实性。主要由分化不成熟为胚胎样组织构成,尤其是分化差的神经外胚层成分值得注意。本瘤易远处转移,预后差。

思 考 题

一、名词解释

肿瘤　肿瘤异型性　肿瘤异质化　恶病质　转移　癌　肉瘤　癌前病变　原位癌　非典型性增生

二、问答题

1. 简述肿瘤性增生与非肿瘤性增生的区别。
2. 简述恶性肿瘤的扩散方式。
3. 良性肿瘤与恶性肿瘤有何区别?
4. 癌与肉瘤有何区别?

(周静　刘慧明)

第五章 心血管系统疾病

学习要点

掌握风湿小体、风湿细胞、冠心病、心绞痛、向心性肥大和高血压脑病的概念，掌握动脉粥样硬化的基本病变、冠心病的类型、病变及后果；熟悉感染性心内膜炎的类型及各型感染性心内膜炎的病因及临床特点；理解风湿性心脏病的病变特点，理解高血压病各期病变及后果，理解各型感染性心内膜炎的病变特点。

心血管系统疾病是对人类身心健康构成威胁最大的一组疾病。目前，在传染病得到有效控制的国家，人均寿命延长，心血管系统疾病的发病率不断提高。据欧美一些国家统计，心血管系统疾病的发病率和死亡率居第1位，约等于恶性肿瘤的2倍。我国心血管系统疾病的发病率低于发达国家。但最近十几年特别是高血压、脑卒中及冠心病的发病率比30年前有显著提高，可见心血管病也是导致我国人群死亡的最主要原因之一，严重危害人民健康。

心血管系统包括心脏、动脉、微循环、静脉。心血管疾病种类很多。仅仅以病因学或解剖学分类都有一定的局限性。总的来看有五大类：① 血管性疾病：如动脉粥样硬化、原发性高血压；② 炎症性疾病：如风湿病、感染性心内膜炎、心肌炎、心脏瓣膜病；③ 心肌病：包括地方性心肌病，如克山病和其他类型心肌病；④ 先天发育畸形：如先天性心脏病和血管畸形；⑤ 继发于肺部疾患的心脏病：如肺源性心脏病。心脏原发性肿瘤和转移性肿瘤均很少见。本章主要介绍原发性高血压、动脉粥样硬化症、风湿病、感染性心内膜炎和心肌炎。

第一节 原发性高血压

高血压（hypertension）为人类最常见的疾病之一，是以体循环动脉血压持续升高为主要特点的独立疾病。血压的改变直接影响到靶器官如心、肾、脑和动脉压的病变。高血压可分为原发性和继发性两大类。继发性高血压较少，占5%～10%，是继发于其他疾病（如肾动脉狭窄、肾炎、肾上腺和垂体肿瘤等）作为一种症状或体征出现，故又称为症状性高血压。原发性高血压是一种常见病，占高血压的90%～95%，多见于中、老年人，以全身细小动脉硬化为基本病变，绝大多数病程漫长、症状显隐不定，不易坚持治疗，发展到晚期，常引起心、脑、肾及眼底病变并有相应的临床表现，严重者可因为心、脑、肾病变而致死。

中国高血压防治指南 2005 年修订版对血压水平的定义和分类见表 1－5－1（1 mmHg＝0.133 3 kPa）。

表 1-5-1 血压水平的定义和分类

类别	收缩压/mmHg	舒张压/mmHg
正常血压	<120	<80
正常高值	120～139	80～89
高血压	≥140	≥90
1 级高血压（轻度）	140～159	90～99
2 级高血压（中度）	160～179	100～109
3 级高血压（重度）	≥180	≥110
单纯收缩期高血压	≥140	<90

若患者的收缩压与舒张压分属不同的级别时，则以较高的分级为准。单纯收缩期高血压也可按照收缩压水平分为 1、2、3 级。

我国原发性高血压的发病率呈上升趋势，平均患病率由 1959 年的 5.11% 上升到 1991 年的 11.88%。在发病地理分布上，东北、华北高于西南、东南地区，东部高于西部地区。男女患病率无明显差异。

一、病因和发病机制

原发性高血压的病因和发病机制至今尚未完全清楚，一般认为系综合因素的作用结果。

（一）病因

1. 遗传因素 调查结果显示原发性高血压患者常有明显的家族集聚性。同一家庭中高血压患者集中出现，不只是因共同的生活方式，大约有 75% 的患者主要是遗传因素在起作用。分子生物学研究显示，有原发性高血压倾向者，可伴有血管紧张素编码基因的分子变异。

2. 环境因素 摄盐量、肥胖、饮酒、吸烟、长期精神紧张以及缺乏体力活动等因素都可诱发原发性高血压。环境因素是导致高血压的促发因素。有人认为仅有遗传素质还不足以引起高血压，必须有促发因素参与才能发病。

（1）饮食电解质因素 最重要的是钠盐的摄入量。大量研究显示，高钠盐摄入可伴血压升高，但并非所有的人对摄钠的反应都一样，即存在盐敏感和不敏感的个体差异。K^+ 和 Ca^{2+} 摄入不足也有促使高血压发生的作用。因此，应重视饮食的调配，多食蔬菜（富含 K^+）和高 Ca^{2+} 的食物等。

（2）社会心理应激因素 据调查，精神长期或反复处于紧张状态的职业易患原发性高血压。应激性生活事件，如暴怒、过度惊恐和忧伤等使神经、精神受到剧烈的冲击，可导致原发性高血压的发生和发展。应注重自然环境的应激心理状态的调整，防止及降低高血压患病率。

（二）发病机制

高血压的发病机制见图 1－5－1。动脉血压水平的高低与心排血量和外周阻力有关。在遗传因素和环境因素共同作用下，通过钠水潴留、功能性血管收缩和结构性血管增厚，导致心排血量和外周阻力增加，从而引起血压升高。

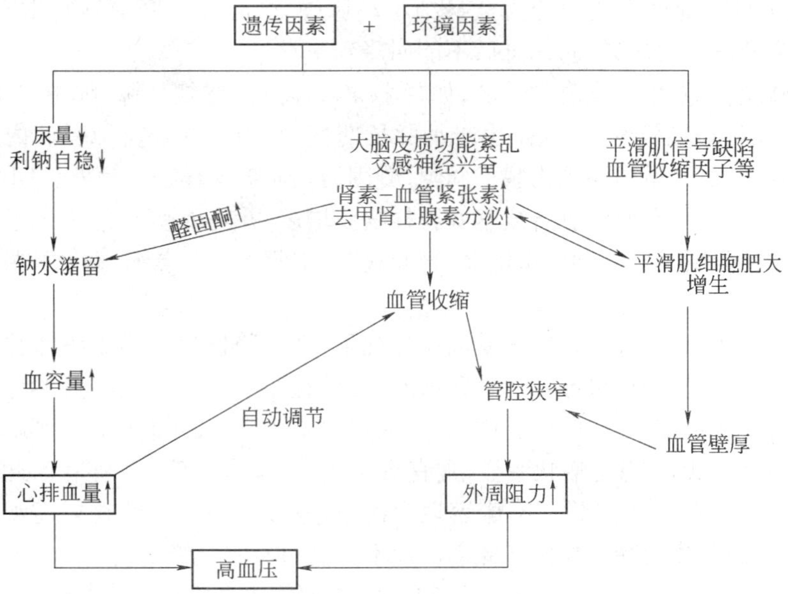

图 1-5-1　高血压的发病机制

原发性高血压的发病机制主要涉及 3 条相互交叠的途径。

1. 钠水潴留　见于摄盐过多且又对盐敏感者，及有遗传性肾素-血管紧张素系统基因缺陷或上皮 Na^+ 通道蛋白单基因突变等，引起肾利钠自稳功能缺陷所致。

2. 功能性血管收缩　在环境因素（如长期紧张、焦虑）作用下，大脑皮质功能失调，皮质下血管舒缩中枢产生以收缩为主的冲动，以及去甲肾上腺素分泌增多，引起细小动脉收缩致血压升高。此外，肾素-血管紧张素功能紊乱与血压升高也有密切关系。

3. 结构性血管增厚　系细、小动脉壁平滑肌增生肥大、管壁增厚、管腔缩小，引起外周阻力增加，血压升高。平滑肌增生肥大可能与遗传缺陷或环境因素的诱导，使平滑肌细胞内的信号转导发生变化及具有生长因子样特性的细胞因子与血管收缩因子（血管紧张素Ⅱ）的作用有关。

二、原发性高血压的类型和病理变化

原发性高血压又分良性高血压（benign hypertension）和恶性高血压（malignant hypertension）两种。其中以良性高血压为主，约占原发性高血压的 95% 左右。

（一）良性高血压

良性高血压又称缓进型高血压，一般起病隐匿，病程长、进展缓慢。早期表现为全身细小动脉间断痉挛，血压升高处于波动状态。其后血压呈持续性升高，并可出现血管并发症，如动脉粥样硬化等。晚期可因心力衰竭或脑出血等致死。缓进型高血压按病变发展可分为 3 期。

1. 功能紊乱期　为高血压病最早期，表现为全身细、小动脉痉挛，常呈间歇性，故血压升高呈波动性。当血管痉挛时血压升高,血管痉挛缓解时,血压即可恢复正常。此期心血管系统和其他器官没有器质性病变,经过适当休息和治疗,可完全治愈。

2. 动脉病变期 此期主要病变为全身细小动脉硬化,心、脑、肾等器官常有轻度器质性病变。临床表现为持续性血压升高,休息后不能回降到正常。

(1) 细动脉硬化:发生于全身细动脉,如肾小球入球及出球细动脉、脾中央动脉。表现为细动脉透明变性(又称玻璃样变)。这是由于动脉长期痉挛、动脉壁缺血、缺氧,内皮细胞受损,动脉内膜通透性增高,血浆蛋白渗入内膜下间隙,凝固为均质玻璃样物。另外长期血压升高和动脉痉挛,也使内皮细胞和平滑肌细胞合成基底膜样物质增多,并与内膜下血浆蛋白融合。随着病变的进展,玻璃样物质越积越多,动脉壁增厚,管腔狭窄,中膜平滑肌萎缩,动脉弹性减弱,此即细动脉硬化。

(2) 小动脉硬化:小动脉在长期承受高压情况下,其内膜发生纤维组织和弹力纤维增生,中膜平滑肌细胞肥大和增生,结果导致血管壁增厚,管腔狭窄。这种改变在肾的弓形动脉、叶间动脉尤为显著。由于全身细、小动脉广泛硬化,外周阻力持续增加,使血压持续增高并相对恒定,舒张压常在110 mmHg以上,患者症状明显,常有头痛、眩晕、心悸、疲乏等症状。此期表现为细、小动脉硬化,而大、中动脉很少受累。临床表现为血压进一步升高,持续在较高水平上,失去波动性,常需服用降压药后才能降低血压。此期治疗不能使血压完全恢复正常。

3. 内脏病变期 为原发性高血压的后期阶段,本期临床上除血压持续性升高外,还伴有心、脑、肾等重要器官的病变。

(1) 心脏病理变化:因外周循环阻力增高,心肌负荷增加,而引起左心室适应性肥大。心脏质量增加一般达400 g以上,甚至可增加1倍。在心脏处于代偿期时,肥大的左心室腔不扩张,甚至略微缩小,称为向心性肥大(concentric hypertrophy)。左心室壁增厚可达1.5~2 cm,左心室乳头肌和肉柱明显增粗(图1-5-2)。由于左心室壁总体积不断增大,加上高血压性动脉狭窄及并发动脉粥样硬化而引起心肌供血不足,导致心肌收缩力降低,逐渐出现心腔扩张,称为离心性肥大(eccentric hypertrophy)。严重时发生心力衰竭。高血压病患者心脏发生上述病变时,称为高血压性心脏病(hypertensive heat disease)。患者可有心悸,心电图显示左心室肥大及损伤,严重者有心力衰竭的症状体征。

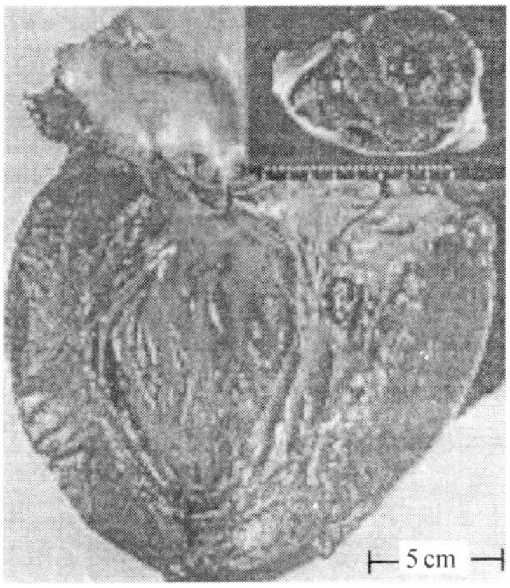

图1-5-2 高血压性心脏病
左心室为向心性肥大

(2) 肾病理变化:良性高血压患者晚期,肾表现为双侧肾对称性体积缩小,质地变硬,质量减轻(正常成年人一侧肾质量约150 g),表面呈均匀细小颗粒状。切面:肾皮质变薄,一般在2 mm左右(正常3~5 mm),皮髓质境界模糊;肾盂和肾周围脂肪组织增多。镜下观:肾入球小动脉玻璃样变,小动脉(弓形动脉、叶间动脉)内膜纤维性增厚;部分肾小球萎缩、纤维化、玻璃样变,相应的肾小管萎缩甚至消失(图1-5-3);间质结缔组织增生及淋巴细胞浸润,该处由于肾实质萎缩和结缔组织收缩形成凹陷的固缩病灶;周围健存的肾小球发生代偿肥大,所属肾小管扩张,使局部肾组织向表面隆起,形成肉眼所见的无数细颗粒,可称之为原发性颗粒性固缩肾(primary granular atrophy of kidney)(图 1-5-4)。

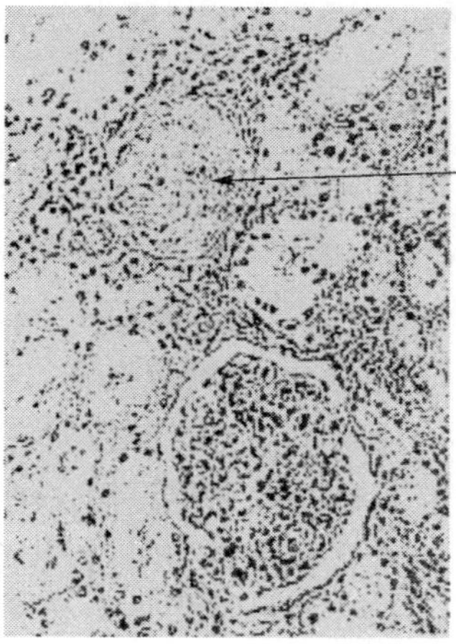

图 1-5-3　部分肾小纤维化玻璃样变

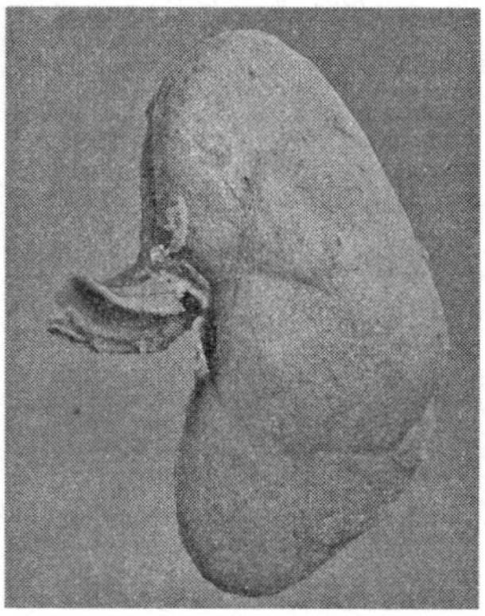

图 1-5-4　原发性颗粒性固缩肾

(3) 脑的病理变化

① 脑水肿:高血压时,由于脑内细小动脉硬化及持续痉挛,局部缺血,毛细血管壁通透性增高,引起脑水肿。患者出现头痛、头晕、呕吐、视物模糊及血压急剧升高等,称为高血压脑病(hypertensive encephalopathy)。如上述症状更严重,并出现意识障碍、抽搐等,不及时救治易引起死亡者,称为高血压危象(hypertensive crisis)。

② 脑软化:由于细小动脉病变造成其供血区域组织缺血性坏死,形成直径<1.5 cm 的囊性病灶,称为脑腔隙状梗死,亦称为微梗死灶。常发生于壳核、尾状核、丘脑、脑桥和小脑。由于梗死灶较小,一般不引起严重后果。

③ 脑出血:是高血压的最严重并发症,往往是致命性的。多为大出血灶,常发生于基底节、内囊,其次是大脑白质、脑桥和小脑。出血区域的脑组织完全破坏,形成充满血液和坏死脑组织的囊性病变。有时出血范围扩大,甚至破入侧脑室(图 1-5-5)。

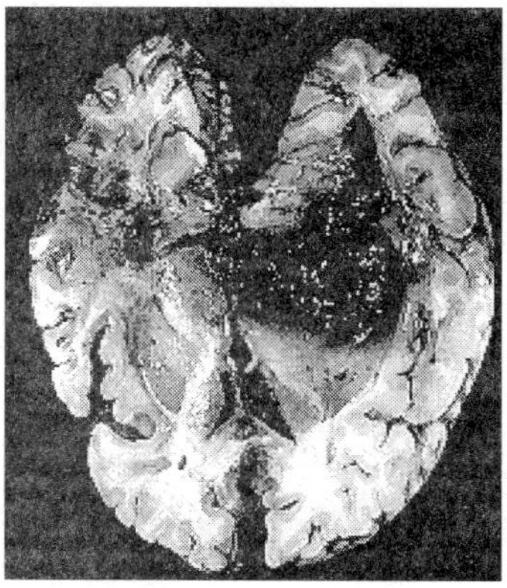

图 1-5-5　高血压脑出血

引起脑出血的原因可归纳为 3 种情况:a. 当脑内小动脉痉挛时,局部组织缺血,酸性代谢产物聚积,由于局部组织酸中毒及缺氧,细、小动脉的通透性增加,同时血管内压力增高,而引起漏出性出血。b. 原发性高血压患者脑内小动脉和细动脉管壁本身变硬、变脆,局部膨出,分别形成小动脉瘤和微小动脉瘤,由于血压不断升高,动脉瘤可发生破裂出血。c. 大脑出血多发生在基底节、内囊,其次是大脑白质,因为供应该区域血液的豆纹动脉从大脑中动脉呈直角分出,受大脑中动脉压力较高的血流冲击,易使已有病变的豆纹动脉破裂出血。出血灶扩展至内囊时,引起对侧肢体偏瘫及感觉消失。出血灶破入侧脑室时,患者发生昏迷,常导致死亡。左侧脑出血常引起失语,脑桥出血可引起同侧面神经麻痹及对侧上下肢瘫痪。脑出血可因血肿及脑水肿引起颅内高压,并可引起脑疝。

(4) 视网膜的病理变化：视网膜中央动脉常发生玻璃样变。眼底检查可见这些血管迂曲，颜色苍白，反光增强，呈银丝样改变。动、静脉交叉处静脉呈受压现象。严重者视网膜出血和棉絮状渗出物或伴有视神经乳头水肿。眼底检查对高血压病的诊断和病变程度的了解十分重要。

(二) 恶性高血压

恶性高血压又称为急进型高血压（accelerated hypertension），可由良性高血压恶化而来或起病即为急进型。多见于青少年。临床表现为血压显著升高，尤以舒张压为明显，常超过230/130 mmHg，持续蛋白尿、血尿、视神经盘水肿、视网膜出血甚至剥离。患者多在1年内因尿毒症、脑出血、心力衰竭死亡。

恶性高血压病特征性的病变是坏死性细动脉炎和增生性小动脉硬化，主要累及肾。

1. 动脉纤维蛋白样坏死　病变累及细动脉内膜和中膜，并有血浆渗入，使管壁结构破坏，有时可见到坏死性细动脉炎表现，在坏死的血管壁周围有单核细胞及中性粒细胞浸润。细动脉坏死常并发血栓形成，可引起出血及微梗死。

2. 增生性小动脉硬化　表现为小动脉内膜显著增厚，其内有多数平滑肌细胞产生大量的胶原及蛋白多糖，使管腔陷入高度狭窄。上述细小动脉病变主要累及肾、脑和胰腺，以肾的病变更为显著。

测量血压是诊断高血压和评估其严重程度的主要依据。因此，应加强对高血压患者的评估，熟悉监测程序及掌握测量方法，加强护理，防止并发症的发生。

第二节　动脉粥样硬化

凡动脉壁增厚、变硬、弹性减弱，均称为动脉硬化。它包括：① 细动脉硬化，见于高血压疾病；② 动脉中层钙化；③ 动脉粥样硬化；④ 其他类型硬化。

动脉粥样硬化（atherosclerosis，AS）是严重危害人类健康的常见病，是发达国家人群的主要死亡原因。近年来，其发病率在我国有明显增加的趋势。本病主要累及大、中动脉，如主动脉和冠状动脉等。其基本病变是在动脉内膜形成粥样斑块，动脉壁变硬，管腔狭窄，临床上常有心、脑等缺血引起的一系列继发性病变。

本病多见于中、老年人，以40～49岁发展最快。发病率在我国北方高于南方，男性高于女性。

一、动脉粥样硬化的危险因素

(一) 血脂异常

血脂以脂蛋白的形式在血液循环中进行转运。血脂异常是指血液循环中的脂质或脂蛋白的组成成分浓度的异常。大量流行病学调查证明，血浆低密度脂蛋白（LDL）、极低密度脂蛋白（VLDL）水平持续升高与动脉粥样硬化的发病率呈正相关，而且，LDL、VLDL常以某种修饰后（如氧化修饰）的方式参与形成动脉粥样硬化。目前认为，氧化LDL（ox-LDL）是最重要的致动脉粥样硬化因子。相反，高密度脂蛋白（HDL）可通过胆固醇逆向转运机制清除动脉壁的胆固醇，将胆固醇转运至肝代谢并排出体外。HDL 有抗氧化作用，阻止 LDL 氧化，并可通过竞争性抑制阻抑 LDL 与内皮细胞受体结合而减少其摄取，因此，HDL 有抗动脉粥样硬化作用。此外，载脂蛋白功能的异常，影响脂蛋白的代谢，也与动脉粥样硬化的发生有关。通常所说的高脂血症实际是指血浆总胆固醇（TC）和（或）三酰甘油（TG）的异常增高。

（二）高血压

高血压患者与同年龄组、同性别的人相比较，其动脉粥样硬化发病较早，病变较重。高血压时血流对血管壁的切应力较高，可引起血管内皮细胞损伤和功能障碍。抗高血压治疗则能减少动脉粥样硬化及其相关疾病的发生。

（三）吸烟

吸烟是心肌梗死主要的独立的危险因子：① 大量吸烟可使血液中 LDL 易于氧化，并导致血中一氧化碳浓度升高，从而造成血管内皮缺氧性损伤；② 烟草内含有一种糖蛋白，可激活凝血因子Ⅻ以及某种致突变物质，后者可引起血管壁中膜平滑肌细胞（SMC）增生；③ 吸烟可使血小板聚集功能增强及血液中儿茶酚胺浓度升高，也可使不饱和脂肪酸及 HDL 水平降低。这些均有助于动脉粥样硬化的发生。

（四）糖尿病及高胰岛素血症

糖尿病患者血中三酰甘油、VLDL 水平明显升高，并可促进动脉粥样硬化病灶中泡沫细胞的产生，这与动脉粥样硬化和冠心病关系极为密切。临床上统计糖尿病患者中动脉粥样硬化发生较早并更为常见。大量调查资料证明，高胰岛素血症与动脉粥样硬化的发生密切相关。高胰岛素水平可促进动脉壁 SMC 增生，而且胰岛素水平与血 HDL 含量呈负相关。

（五）遗传因素

冠心病的家族聚集现象提示遗传因素也是本病的危险因素。家族性高胆固醇血症患者由于细胞的 LDL 受体基因突变以致其功能缺陷，导致血浆 LDL 水平极度升高，可引起严重的动脉粥样硬化。现已知，至少有 20 种遗传性脂蛋白疾病与动脉粥样硬化发生有关。

（六）其他因素

1. 年龄　资料表明，AS 的病变程度随年龄的增加而增加。动脉样硬化早期病变一般开始于儿童时期，发展缓慢，直至中年后才出现临床症状。

2. 性别　女性在绝经期前动脉粥样硬化的发病率低于同龄组男性，但在绝经期后这种性别差异消失，这是由于雌激素能影响脂质代谢，降低血浆胆固醇水平的缘故。据统计，女性血浆 LDL 水平低于男性，而 LDL 水平则高于男性。另外，雌激素还能改善血管内皮的功能。

二、动脉粥样硬化的发病机制

动脉粥样硬化的发病机制复杂，曾经有多种学说。损伤反应学说综合各家学说的内容，并结合其危险因素，较详细地说明了各种因素对动脉内皮的损伤，导致动脉壁的慢性炎症反应，逐渐导致粥样斑块形成。

（一）内皮损伤

慢性或反复的内皮损伤是损伤反应学说的基础。损伤引起了血管内皮功能不良，通透性增加，并可使内皮的抗凝血性能改为促凝血性能，引起单核细胞和 T 淋巴细胞的黏附、迁移和聚集，以及氧自由基释放等。内皮细胞等释放的自由基使LDL氧化成ox-LDL。ox-LDL很容易被单核-吞噬细胞表面的清道夫受体结合并摄取，对血液单核细胞具有趋化性，吸引单核细胞进入内膜并滞留于内膜。ox-LDL能刺激动脉壁细胞释放细胞因子和生长因子刺激平滑肌细胞增生；ox-LDL对内皮细胞和平滑肌细胞具有细胞毒性，而且它是一种致敏原，诱导机体免疫反应。损伤内皮的功能改变与受损内皮细胞某些重要分子的基因表达变化有关。引起内皮慢性损伤的主要原因有高胆固醇血症和血流切应力。此外，内毒素、低氧、吸烟产物、病毒和高半胱氨酸血症都可引起内皮损伤。

（二）单核-吞噬细胞的作用

AS早期，单核细胞可在内皮细胞黏附分子的作用下，黏附于内皮细胞表面并进入内皮下转化成巨噬细胞。吞噬脂质尤其是ox-LDL后转变成巨噬细胞源性泡沫细胞。吞噬脂质尤其ox-LDL，转变成泡沫细胞（巨噬细胞源性泡沫细胞），是动脉粥样硬化脂纹、脂斑期的主要病理改变。

（三）平滑肌细胞的作用

动脉粥样硬化初期，动脉中膜平滑肌细胞也迁入内皮下间隙并增生，部分平滑肌细胞在内膜摄取脂质，形成肌源性泡沫细胞。巨噬细胞和平滑肌细胞源性泡沫细胞在动脉内膜聚集，形成动脉粥样硬化肉眼可见的最早病变——脂质条纹（fatty streaks，简称脂纹）。若病变继续进展，内膜平滑肌细胞增生并转化成合成型，产生大量细胞外基质（胶原、弹性纤维蛋白及蛋白多糖）沉积于内膜，脂纹则逐渐发展为纤维脂性粥瘤（fibrofatty atheroma）。所以，平滑肌细胞增生对动脉粥样硬化进展起重要作用。

三、病理变化

动脉粥样硬化主要累及大、中动脉，其基本病理变化是在动脉内膜形成动脉粥样硬化斑块。动脉粥样硬化好发于腹主动脉，其次为冠状动脉、降主动脉、颈动脉和脑底Willis环。

（一）基本病变

根据病变发展可将其分为以下几种。

1. 脂纹　脂纹是动脉粥样硬化肉眼可见的最早病变。常于儿童时期即开始出现。主动脉的脂纹常见于其后壁及分支开口处，肉眼观：为帽针头大小斑点或宽1～2 mm、长短不一的黄色条纹，不隆起或稍隆起于内膜表面。镜下观：脂纹主要由充满脂质的泡沫细胞大量聚积于内膜所形成（图1-5-6）。此外，可见少量T淋巴细胞和细胞外脂质。泡沫细胞来源于单核细胞和平滑肌细胞。

尽管脂质条纹是动脉粥样斑块的前期病变，但并非所有脂质条纹都能发展为粥样斑块，它们大都能逆转消退。青春期后，发生于冠状动脉的脂质条纹发展为粥样斑块的可能性较大。

2. 纤维斑块　纤维斑块（fibrous plaque）是由脂纹发展而来。肉眼观：内膜面散在不规则表面隆起的淡黄或灰黄色斑块。随着斑块表层的胶原纤维不断增加和玻璃样变，脂质深埋，表面改变成瓷白色。镜下观：斑块表层为厚薄不一的纤维帽，由大量SMC及细胞外基质组成。纤维帽之下可见多少不等的增生的SMC、巨噬细胞和两种泡沫细胞及细胞外脂质和基质。

3. 粥样斑块　粥样斑块（atheromatous plaque）亦称粥瘤（atheroma），为AS的典型病变。肉眼观：为明显隆起于内膜表面的灰黄色斑块。切面表层的纤维帽仍为瓷白色，深部为大量黄色粥

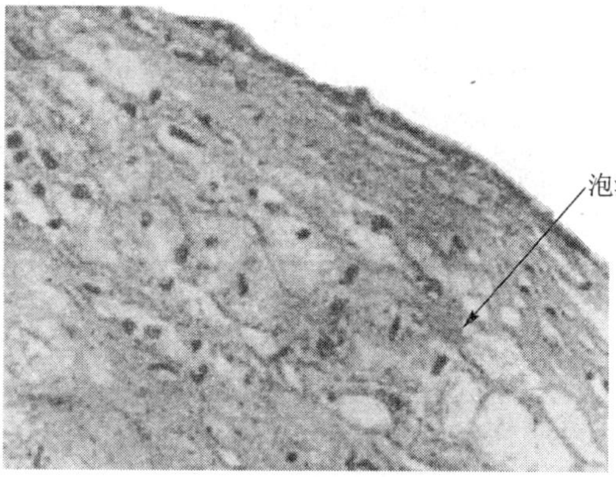

图 1-5-6 动脉粥样硬化(脂纹)

糜样物质(由脂质和坏死崩解物质混合而成)。镜下观:纤维帽的胶原纤维玻璃样变,SMC 埋于基质之中,深部为大量无定形坏死物质,其内富含细胞外脂质,并见胆固醇结晶(石蜡切片上为针状空隙)等(图 1-5-7)。斑块底部和边缘可有肉芽组织增生,外周可见少许泡沫细胞和淋巴细胞。病变严重者中膜平滑肌呈不同程度萎缩,中膜变薄。外膜可见新生毛细血管,不同程度的结缔组织增生及淋巴细胞浸润。

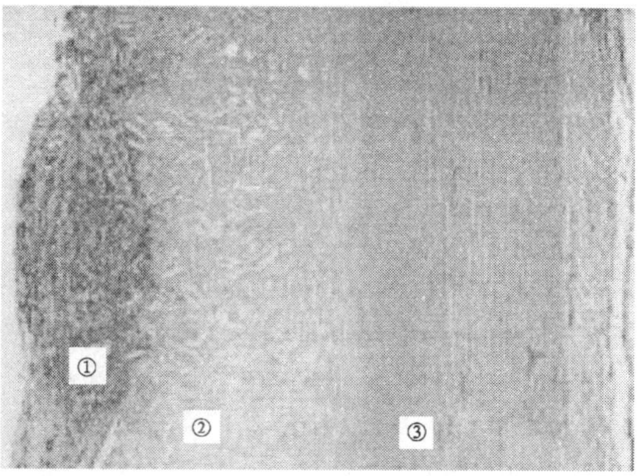

图 1-5-7 动脉粥样硬化(粥样斑块)
① 纤维帽 ② 胆固醇结晶 ③ 底部肉芽组织和少量炎细胞

(二)继发性病变

1. 斑块破裂 斑块外周部纤维帽薄,破裂常发生于此。斑块破裂后形成粥样溃疡及并发血栓形成,粥样物质进入血流可引起栓塞。斑块破裂常见于腹主动脉下段、髂动脉和股动脉。

2. 斑块内出血 在粥样斑块的边缘常见到许多薄壁的新生血管,在血流切应力作用下,这些薄壁血管易破裂出血,也可因斑块纤维帽破裂,血液流入斑块。斑块内出血可形成血肿,使斑块更加隆起,病变加重,或导致斑块破裂,部分血肿可被逐渐机化。

3. 血栓形成 常继发于斑块破裂、溃疡、糜烂和出血。内膜损伤使胶原暴露,引起血小板聚集而形成血栓。因此,血栓形成是动脉粥样硬化最危险的并发症。血栓可机化,并与内膜融合为一体,部分血栓机化后再通,可在一定程度上恢复该动脉的血流。

4. 钙化　几乎所有进展老化的粥瘤,或多或少都会出现钙化。钙盐沉积于坏死灶及纤维帽内,动脉壁因而变硬、变脆。钙化灶可进而发生骨化。

5. 动脉瘤形成　虽然动脉粥样硬化病变主要累及内膜,但严重的粥样斑块底部的中膜平滑肌可发生不同程度的萎缩,以致逐渐不能承受血管内压力的作用,局部外突扩张,形成动脉瘤。严重时可发生破裂。另外,血液可从粥瘤性溃疡处流入主动脉中膜,或中膜内血管破裂出血,可劈开中膜,形成主动脉夹层。

四、重要器官的动脉粥样硬化

(一) 脑动脉粥样硬化

脑动脉粥样硬化病变以 Willis 环和大脑中动脉最显著。颈内动脉起始部及颅内部病变也较常见。病变动脉呈不同程度的管腔狭窄、斑块内出血、溃疡及附壁血栓形成。

由于脑动脉管腔狭窄,脑组织长期供血不足而发生萎缩。患者智力减退,甚至痴呆。严重者脑动脉管腔高度狭窄,常继发血栓形成致管腔阻塞,引起脑梗死(脑软化)。脑软化多发生在脑中动脉及其分支供血的颞叶、内囊、尾状核、豆状核和丘脑等部位。患者可发生失语、偏瘫、甚至死亡。脑动脉粥样硬化病变还可形成小动脉瘤,破裂时发生脑出血,是致命性合并症。

(二) 肾动脉粥样硬化

肾动脉粥样硬化最常累及肾动脉开口处,叶间动脉和弓形动脉。受累肾组织由于缺血发生萎缩、梗死。临床可引起肾区疼痛、尿闭及发热。梗死灶机化后形成较大块的凹陷瘢痕。多个瘢痕使肾缩小,称为动脉粥样硬化性固缩肾。肾动脉高度狭窄可引起肾血管性高血压。

(三) 主动脉粥样硬化

病变好发于主动脉后壁及其分支开口处(图 1-5-8)。腹主动脉病变最严重,其次为降主动脉和主动脉弓,再次是升主动脉。由于主动脉口径大,一般不会发生血流障碍。病变严重者形成主动脉瘤或主动脉夹层。动脉瘤和主动脉夹层破裂大出血是最严重的并发症。主动脉瓣受累,则可使瓣膜增厚、变硬、钙化,发生主动脉瓣膜病。

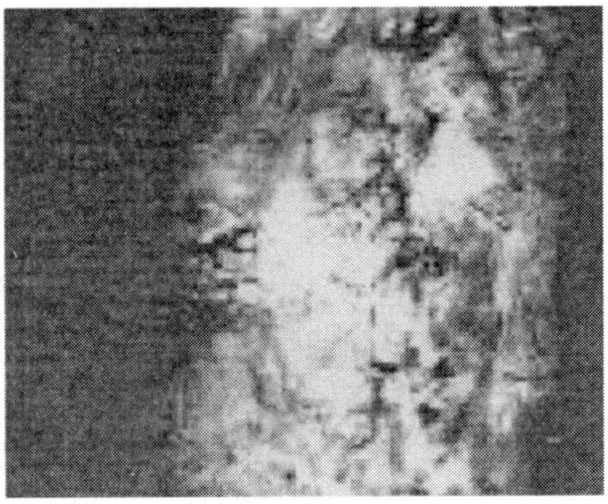

图 1-5-8　主动脉粥样硬化

内膜有许多粥样斑块形成

(四) 四肢动脉粥样硬化

下肢动脉常受累,且较严重。四肢动脉的吻合支较丰富,较小的动脉管腔逐渐狭窄以至闭塞时,一般不发生严重后果。当较大的动脉管腔明显狭窄时,下肢供血不足,引起跛行、肢体萎缩。严重狭窄、继发血栓形成而侧支循环又不能代偿时,可发生供血局部缺血性坏死,甚至发展为坏疽。

(五) 冠状动脉粥样硬化

冠状动脉粥样硬化可导致冠状动脉粥样硬化性心脏病(coronary atherosclerotic heart disease,简称冠心病)。实际上冠状动脉粥样硬化是最重要的动脉粥样硬化病变,下面将重点介绍。

五、冠状动脉粥样硬化性心脏病

（一）冠心病的概念

冠心病是指因狭窄性冠状动脉疾病而引起的心肌供血不足所造成的缺血性心脏病。冠心病绝大多数由冠状动脉粥样硬化引起（称为冠状动脉粥样硬化性心脏病），因此，习惯上将冠心病视为冠状动脉粥样硬化性心脏病的同义词。心肌的短暂性缺血可引起心绞痛，持续性缺血可引起心肌梗死、心肌纤维化甚至猝死。

（二）冠心病的原因

1. 冠状动脉粥样硬化　冠状动脉粥样硬化是冠心病最常见的原因。动脉粥样硬化好发于冠状动脉近侧段，这是由于该处比所有器官动脉都靠近心室，因而承受最大的收缩压撞击。再者，冠状动脉血管树由于心脏的形状而有多个方向改变，因而亦承受较大的血流切应力。

（1）好发部位：前降支最常受累，其余依次为右主干、左主干或左旋支、后降支。

（2）病变特点：动脉粥样硬化斑块多位于动脉近侧段，且在分支口处较重。早期，斑块分散，呈节段性分布，随着疾病的进展，相邻斑块可相互融合。在横切面上，斑块多呈新月形，偏心位，使管腔呈不同程度狭窄。根据管腔狭窄程度分为四级：Ⅰ级，狭窄部占管腔25%以下；Ⅱ级，25%～50%；Ⅲ级，50%～75%；Ⅳ级，75%以上，有时可并发血栓形成，使管腔完全阻塞。

2. 冠状动脉痉挛　冠状动脉痉挛本身可使管腔狭窄，也可使管壁局部压力增加，造成原有斑块破裂。引起冠状动脉痉挛的原因可能是循环血流中的肾上腺素能血管紧张素、局部血小板产物、内皮细胞松弛因子（如一氧化氮）生成减少以及血管外炎性细胞释放某些炎症介质等。

3. 炎症性冠状动脉狭窄　冠状动脉的炎症可引起冠状动脉狭窄甚至完全闭塞，造成缺血性心脏病，例如，结节性多动脉炎、巨细胞性动脉炎等均可累及冠状动脉。此外，梅毒性主动脉炎亦可造成冠状动脉口狭窄，但都比较少见。

4. 心肌耗氧量剧增　当冠状动脉有一定狭窄时，由于各种原因引起心肌负荷增加。如劳累过度，情绪激动等，使冠状动脉供血相对不足，而诱发冠心病。在护理时，应注意防止此类患者情绪激动和疲劳。

（三）冠心病病理与临床表现

1. 心绞痛　心绞痛（angina pectoris）是冠状动脉供血不足和（或）心肌耗氧量骤增致使心肌急剧的、暂时性缺血、缺氧所造成的临床综合征，典型表现为心前区疼痛、憋闷或紧缩感，并向左肩、左臂放射，休息或服用硝酸酯类药物后可缓解。心绞痛发作常与用力、情绪激动、暴饮暴食等因素有关。

心绞痛的发生是由于心肌供氧量减少，或需氧量增加，引起心肌缺氧而造成代谢产物堆积，刺激心交感神经末梢，使信号经颈下段、胸上段交感神经节及相应的脊髓段进入大脑后，在相应的脊神经分布区域产生不适感，所以，心绞痛是心肌缺血所引起的反射性症状。根据发生情况，心绞痛可以分为稳定性劳累型、恶化性劳累型和自发性变异型3种。

（1）稳定性劳累型心绞痛：又称为轻型心绞痛，一般不发作，仅在体力活动过度，心肌耗氧量增多时发作，是由于心肌供氧量与耗氧量暂时失去平衡而引起。

（2）恶化性劳累型心绞痛：是一种进行性加重的心绞痛，可在体力活动或休息时发作，以进行性加重、发作频率和持续时间不断增加为特征。此类患者大多数有一支冠状动脉分支近端显著狭窄，重症患者常伴有冠状动脉主干和多支冠状动脉狭窄。镜下观：可见由于弥漫性心肌细胞坏死引起的弥漫性心肌纤维化。常伴有左心室扩张以及心力衰竭。

（3）自发性变异型心绞痛：多无明显诱因而在休息时发作，仅少数在工作负荷中发病，发作时心电图见 ST 段升高。血管造影证明，此型心绞痛可见到冠状动脉痉挛，直至其管腔狭窄。这种血管痉挛大多发生在有明显狭窄的冠状动脉，但有时也可见于冠状动脉无明显病变的患者。

2. 心肌梗死　由于冠状动脉供血区持续缺血而导致的较大范围的心肌坏死，称为心肌梗死（myocardial infarction，MIS）。

（1）临床分型：MIS 可分为区域性心肌梗死和心内膜下心肌梗死。

① 区域性心肌梗死：为典型的心肌梗死类型，约占心肌梗死的95%。梗死累及心壁各层，因而又称透壁性心肌梗死。是由于冠状动脉粥样硬化、继发血栓形成、血管痉挛，或心脏负荷过度，造成心肌缺血而导致心肌梗死。此型心肌梗死多发生在左心室。其中，左冠状动脉前降支供血区，即左心室前壁、心尖部及室间隔前 2/3，约占全部心肌梗死的 50%；约 25% 的心肌梗死发生在右冠状动脉供血区，即左心室后壁、室间隔后 1/3 及右心室。此外，左心室侧壁，相当于左冠状动脉回旋支供血区亦可受累。

② 心内膜下心肌梗死：主要累及心室壁内层 1/3 的心肌。常为多发性小灶状坏死。严重者，坏死灶扩大融合累及整个心内膜下心肌，称为环状梗死。患者通常三大支冠状动脉严重狭窄，由于休克、心动过速、部分体力活动等引起冠状动脉供血不足时，造成处于各支冠状动脉最远端的心内膜下心肌缺氧、坏死。

（2）病理变化：心肌梗死灶形态不规则，一般于梗死 6 h 后肉眼才能辨认，梗死灶呈现苍白色，8 ~9 h 后呈土黄色，失去正常光泽，干燥。第 4 天在梗死灶周边出现明显充血、出血带。2 ~3 周后由于肉芽组织增生而呈红色。5 周后梗死灶逐渐被瘢痕组织取代，变成灰白色、质地硬的陈旧梗死灶。镜下观：心肌梗死为凝固性坏死。早期，心肌纤维呈波浪状，变长、变细，以后心肌细胞嗜酸性变，继而核消失，最终融合成均质红染物，肌纤维间隙增宽，中性粒细胞浸润。部分心肌细胞肿胀，空泡变性；继而肌原纤维及细胞核溶解消失，形成液化性肌溶解。坏死灶边缘区出现肉芽组织。

（3）临床症状：患者有心前区疼痛，类似心绞痛，但更严重，持续时间长，休息和药物均不能缓解。脉搏快而弱，呼吸急促、大汗和发热等。但少数患者（糖尿病、高血压及老年人）常无症状，应特别注意。血中白细胞增高，血和尿中肌红蛋白升高，血中门冬氨酸氨基转移酶（AST）、肌酸激酶（CPK）及乳酸脱氢酶（LDH）的浓度升高。尤其以 CPK 升高对心肌梗死的临床诊断颇有帮助。

（4）并发症及后果：

① 心力衰竭：梗死区心肌收缩力丧失，引起左心、右心或全心衰竭，是患者死亡的最常见原因。

② 心源性休克：心肌梗死范围达 40% 以上时，心收缩力极度减弱，心排血量显著减少，可发生心源性休克，导致患者死亡。

③ 心脏破裂：占心肌梗死所致死亡病例的 15% ~20%，常发生在心肌梗死后 1 ~2 周，好发于左心室前壁下 1/3 处。心脏破裂后，血液流入心包，引起心脏压塞而致猝死。另外，室间隔破裂，左心室血流入右心室，引起右心功能不全。左心室乳头肌断裂，引起急性二尖瓣关闭不全，

导致急性心力衰竭。

④ 室壁瘤:10% ~38% 的心肌梗死患者合并室壁瘤。由于梗死区坏死组织或薄层瘢痕组织受心室内压力作用,局部组织向外膨出而成。多发生于左心室前壁近心尖处,可引起心功能不全或继发血栓形成。

⑤ 附壁血栓:多见于左心室。由于梗死区心内膜粗糙,室壁瘤处及心室纤颤时出现涡流等原因,为血栓形成提供了条件。血栓可发生机化或脱落,引起体循环动脉栓塞。

⑥ 心包炎:梗死波及心包膜可引起纤维素性心包炎,常在梗死后 2 ~3 d 发生。

⑦ 心律失常:心肌梗死累及心脏传导系统,引起传导紊乱,有些可导致心脏骤停、猝死。护理工作中应嘱患者要严格卧床休息,进食流质或易消化食物,保持大便通畅,症状控制后要鼓励患者早期活动,以减少并发症的发生。

3. 心肌纤维化　心肌纤维化(myocardial fibrosis)是由于中、重度冠状动脉粥样硬化狭窄,心肌长期缺血而发生纤维化,心肌收缩力减弱,引起进行性充血性心力衰竭。多数患者有心肌梗死病史或主动脉搭桥手术史。病变心脏体积增大,各心腔扩张,心壁厚度可正常。有广泛多灶性心肌纤维化,邻近心肌纤维萎缩或肥大。心内膜下心肌细胞空泡变性。临床表现为心律失常或心力衰竭。目前称之为缺血性心肌病或慢性缺血性心脏病。

4. 心脏性猝死　心脏性猝死(sudden cardiac death)是指由于心脏的原因而引起的意想不到的突发性死亡。多见于 30 ~49 岁成人,患者常常以猝死为缺血性心脏病的首发临床表现。少部分患者也曾有过心脏病临床症状。可在某种诱因作用下发作,如饮酒、劳累、吸烟、运动等。患者可立即死亡,或在症状出现后 1 h 至数小时内死亡,也可在夜间睡眠中发病,不被人察觉。

引起心脏性猝死的机制是致死性心律失常的发生,其原因大多为冠状动脉粥样硬化,多数病例有 1 支或 2 支以上冠状动脉狭窄,有的并发血栓形成。然而,部分猝死患者仅有轻度、甚至无动脉粥样硬化病,猝死的发生可能是由于冠状动脉痉挛而引起。此外,冠状动脉畸形、梅毒性主动脉炎所致的冠状动脉口狭窄或闭塞,以及感染性心内膜炎时,主动脉瓣或二尖瓣上的血栓物质脱落,进入冠状动脉口所致的冠状动脉栓塞等均可引起猝死。

第三节　风　湿　病

风湿病(rheumatism)是一种与 A 组乙型溶血性链球菌感染有关的变态反应性炎症性疾病。其好发季节、发病率、复发率、病变严重程度与链球菌性咽喉炎的流行季节、发病率、抗链球菌治疗成功与否密切相关。

风湿病病变主要累及全身结缔组织,以形成风湿小体为其病理特征。常侵犯心脏、关节、血管、皮肤及脑等,其中以心脏病变最为严重。急性期称为风湿热(rheumatic fever),以儿童患者多见。临床上除心脏和关节症状外,常伴有发热、皮疹、皮下结节、舞蹈症等症状和体征,血清抗溶血性链球菌素 O(antistreptolysin O,ASO)抗体升高,红细胞沉降率加快等。本病常反复发作,累及心脏者可导致风湿性心瓣膜病。

风湿病多发生在 5 ~15 岁,以 6 ~9 岁为发病高峰,男女患病率无差别。但患病率的地区差异大,我国西部四川省发病率最高,东部(浙)和中部(鄂)居中,北部(吉林)较低,南方(广东省)

最低。秋、冬、春季多发。

一、病因和发病机制

目前普遍认为,风湿病的发生与链球菌感染有关,但不是链球菌直接作用所致,其主要根据是:① 本病多发生于寒冷地区,与链球菌感染流行地区一致;② 风湿病常发生在咽喉炎后 10 ~ 15 d,患者血清抗链球菌抗体滴度明显升高;③ 抗生素广泛使用后,风湿病发病率下降;④ 病灶内未能检测或分离出链球菌。

值得提醒的是寒冷、潮湿及病毒感染有可能为其诱因。机体抵抗力与反应性的变化是风湿病发生的重要内因。

链球菌感染后引起的体液免疫、细胞介导免疫均参与了风湿病的发病过程,现多认为是抗原抗体交叉免疫反应,即链球菌的 M-蛋白与心肌抗原之间、链球菌多糖与心肌糖蛋白之间以及链球菌透明质酸与软骨的蛋白多糖复合物之间存在交叉免疫反应。此外,尚有认为系链球菌感染激发的自身免疫反应,风湿病患者可有对心肌、平滑肌、心内膜等起反应的自身抗体。此外,遗传易感性可能对此种变态反应也起着调节作用。

二、基本病理变化

风湿病的典型病变过程较长且具有一定的特征,可分为以下 3 期。

(一) 变质渗出期

变质渗出期是风湿病的早期改变。开始是结缔组织发生黏液样变性,继而胶原纤维肿胀、断裂,崩解为无结构的颗粒状物,加上免疫球蛋白、纤维蛋白沉积,共同形成纤维蛋白样坏死物。此外,病灶中常伴有少量淋巴细胞、浆细胞、单核细胞浸润。此期持续约 1 个月。

(二) 增生期

增生期又称为肉芽肿期,此期的特征性病变是形成阿绍夫(Aschoff)小体,也称风湿小体或风湿小结,对风湿病具有诊断意义。

Aschoff 小体是一种肉芽肿性病变,多发生于心肌间质、心内膜下和皮下结缔组织,在心外膜、关节和血管等处少见。在心肌间质内的 Aschoff 小体多位于小血管旁,呈圆形或梭形,其中央为纤维蛋白坏死灶,周围可见风湿细胞或阿绍夫细胞(Aschoff cell),该细胞胞质丰富,嗜碱性,核大,呈卵圆形、空泡状。染色质集中于核的中央,核的横切面状似枭眼,纵切染色质呈毛虫状,可见少量淋巴细胞(图 1-5-9,图 1-5-10)。此期持续 2 ~ 3 个月。

(三) 纤维化期或愈合期

纤维化期或愈合此期纤维蛋白样坏死物被溶解吸收,风湿细胞转变为长梭形纤维细胞,细胞间出现胶原纤维,使原来的风湿小体逐渐纤维化,最终成为梭形小瘢痕。此经过持续 2 ~ 3 个月。

整个病程自然经过为 4 ~ 6 个月。发生在浆膜的风湿病常不呈上述典型经过,而主要为浆液性和(或)纤维蛋白性炎症。由于风湿病常反复发作,因此病变器官内可同时见到 3 种改变,新旧病变常同时并存。

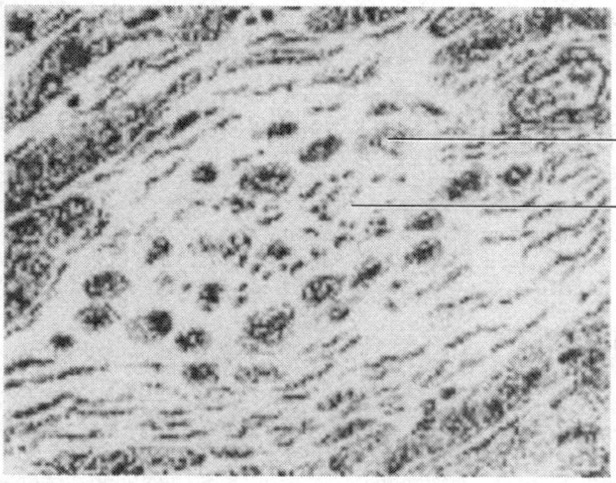

图 1-5-9　心肌间质风湿小体

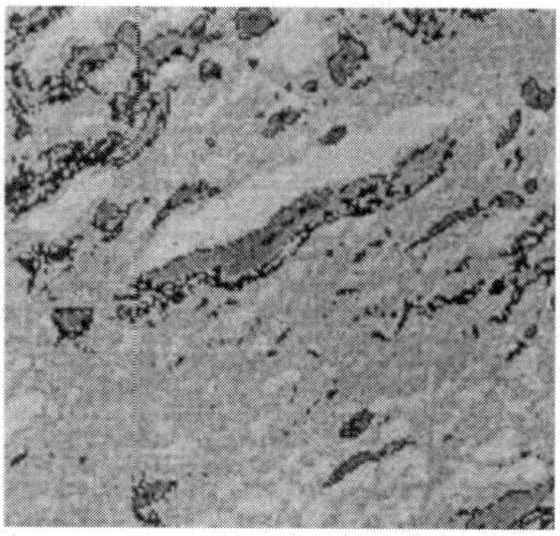

图 1-5-10　阿绍夫细胞纵切面染色质呈毛虫状

三、各器官风湿性病变及其临床病理联系

(一) 风湿性心脏病

风湿性心脏病(rheumatic heart disesase,RHD)是风湿病引起的心脏病变,可表现为风湿性心内膜炎、风湿性心肌炎和风湿性心外膜炎。若病变累及心脏各层,则称为风湿性全心炎(rheumatic pancarditis 或风湿性心脏炎)。RHD 多见于 20 ~ 40 岁,17 ~ 18 岁为高峰。两性间发病率无明显差异。儿童风湿病患者中,65% ~ 80% 有心脏炎的临床表现。

1. 风湿性心内膜炎(rheumatic endocarditis)　病变主要侵犯心瓣膜,以二尖瓣最常受累,其次是二尖瓣和主动脉瓣同时受累。病变主要表现为疣状心内膜炎。由于受累瓣膜肿胀、内皮细胞受损,再加上瓣膜闭锁缘经常受到摩擦和血流冲击,因此在瓣膜闭锁缘上形成单行排列、直径 1 ~ 2 mm 的疣状赘生物,这些疣状赘生物呈灰白色半透明,附着牢固,不易脱落(图 1-5-11)。

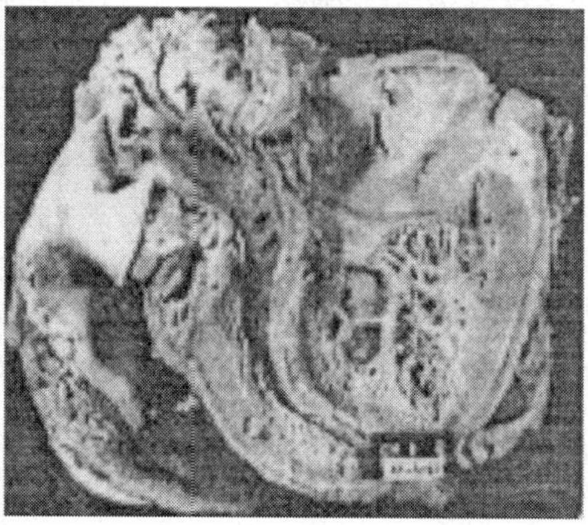

图 1-5-11　风湿性心内膜炎

疣赘物为由血小板和纤维蛋白构成的白色血栓。此外也可见瓣膜胶原纤维发生纤维蛋白样坏死,坏死灶周围出现 Asohoff 细胞及 Aschoff 小体形成。由于病变反复发作,引起纤维组织增生,使瓣膜增厚、卷曲、粘连,腱索缩短变粗,最后形成慢性心瓣膜病。当炎性病受累及心房、心室内膜时,可引起内膜灶性增厚,附壁血栓形成。患者可有发热、贫血,因相对性二尖瓣关闭不全及瓣膜肿胀,在心尖区出现轻度收缩期杂音和舒张期杂音。

2. 风湿性心肌炎　风湿性心肌炎(rheumatic myocarditis)多发生于成人。主要累及心肌间质结缔组织,表现为间质水肿、Aschoff 小体形成以及由小体发生纤维化所形成的梭形小瘢痕。病变呈灶性分布,以左心室后壁、室间隔、左心耳和左心房最常见。发生于儿童者,常表现为弥漫间质性心肌炎，患儿可有窦性心动过速、第一心音低钝、心电图示 P–R 间期延长及传导阻滞。儿童患者可发生急性充血性心力衰竭。

3. 风湿性心外膜炎 风湿性心外膜炎（rheumatic pericarditis）病变主要累及心包脏层，呈浆液性或浆液纤维蛋白性炎症，心包腔内有大量浆液渗出时，则形成心包积液，患者有胸闷不适，心浊音界增大，心音远。当有大量纤维蛋白渗出时，心外膜表面的纤维蛋白因心脏的不停搏动而呈绒毛状（图 1–5–12），称为绒毛心（干性心包炎）。

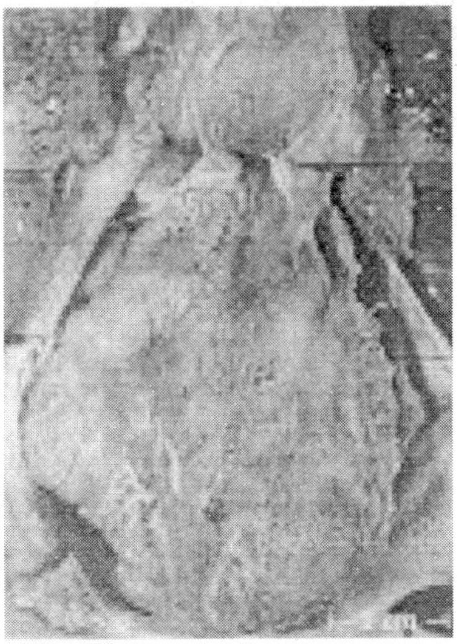
图 1–5–12 绒毛心

患者有心前区疼痛，听诊可闻及心包摩擦音。恢复期，浆液和纤维蛋白被溶解吸收，如果渗出的大量纤维蛋白不能被溶解吸收则发生机化，致使心包脏层、壁层互相粘连，严重时形成缩窄性心包炎。

（二）风湿性关节炎

风湿性关节炎（rheumatic arthritis）表现为病变关节红、肿、热、痛和功能障碍，病变主要为浆液性炎。常累及膝、踝、肩、腕和肘等大关节，呈游走性，反复发作。病变滑膜充血、肿胀，关节腔内有大量浆液渗出，邻近软组织内可以有不典型风湿性肉芽肿性病变。风湿病发作时，约 75% 的患者有风湿性关节炎，与风湿性心脏病相反，风湿性关节炎是病变消退后不遗留关节变形。因此，有人形容风湿病是“舔过关节，咬住心脏”。

（三）皮肤病变

1. 环形红斑 环形红斑（erythema annullare）为躯干和四肢皮肤出现的环形或半环形淡红色斑，对急性风湿病具有诊断意义，多见于儿童。环形红斑是由于真皮浅层血管充血及非特异性渗出性炎所致，常在 1 ~ 2 d 消退。

2. 皮下结节 常见于肘、腕、膝、踝关节附近伸侧面皮下，为直径 0.5 ~ 2 cm 圆形或椭圆形、质硬、活动、无压痛的结节。镜下观：结节中心为大片纤维蛋白样坏死物，其周围为呈放射状排列的风湿细胞和成纤维细胞，并伴有以淋巴细胞为主的炎性细胞浸润。风湿活动停止后皮下小结可自行消退，遗留小的纤维瘢痕。

（四）风湿性动脉炎

风湿性动脉炎（rheumatic arteritis）可发生于冠状动脉、肾动脉、肠系膜动脉、脑动脉和肺动脉等处。急性期，血管壁结缔组织发生黏液变性和纤维蛋白样坏死，并可有 Aschoff 小体形成。后期，血管壁瘢痕形成，使管腔狭窄。

（五）中枢神经系统病变

中枢神经系统病变多见于 5 ~ 12 岁的儿童，女孩较多。主要病变为脑的风湿性动脉炎、神经细胞变性、胶质细胞增生及胶质结节形成。病变主要累及大脑皮质、基底核、丘脑及小脑皮质。当锥体外系受累时，患儿出现肢体的不自主运动，称之为小舞蹈症（chorea minor）。

第四节　感染性心内膜炎

感染性心内膜炎(infective endocarditis,IE)是指由病原微生物直接侵袭心内膜而引起的炎症性疾病,主要由细菌感染引起,传统称为细菌性心内膜炎(bacterial endocarditis,BE)。本病可见于任何年龄,尤以男性成人为多发。心瓣膜异常、人工瓣膜(包括机械瓣膜和生物瓣膜)、静脉药瘾者药物注射以及免疫抑制是感染性心内膜炎的主要诱因。人工瓣膜引起的感染性心内膜炎是人工瓣膜移植后的一种严重并发症,其特征是病变常位于人工瓣膜与组织之间,形成瓣环脓肿,并可侵犯邻近组织。静脉药瘾者发生感染性心内膜炎主要是通过使用感染的注射器或溶液而造成感染。根据病因及临床经过的不同,感染性心内膜炎分为急性和亚急性两类。

一、急性感染性心内膜炎

急性感染性心内膜炎(acute infective endocarditis,ABE 或 AIE)主要是由致病力强的化脓菌(如金黄色葡萄球菌、溶血性链球菌、肺炎链球菌等)引起。通常,病原菌先在体内引起局部化脓性炎症,进而发展为败血症并侵犯心内膜。此型心内膜炎多发生在原来正常的心瓣膜上,多单独侵犯主动脉瓣或二尖瓣。但大多数发生于器质性心脏病患者。据我国的资料分析,感染性心内膜炎患者中 80% 左右有风湿性心脏病,8% ~15% 有先天性心脏病,无器质性心脏病者占 2% ~10%。病变为心瓣膜的急性化脓性炎,在受累的心瓣膜上形成疣赘物。疣赘物较大,质地松软、灰黄或浅绿色,易脱落。镜下观:疣赘物主要由脓性渗出物、血栓、坏死组织和大量细菌菌落混合形成。脱落的带有细菌的栓子可引起心、肺、脑、肾和脾等器官梗死和多发性栓塞性小脓肿,受累瓣膜可发生破裂、穿孔,腱索断裂,引起急性心瓣膜功能不全。此病起病急、病程短、病情严重,50% 以上患者多在数周内死亡。由于抗生素的广泛应用,现患者病死率大大下降,但赘生物机化、瘢痕形成可导致慢性心瓣膜病。

二、亚急性感染性心内膜炎

亚急性感染性心内膜炎(subacute infective endocarditis,SIE 或 SBE)临床上起病隐匿,病程较长,可迁延数月,甚至 1 ~2 年。SIE 通常由毒力较弱的草绿色链球菌引起(约占 75%),其他链球菌、肺炎链球菌、肠球菌和真菌等引起的也逐渐增多。亚急性感染性心内膜炎常发生在已有病变的心瓣膜上,最常发生在风湿性心瓣膜病的基础上,其次是先天性心脏病。行修补术后的瓣膜也易被感染。二尖瓣和主动脉瓣最常受累。

SIE 的病变特点是在原有病变的瓣膜上形成疣赘物。肉眼观:疣赘物呈息肉状,污秽灰黄,干燥而质脆,颇易脱落(图 1-5-13)。受累瓣膜变形,有时发生溃疡和穿孔。镜下观:赘生物由血小板、纤维蛋白、细菌菌落、炎症细胞及少量坏死组织组成,瓣膜溃疡底部有肉芽组织增生,淋巴细胞、单核细胞浸润(图 1-5-14)。

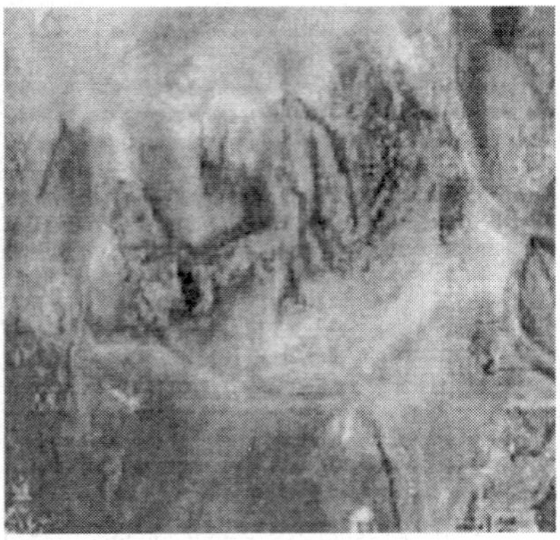

图 1-5-13 亚急性感染性心内膜炎疣赘物(肉眼观)

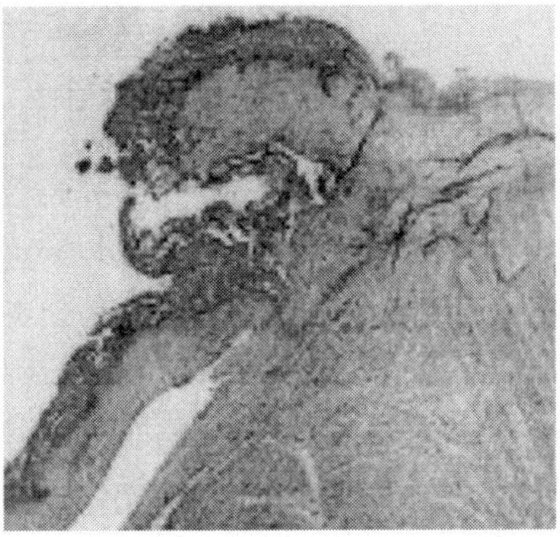

图 1-5-14 亚急性感染性心内膜炎(镜下观)

绝大多数 SIE 患者可治愈,少数患者可出现如下并发症:① 瓣膜变形,导致瓣膜口狭窄或关闭不全,可听到相应杂音;② 动脉性栓塞,引起脑、肾、脾等器官的梗死,常为无菌性梗死;③ 变态反应,引起局灶性或弥漫性肾小球肾炎,皮肤出现红色有压痛的小结节,即 Osler 结节;④ 败血症,细菌和毒素的持续作用,致使患者有长期发热、脾增大、白细胞增多、贫血、红细胞沉降率加快及血培养阳性等表现。

此外,本病的预后与年龄、体质、原有心脏疾患、心功能状况、病原体种类和毒力、是否有栓塞合并症等有很大关系,病残率和病死率较高。因此,应加强手术器械检查及管理,严格无菌观念,防止侵入性器械感染而导致的感染性心内膜炎。

第五节 心 肌 炎

心肌炎(myocarditis)是指由各种原因引起的心肌局限性或弥漫性炎症,是心肌最基本的和最早的病理变化。最常见的是病毒性心肌炎及细菌性心肌炎。

一、病毒性心肌炎

病毒性心肌炎(viral myocarditis)是由亲心肌病毒引起的原发性心肌炎症性疾病,引起心肌炎的常见病毒有柯萨奇病毒(Coxsackie virus)、艾柯病毒(ECHO virus,即人肠孤病毒)、风疹病毒、流行性感冒病毒和流行性腮腺炎病毒等。近年来发现,许多获得性免疫缺陷综合征(acquired immune deficiency syndrome,AIDS,简称艾滋病)患者伴发心肌炎,并在艾滋病死亡者的心肌细胞内检出人类免疫缺陷病毒(HIV)的核酸序列。亲心肌病毒可直接破坏心肌细胞,也可通过 T 细胞介导的免疫反应间接地破坏心肌细胞。病毒衣壳的糖蛋白分子结构与心肌细胞膜的糖蛋白相似,感染后,机体产生的抗体针对病毒,亦针对心肌细胞。因此,在细胞毒性 T 细胞致敏后,被感染的心肌细胞也受到破坏。

病理变化:按 Dallas 标准,心肌炎应同时具备心肌间质内炎细胞浸润和心肌细胞变性或坏死。镜下观：初期的病毒性心肌炎可见心肌细胞变性、坏死及间质内中性粒细胞浸润（图 1-5-15）。其后，代之以淋巴细胞、巨噬细胞、浆细胞浸润及肉芽组织形成。在成年人，病变多累及心房后壁、室间隔及心尖区，有时可累及传导系统。光镜下主要为坏死性心肌炎。晚期有明显的间质纤维化，伴代偿性心肌肥大及心腔扩张。

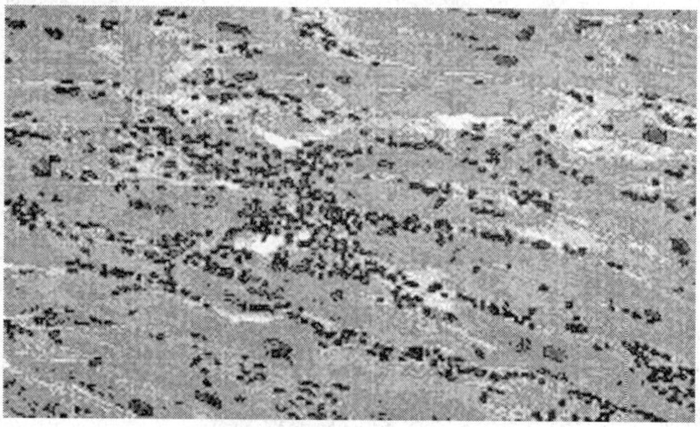

图 1-5-15 心肌细胞变性、坏死间质内中性粒细胞浸润

临床表现不一，常出现不同程度的心律失常，一般预后较好。但病变严重者及婴幼儿可发生心力衰竭等并发症。

二、细菌性心肌炎

细菌性心肌炎（bacterial myocarditis）是由细菌引起的心肌炎症，常由葡萄球菌、链球菌、肺炎链球菌及脑膜炎双球菌引起。细菌毒素亦可引起心肌炎，如白喉性心肌炎、猩红热性心肌炎。

病理改变常为心肌及间质内多发性小脓肿。脓肿周围心肌有不同程度的变性、坏死，间质内有多发性的中性粒细胞和单核细胞浸润。

三、孤立性心肌炎

孤立性心肌炎又称为特发性心肌炎（idiopathic myocarditis），病因不明。由 Fiedler 首先描述，故又称为 Fiedler 心肌炎，多见于 20～50 岁的中青年，常导致心脏扩张，因心力衰竭而死亡。

孤立性心肌炎的病理改变按组织学分为两型，即弥漫性心肌炎、间质性心肌炎。病变特点为心肌间质内有大量淋巴细胞、浆细胞和巨噬细胞浸润，心肌细胞变性、坏死不明显。

特发性巨细胞性心肌炎以病灶内心肌细胞坏死及肉芽肿形成为特点，病灶中央可见红染、无结构坏死物，周围有淋巴细胞、浆细胞、巨噬细胞和嗜酸粒细胞浸润，并混有多核巨细胞。

思考题

一、名词解释

风湿小体 风湿细胞 冠心病 向心性肥大 高血压脑病 原发性颗粒性固缩肾 心绞痛 心肌梗死

二、填空题

1. 风湿病的基本病变分为________、________、________3 个期。

2. 动脉粥样硬化的基本病变分为________、________、________和________4 个时期。

3. 风湿性心脏病最常受累的瓣膜是________，其次是________。

4. 高血压可分为________、________、________3 个时期。

5. 动脉粥样硬化病变主要累及的是________动脉，而高血压的病变主要累及动脉。

6. 风湿病按病变过程可分为________、________、________3 期。变质性病变以________为特征，增生性病变以________为特征。

7. 心肌梗死的原因有________、________、________。

三、问答题

1. 简述良性高血压病患者心、脑、肾的病变特征。

2. 脑动脉粥样硬化的病变特征及后果有哪些？

3. 试述风湿性心内膜炎发生的部位、主要病理变化及结局。

4. 简述心肌梗死的病变特征。

第六章　呼吸系统疾病

学习要点

掌握慢性阻塞性肺疾病、肺炎、肺癌的病理变化，病理临床联系；熟悉阻塞性肺疾病、肺炎、肺癌、鼻咽癌的病因及发病机制；理解肺尘埃沉着病、鼻咽癌的病理变化、病理临床联系及合并症。

呼吸系统包括鼻、咽、喉、气管、支气管和肺。以环状软骨为界将呼吸道分为上呼吸道和下呼吸道两部分。支气管在肺内逐级分支至直径<1 mm 处，其壁内的软骨和腺体消失，称为细支气管。每一细支气管以下的各级分支和分支末端的肺泡组成肺小叶。呼吸性细支气管、肺泡管和肺泡囊均附有能够进行气体交换的肺泡，故和肺泡一起称为肺的呼吸部分。有呼吸性细支气管及其远端所属的各级组织及肺泡，统称为肺腺泡(pulmonary acinus)，是肺的基本功能单位。每个肺小叶有 15～25 个肺腺泡。传导性气道管壁覆盖纤毛柱状上皮，肺泡则由肺泡上皮覆盖。Ⅰ型肺泡上皮细胞胞质扁阔，覆盖着 90% 以上的肺泡内表面。Ⅰ型肺泡上皮细胞、基底膜、毛细血管内皮细胞共同组成肺泡毛细血管膜(alveolocapillary membrane)，是气血屏障结构，肺泡气与血交换的场所。Ⅱ型肺泡细胞较少，位于Ⅰ型肺泡上皮细胞之间，可以分泌肺表面活性物质，具有降低肺泡表面张力，防止肺萎陷的作用。

呼吸系统各级支气管的假复层或单层纤毛上皮细胞、杯状细胞和腺体构成纤毛——黏液排送系统，对呼吸道有很强的自净防御功能，可将空气中直径 2～10 μm 的粉层微粒及病原体以咳痰的形式排出体外。<2 μm 的有害微粒进入肺泡腔，可被肺泡巨噬细胞吞噬。肺泡巨噬细胞还能合成多种生物活性物质，如溶菌酶、补体、干扰素、分泌型 IGA 等免疫活性物质，与支气管黏膜和肺巨噬细胞共同抵抗或消除病原的入侵。因此，呼吸系统疾病的发生与全身抵抗力和免疫功能下降，或局部自净防御功能削弱，以及致病因子作用增强等多种因素有关。

常见的呼吸系统疾病有如下几类：① 感染性疾病：主要是由病原体引起的呼吸道炎性疾病，如鼻炎、鼻窦炎、咽喉炎、支气管炎、肺炎、肺结核和流行性感冒等。② 阻塞性肺疾病：是一组以肺实质与气道受到病理损害后，导致气道完全或不完全阻塞、气流阻力增加，肺功能不全为共同特征的慢性肺病，如慢性阻塞性肺疾病(包括慢性支气管炎、肺气肿、支气管哮喘及支气管扩张症)。③ 限制性肺疾病(restrictive lung disease)：与 COPD 不同，限制性肺疾病是胸廓畸形或各种病因致使肺的弹性减弱，顺应性(compliance)降低，肺膨胀受限的疾病，如肺尘埃沉着症和弥漫性肺间质纤维化等。④ 肿瘤:如鼻咽癌、喉癌和肺癌等。

第一节 慢性阻塞性肺疾病

慢性阻塞性肺疾病(chronic obstructive pulmonary disease, COPD)是一组慢性气道阻塞性疾病的统称,主要包括慢性支气管炎和肺气肿(以往也包括支气管哮喘和支气管扩张症)等疾病,这类疾病以导致慢性不可逆性气道阻塞、呼气阻力增加、肺功能不全为共同特征。

一、慢性支气管炎

慢性支气管炎(chronic bronchitis)是指发生在支气管黏膜及其周围组织的慢性非特异性炎症。在40~65岁的人群中患病率可达15%~20%。临床上以病程长、迁延不愈、反复发作为特征,以咳嗽、咳痰、喘息为主要症状。上述症状每年持续约3个月,连续2年以上即可诊断。晚期可并发阻塞性肺气肿、支气管扩张和慢性肺源性心脏病。

(一)病因及发病机制

慢性支气管炎往往是多种因素长期综合作用所致。现简述如下:

1. 呼吸道反复感染　病毒感染和继发性细菌感染是慢性支气管炎发病的主要原因。凡能引起上呼吸道感染的病毒和细菌均与慢性支气管炎的发生和复发密切相关,以鼻病毒、腺病毒和呼吸道合胞病毒为多见。病毒感染损伤呼吸道黏膜上皮的同时使细菌更容易侵入。

2. 理化因素

(1) 吸烟:吸烟是慢性支气管炎发生的重要因素,吸烟者比不吸烟者的患病率高2~8倍,吸烟时间愈久,日吸烟量愈大,患病率愈高。烟雾内含有焦油、尼古丁、铜等有害物质,损伤呼吸道黏膜,使腺体肥大增生分泌增加和肺泡巨噬细胞的抗菌能力降低,从而削弱呼吸道的自净和免疫功能,易继发感染。

(2) 空气污染:长期接触工业粉尘和大气污染也是引起慢性支气管炎的原因。作业环境内的刺激性烟尘和粉尘,反复刺激损伤支气管黏膜而发病。

(3) 气候因素:气候变化,特别是寒冷空气能引起呼吸道黏液分泌增多、纤毛排送黏液的速度减慢和肺泡巨噬细胞功能减弱。

3. 过敏因素　过敏因素与慢性支气管炎的发病也有一定的关系,尤其是慢性喘息型支气管炎患者往往有过敏史。

4. 其他因素　国内研究表明:40%~60%支气管炎的患者有自主神经功能紊乱的表现,如磨牙、夜间睡眠流涎等。此外,内分泌功能变化,如老年人肾上腺皮质激素分泌减少,可引起呼吸道黏膜萎缩,肺组织弹性降低,使老年人患病率较高并迁延不愈。机体抵抗力降低,呼吸系统防御功能受损及神经内分泌功能失调是发病的内在因素。

(二)病理变化

早期病变常起始于较大的支气管,随着病情进展,病变可累及较小的支气管和细支气管,受累的细支气管越多,气道阻力增高和肺组织受损的程度也越严重。主要病变为:

1. 黏膜上皮纤毛粘连、倒伏、脱失，上皮细胞空泡变性、坏死，杯状细胞增生（图1-6-1）。

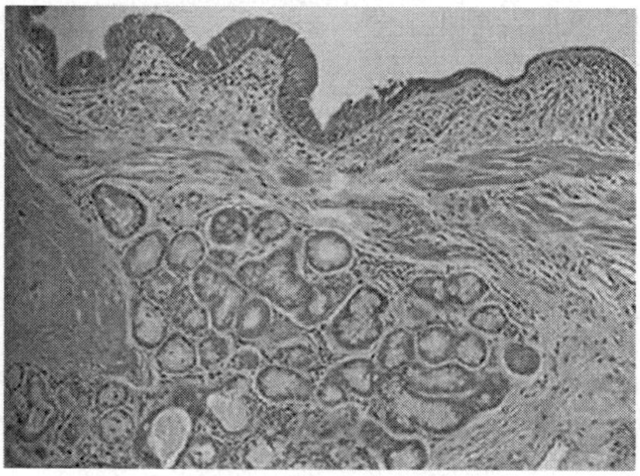

图1-6-1　慢性支气管炎（1）

支气管黏膜纤毛柱状上皮纤毛粘连、倒伏、脱失，黏膜下层见慢性炎细胞浸润

2. 假复层纤毛柱状上皮出现鳞状上皮化生，黏膜下腺体增生、肥大，浆液性上皮发生黏液性化生（图1-6-2）。

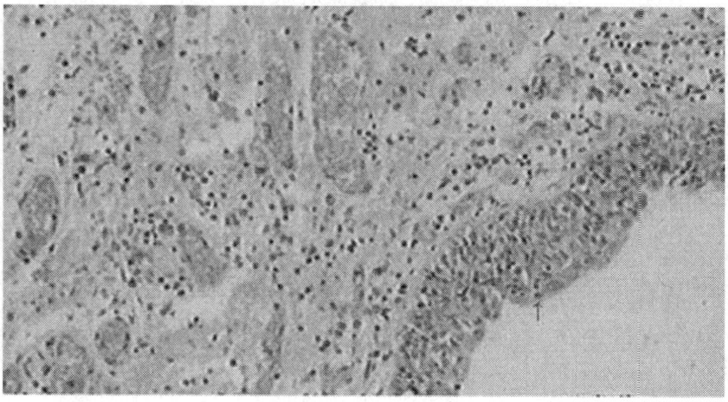

图1-6-2　慢性支气管炎（2）

支气管假复层纤毛柱状上皮被鳞状细胞增生取代，支气管壁可见血管扩张及淋巴细胞浸润

3. 支气管壁平滑肌、各层均有充血、水肿及淋巴细胞、浆细胞浸润，管壁平滑肌束断裂、萎缩，弹性纤维及软骨萎缩、钙化，甚至骨化。

4. 喘息型支气管炎患者支气管平滑肌增生、肥大，支气管管腔狭窄，有时管壁软骨可以发生变性、纤维化、骨化和钙化。

慢性支气管炎反复发作，炎症不仅可引起管壁增厚，管腔狭窄，甚至发生纤维性闭锁，而且炎症又易向管壁周围组织及肺泡扩展，形成细支气管周围炎，细支气管炎及细支气管周围炎是引起慢性阻塞性肺气肿的病变基础。

（三）临床病理联系

慢性支气管炎的主要临床表现为咳嗽、咳痰，是由于炎症反复刺激气道黏膜的分泌物增多，黏液潴留，增强反射性咳嗽以排出痰液。痰一般呈白色黏液泡沫状，黏稠不易咳出。在急性发作期，咳嗽加重，并出现黏液脓性或脓性痰。由于支气管痉挛或支气管狭窄及黏液、渗出物阻塞而引起喘息。临床体检时，两肺可闻及哮鸣音、干湿啰音。有的患者因黏膜和腺体萎缩（慢性萎缩性支气管炎）而分泌物减少、痰量减少，甚或无痰。病变引起小气道狭窄或阻塞时，出现阻塞性通气障碍，增加的呼气阻力大于吸气，久而久之，使肺过度充气，肺残气量明显增多，可并发阻塞性肺气肿、支气管扩张和慢性肺源性心脏病。

二、肺气肿

肺气肿（pulmonary emphysema）是指末梢肺组织（包括呼吸性细支气管、肺泡管、肺泡囊和肺泡）因空气含量过多而呈持久性扩张，并伴有肺泡壁弹力组织破坏、间隔断裂至肺泡相互融合、肺容积增大的一种病理状态。

（一）病因及发病机制

肺气肿是支气管和肺疾病常见的并发症，尤以慢性支气管炎最为多见。阻塞性肺气肿常与慢性支气管炎同时存在，吸烟、大气污染和某些感染因子（如流感病毒和上呼吸道常驻菌）引起慢性支气管炎和小气道炎症的同时也会导致阻塞性肺气肿。先天性 α_1-抗胰蛋白酶缺少症和老年性肺弹性减退等因素也可引起肺气肿的发生，但较少见。其发病机制简述如下。

1. 细支气管阻塞性通气障碍　慢性支气管炎时，由于细支气管壁炎性肿胀、增厚、变硬，管腔内有炎性渗出物及黏液形成的黏液栓，使气道发生不完全阻塞。吸气时，细支气管扩张，空气进入肺泡；呼气时，因细支气管腔内黏液栓阻塞，管腔缩小，肺泡间孔关闭，空气不能充分排出，久之导致肺泡壁弹性减退，末梢肺组织过度充气、膨胀，肺泡壁断裂，形成肺气肿。

2. 细支气管壁和肺泡壁的结构损伤　细支气管壁的弹性纤维放射状分布于周围的肺泡上，对维持细支气管的形态和管径大小起着重要的支撑作用。当弹性纤维损坏时，一方面细支气管因失去支撑而使管腔塌陷，引起阻塞性通气障碍；另一方面末梢肺组织在呼气时回缩力下降。二者均导致末梢肺组织含气量增多，逐渐形成肺气肿。弹力纤维的破坏见于下列情况：

（1）细支气管及肺泡壁慢性炎症直接使弹性纤维遭受破坏。

（2）α_1-抗胰蛋白酶缺乏。吸烟可使肺组织内的中性粒细胞和单核细胞渗出，中性粒细胞释放的弹性蛋白酶（elastase）对肺泡间隔弹性蛋白有破坏溶解作用。α_1-抗胰蛋白酶（α_1-antitrypsin，α_1-AT），是多种蛋白水解酶的抑制物，小气道炎症时，由中性粒细胞、巨噬细胞释放的自由基能氧化 α_1-AT，使之失活，从而导致肺组织中的弹性蛋白、Ⅳ型胶原、蛋白多糖和肺泡壁均受到破坏，肺泡融合而发生肺气肿。在 α_1-AT 的遗传性缺乏的家族，肺气肿的发病率比一般人高 15 倍，且发病年龄较早。最近研究表明，肺巨噬细胞释放的基质金属蛋白酶（matrix metalloproteinase）与肺气肿的发生也有一定的关系。

（二）病理变化

肉眼观：肺气肿呈弥漫性，肺显著膨大，边缘钝圆，色泽苍白，肺组织柔软而缺少弹性，指压后遗留压痕，触之捻发音增强。肺泡扩张，间隔变窄，肺泡孔扩大，肺泡间隔断裂，扩张的肺泡融合成大泡（图 1-6-3）。

镜下观：末梢肺组织膨胀，肺泡间隔变窄、断裂，互相融合成大小不一的气囊腔。细小支气管可有慢性炎症改变。肺泡壁毛细血管床减少，肺小动脉内膜因纤维组织增生而增厚。

肺气肿有多种病理分类,通常按解剖组织学部位可将肺气肿分为肺泡性肺气肿和间质性肺气肿两类。此外,还有代偿性肺气肿和老年性肺气肿。

1. 肺泡性肺气肿　肺泡性肺气肿(alveolar emphysema)病变发生在肺腺泡内,按部位和范围不同,又可将其分为以下三种类型:

(1) 腺泡中央型肺气肿(centriacinar emphysema):位于肺腺泡中央的呼吸性细支气管呈囊状扩张,而肺泡管和肺泡囊变化不明显。

(2) 腺泡周围型肺气肿(periacinar emphysema):也称隔旁肺气肿(paraseptal emphysema),肺腺泡远侧端的肺泡管和肺泡囊扩张,而近侧端的呼吸性细支气管基本正常。

(3) 全腺泡型肺气肿(panacinar emphysema):整个肺腺泡均受累。重症者,肺气肿囊腔可融合成直径超过 1 cm 的较大囊泡,形成囊泡型肺气肿(图 1-6-4)。

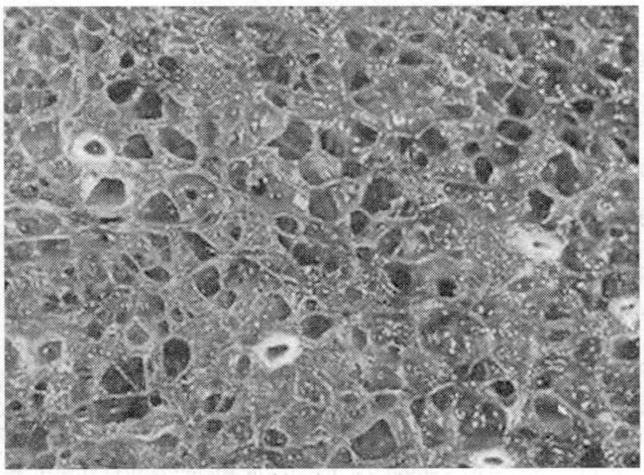

图 1-6-3　肺气肿(1)

肺泡间隔变窄、断裂,互相融合成大泡

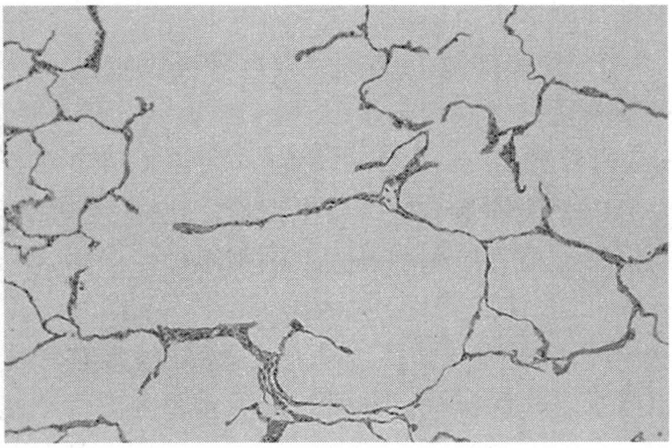

图 1-6-4　肺气肿(2)

囊腔可融合成较大囊泡,形成囊泡型肺气肿

2. 间质性肺气肿(interstitial emphysema)　系由于肺泡间隔或细支气管破裂,空气进入肺间质引起。气体在小叶间隔、肺膜下形成串珠状、针头至豌豆大的小泡状,或可沿细支气管和血管周围的组织间隙扩展至肺门、纵隔、颈部和胸部皮下,形成皮下气肿。

代偿性肺气肿(compensatory emphysema)是指肺萎陷、肺叶切除后残余肺组织发生肺泡代偿性过度充气、膨胀。常不伴有气道和肺泡壁的破坏,故属于非真性肺气肿。

老年性肺气肿(senile emphysema)是指老年人肺组织常发生退行性改变,肺的弹性回缩力减弱,致使肺残气量增多,容积增大,实属老年性肺过度充气(senile hyperinflation)。

(三)临床病理联系

肺气肿患者常有慢性咳嗽、咳痰等支气管炎的病理基础,轻度和早期慢性肺气肿常无明显症状,随着肺气肿程度加重,出现逐渐加重的呼气性呼吸困难、气促、胸闷、发绀和呼吸性酸中毒等阻塞性通气障碍和低氧症状。胸廓呈过度吸气状态,肋骨上抬,肋间隙加宽,胸廓前后径加大,呈桶状,称为“桶状胸”。叩诊呈过清音,心浊音界缩小或消失,肝浊音界下降。触诊语颤音减弱。听诊时呼吸音减弱,呼气延长。X 线检查示两侧肺叶透明度增加。肺泡性肺气肿破坏了肺腺泡内血管床的正常构形,引起肺循环阻力增加,肺动脉压力升高,最终并发肺源性心脏病。

三、支气管哮喘

支气管哮喘(bronchial asthma,简称哮喘)是一种由呼吸道过敏反应引起的以支气管可逆性发作性痉挛为特征的慢性阻塞性支气管炎性疾病。临床表现为反复发作,伴有哮鸣音的呼气性呼吸困难、咳嗽或胸闷等症状。发作间歇期可全无症状,有些患者合并慢性支气管炎、肺气肿或慢性肺源性心脏病。偶有哮喘持续状态并致死的病例。

(一)病因及发病机制

1. 病因　本病的病因较复杂,诱发支气管哮喘的过敏原较多,如花粉、尘螨、动物毛屑、真菌、某些食品和药物等。主要经呼吸道吸入,但也可通过食物或其他途径进入人体。呼吸道感染和精神因素也可诱发哮喘发作。

2. 发病机制 过敏原主要经呼吸道吸入,也可经消化道或其他途径进入人体。呼吸道T淋巴细胞在过敏原的刺激下分化为Th1及Th2型细胞,释放多种白细胞介素(interleukin,IL),如Th2可释放IL-4及IL-5。IL-4可以促进B淋巴细胞产生IgE,刺激肥大细胞增生。致敏的IgE包裹的肥大细胞与抗原发生反应。IL-5能激活嗜酸粒细胞,也与抗原发生反应。除此外,吸入的抗原还可直接刺激黏膜下副交感神经受体,使支气管平滑肌收缩。

(二)病理变化

1. 肉眼观　肺因过度充气而膨胀,常有灶状肺萎陷。支气管管腔内含有黏稠的黏液栓,偶尔可有支气管扩张。并发感染时管腔内出现脓性渗出物。

2. 镜下观　支气管黏膜水肿,上皮中杯状细胞增多,黏膜的基底膜显著增厚并发生玻璃样变,黏液腺和管壁平滑肌细胞肥大、增生,在固有膜、黏膜下及肥厚的肌层内有嗜酸粒细胞、单核细胞、淋巴细胞及浆细胞浸润。

(三)临床病理联系

哮喘发作时,由于细支气管痉挛和黏液栓阻塞,引起呼气性呼吸困难并伴有哮鸣音。症状可自行或经治疗缓解。反复的哮喘发作可导致胸廓变形及弥漫性肺气肿,有时可发生自发性气胸。

四、支气管扩张症

支气管扩张症(bronchiectasis)是以肺内小支气管持久扩张为特征的慢性呼吸道疾病。扩张的支气管内常因分泌物潴留而继发化脓性感染。临床表现以咳嗽、咳大量脓痰和反复咯血等症状为特征。

(一)病因及发病机制

1. 病因　支气管扩张症多继发于慢性支气管炎、麻疹和百日咳后的支气管肺炎、肺结核以及支气管异物吸入、肿瘤等。

2. 发病机制

(1)管壁的炎症破坏:呼吸道反复感染引起支气管管壁的慢性化脓性炎症,损坏了支气管壁的重要支撑结构(如平滑肌、胶原纤维、弹力纤维和软骨),同时支气管周围肺组织的慢性炎症和纤维化对管壁牵拉和咳嗽时支气管内压增高等因素,促成支气管的持久性扩张。此外,吸入腐蚀性气体(如氨气或 NO_2)损伤气管、支气管黏膜后,又反复继发化脓菌感染也可引起支气管扩张。

(2) 气管先天性及遗传性发育不全及异常:支气管壁先天发育不全、弹力纤维及平滑肌生长薄弱或缺失者并发感染,易引起支气管扩张。

(二) 病理变化

支气管扩张主要发生于肺段支气管及细支气管,病变多见于左肺下叶(图 1-6-5)。

1. 肉眼观　支气管扩张症病变的支气管可局限于一侧肺叶或肺段,也可累及两侧肺。下叶多于上叶,尤以下叶背部更为多见,左肺多于右肺。病变支气管呈筒状及囊状扩张,可单发或多发。多数患者肺切面呈蜂窝状(图 1-6-6)。扩张的支气管和细支气管可连续延伸至胸膜下,呈节段性扩张。扩张的支气管腔内含有黏液脓性渗出物,有时为带血的渗出物,常因腐败菌继发感染而带臭味。支气管黏膜因管壁平滑肌萎缩、破坏及黏膜增生肥厚而形成纵行皱襞。周围肺组织呈程度不等的萎陷、纤维化和肺气肿。囊状扩张常发展为肺脓肿。炎症如波及胸膜,可引起纤维蛋白性胸膜炎或化脓性胸膜炎。

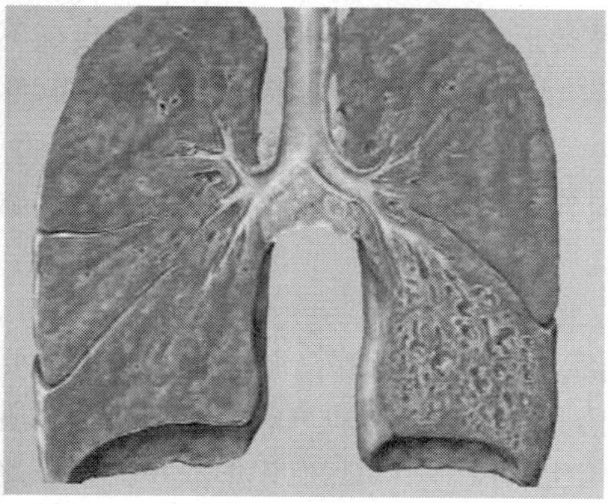

图 1-6-5　支气管扩张症(1)
以左下肺支气管的病变最显著

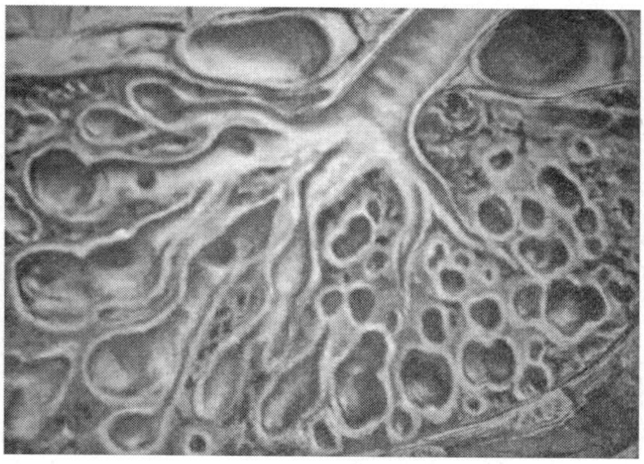

图 1-6-6　支气管扩张症(2)
肺组织切面呈蜂窝状

2. 镜下观　支气管壁呈慢性炎症改变并有不同程度的组织结构破坏。支气管黏膜上皮损伤,修复现象明显,常有鳞状上皮化生,支气管壁增厚,黏膜下血管扩张充血,可见淋巴细胞、浆细胞或中性粒细胞浸润。支气管壁平滑肌、弹性纤维、腺体和软骨减少,有时甚至完全消失。

(三) 临床病理联系

支气管扩张症患者常因反复的支气管慢性炎症刺激,分泌增多,伴发化脓性感染,导致咳嗽和大量脓痰。咯血是由于支气管管壁的血管遭受炎症破坏所致,严重的大咯血可因失血过多导致休克或血块阻塞呼吸道导致窒息而危及生命。若支气管引流不畅,痰不易咳出,可使患者感到胸闷不适。胸痛与并发胸膜炎有关。严重者甚至可并发肺脓肿、脓胸和脓气胸。慢性重症支气管扩张、肺功能严重障碍患者,可有气急、发绀、杵状指(趾),晚期可并发肺动脉高压和肺源性心脏病。支气管黏膜上皮鳞状化生可恶变为鳞状细胞癌。多数患者最终死于肺炎的反复发作。

五、慢性肺源性心脏病

慢性肺源性心脏病(chronic cor pulmonale,简称慢性肺心病)是由肺组织、肺动脉血管或胸廓的慢性病变引起肺组织结构和(或)功能异常,造成肺血管阻力增加,肺动脉压力增高,使右心室扩张或(和)肥厚,伴或不伴右心衰竭的心脏病,并排除先天性心脏病和左心病变引起者。据统计,我国肺心病的发病率较高其平均发病率为0.46%,患病年龄多在40岁以上,随着年龄增长而患病率增高。肺心病为我国北方地区的常见病,多在冬春两季节发病。

(一) 病因及发病机制

引起肺心病的原因很多,但都有一个共同的病理过程——肺动脉高压。

1. 肺疾病 以慢性阻塞性肺病(COPD)中慢性支气管炎并发阻塞性肺气肿最为多见,占80%~90%,其次为支气管哮喘、支气管扩张症、肺尘埃沉着病、慢性纤维空洞型肺结核、弥漫性肺间质纤维化等。这些疾病引起阻塞性通气障碍,破坏肺的血气屏障结构,减少气体交换面积,导致换气功能障碍,使肺泡气氧分压降低,二氧化碳分压增高。低氧血症引起肺小动脉痉挛;缺氧还能导致肺血管构型改建,使肺小动脉中膜肥厚,无肌细动脉肌化;还有肺血管数目减少,均致肺循环阻力增加和肺动脉高压,造成右心室负荷加重,导致右心肥大、扩张。

2. 胸廓运动障碍性疾病 如胸膜纤维化、胸廓和脊柱畸形及胸廓成形术后等。这些疾病不仅能导致肺的伸展或胸廓运动受限而引起限制性通气障碍,而且使支气管和肺血管发生扭曲,导致肺循环阻力增加,引起肺动脉高压。

3. 肺血管疾病 原发性肺动脉高压症、广泛或反复发作的多发性肺小动脉栓塞及肺小动脉炎等,直接引起肺动脉高压,从而引起右心肥大、扩张。

(二) 病理变化

1. 肺部病变 除原有的慢性支气管炎、肺气肿、肺间质纤维化等病变外,肺心病时肺内主要的病变是肺小动脉的变化,表现为肌型小动脉中膜肥厚、内膜下出现纵行肌束和无肌型细动脉肌化,还可发生肺小动脉炎,肺小动脉弹力纤维和胶原纤维增生以及肺小动脉血栓形成和机化。此外,肺泡壁毛细血管数量显著减少。肺小动脉中膜平滑肌增生和内膜增生使血管壁增厚、管腔狭窄。这些病变都能使肺循环阻力增加而引起肺动脉压升高。

2. 心脏病变 右心室壁肥厚,心腔扩张,心尖钝圆。心脏质量增加。肺动脉圆锥显著膨隆。肥厚的右心室内乳头肌和肉柱显著增粗,室上嵴增厚,通常以肺动脉瓣下2cm处右心室肌壁(肺动脉圆锥前壁)厚度超过5 mm(正常为3~4 mm)作为病理诊断肺心病的形态标准。镜下,可见心肌细胞肥大、增宽,核增大,着色深。也可见缺氧所致的肌纤维萎缩、肌质溶解、横纹消失、间质水肿和胶原纤维增生等现象。

(三) 临床病理联系

慢性肺源性心脏病临床经过比较缓慢,可持续数年,其临床表现除原有肺疾病的症状外,患者主要有心悸、气急、肝大、全身淤血、下肢水肿等右心衰竭的症状和体征。此时,如伴有严重呼吸道感染,则可继发呼吸衰竭,而死于肺性脑病。本病应以预防为主,控制病因是避免本病发生的根本措施。

第二节 肺 炎

肺炎(pneumonia)是指肺的急性渗出性炎症,为呼吸系统的多发病、常见病。肺炎可由不同的致病因子引起，根据病因可将肺炎分为感染性肺炎（如细菌性、病毒性、支原体性、真菌性和寄生虫性肺炎）、理化性肺炎（如放射性、吸入性和类脂性肺炎）以及变态反应性肺炎（如过敏性和风湿性肺炎）。由于致病因子和机体反应性的不同，炎症发生的部位、累及范围和病变性质也往往不同。根据炎症累及部位和范围可分为大叶性、小叶性和间质性肺炎。按病变性质可分为浆液性、纤维素性、化脓性、出血性、干酪性及肉芽肿性肺炎。本节仅介绍较常见的细菌性肺炎、病毒性肺炎和支原体肺炎。

一、细菌性肺炎

（一）大叶性肺炎

大叶性肺炎（lobar pneumonia）是由肺炎链球菌引起的以肺泡内弥漫性纤维素渗出为主的炎症。典型者病变起始于肺泡，并迅速扩展至肺段或整个肺大叶。本病多见于青壮年，男性较多见，常发生于冬、春季节，多为散发。临床表现为起病急、寒战、高热、胸痛、咳嗽、咳铁锈色痰和呼吸困难，并有肺实变体征及白细胞增高等。大约经 1 周，患者体温下降，症状消失。

1. 病因及发病机制　许多细菌可引起大叶性肺炎，但 90% 以上的大叶性肺炎是由肺炎球菌或肺炎链球菌（streptococcus pneumoniae）引起，常以 1、3、7 和 2 型多见，其中以 3 型毒力最强。此外，溶血性链球菌、肺炎杆菌、金黄色葡萄球菌、流感嗜血杆菌、铜绿假单胞菌及变形杆菌也可引起。肺炎链球菌可寄生在正常人鼻咽部，带菌的正常人可成为本病的主要传染源。受寒、醉酒、感冒、麻醉和疲劳等均可。使呼吸道分泌物增加，呼吸道的防御功能和机体抵抗力降低，诱发肺部细菌感染。细菌侵入肺泡内，在浆液渗出物中迅速繁殖。肺泡间隔毛细血管扩张、通透性增高，细菌通过肺泡间孔或呼吸性细支气管向邻近肺组织蔓延，波及一个肺段或整个大叶。

2. 病理变化　大叶性肺炎一般只发生在单侧肺，多见于左肺或右肺下叶，也可同时或先后发生于两个以上肺叶。在未使用抗生素治疗的情况下，大叶性肺炎典型的发展过程大致可分为以下四期。

（1）充血水肿期：为发病第 1～2 天的变化。肉眼观，病变肺叶肿胀，质量增加，呈暗红色，切面可挤出带泡沫的血性浆液。镜下见，肺泡壁毛细血管显著扩张、充血。肺泡腔内可见较多浆液性渗出物，并有少量红细胞、中性粒细胞和巨噬细胞。细菌在渗出物中大量繁殖生长，并在肺内迅速播散，累及相邻的肺泡，使病变范围迅速扩大，波及整个肺段或大叶，并直达胸膜。渗出液中常可检出肺炎球菌。

（2）红色肝样变期：一般为发病后第 3～4 天的变化。肉眼观，病变肺叶肿胀，呈暗红色，质地变实，切面呈粗糙颗粒状，灰红似肝，故称红色肝样变期。镜下见，肺泡壁毛细血管仍扩张充血，肺泡腔内充满大量纤维蛋白和红细胞，并有一定量的中性粒细胞和少量巨噬细胞。其中的纤维蛋白丝连接成网并常穿过肺泡间孔与相邻肺泡中的纤维蛋白网相接，这有利于限制细菌的扩散，并有利于吞噬细胞吞噬病原菌。本期渗出物中仍能检出多量肺炎球菌（图 1-6-7）。

（3）灰色肝样变期：发病后第 5～6 天进入此期。肉眼观，病变肺叶仍肿胀，但充血消退，由红色逐渐变为灰白色，质实如肝，故称为灰色肝样变期（图 1-6-8）。镜下见，肺泡腔内纤维蛋白性渗出物增多形成网，纤维蛋白网中有大量中性粒细胞，红细胞基本溶解消失。相邻肺泡中纤维

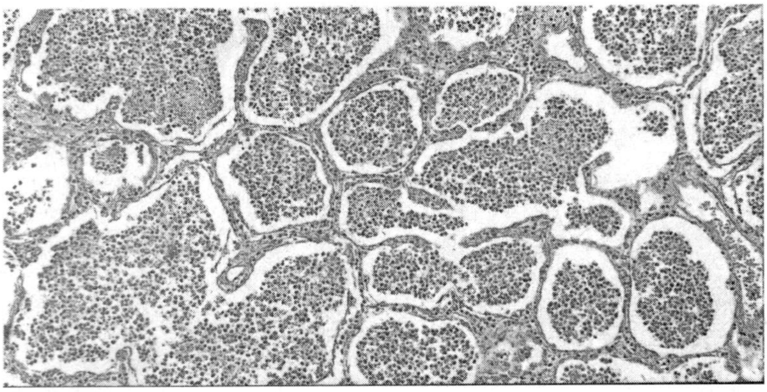

图 1-6-7　大叶性肺炎红色肝样变期

蛋白丝经肺泡间孔互相连接的情况更为显著(图 1-6-9)。肺泡壁毛细血管因腔内渗出物压迫而呈贫血状。渗出物中肺炎球菌已大多被消灭,故不易检出。

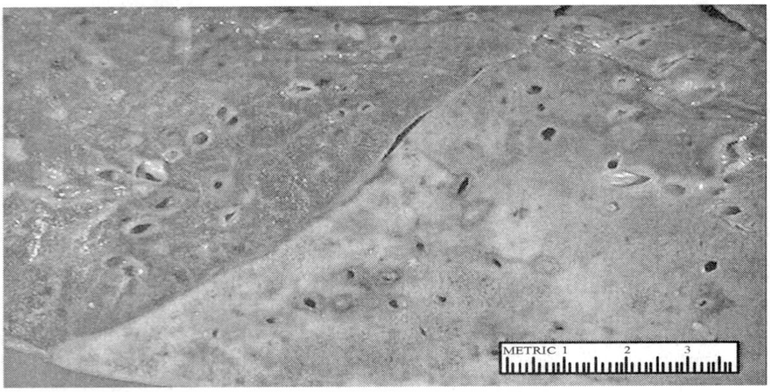

图 1-6-8　大叶性肺炎灰色肝样变期(肉眼观)

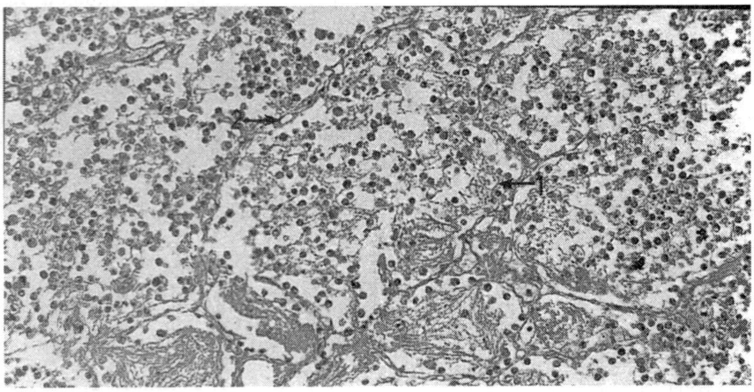

图 1-6-9　大叶性肺炎灰色肝样变期(镜下观)

（4）溶解消散期：发病后1周左右进入此期，可持续若干天。此期机体防御功能加强，病原菌被吞噬消灭。肉眼观，病变肺部渐带黄色。切面的颗粒状外观消失，质地变软，切压时可挤出脓性混浊液。镜下见，中性粒细胞大多变性坏死崩解，肺泡巨噬细胞数量则明显增多，纤维蛋白网受白细胞释出的溶蛋白酶的作用而逐渐溶解。溶解物部分由气道咳出，部分被吞噬细胞吞噬清除并经淋巴管吸收。最终病变肺组织可完全恢复正常。胸膜渗出物被吸收或轻度粘连。肺内炎症完全消散和功能恢复需1～3周。

如今，由于抗生素的广泛应用，使病程缩短，故上述大叶性肺炎的典型病理过程已不多见，病变的范围多局限于肺段，临床表现亦不典型。

3. 临床病理联系　发病初期患者因毒血症而表现出寒战、高热、外周血白细胞增高。在充血水肿期，肺泡内主要为浆液渗出，故常咳出水样痰液，听诊可闻及湿性啰音。X线检查病变区呈淡薄均匀的阴影。肺实变早期，如病变范围较广，则患者动脉血中氧分压由于肺泡换气和通气功能下降而降低，可出现发绀等缺氧症状。X线检查可见大片致密阴影。肺泡腔内的红细胞被巨噬细胞吞噬，崩解后形成含铁血黄素混入痰中，可使痰液呈铁锈色。由于病变波及胸膜，引起纤维蛋白性胸膜炎，患者常感胸痛，并随呼吸或咳嗽而加重。肺实变晚期，因肺泡壁毛细血管受压、闭塞，病变区血流通过很少，对动脉血氧饱和度影响不大，患者的发绀和呼吸困难反而减轻。肺出现实变体征，即病变肺叶叩诊呈浊音，触诊语颤增强，听诊肺泡呼吸音消失，肺内闻及支气管呼吸音，X线检查出现大片致密阴影。胸膜若有纤维蛋白渗出，可闻及胸膜摩擦音。病变消散时，因渗出物溶解，使痰量增多呈稀薄脓样痰，实变期的体征逐渐消失，患部又可闻及湿性啰音。肺内炎症的完全消散，功能恢复，需1～3周。临床上表现为体温下降，X线检查可见病变区阴影密度逐渐减低，以至消失。

4. 并发症　由于治疗上的进步，大叶性肺炎的并发症如今已不多见。如病程延长或在抗菌药物治疗下退热后又发热、白细胞持续增多可考虑发生了并发症。

（1）肺肉质变：主要见于某些患者中性粒细胞渗出过少，其释出的蛋白溶解酶不足以及时溶解和消除肺泡腔内的纤维蛋白等渗出物，则由肉芽组织代替而机化。肉眼观病变部位肺组织变成褐色肉样纤维组织，称肺肉质变（pulmonary carnification）。

（2）肺脓肿及脓胸：多见于由金黄色葡萄球菌引起的肺炎。受累肺组织坏死液化，形成肺脓肿；当胸膜病变严重时，可发展成纤维蛋白性化脓性胸膜炎，甚至脓胸（图1-6-10）。

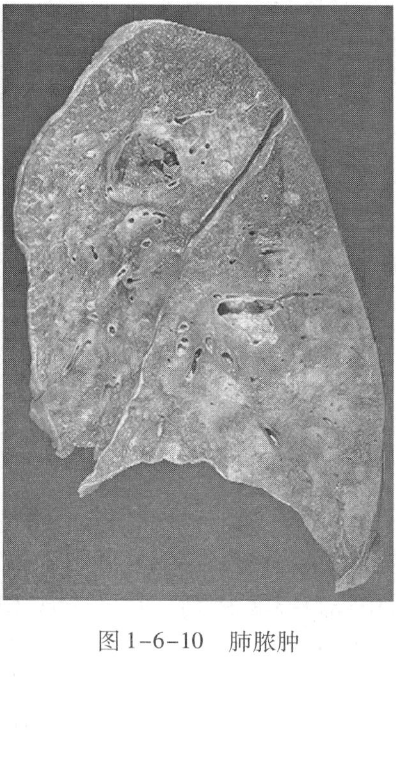
图1-6-10　肺脓肿

（3）败血症或脓毒败血症：见于严重感染时，由于细菌随血流播散、繁殖，导致全身多器官感染。

（4）感染性休克：严重的感染中毒和微循环衰竭可发生休克，称休克型或中毒性肺炎，是大叶性肺炎的严重并发症，如不及时抢救，可导致死亡。

(二) 小叶性肺炎

小叶性肺炎(lobular pneumonia)主要由化脓菌感染引起,病变起始于细支气管,并向周围或末梢肺组织扩展,形成以肺小叶为单位、呈灶状散布的急性化脓性炎症。因其病变常以细支气管为中心,故又称为支气管肺炎(bronchopneumonia)。本病可发生于任何年龄,但多见于小儿和年老体弱者。

1. 病因及发病机制　小叶性肺炎大多由细菌引起,凡能引起支气管炎的病原菌几乎都能导致本病发生。常见的致病菌有肺炎链球菌、葡萄球菌、嗜血流感杆菌、肺炎克雷伯杆菌、链球菌、铜绿假单胞菌和大肠埃希菌等。这些病原菌通常是口腔或上呼吸道内的常驻寄生菌,故支气管肺炎的发生,常有各种诱因,如患传染病(麻疹、百日咳、白喉、流感等)、营养不良、受寒、麻醉等,使机体抵抗力下降,呼吸道的防御功能受损,这些常驻菌就可能侵入细支气管远端及末梢肺组织并繁殖,引起小叶性肺炎。此外,昏迷患者的吞咽、咳嗽反射减弱或消失,易将上呼吸道的带菌分泌物或呕吐物吸入肺部而引起小叶性肺炎,故又称吸入性肺炎。久病卧床者或慢性心力衰竭的患者全身抵抗力降低,肺下叶或背部易造成淤血,局部抵抗力降低而致小叶性肺炎,又称坠积性肺炎。因此,小叶性肺炎常是某些疾病的并发症。

2. 病理变化　小叶性肺炎的病变特征是在肺组织内散的以细支气管为中心的化脓性炎症病灶,常散布于两肺各叶,尤以两肺下叶和背侧病灶较多。

(1) 肉眼观:两肺表面和切面上散在灰黄色实变病灶,以下叶多见,病灶大小不等,直径多为0.5 cm左右(相当于肺小叶范围),形状不规则,色暗红或带黄色,质实。切面病灶略隆起,挤压时有脓性渗出物溢出。严重者,病灶互相融合,甚至累及全叶,形成融合性支气管肺炎(confluent bronchopneumonia)(图1-6-11)。一般不累及胸膜。

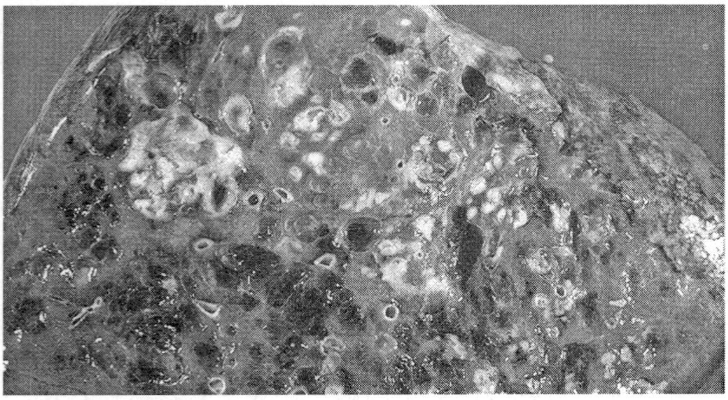

图1-6-11　融合性支气管肺炎

(2) 镜下观:典型支气管肺炎的病变特点是病灶区细支气管黏膜上皮坏死、脱落,崩解,管腔内充满浆液、中性粒细胞、脓细胞以及脱落崩解的黏膜上皮细胞(图1-6-12)。支气管管壁充血,中性粒细胞弥漫性浸润。病灶附近的肺组织充血,肺泡呈代偿性肺气肿(图1-6-13)。严重时,病灶相互融合,呈片状分布,形成融合性支气管肺炎。

3. 临床病理联系　小叶性肺炎由于炎性渗出物刺激支气管黏膜,患者常有咳嗽及咳痰,痰液常因支气管黏液分泌亢进而为黏液脓性。因病灶一般较小且散在分布,故除融合性支气管肺

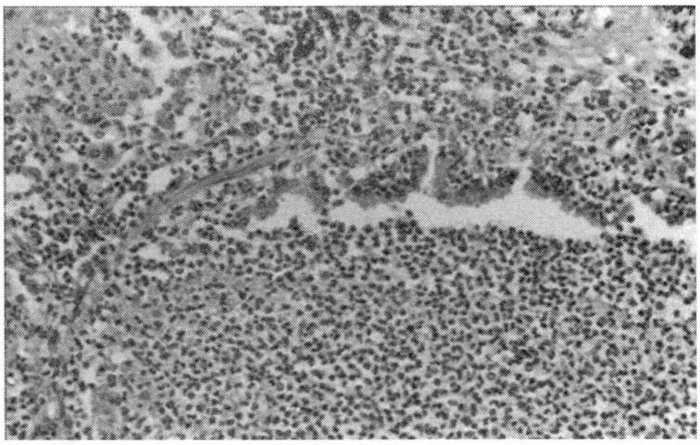

图 1-6-12　小叶性肺炎(1)
病灶区细支气管黏膜上皮坏死、脱落,崩解,管腔内充满浆液、中性粒细胞、脓细胞

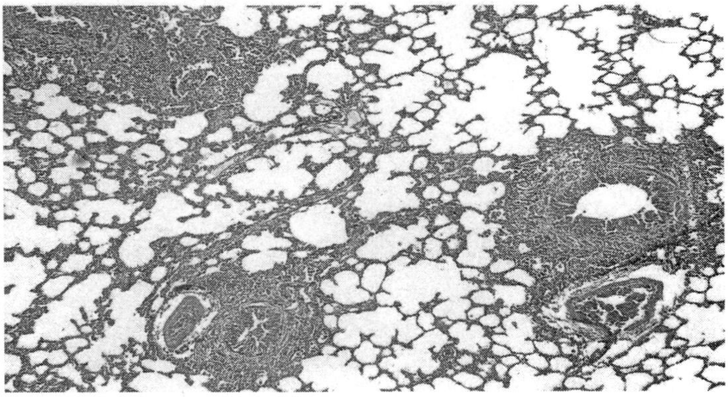

图 1-6-13　小叶性肺炎(2)
病灶附近的肺组织充血,肺泡呈代偿性肺气肿

炎外,肺实变的体征一般不明显。由于病变区细支气管和肺泡内含有渗出物,听诊可闻及湿啰音。X 线检查可见灶状阴影。经及时治疗,本病多数可以治愈。婴幼儿、老年人和久病体衰者并发症多见,预后较差。

4. 并发症　小叶性肺炎较大叶性肺炎并发症多见且危险性大,常可见以下并发症。

(1) 呼吸衰竭:炎症渗出可导致通气与换气功能障碍,明显缺氧及二氧化碳潴留而导致呼吸衰竭。

(2) 心力衰竭:若肺部炎症广泛,使肺循环阻力增加,又因缺氧和中毒使心肌变性,右心负担加重而引起心力衰竭。在幼儿常导致急性心力衰竭。

(3) 肺脓肿和脓胸:多见于金黄色葡萄球菌引起的小叶性肺炎。

(4) 支气管扩张症:支气管破坏严重且病程较长者,可导致支气管扩张症。

二、病毒性肺炎

病毒性肺炎(viral pneumonia)常是上呼吸道病毒感染向下蔓延所致。引起肺炎的病毒主要有流感病毒、腺病毒、副流感病毒、呼吸道合胞病毒、麻疹病毒和巨细胞病毒等。除流感、副流感病毒性肺炎多见于成人外,其余病毒性肺炎均多见于儿童。一般为散发,偶尔酿成流行。病变的多样性可能是由一种以上病毒混合感染或继发细菌感染所致。病毒性肺炎症状轻重不等,除因病毒血症引起的发热、全身中毒症状外,还常表现为频繁难治的咳嗽,气促甚至发绀等。

(一)病理变化

早期或轻型病毒性肺炎主要病变为间质性肺炎。肉眼观,病变常不明显,肺组织因充血、水肿而体积轻度增大。镜下观,主要表现为从支气管、细支气管壁及其周围开始,沿小叶间隔及肺泡间隔分布的间质性炎症。肺泡间隔明显增宽,肺间质内血管充血、水肿及淋巴细胞、单核细胞浸润(图1-6-14)。肺泡腔内一般无渗出物或仅有少量浆液。

病变较重者,除上述间质性肺炎病变外,炎症进一步发展波及肺泡。在肺泡腔内出现非化脓性炎性渗出物,由巨噬细胞和多少不等的浆液、纤维蛋白、红细胞组成。甚至可发生组织坏死。

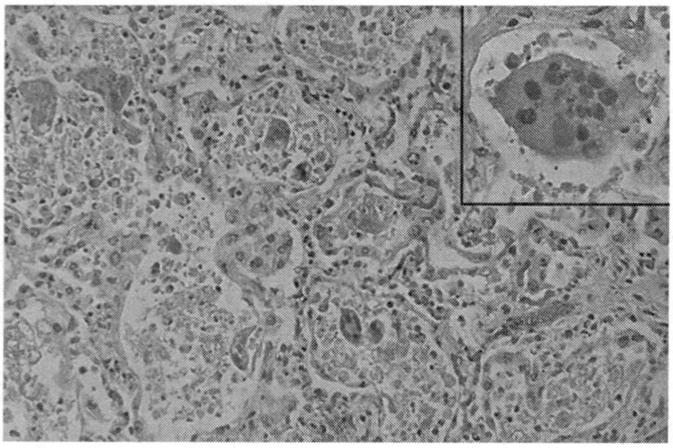

图1-6-14 病毒性肺炎(1)

肺间质内血管充血、水肿及淋巴细胞、单核细胞浸润,右上角为巨细胞和包含体

有些病毒性肺炎(如流感病毒肺炎、麻疹病毒肺炎和腺病毒肺炎等)肺泡腔内渗出变化较明显,渗出物浓缩凝结成一层红染的膜样物贴附于肺泡内表面,即透明膜形成。支气管上皮和肺泡上皮也可增生,甚至形成多核巨细胞,因而又称为巨细胞性肺炎。在病毒性肺炎中,具有诊断意义的是找到病毒包含体(图1-6-15)。这种包含体可见于细胞核内(如腺病毒)或胞质中(如呼吸道合胞病毒)或两者均有(如麻疹病毒),包含体呈嗜酸性红染,圆形或椭圆形,周围常有一清晰的透明晕。电镜证实,许多病毒包含体为不同发育阶段的病毒颗粒。

在某些重症病毒性肺炎,除上述病变外,尚可出现坏死性阻塞性支气管肺炎的改变。肉眼可见大小不等的灰白色坏死实变病灶。继发感染时常混杂化脓性病变,掩盖病毒性肺炎的特征。

(二)临床病理联系

病毒性肺炎由于病毒血症可引起发热及全身中毒症状。因炎症刺激和缺氧,可出现剧烈咳嗽、呼吸困难及发绀等表现。早期,由于肺泡腔内渗出物少,肺部不出现啰音及实变体征。重症患者,肺部出现实变体征,全身中毒症状和缺氧症状较重,可导致心力衰竭和中毒性脑病。

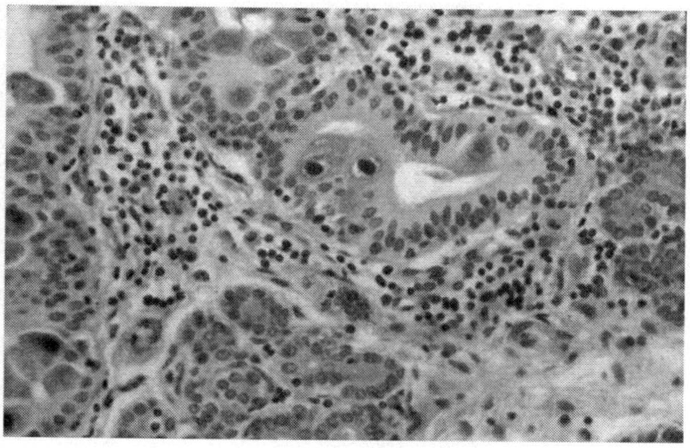

图 1-6-15　病毒性肺炎(2)
增大的细胞核内圆形、红染的核内病毒包含体

三、支原体肺炎

支原体肺炎(mycoplasmal pneumonia)是由肺炎支原体引起的一种间质性肺炎。主要经飞沫感染,秋、冬季节发病较多,儿童和青年发病率较高。患者起病较急,多有发热、头痛、咽痛、顽固和剧烈的咳嗽、气促及胸痛,咳痰常不显著。听诊可闻及干、湿啰音。X 线检查显示肺部呈节段性分布的多种形态的浸润影。白细胞计数有轻度升高,淋巴细胞和单核细胞增多,痰、鼻分泌物及咽拭能培养出肺炎支原体。

(一) 病因

肺炎支原体是人体内唯一的有致病性的支原体,是迄今所知最小的且能独立生活的病原微生物,其生物学特性介于细菌和病毒之间。各种肺炎中 5% ~10% 是由支原体引起的。支原体存在于患者呼吸道分泌物中,主要经飞沫传播,通常为散发,偶呈流行。

(二) 病理变化

肺炎支原体感染可引起整个呼吸道的炎症。肺部病变常仅累及一叶肺组织,以下叶多见。病变主要发生于肺间质,肉眼观,病灶呈节段性或局灶性分布,暗红色,切面可有少量红色泡沫状液体溢出。气管或支气管腔内也可见黏液性渗出物。胸膜常无累及。镜下观,病变区肺泡间隔明显增宽、水肿,血管扩张、充血,淋巴细胞、单核细胞浸润,少量浆细胞浸润,通常肺泡腔内无炎性细胞渗出或仅见少量浆液。细支气管黏膜上皮常保持完好。严重患者,上皮可坏死脱落,肺泡腔内也可有大量蛋白性渗出物及透明膜形成。

(三) 临床病理联系

临床上,通常患者起病较急,多有发热、头痛、全身不适等一般症状。主要临床表现是支气管和细支气管因急性炎症而引起的剧烈咳嗽,初为干咳,以后咳黏液痰。肺泡内渗出物很少,少有湿啰音及实变体征。

支原体肺炎预后良好,自然病程约 2 周,患者可痊愈。

第三节 肺尘埃沉着病

肺尘埃沉着病(pneumoconiosis)又称为尘肺,是因长期吸入的有害粉尘在肺内沉着,引起以粉尘结节和肺纤维化为主要病变的常见职业病,常伴有慢性支气管炎、肺气肿和肺功能障碍。尘肺可按粉尘的化学性质分为无机肺尘埃沉着病和有机肺尘埃沉着病两大类。我国最常见的无机肺尘埃沉着病,主要有硅沉着病、石棉沉着病和煤矿工人肺尘埃沉着病等。有机肺尘埃沉着病多由吸入植物粉尘、真菌的代谢产物或动物性蛋白质等引起,如农民肺、蘑菇养殖者肺和饲禽者肺等。

一、硅沉着病

硅沉着病(silicosis)简称硅肺(曾称为矽肺),是因长期吸入大量含游离二氧化硅(SiO_2)的粉尘沉着于肺部引起的一种常见的职业病。长期从事开矿、采石、坑道作业以及在石英粉厂、玻璃厂等生产作业的工人易患本病。其病变以硅结节形成和广泛肺纤维化为特征。病程进展缓慢,即使在脱离硅尘作业后,肺部病变仍继续发展。患者多在接触硅尘 10 ~ 15 年后才发病。重症或晚期患者常因呼吸功能严重受损而出现低氧症状、并发肺源性心脏病或肺结核病。

(一) 病因及发病机制

二氧化硅在岩石中分布较广,约 70% 的岩石含有二氧化硅,尤其是石英中含量高达 97% ~ 99%。游离二氧化硅能否进入肺泡引起硅沉着病,取决于硅尘微粒的大小。硅尘粒子越小,在空气中的沉降速度越慢,被吸入的机会就越多。一般来说,直径较大的粉尘,通常被上呼吸道黏膜所阻挡和排除,不能进入肺内;小于 5 μm 的硅尘才能被吸入肺泡,并进入肺泡间隔,引起病变。尤以 1 ~ 2 μm 的硅尘粒子引起的病变最为严重。此外,硅沉着病的发生、发展还与硅尘中游离二氧化硅的含量、生产环境中硅尘的浓度和分散度、从事硅尘作业工人的工龄以及机体的防御功能等因素有关。

肺硅沉着病的发生机制尚未完全清楚,目前的主要学说有机械刺激学说、免疫学说和化学毒性(生物膜损伤)学说,比较一致的看法是生物膜损伤为发病的关键。即被肺泡和间质巨噬细胞吞噬的硅尘微粒,在细胞内形成吞噬体,继而与溶酶体相融合,形成次级溶酶体。硅尘表面的 SiO_2 与水聚合成硅酸,其羟基基团与溶酶体膜脂蛋白结构上的氢原子间形成氢键,改变了溶酶体膜的脂质分子构型,从而破坏了膜的稳定性或完整性,改变了膜的通透性。溶酶体膜损害后,释出多种水解酶,导致巨噬细胞自溶崩解或发生功能和生物学改变,释放出一些纤维化因子,促进成纤维细胞增生和胶原形成,导致纤维化。巨噬细胞崩解后,释出硅尘和细胞崩解产物又刺激更多的巨噬细胞聚集和吞噬而形成结节。这种过程循环反复,使病变不断发展、加重。

(二) 病理变化

肺硅沉着病的基本病变是硅结节(silicotic nodule)的形成和弥漫性肺纤维化。

1. 肉眼观　硅结节境界清楚,直径 2 ~ 5 mm,圆形或类圆形,灰黑色或灰白色,质坚实,触之有砂粒感。随着病变的发展,硅结节可逐渐增大或互相融合成团块状,中心常因缺血发生坏死、液化，形成硅沉着病性空洞。

2. 镜下观　硅结节形成的开始阶段是由吞噬硅尘的巨噬细胞聚集组成，继而纤维母细胞增生，随之发生纤维化。结节内增生的纤维组织常呈同心圆状排列。当胶原沉积较多时，则变成同心圆状或旋涡状排列的玻璃样变的结节(图1-6-16)，结节中央往往可见内膜增厚的血管。肺内还有不同程度的弥漫性间质纤维化，可能与肺间质内散在性分布的吞噬硅尘的巨噬细胞有关。随着病变的发展，硅结节与纤维化的肺组织融合成团块状。除硅结节形成外，肺间质尚有不同程度的纤维结缔组织弥漫性增生，严重者纤维化范围可达全肺2/3以上。此外，胸膜也因纤维组织增生而变厚，甚至可厚达1cm以上。肺门淋巴结也因硅结节形成而肿大、变硬。

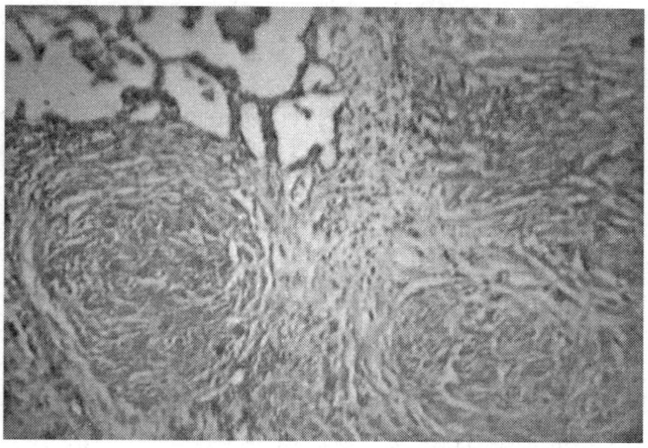

图1-6-16　硅沉着病
结节内增生的纤维组织常呈同心圆状排列

(三) 肺硅沉着病的分期

根据硅沉着病的肺部病变程度和范围，可将本病分为三期。

Ⅰ期肺硅沉着病　硅结节主要局限在淋巴系统。肺组织内硅结节直径一般在1～3 mm，数量少，主要分布在两肺中、下叶近肺门处。X线检查，肺野内可见一定数量的类圆形或不规则形小阴影，其分布范围不少于两个肺区。胸膜可有硅结节形成，但胸膜增厚不明显。肺重量、体积和硬度无明显改变。

Ⅱ期肺硅沉着病　硅结节数量增多，弥散于全肺，但仍以肺中、下叶的肺门附近较为密集，病变范围不超过全肺1/3。X线检查表现为肺野内有较多直径不超过1cm的小阴影，分布范围不少于四个肺区。肺重量、体积、硬度均有增加。

Ⅲ期肺硅沉着病　硅结节密集融合成肿瘤样团块。X线检查有大的团块阴影出现，其长径不小于2cm，宽径不小于1cm，肺门淋巴结肿大、密度高，可见蛋壳样钙化。胸膜增厚，肺重量和硬度明显增加。

(四) 并发症

1. 肺结核　硅肺患者常伴有肺结核，称硅肺结核病(silicotuberculosis)。越是晚期、重症硅肺，肺结核的并发症发生率越高。这可能是由于本病患者机体抵抗力下降，或因硅尘对巨噬细胞的损害，影响机体对结核杆菌的防御机制。同时还易继发其他的细菌及病毒感染。

2. 肺感染　长期吸入硅尘致使患者支气管纤毛上皮受损，自净功能减弱，易并发慢性支气管炎，晚期常发生不同程度的阻塞性肺气肿。

3. 慢性肺源性心脏病　有60%～75%的硅沉着病患者并发慢性肺源性心脏病。主要由于弥漫性肺间质纤维化等病变引起肺小动脉痉挛等，导致肺循环阻力增加，肺动脉压力升高和右心室肌肥大。患者可因呼吸和右心衰竭死亡。

4. 自发性气胸　晚期肺硅沉着病患者常发生不同程度的阻塞性肺气肿和肺大泡。气肿囊腔破裂可引起自发性气胸。

二、肺石棉沉着病

肺石棉沉着病(asbestosis)是因长期吸入石棉粉尘引起的肺间质和胸膜纤维化为主要病变的疾病。石棉是一种天然的矿物结晶,其化学成分是含有铁、镁、铝、钙和镍等元素的硅酸盐复合物。石棉加工厂及石棉制品厂的工人都可因长期吸入石棉粉尘而发生职业性肺石棉沉着病。临床上患者主要出现咳嗽、咳痰、气急和胸胀痛等,晚期出现肺功能障碍和肺心病的症状和体征,患者痰内可检见石棉小体。

(一) 发病机制

石棉的致病力与其被吸入的数量、大小、形状、溶解度不同有关。螺旋形的石棉纤维通常被上呼吸道黏膜所阻挡、排出,直形的石棉纤维易被吸入。吸入的石棉粉尘多数停留在呼吸细支气管,仅有部分抵达肺泡,透过肺泡上皮进入肺间质,有的被巨噬细胞运输到脏胸膜,导致肺间质和胸膜纤维化。直形的石棉纤维在呼吸道的穿透力及致病力最强,更易诱发胸膜恶性间皮瘤,在直形石棉纤维中,较短而粗者对组织的损伤力更强。

(二) 病理变化

肺石棉沉着病的病变特点是肺间质弥漫性纤维化,因吸入肺内的石棉纤维易随气流沿支气管长轴进入肺下叶,故肺病变以两肺下部为重,不同于硅肺病变以两肺中部为重的特点。

1. 肉眼观　肺体积缩小、变硬,早期病变主要发生于两肺下部和脏胸膜下的肺组织内。细支气管周围、肺泡壁及小叶间隔内纤维组织增生,肺呈明显的纤维网状结构。晚期,肺间质纤维化更广泛,更明显,肺组织陷于弥漫性纤维化。常因伴有明显的肺气肿和支气管扩张,肺组织可出现蜂窝状改变。脏胸膜尤其是下叶脏胸膜显著增厚,晚期脏胸膜的增厚更为广泛,壁胸膜出现纤维斑和广泛的纤维化,胸膜腔闭锁,全肺均为灰白色的纤维瘢痕组织包裹。胸膜表面常出现大片的凸起的胸膜斑(pleural plaques),壁胸膜(前后侧面及膈肌上部)多见,为灰白色、质地坚硬、境界分明的纤维性瘢痕斑块。

2. 镜下观　早期病变为脱屑性间质性肺炎变化,表现为Ⅰ型肺泡上皮受损,Ⅱ型肺泡上皮增生。肺泡腔内有大量脱落的肺泡上皮细胞和巨噬细胞聚积。细支气管壁及其周围的结缔组织中、肺泡间隔内有淋巴细胞和单核细胞浸润,伴有少量嗜酸粒细胞、浆细胞浸润。随后,细支气管、血管周围及肺泡间隔内纤维结缔组织增生,到晚期发展为肺组织弥漫性纤维化,大部分肺泡闭塞,由纤维组织填充。同时也可见一些衬以立方上皮的肺泡(腺样肺泡)。细支气管和小血管被包裹于纤维组织内,管壁纤维性增厚,管腔狭窄乃至闭塞。小动脉发生闭塞性动脉内膜炎。在增生的结缔组织纤维间散在着一些石棉小体(asbestos bodies)。石棉小体大小不等,短者仅数μm,长者可超过100 μm,黄褐色,两端膨大,中间为棒状,有分节,呈哑铃状。此种小体是石棉裸纤维被蛋白及铁盐包裹,铁反应阳性。石棉小体旁可见异物巨细胞。检测出石棉小体是诊断本病的重要依据。

(三) 并发症

1. 恶性肿瘤　动物实验和临床观察已证实,石棉具有致癌性,石棉沉着病可并发恶性肿瘤,如恶性胸膜(或腹膜)间皮瘤、肺癌、食管癌、胃癌和喉癌等。石棉沉着病易并发胸膜恶性间皮瘤,多数为弥漫性恶性间皮瘤。据统计,约有50%以上的男性胸膜间皮瘤患者有石棉接触史。

石棉沉着病并发支气管肺癌的病例也不少见，肺癌的部位多累及肺下叶，组织类型以腺癌居多。据调查，吸烟对石棉工人肺癌或恶性间皮瘤的发生有促进作用。

2. 肺源性心脏病和肺结核　石棉沉着病晚期发生弥漫性肺纤维化后引起肺小血管闭塞，肺循环阻力增加，肺动脉高压而致肺源性心脏病。石棉肺合并肺结核的概率较硅沉着病为低，约 10% 。

第四节　呼吸系统常见肿瘤

一、鼻咽癌

鼻咽癌（nasopharyngeal carcinoma，NPC）是起源于鼻咽黏膜上皮组织的恶性肿瘤。本病在世界大多数国家为少见的肿瘤，但在我国却属常见的肿瘤之一，尤以广东、广西、福建、四川及台湾、香港等地更为多见。发病年龄多在 40～50 岁，男性患者为女性患者的 2 倍。患者常有涕中带血、鼻塞、鼻出血、耳鸣、听力减退、头痛、颈淋巴结肿大及脑神经受损等症状。

（一）病因

鼻咽癌的病因尚未完全查明，可能与病毒、环境、遗传等因素有关。

1. EB 病毒　现有大量研究资料表明，本病的发病与 EB 病毒感染密切相关。已发现癌细胞内存在 EB 病毒的 DNA 和核抗原（EBNA）。90% 鼻咽癌患者血清中有与 EB 病毒核抗原、膜抗原和壳抗原等各种抗原相应的抗体，尤其是抗 EB 病毒壳抗原的 IgA 抗体（VcA-IgA），其阳性率可高达 97% ，具有一定的诊断意义。

2. 环境因素　研究发现，有些化学物质（如多环芳烃类、亚硝胺类、微量元素镍等）与鼻咽癌有一定关系。

3. 遗传因素　据调查，有些鼻咽癌患者有家族性和种族易感性，提示鼻咽癌可能与遗传因素有关。由于鼻咽癌的高发区集中在我国南方，高发区居民移居外地或国外，其后裔鼻咽癌的发病率也远远高于当地居民。鼻咽癌患者的某些染色体区段具有不稳定性，有家族发病史者亦不少见，因此，在其发病中可能有遗传性易感因素。

（二）病理变化

鼻咽癌最多见于鼻咽顶部，其次为外侧壁和咽隐窝，发生于前壁者最少。有时可同时占据顶部和侧壁两个部位。

肉眼观：早期常表现为局部黏膜粗糙浸润型或稍隆起，或可形成隆起于黏膜的小结节，肿瘤逐渐发展可形成结节型、浸润型、溃疡型、菜花型（图 1-6-17）肿块，以结节型为多见，菜花型其次。据报道，患者以颈淋巴结肿大作为最初症状者占多数。

镜下观：鼻咽癌绝大多数起源于鼻咽黏膜柱状上皮的储备细胞，少数来源于鳞状上皮的基底细胞。鼻咽部黏膜柱状上皮中的储备细胞是一种原始多能性细胞，既可向柱状上皮方向分化，又可向鳞状细胞方向分化。按分化程度及组织学结构将鼻咽癌分为以下病理组织学类型。

1. 鳞状细胞癌　分化程度高的鳞状细胞癌（squamous cell carcinoma）癌巢细胞分层较明显，

可见清晰的棘细胞及角化珠。癌细胞常呈明显的巢状结构。低分化鳞状细胞癌的癌巢细胞分层不明显，癌细胞大小形状不一，胞质丰富，境界清楚，有时可见细胞间桥，无角化现象（图 1-6-18）。鼻咽低分化鳞状细胞癌与 EB 病毒感染关系密切。

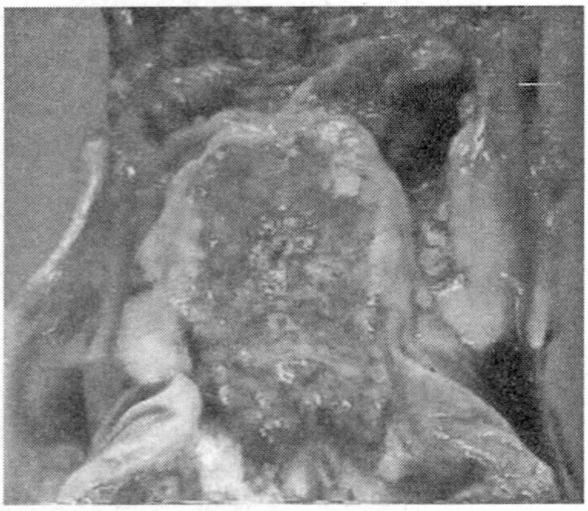

图 1-6-17 鼻咽癌
鼻咽顶部肿物呈菜花状，伴坏死、出血

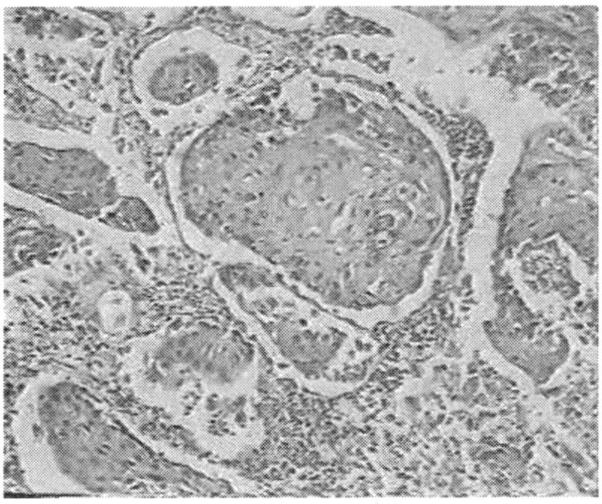

图 1-6-18 鼻咽癌
癌细胞呈巢状，巢内角化不明显；癌巢周围是纤维结缔组织包绕

2. 腺癌（adenocarcinoma） 高分化腺癌少见，癌细胞排列呈腺泡状或管状。低分化腺癌稍多于高分化腺癌。癌细胞呈不规则条索状或成片排列，有时可见腺腔结构或围成腺腔的倾向。

3. 泡状核细胞癌（vesicularnucleus cell carcinoma） 或大圆形细胞癌（large round cell carcinoma） 癌巢不规则，境界不甚明显，癌细胞胞质丰富，境界不清晰。核大呈空泡状，圆形或卵圆形，有畸形的核仁，核分裂象不多见。

4. 未分化癌（undifferentiated carcinoma） 癌细胞小而胞质少，呈圆形或短梭形，胞核圆形或卵圆形、浓染，核仁不明显，癌细胞呈弥漫浸润，无明显癌巢形成。

（三）扩散途经

1. 直接蔓延 癌细胞向上蔓延可破坏颅底骨，以卵圆孔处被破坏最为多见。并可经破裂孔侵入颅内，使第Ⅱ ~ Ⅵ对脑神经受损。肿瘤向外侧蔓延，可侵犯咽鼓管而进入中耳。亦可向前蔓延至鼻腔，甚至侵入眼眶。向后可侵犯颈椎，甚至颈段脊髓。肿瘤自鼻腔向下生长，可破坏硬、软腭。向下后方侵犯梨状隐窝、会厌及喉腔上部。

2. 淋巴道转移 鼻咽黏膜固有层有丰富的淋巴管网，癌细胞早期可经淋巴道转移，先至咽后淋巴结，然后至颈上深淋巴结。其中，颈二腹肌淋巴结往往首先受累，进而向下累及颈内静脉淋巴结。但极少转移到颈浅淋巴结。颈淋巴结转移开始发生在同侧，继而发展为双侧，极少只转移到对侧。受累淋巴结可互相融合，形成巨大肿块，可压迫第Ⅸ ~ Ⅺ对脑神经和颈交感神经，引起相应症状。

3. 血道转移 以肝、肺、骨转移为常见，其次是肾、肾上腺和胰腺等处。

二、肺癌

肺癌（carcinoma of the lung）也称支气管源性癌（bronchogenic carcinoma），是常见的恶性肿瘤

之一。肺癌多发生于45岁以上的中老年人，55～75岁年龄段发病率最高。患者多为男性，男女之比约为2∶1。近年来发现，随着女性吸烟者的增加，女性患肺癌率呈上升趋势。

（一）病因

肺癌的病因复杂，目前认为主要与下列因素有关。

1. 吸烟　吸烟是公认的肺癌发生的最危险因素。大量资料证明，吸烟者比不吸烟者的肺癌发生率高25倍，80%～90%的男性肺癌患者与吸烟有关。日吸烟量越大，开始吸烟的年龄越小，患肺癌的危险性越大。烟雾中含有多种化学致癌物质，如尼古丁、苯并芘、煤焦油、镍、砷等与癌的发生有关。

2. 空气污染　在大城市和工业区肺癌的发病率和死亡率较高。污染的空气中含有苯并芘、二乙基亚硝胺和砷等致癌物。调查表明，工业城市中肺癌的死亡率与空气中苯并芘的浓度呈正相关。

3. 职业因素　肺癌的发生与某些职业有关。长期从事某种职业如采矿（铀矿、锡矿、萤石矿）还有石棉、铬和铬酸盐、镍和羟基镍等致癌物质，长期吸入这些物质亦可引起肺癌。

4. 基因的改变　肺癌的发生是否与遗传因素有关，尚未定论。目前已知，在肺癌中约有10～20种癌基因的突变或肿瘤抑制基因的失活。如在小细胞肺癌主要是c-myc，在肺腺癌主要是*K-ras*的突变，而最常失活的是*p*53基因。

（二）组织学发生

肺癌绝大多数起源于支气管黏膜上皮，少数起源于支气管的腺上皮或肺泡上皮细胞。因而肺癌实为支气管源性癌，而源于肺泡上皮细胞者极少。肺鳞癌主要起源于肺段和肺段支气管黏膜上皮，在致癌因子长期作用下，支气管黏膜经鳞状上皮化生、不典型增生和原位癌等阶段再发展成浸润癌。肺腺癌来自支气管黏膜或腺体。肺泡细胞癌来源尚未最后定论。小细胞癌来源于支气管黏液腺和支气管黏膜内的嗜银细胞，属APUD瘤。

肺癌的肉眼观形态多种多样，根据其部位和形态可分为中央型、周围型和弥漫型三种主要类型。

1. 中央型肺癌　癌肿位于肺门部，主要由主支气管壁或叶支气管壁发生，最常见，占肺癌的60%～70%。早期表现为局部管壁弥漫肥厚，或自管壁长出息肉状、乳头状物突出于腔内，使管腔狭窄，甚至闭塞（图1-6-19）。后期癌瘤沿支气管方向浸润扩展，浸润管壁及周围肺组织，并经淋巴道蔓延至支气管肺淋巴结，在肺门部融合成环绕癌变支气管的巨大癌块，与肺组织的界限不清。

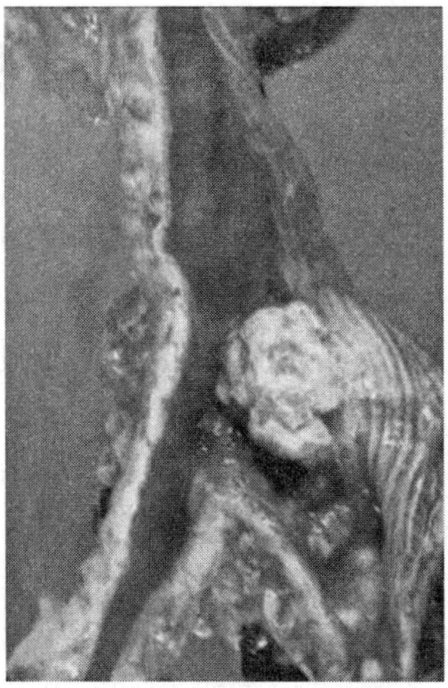

图1-6-19　中央型肺癌
乳头状物突出于腔内，使管腔狭窄，甚至闭塞

2. 周围型肺癌　起源于肺段或其远端支气管，癌肿位于靠近胸膜的肺周边部，肿块呈孤立的结节状或球形，无包膜，直径为2～8 cm。本型发生肺门淋巴结转移较中央型为迟，可侵犯胸膜。其发生率仅次于中央型肺癌（图1-6-20）。

3. 弥漫型肺癌　此型罕见，癌组织沿肺泡呈弥漫浸润性生长，很快侵犯大叶的一部分或整个大叶，外观似大叶性肺炎灰色肝样变期，或呈无数粟粒大小结节的肺结核外观（图 1-6-21）。

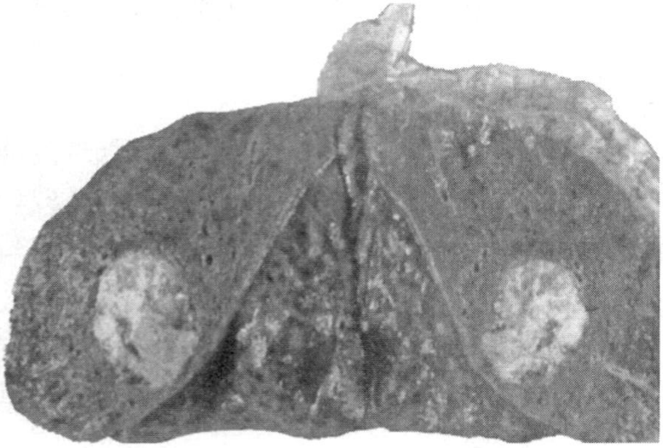

图 1-6-20　周围型肺癌

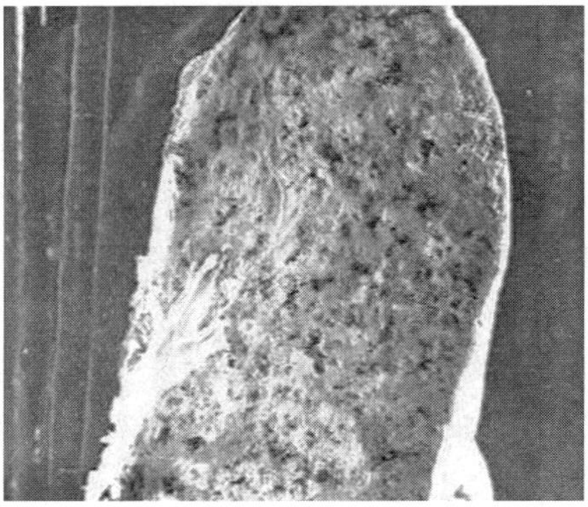

图 1-6-21　弥漫型肺癌

肿瘤弥漫分布，灰白色，呈现大片肺组织实变），似大叶性肺炎灰色肝样变期外观

关于早期肺癌的形态分型和定义，国内外均未统一。有人主张，早期肺癌可分为管内型、管壁浸润型和管壁周围型，但无淋巴结转移。我国和日本的多数学者主张，癌肿直径>2 cm 并局限于支气管内或浸润管壁及其周围的肺癌列为早期肺癌。所谓隐匿性肺癌系指痰细胞学检查癌细胞阳性，临床及 X 线检查均阴性，而手术后经病理检查证实为支气管黏膜原位癌或早期浸润癌尚无淋巴结转移者。

（三）组织学类型

世界上通用的肺癌组织学分型是 1999 年世界卫生组织 WHO 制定的以下 6 种基本类型。

1. 鳞状细胞癌　为肺癌中最常见的类型，约占肺癌手术切除病例的 60%。多属中央型。患者以中老年男性占绝大多数，多有吸烟史。癌肿生长较慢、转移较晚。依据癌组织的分化程度可分为高分化、低分化和未分化 3 种类型，高分化鳞癌多有角化珠形成，低分化鳞癌仅有少量细胞角化，不见角化珠（图 1-6-22）。

2. 小细胞癌　本型占原发性肺癌的 20% ~25%。多见于中年男性，有时见于青年。肿瘤生长迅速，多数患者存活期不超过 1 年。癌细胞小，呈短梭形或淋巴细胞样，有些细胞呈梭形或多角形，胞质少而形似裸核（图 1-6-23）。典型癌细胞常一端稍尖，形似燕麦穗粒，称之为燕麦细胞癌（oat cell carcinoma）。癌细胞常密集成群，由结缔组织加以分隔。有时癌细胞围绕小血管排列成假菊形团结构。小细胞癌具有神经内分泌功能，电镜观察胞质内可见神经内分泌颗粒，属肺神经内分泌癌。

3. 腺癌　肺腺癌（adenocarcinoma of the lung）的发生率仅低于肺鳞癌，多为周围型，近 20 年来发生率有所上升。据统计，肺腺癌发生率与肺鳞癌发生率不相上下，甚至超过鳞癌跃居第一位。此型肺癌女性多见，可能与厨房油烟及被动吸烟有关，其临床治疗效果及预后不如鳞癌，切除后 5 年存活率不到 10%。肿块常累及胸膜。高分化型腺癌癌巢呈腺腔状结构（图 1-6-24），可伴有黏液分泌，也可增生呈乳头状结构。中度分化型腺癌癌细胞紧密相邻，常多层排列成腺腔状或实体的癌巢，也可伴有黏液分泌。低分化型腺癌癌细胞排列成实心的细胞索，偶见分泌黏液

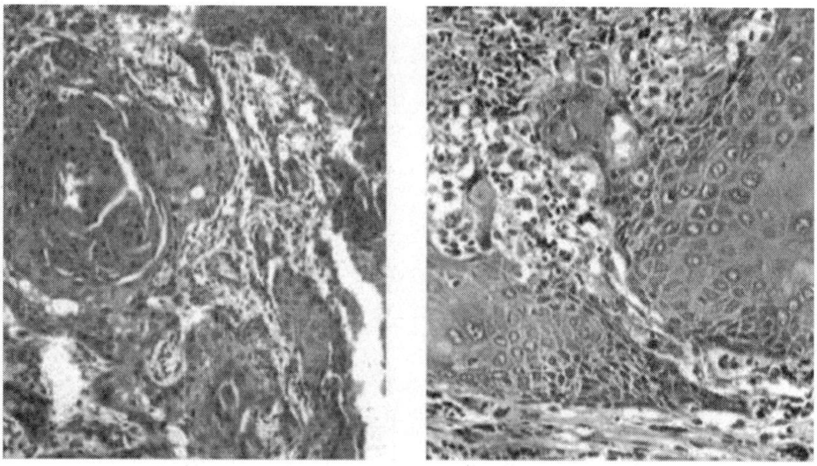

a b

图 1-6-22 肺鳞状细胞癌

a. 低倍:癌细胞呈巢状,角化较明显(癌珠形成);b. 高倍:癌细胞呈复层鳞状上皮的特征,癌巢边缘形似基底细胞,向内形似棘细胞。癌巢周围是纤维结缔组织包绕

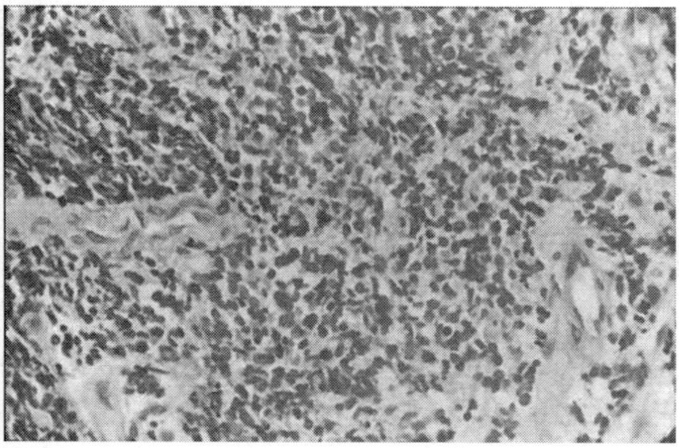

图 1-6-23 肺燕麦细胞癌

癌细胞小,呈短梭形或淋巴细胞样,有些细胞呈梭形或多角形

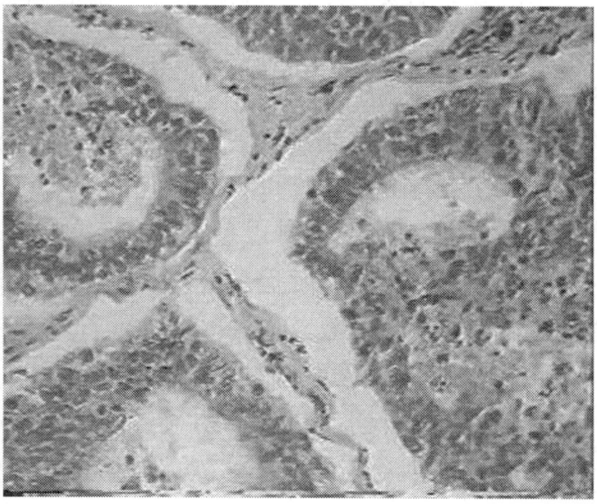

图 1-6-24 肺腺癌

癌细胞排列成腺腔样的巢状结构,细胞层次多,核大,染色深

和腺腔样结构,或呈筛网状结构,癌细胞异型性明显。未分化腺癌的癌细胞呈高度异型性,可呈肉瘤样形态。

4. 大细胞癌 大细胞肺癌(large cell lung carcinoma, LCLC)又称为大细胞未分化癌。恶性程度高,易早期侵入血管发生远处转移。癌生长迅速,确诊后极少存活 1 年以上。主要特点为癌细胞体积大,胞质丰富,异型性明显(图 1-6-25),有的表现为胞质空亮的透明细胞(透明细胞癌),也有的癌细胞在超微结构及免疫组织化学反应上显示神经内分泌的特性(大细胞神经内分泌癌)。

5. 腺鳞癌 此癌含有腺癌细胞和鳞癌细胞两种成分,属于混合型癌。现认为此型肺癌发生

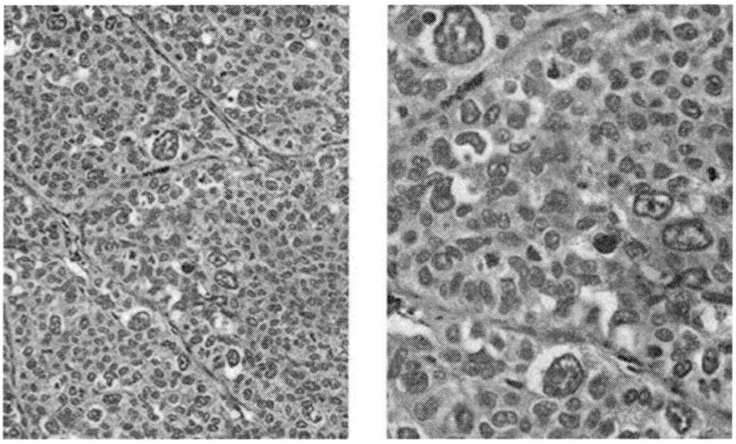

图 1-6-25 大细胞肺癌

癌细胞体积大，胞质丰富，异型性明显

于支气管上皮的具有多向分化潜能的干细胞。

6. 多形性肉瘤样癌 此型为近年 WHO 新列出的一肺癌分类，癌分化不成熟，恶性度高，有多形性、梭形细胞性、巨细胞癌及癌肉瘤多种亚型。

（四）扩散途径

1. 直接蔓延 中央型肺癌常直接侵入纵隔、心包及周围血管，或沿支气管蔓延到同侧或对侧肺组织。周围型肺癌可直接侵犯胸膜并长入胸壁。

2. 转移 肺癌沿淋巴道转移时，首先至支气管肺门淋巴结，再扩散至纵隔、锁骨上、腋窝及颈部淋巴结。周围型肺癌的癌细胞可到达胸膜下淋巴丛，在胸膜下形成实性癌条索，并引起胸膜腔内出现血性渗出液。血道转移常见于肝、脑、肾上腺、骨、肾、胰、甲状腺和皮肤等处。

（五）临床病理联系

肺癌一般早期症状常不明显，故易被忽视。患者常有咳嗽、痰中带血、气急、胸痛、咯血等。癌组织阻塞或压迫支气管时，常引起局限性肺萎陷或肺气肿。侵及胸膜常引起癌性胸膜炎、胸腔积液。侵犯纵隔内或气管旁淋巴结，可压迫上腔静脉，引起上腔静脉综合征，出现面部水肿、颈及胸部静脉曲张。肺尖部的癌肿可累及颈交感神经丛，导致病侧眼睑下垂、瞳孔缩小和胸壁皮肤无汗等交感神经麻痹综合征（Horner 综合征）。肿瘤侵犯臂丛神经常出现上肢疼痛及手部肌肉萎缩。肿瘤侵犯喉返神经可引起声音嘶哑。小细胞癌可有异位内分泌症状。可因 5-HT 分泌过多而引起类癌综合征（哮鸣样支气管痉挛、阵发性心动过速、水样腹泻及皮肤潮红等）。

肺癌的早期发现、早期诊断和早期治疗对预后至关重要。对于 40 岁以上的人群，定期进行 X 线检查或痰脱落细胞学检查的普查，有助于肺癌的早期诊断。有长期吸烟史并伴有咳嗽、痰中带血、气急、胸痛等症状者，或无痰干咳及与体位有关的刺激性呛咳的患者，必须及时进行 X 线检查、痰脱落细胞学和纤维支气管镜等检查，必要时取活组织做病理学检查，对肺癌的早期诊断具有重要价值。

思　考　题

一、名词解释

慢性阻塞性肺疾病　肺气肿　支气管扩张症　肺源性心脏病　间质性肺炎　小叶性肺炎　大叶性肺炎　肺肉质变　病毒性肺炎　硅沉着病

二、问答题

1. 叙述大叶性肺炎的病理变化及临床病理联系。
2. 叙述小叶性肺炎的病理变化及临床病理联系。
3. 列出引起慢性支气管炎的外源性因素,简述其病变特点。
4. 简述肺源性心脏病的病因及发病机制。
5. 试比较大叶性肺炎与小叶性肺炎的区别。
6. 简述鼻咽癌的扩散途径。
7. 叙述肺癌的肉眼观察分型。

第七章　消化系统疾病

学习要点

掌握溃疡病、病毒性肝炎、肝硬化的病理变化及临床病理分型。熟悉各种慢性胃炎的病理变化,慢性胃炎、溃疡病、肝硬化的病因及发病机制,常见肿瘤病理类型。理解病毒性肝炎的病因及发病机制。

第一节　慢性胃炎

慢性胃炎(chronic gastritis)是发生在胃黏膜的慢性非特异性炎症,为临床常见病。一般分为浅表性、萎缩性、肥厚性3种,其中以浅表性胃炎最多见,其占半数以上。

一、病因和发病机制

慢性胃炎病因比较复杂,目前尚未完全明了,可由急性胃炎反复发作迁延而来,但多数因一些全身性因素、胆汁反流和免疫因素引起。慢性胃炎的病因大致分为以下4类。

(一)幽门螺杆菌感染

幽门螺杆菌(*Helicobacter pylori*,Hp)是一种微弯曲棒状革兰阴性杆菌,长期定居于胃窦黏膜小凹处及其邻近上皮表面,不易去除。Hp可分泌尿素酶和细胞毒素相关蛋白,分解尿素产生氨和二氧化碳,既能保持细菌周围的中性环境,又能损伤上皮细胞膜;其空泡毒素(VagA)蛋白能使上皮细胞受损;Hp的菌体胞壁还可作为抗原产生免疫反应。这些因素的长期存在导致胃黏膜的慢性炎症。流行病学研究表明,我国属Hp高感染率国家,估计人群感染率为40%~70%。

(二)自身免疫

自身免疫性胃炎多属自体免疫反应,病变以富含壁细胞的胃体黏膜萎缩为主。壁细胞损伤后作为自身抗原刺激机体的免疫系统而产生相应的壁细胞抗体(PCA)和内因子抗体(IFA),使壁细胞数减少,胃酸分泌减少乃至缺失,以及维生素B_{12}吸收不良,导致恶性贫血。

(三)十二指肠液反流

幽门括约肌功能失调等因素造成十二指肠液反流入胃,其中的胆汁和胰液等会削弱胃黏膜屏障功能，此因所致胃炎多发生于胃窦部。

（四）长期慢性刺激

急性胃炎反复发作、长期饮酒吸烟、刺激性食物、滥用水杨酸类药物等使胃黏膜反复损伤转为慢性胃炎。

二、病理变化及临床表现

（一）慢性浅表性胃炎

慢性浅表性胃炎（chronic superficial gastritis）又称慢性单纯性胃炎。本病在胃窦部最为常见，为常见的胃黏膜疾患之一，胃黏膜活检中最常见，国内纤维胃镜检出率高达20%～40%。

1. 病理变化

（1）胃镜所见：病变多为局灶性或弥漫性。病变胃黏膜充血、水肿，呈淡红色，可伴有点状出血或糜烂。

（2）镜下观察：可见炎性病变主要限于黏膜浅层及黏膜层上1/3，呈弥漫性或灶状分布。浸润的炎性细胞主要是淋巴细胞和浆细胞，有时可见少量中性粒细胞。此外，可见黏膜浅层出现水肿、小出血点，或黏膜表面上皮坏死脱落（图1-7-1）。

2. 临床表现　主要为持续性或进食后上腹部饱胀不适或疼痛，常伴反酸、嗳气，或有恶心、呕吐、食欲减退等。

（二）慢性萎缩性胃炎

慢性萎缩性胃炎（chronic atrophic gastritis）一般由慢性浅表性胃炎发展而来。以胃黏膜萎缩变薄，腺体减少或消失并伴有肠上皮化生，固有膜内多量淋巴细胞、浆细胞浸润为特点（图1-7-2）。

1. 分型

根据慢性萎缩性胃炎的发病原因可将其分为A型（自身免疫性胃炎）和B型（多灶萎缩性胃炎）两型。

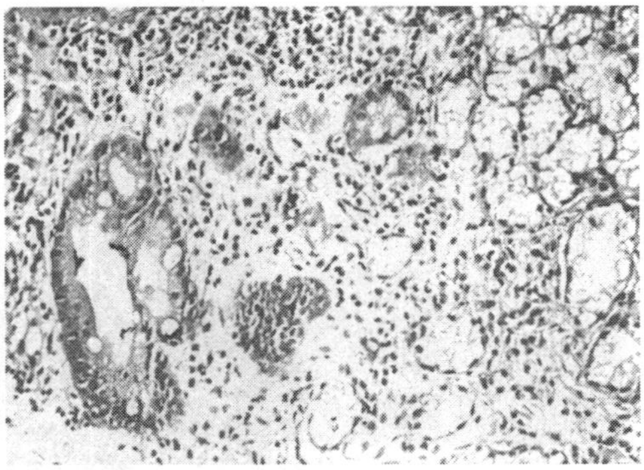

图1-7-1　慢性浅表性胃炎

病变区腺体囊状扩张，胃腺体上皮肠上皮化生，固有膜有淋巴细胞和浆细胞浸润

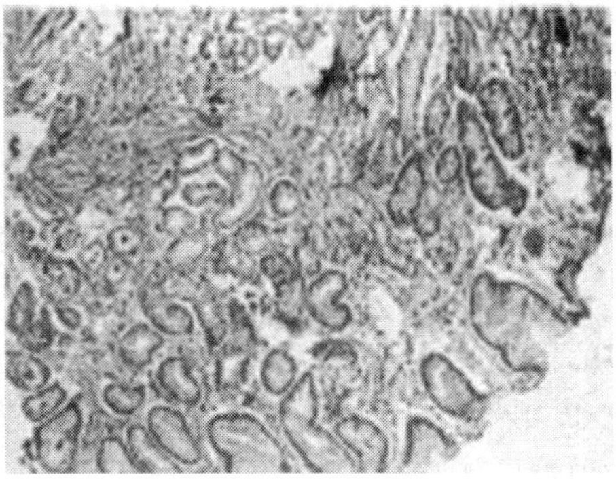

图1-7-2　慢性萎缩性胃炎

腺上皮萎缩，腺体变小，数量减少，部分腺体发生肠上皮化生，固有膜及黏膜下有淋巴细胞和浆细胞浸润

已知A型胃炎发病与免疫因素关系密切,患者血中可找到抗胃壁细胞微粒体的自身抗体。病变在胃体部和胃底部,并有维生素B_{12}吸收障碍,常合并恶性贫血,可找到抗内因子抗体,因此,又称为自身免疫性胃炎。B型胃炎的发病则与自身免疫无关,在我国较为多见,其病变部位在胃窦部,有的可能发生癌变。两型萎缩性胃炎的胃黏膜病变基本一致。A型胃炎与B型胃炎的区别见表1-7-1。

表1-7-1　A型胃炎与B型胃炎的区别

区别点	A型胃炎	B型胃炎
发病原因	与自身免疫有关	与自身免疫无关
临床表现	伴有恶性贫血	不伴有恶性贫血
发生部位	主要在胃体和胃底部	主要在胃窦部

2. 病理变化

(1) 胃镜所见:① 正常胃黏膜的橘红色色泽消失,代之以灰色、灰绿色。② 萎缩的胃黏膜明显变薄,表面呈细颗粒状,可有出血或糜烂,与周围正常的胃黏膜界限明显。③ 萎缩处黏膜变薄,皱襞变浅,甚至消失。

(2) 镜下观察:① 病变区胃黏膜变薄,腺上皮萎缩,腺体变小并可有囊性扩张。② 在黏膜固有层有不同程度的淋巴细胞和浆细胞浸润,病程长者可形成淋巴滤泡。③ 胃黏膜内可有纤维组织增生。④ 腺上皮化生,可见肠上皮化生和假幽门腺化生,前者见于任何部位胃黏膜,胃腺上皮被肠上皮所取代(图1-7-3);后者仅见于胃体部或胃底部的腺体,壁细胞和主细胞消失,为类似幽门腺的黏液分泌细胞所取代。

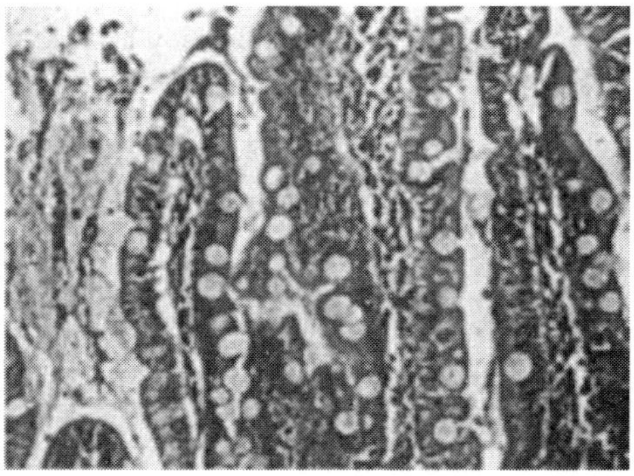

图1-7-3　胃腺上皮肠上皮化生
胃黏膜上皮出现分泌黏液的杯状细胞

3. 临床表现　主要为持续性或进食后上腹部饱胀不适或疼痛,还可出现舌炎、消瘦及缺铁性贫血。

(三) 慢性肥厚性胃炎

慢性肥厚性胃炎(hypertrophic gastritis)又称巨大肥厚性胃炎。

1. 病理变化

(1) 胃镜所见:① 黏膜皱襞粗大、加深、变宽,似脑回状(图1-7-4)。② 皱襞之上可见横裂,有多数疣状隆起的小结节。③ 黏膜隆起的顶端可伴有糜烂。

(2) 镜下观察:腺体肥大增生,腺管延长,无明显炎性细胞浸润。黏膜表面黏液分泌细胞数量增加,壁细胞及主细胞有时减少。

2. 临床表现　多见于50岁以上男性,多数患者有消化不良表现及因大量蛋白从胃液丢失而致的低蛋白血症。

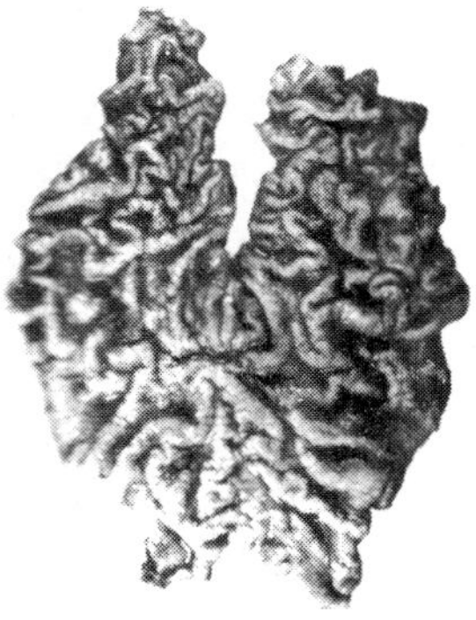

图1-7-4　肥厚性胃炎

三、预防与治疗原则

1. 去除病因　如戒烟酒，减少食盐摄入，注意饮食习惯，胆汁反流明显者尤其需要戒烟，积极防治呼吸道感染。

2. 对症治疗　抗幽门螺杆菌感染，解除平滑肌痉挛。

3. 手术治疗　慢性萎缩性胃炎伴重度非典型性增生者，可考虑手术治疗。

第二节　溃　疡　病

溃疡病亦称消化性溃疡病(pepticulcer disease)，是以胃或十二指肠黏膜形成慢性溃疡为特征的一种常见病，多见于成人。患者多出现周期性上腹部疼痛、反酸、嗳气等症状。本病多反复发作且呈慢性经过。根据发病部位不同分为胃溃疡和十二指肠溃疡两种。十二指肠溃疡较胃溃疡多见，据统计，前者约占70%，后者约占25%，两者并存的复合性溃疡约占5%；男性多于女性。十二指肠溃疡好发于青壮年，胃溃疡发病年龄较十二指肠溃疡推迟大约10年。在我国，溃疡病发病率南方地区高于北方地区，城市高于农村。其发作有季节性，秋冬季和冬春之交比夏季常见。

一、病因和发病机制

溃疡病的病因与发病机制复杂，目前尚未十分清楚。一般认为与以下因素有关。

(一) 幽门螺旋菌感染

大量研究表明，幽门螺杆菌(Hp)在溃疡病的发病中具有重要的作用。因Hp可产生裂解胃黏膜糖蛋白的蛋白酶，破坏黏膜表面上皮细胞脂质膜的磷酸酯酶，使胃酸直接接触上皮细胞并进入黏膜内；Hp能趋化大量中性粒细胞，破坏胃黏膜上皮细胞；Hp可产生脂多糖等趋化因子，使慢性炎症黏膜更易被胃酸破坏；Hp可促进胃黏膜G细胞增生和促胃液素分泌，使胃酸分泌增多。

(二) 胃黏液屏障功能下降

正常情况下，胃黏膜不会被胃液消化，这是因为黏膜具有屏障功能：① 胃黏膜分泌的黏液和碳酸氢盐覆盖于黏膜面，可以避免或减少胃酸直接接触黏膜，同时黏液对胃酸尚有中和作用；② 黏膜表面上皮具有快速再生能力，从而能保证上皮的屏障功能；③ 健全的血液循环可清除从胃腔回流的氢离子，维持旺盛的细胞代谢和再生功能。

在一些因素作用下，如某些药物(非甾体类抗炎药物)、饮酒、吸烟、胆汁反流、慢性胃炎等，使胃黏膜的这种屏障功能受到损害，分泌至胃腔内的胃酸中的氢离子得以逆向弥散进入胃黏膜。氢离子由胃腔进入胃黏膜的逆向弥散能力在胃窦部为胃底部的15倍，而十二指肠又为胃窦部的2～3倍。溃疡好发于十二指肠及胃窦部可能与此有关。由于胃酸氢离子的逆向弥散，在临床测定胃溃疡患者胃内的酸度时，有时反而出现正常或过低。

（三）胃液的消化作用

多年研究证明，消化性溃疡的形成是胃和十二指肠局部黏膜被胃酸和胃蛋白酶消化的结果。在胃黏液屏障破坏基础上，这种自我消化过程是溃疡形成的直接原因。

（四）神经、内分泌功能失调

临床观察表明，长期精神紧张、焦虑或情绪波动的人易患消化性溃疡，十二指肠溃疡病患者胃酸分泌增多与迷走神经的过度兴奋有关。

（五）遗传因素

溃疡病在一些家族中有高发趋势，“O”型血的人发病率高于其他血型 1.5～2 倍，说明本病的发生可能与遗传因素有关。

二、病理变化

（一）胃溃疡

胃溃疡多位于胃小弯，尤其是胃小弯最低处的胃角，其次是胃窦和胃体，在胃底及大弯侧少见。

1. 肉眼观察　胃溃疡通常为单个，呈圆形或椭圆形，直径多在 2cm 以内。溃疡边缘整齐，状如刀切，底部较平坦干净，周围黏膜可有轻度水肿，黏膜皱襞以溃疡为中心呈放射状，切面呈斜漏斗状。溃疡一般较深，通常穿越黏膜下层，深达肌层甚至浆膜层（图 1-7-5）。

2. 镜下观察　溃疡底部由内向外分为 4 层：① 渗出层：为溃疡最表层，由少量炎性渗出物（白细胞、纤维蛋白等）覆盖。② 坏死层：主要由坏死的细胞碎片组成。③ 肉芽组织层。④ 瘢痕层（图 1-7-6）。位于瘢痕组织内的小动脉因炎性刺激常有增生性动脉内膜炎，使小动脉管壁增厚，管腔狭窄或伴有血栓形成。此种血管变化可引起局部血液循环障碍，妨碍组织再生，使溃疡不易愈合。但这种变化却可防止溃疡底部血管破溃、出血。此外，在溃疡底部可见神经节细胞及神经纤维变性和断裂，神经纤维断端呈小球状增生，这种变化可能是患者产生疼痛症状的原因之一。

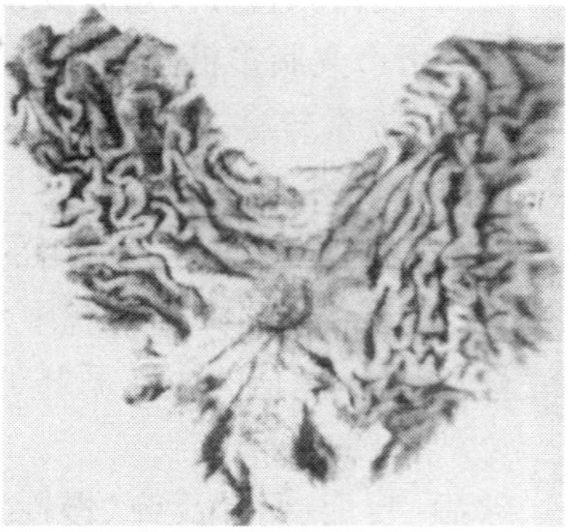

图 1-7-5　慢性胃溃疡（肉眼观）

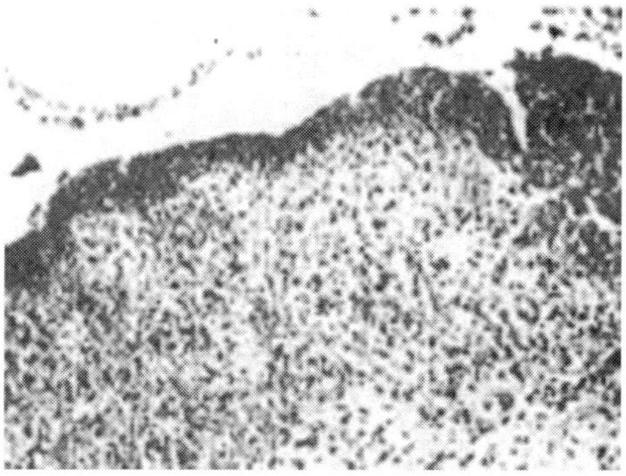

图 1-7-6　慢性胃溃疡（镜下观）

表层为炎性渗出物，其下可见组织坏死及肉芽组织增生

（二）十二指肠溃疡

十二指肠溃疡的形态与胃溃疡相似，发生部位多在十二指肠球部的前壁或后壁。溃疡形态

和特点与胃溃疡相似，一般较胃溃疡小而浅，直径多在 1 cm 以内。

三、临床病理联系

1. 周期性、节律性上腹部疼痛　呈轻度、中度的钝痛、灼痛、胀痛，也可仅感饥饿不适。胃溃疡的疼痛位置稍偏高或位于剑突下偏左处，十二指肠溃疡疼痛位置较胃溃疡稍低。胃或十二指肠后壁溃疡疼痛可放射至背部。胃溃疡为饱餐痛，而十二指肠溃疡为饥饿痛、夜间痛。

2. 反酸、嗳气、上腹痛饱胀感　反酸是由于胃酸刺激引起幽门括约肌痉挛，胃逆蠕动及早期幽门狭窄，胃内容物排空受阻，使滞留在胃内的酸性物质反流至食管和口腔所致。

四、结局及合并症

1. 愈合　如果溃疡较小，溃疡不再发生，则渗出物及坏死组织逐渐被吸收或排出。破坏的肌层不能再生，由底部的肉芽组织增生形成瘢痕组织而修复，同时周围的黏膜上皮再生，覆盖溃疡面而愈合。

2. 出血　占患者的 10% ~35%，是最常见的并发症，轻者因溃疡底部毛细血管破裂出血，患者便潜血试验阳性。少数患者因溃疡底较大血管被腐蚀破裂而引起大出血，出现呕血、黑便，甚至导致失血性休克危及生命。

3. 穿孔　约见于5%的患者。因十二指肠溃疡肠壁较薄更易发生穿孔。穿孔后由于胃肠道内容物漏入腹腔而引起腹膜炎。若穿孔发生在胃后壁，胃内容物则漏入小网膜囊。

4. 幽门狭窄　约发生于3%的患者。长期溃疡形成导致大量瘢痕。因瘢痕收缩而引起幽门狭窄，使胃内容物排出困难，患者出现反复、剧烈的呕吐。由此引起水、电解质和酸碱平衡紊乱。

5. 癌变　十二指肠溃疡几乎不发生癌变，癌变多发生于长期胃溃疡患者，癌变率仅占 1%。

胃溃疡和十二指肠溃疡的鉴别见表 1–7–2。

表 1–7–2　胃溃疡和十二指肠溃疡的鉴别

鉴别点	胃溃疡	十二指肠溃疡
部位	胃小弯近幽门部	十二指肠球部
大小	<2 cm	<1 cm
疼痛特点	呈饱食痛	呈饥饿痛、夜间痛
并发症	可引起癌变	易发生穿孔

五、预防和治疗原则

缓解、消除症状，促进溃疡愈合，预防并发症，预防复发（戒烟酒、好发季节注意饮食起居、慎用非甾体炎抗炎药物），注意治疗的长期性、持续性。若有并发症发生，则可能出现相应临床表现，护理此类患者时应予注意。

第三节 病毒性肝炎

病毒性肝炎(viral hepatitis)是一组由肝炎病毒引起的以肝实质细胞变性坏死为主要病变的传染病。现已知病毒性肝炎有甲型、乙型、丙型、丁型、戊型、庚型6种类型。在世界各地均有发病和流行,且发病率有不断升高趋势,在我国乙型肝炎最多见。发病无性别差异,各种年龄均可患病,严重危害人类的健康。

一、病因和发病机制

(一) 病因

本病由肝炎病毒引起。各型肝炎病毒均可存在于肝组织、血液、粪、尿及各种体液内。甲型、戊型肝炎常来源于饮水及食物的污染,有时呈暴发性流行。乙型、丙型、丁型及庚型肝炎多经血液传播,主要通过输血、输液,也可通过皮肤及性接触传播,或经母婴垂直传播。其中丁型肝炎病毒为复制缺陷型RNA病毒,必须伴随乙型肝炎病毒复合感染才能致病。各型肝炎的潜伏期也不相同。一般认为,病毒性肝炎痊愈后均可获得免疫力,但均不稳固(患甲型肝炎者稍好),有少部分患者还可发生再感染(表1-7-3)。

表1-7-3 各型,病毒性肝炎的特点

肝炎类型	致病病毒	病毒类型	潜伏期(周)	传染方式
甲型病毒性肝炎	HAV	RNA病毒	2~6	肠道
乙型病毒性肝炎	HBV	DNA病毒	4~26	血液传播为主
丙型病毒性肝炎	HCV	RNA病毒	7~26	血液传播为主
丁型病毒性肝炎	HDV	RNA病毒	3~13	血液传播为主
戊型病毒性肝炎	HEV	RNA病毒	2~9	肠道
庚型病毒性肝炎	HGV	单链RNA	不详	血液传播为主

HAV 甲型肝炎病毒;HBV 乙型肝炎病毒;HCV 丙型肝炎病毒;HDV 丁型肝炎病毒;HEV 戊型肝炎病毒;HGV 庚型肝炎病毒

(二) 发病机制

病毒性肝炎的发生机制尚未完全清楚,至今未完全阐明,取决于多种因素,尤其与机体的免疫反应状态有密切关系。上述各型肝炎病毒中,以HBV发现最早,研究得最多。完整的乙型肝炎病毒颗粒呈球形,具有双层衣壳,是Dane于1970年首先发现,故又称Dane颗粒。病毒基因组DNA在肝细胞核内进行复制、转录,合成核心颗粒后,被转运到肝细胞质内,在通过内质网和细胞膜时合成外壳部分,并以"发芽"过程释出肝细胞。Dane颗粒的核心部分含核心抗原(HBcAg),外壳部分含表面抗原(HBsAg)。目前认为,引起肝细胞免疫损害的只是HBsAg诱发的免疫反应,其中以细胞免疫反应起主要作用。HBV是我国慢性肝炎的主要致病原,最终导致肝硬化,也可引起急性乙型肝炎、急性重型肝炎和无症状携带状态。

病毒性肝炎的发病是病毒与机体之间相互作用的结果。感染的病毒与宿主的免疫功能状态两方面均在发病过程中起作用,少量病毒往往只引起隐性感染,而大量病毒则可导致严重的病变。肝细胞的损伤程度与肝炎病毒量、毒力及机体的细胞免疫有关。

肝细胞的受损机制(以乙型病毒性肝炎为例):HBV 通过细胞免疫反应引起肝细胞损伤,HBV 首先进入肝细胞内复制繁殖,然后释放入血;在肝细胞表面表达部分抗原成分,此时并不引起明显的肝细胞损伤。病毒入血后,刺激机体产生细胞免疫和体液免疫,致敏的 T 淋巴细胞与肝细胞表面抗原结合,杀伤靶细胞以清除病毒,在此同时造成肝细胞的损伤,使肝细胞发生变性、坏死。一般认为,T 细胞介导的细胞免疫反应是病毒感染后引起肝细胞损伤的主要因素。

二、基本病变

各型病毒性肝炎病变基本相同,均以肝细胞的变性、坏死为主,同时伴有不同程度的炎性细胞浸润、肝细胞再生和纤维间质组织增生,属于变质为主的炎症。

(一) 肝细胞变性、坏死

1. 胞质疏松化和气球样变性　是肝炎时常见的变性,开始时肝细胞水肿,胞质疏松呈网状,称为胞质疏松化。进一步发展,肝细胞变形、肿大,呈球形,胞质几乎完全透明,称为气球样变性(ballooning degeneration)(图 1-7-7)。电镜下,可见内质网不同程度扩张、囊泡变,线粒体肿胀,嵴消失等。

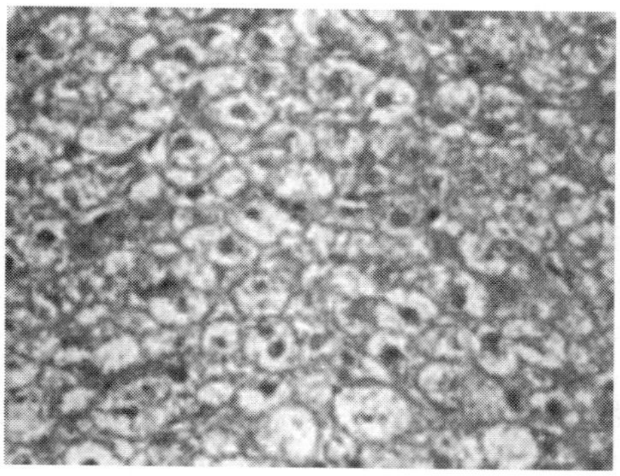

图 1-7-7　肝细胞气球样变性

大部分肝细胞胞质疏松呈网状、半透明状,或胀大呈球形、透明状

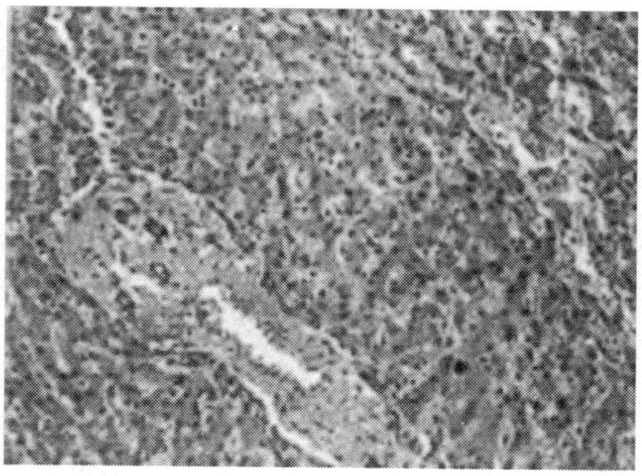

图 1-7-8　肝细胞点状坏死

肝小叶内散在灶性坏死,汇管区见淋巴细胞和单核细胞浸润,纤维组织增生

2. 嗜酸性变及嗜酸性坏死　嗜酸性变多累及单个或数个肝细胞,散在于肝小叶内。光镜下见病变肝细胞由于胞质水分脱失浓缩而体积变小,胞质嗜酸性增强、红染,称嗜酸性小体。

3. 肝细胞坏死　严重水肿的肝细胞可发生坏死,即溶解性坏死,根据坏死的范围和发生的部位不同,坏死可分为以下几型。

(1) 点状坏死(spotty necrosis):发生于单个或数个肝细胞,常见于急性普通型肝炎(图 1-7-8)。

(2) 碎片状坏死(piecemeal necrosis):为肝小叶周边部界板肝细胞的片状或灶状坏死,多见于慢性肝炎。

(3) 桥接坏死(bridging necrosis):指中央静脉与汇管区之间,汇管区与汇管区之间,或两个中央静脉之间出现的带状融合性坏死灶，常见于中、重度慢性肝炎。

（4）大片坏死：指几乎累及整个肝小叶的大范围肝细胞坏死，见于重型病毒性肝炎。

（二）炎性细胞浸润

肝炎时在汇管区或肝小叶内常有不同程度的炎性细胞浸润。浸润的炎性细胞以淋巴细胞、单核细胞为主，有时可见少量浆细胞及中性粒细胞等。

（三）肝细胞再生及间质反应性增生

1. 库普弗（Kupffer）细胞增生　细胞呈梭形、多角形，胞质丰富，突出于窦壁或自壁上脱落成为游走的吞噬细胞，参与炎细胞浸润。

2. 间叶细胞及成纤维细胞的增生　参与损伤的修复（图1-7-9）。

3. 肝细胞再生　肝细胞发生坏死时，邻近的肝细胞可通过直接或间接的分裂再生，这一病理变化在肝炎恢复期或慢性阶段尤为明显。再生的肝细胞体积较大，核大或双核，染色较深。慢性坏死严重患者在汇管区或大片坏死区内可见小胆管的增生。

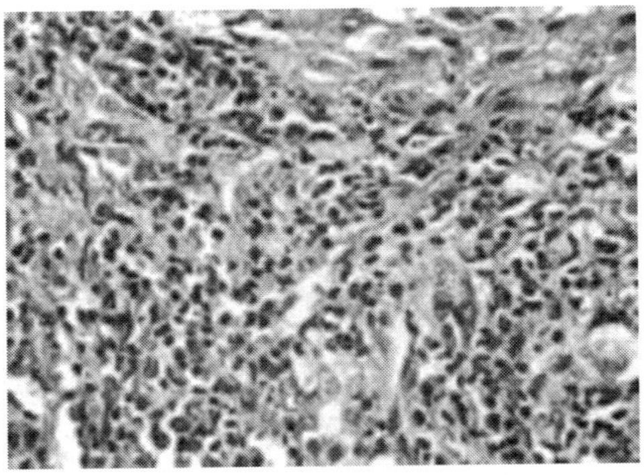

图1-7-9　肝内纤维组织增生

肝细胞坏死，汇管区有较多纤维组织、血管增生和少许炎性细胞浸润

三、临床病理类型

各型肝炎病毒引起的肝炎其临床表现和病理变化基本相同。目前常用的分类除根据病毒类型分为甲、乙、丙、丁、戊、庚6型外，临床上常根据病程长短及病情轻重把病毒性肝炎分为急性（普通型）肝炎、慢性（普通型）肝炎及重型病毒性肝炎。

（一）急性（普通型）肝炎

病程在半年以内的肝炎称为急性（普通型）肝炎（acute hepatitis），临床上又分为黄疸型和无黄疸型两种，其病变基本相同，我国以无黄疸型肝炎居多。

1. 病理变化　急性肝炎的主要病变是广泛的肝细胞变性，肝体积增大，被膜紧张，以胞质疏松化和气球样变性最为普遍，肝小叶内可有散在的点状或灶状坏死，由于点状坏死灶内的肝细胞索网状纤维支架保持完整，所以该处可完全再生。汇管区及肝小叶内有不同程度的炎性细胞浸润。其中急性黄疸型者坏死灶较多、较重，毛细胆管管腔中常有淤胆和胆栓形成。

2. 临床病理联系

（1）肝大、肝区疼痛或压痛：肝细胞弥漫性水肿增大，使肝体积增大，被膜紧张，导致肝区疼痛。

（2）肝功能异常：由于肝细胞变性坏死，细胞内的氨基转移酶类[丙氨酸氨基转移酶（ALT）等]，释放入血，可引起多项肝功能异常。

（3）黄疸：病变严重者肝细胞坏死较多，造成胆红质的摄取、结合和分泌障碍，加之毛细胆管受压或有胆栓形成而引起黄疸。

3. 结局　急性肝炎大多在6个月内可治愈康复，点状坏死的肝细胞可完全再生修复。但一部分病例（如乙型、丙型病毒性肝炎）恢复较慢，需半年到1年，其中乙型病毒性肝炎为5%～10%、丙型病毒性肝炎的70%可发展为慢性肝炎，极少数可恶化为重型病毒性肝炎。

（二）慢性（普通型）肝炎

病毒性肝炎病程持续6个月以上者即为慢性肝炎（chronic hepatitis），其中乙型病毒性肝炎占绝大多数（约80%）。导致肝炎转为慢性的因素有：病毒类型、治疗措施不当或不及时、营养不良、免疫因素等。按炎症程度、坏死及纤维化程度的不同，将慢性肝炎分为慢性轻、中、重度肝炎。

1. 轻度慢性肝炎（mild chronic hepatitis）　肝细胞变性、坏死较急性时减轻，主要病变为点状、小灶状坏死，偶见轻度碎片状坏死，汇管区内可见慢性炎性细胞浸润，可伴少量纤维组织增生，肝小叶轮廓清楚，界板无破坏。

2. 中度慢性肝炎（moderate chronic hepatitis）　肝细胞变性、坏死更为明显，出现特征性的碎片状坏死和桥接坏死。肝小叶内有纤维间隔形成，但小叶结构大部分保存。

3. 重度慢性肝炎（severe chronic hepatitis）　肝细胞变性坏死广泛而严重，重度的碎片状坏死和大范围桥接坏死，坏死区可出现肝细胞不规则再生，纤维组织增生并与小叶周边部纤维条索相连接，形成纤维间隔而分割肝小叶结构，出现早期肝硬化改变。

晚期在增大的肝表面，因纤维化明显，呈不平滑颗粒状，质地较硬。此型如不及时治愈大都转为肝硬化。若在慢性肝炎的基础上，发生新鲜的大片状坏死，即转为重型肝炎。

（三）重型病毒性肝炎

重型病毒性肝炎是一种最严重的病毒性肝炎。根据其起病急缓及病变程度，可分为急性重型肝炎和亚急性重型肝炎两种。

1. 急性重型肝炎　较少见，起病急，病程短，病程多在10 d左右，病变发展迅猛、剧烈，病死率高。临床上又称为暴发型、电击型肝炎或恶性肝炎。

（1）病理变化：肉眼观，肝体积显著缩小，尤以左叶为甚，重量减至600～800 g（正常成人1 300～1 500 g），质地柔软，被膜皱缩。切面呈黄色或红褐色，故又称为急性黄色肝萎缩或急性红色肝萎缩。镜下观，本型病变可见肝细胞弥漫性的大片坏死。坏死多自小叶中央开始，向四周扩延，仅小叶周边部残留少数变性的肝细胞，坏死面积超过肝实质的2/3；肝窦明显扩张充血或伴出血；Kupffer细胞增生肥大，吞噬活跃；坏死区及汇管区有淋巴细胞和巨噬细胞浸润；残留的肝细胞无明显再生现象。

（2）临床病理联系：肝细胞的大量迅速溶解坏死最终导致① 大量胆红质入血引起严重的黄疸。② 凝血因子合成骤减导致明显的全身出血倾向。③ 肝衰竭，肝对各种代谢产物的解毒功能发生障碍，导致肝性脑病的发生，甚至发生肾衰竭。

（3）结局：预后极差，大多数患者在短期内死亡，病死率高达70%～80%，死亡原因主要为肝衰竭，其次为消化道大出血、肾衰竭、DIC等。少数幸存者发展为亚急性重型肝炎。

2. 亚急性重型肝炎　起病较急性重型肝炎稍慢，多数是由急性重型肝炎迁延而来，或一开始病变就比较缓和呈亚急性经过。少数病例可由急性（普通型）肝炎恶化而来。本型病程可达一至数月。

（1）病理变化：肉眼观，肝体积缩小，被膜皱缩，呈黄绿色（亚急性黄色肝萎缩）。病程长者可形成大小不一的结节，质地略硬，切面黄绿色（胆汁淤积）。镜下观，既有大片的肝细胞坏死，又有肝细胞的结节状再生。肝细胞呈新旧不等的大片状坏死（坏死累及肝小叶的1/3～1/2）或桥接坏死，坏死区网状纤维支架塌陷，胶原纤维化，因而导致再生的肝细胞失去依托而成不规则结节状；小叶内有明显的炎性细胞浸润；小叶周边部小胆管增生，并可有胆汁淤积形成胆栓（图 1-7-10）。

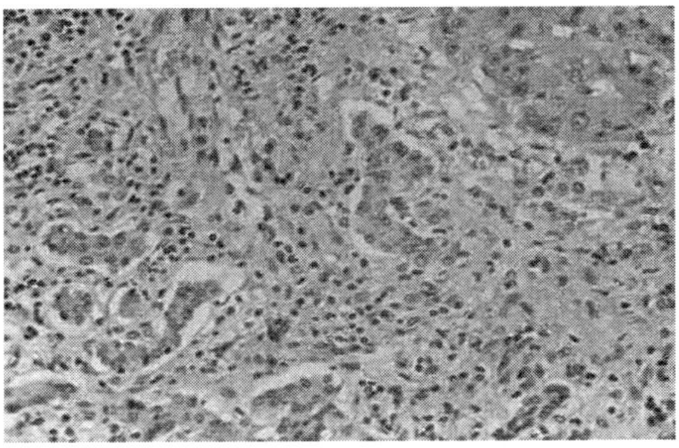

图 1-7-10 亚急性重型肝炎

肝细胞坏死及再生明显，修复后留下宽大的结缔组织带，淋巴细胞浸润明显

亚急性重型肝炎临床病理联系与急性重型肝炎基本相似。

（2）结局：此型肝炎经及时治疗有停止进展和治愈的可能。病程迁延较长（如 1 年）者，则逐渐过渡为坏死后性肝硬化。病情进展严重者，可发生肝衰竭。

第四节 肝 硬 化

肝硬化（liver cirrhosis）是一种常见的慢性肝病，可由多种原因引起。肝细胞弥漫性变性坏死引起炎细胞浸润，继而出现纤维组织增生和肝细胞结节状再生，这三种改变反复交错进行，肝的正常小叶结构和血液循环途径逐渐被破坏、改建，使肝变形、变硬而形成肝硬化。本病早期由于肝功能代偿可无明显症状，后期则出现一系列不同程度的门静脉高压和肝功能障碍，对人体危害较大。发病年龄多在 20～50 岁。

国际上依据肝硬化形态分类为：小结节型（结节直径≤3 mm）、大结节型（结节直径>3 mm）、大小结节混合型及不全分隔型肝硬化（为肝内小叶结构尚未完全改建的早期肝硬化）。我国常用的分类是结合病因、病理变化及临床表现的综合分类，分为门脉性肝硬化、坏死后性肝硬化、胆汁性肝硬化、淤血性肝硬化、寄生虫性肝硬化及色素性肝硬化等。以上除坏死后性肝硬化相当于大结节型和大小结节混合型外，其余均相当于小结节型。其中，以门脉性肝硬化最常见，其次为坏死后性肝硬化，其他类型较少。

一、门脉性肝硬化

门脉性肝硬化（portal cirrhosis）相当于小结节型肝硬化，为肝硬化中最常见的一种类型，全球高发。

（一）病因和发病机制

1. 病毒性肝炎　是我国肝硬化的主要病因。慢性病毒性肝炎（尤以乙型病毒性肝炎）与肝硬化发生关系密切，肝硬化患者的 HBsAg 常为阳性。另外，丙型肝炎大部分可由慢性转为肝硬化。

2. 慢性酒精中毒　长期酗酒是引起肝硬化的又一重要因素，在欧美国家因长期酗酒引起的肝硬化可占总数的 40%～50%。

3. 毒性物质的损伤作用　某些化学毒物对肝有破坏作用，例如，四氯化碳、辛可芬等长期作用可引起肝硬化。

4. 营养缺乏　实验研究发现，饲喂缺乏胆碱或甲硫氨酸食物的动物，因肝合成磷脂障碍，可经过脂肪肝逐渐发展为肝硬化。

上述各种因素首先引起肝细胞脂肪变、坏死及炎症等弥漫性损害，如长期作用、反复发作，则可在坏死区发生广泛的胶原纤维增生。当初期增生的纤维组织形成小的条索，但尚未互相连接形成间隔而改建肝小叶结构时，称为肝纤维化。如果继续进展，增生的纤维组织向肝小叶内伸展，并与小叶内纤维组织连接成膜样间隔，将残存肝小叶结构和血液循环重建、改建为假小叶，则形成典型的肝硬化组织学改变。

（二）病理变化

1. 肉眼观　早、中期肝体积正常或略增大，重量增加，质地正常或稍硬。晚期肝体积明显缩小，重量减轻（<1 000 g），质地变硬，肝表面和切面可见弥漫分布的结节，大小较一致，直径多为 0.1～0.5 cm，最大直径不超过 1.0 cm。小结节周围为纤维组织间隔包绕，呈黄色（脂肪变）或黄绿色（淤胆）。

2. 镜下观　正常肝小叶结构被破坏，由广泛增生的纤维组织将肝小叶分割、包绕成大小不等、圆形或类圆形肝细胞团，即假小叶（图 1-7-11）。其特点为：① 可由几个不完整的肝小叶构成，内含 2～3个中央静脉或偏位的中央静脉，甚至缺如。有时还可见被包绕进来的汇管区。② 假小叶内肝索排列紊乱，可见变性、坏死及再生的肝细胞。③ 周围纤维组织增生，压迫、破坏小胆管，引起小胆管内淤胆。此外，还可见到小胆管增生和无管腔的假胆管。

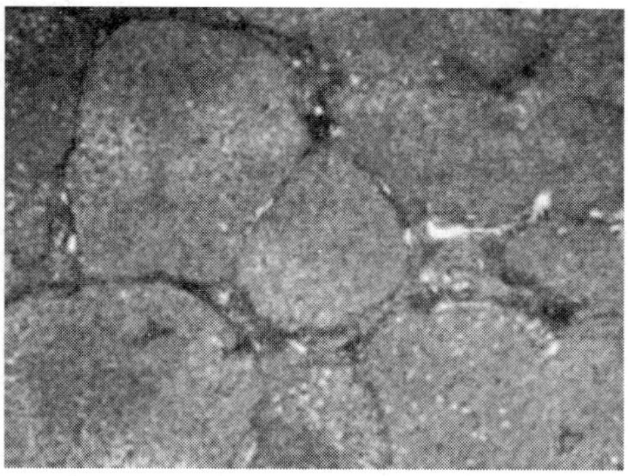

图 1-7-11　门脉性肝硬化

肝细胞团由增生的结缔组织所包绕，为典型的假小叶

（三）临床病理联系

本病多起病隐匿，可潜伏 3～5 年或 10 年以上，早期肝功能处于代偿期，患者可无或仅有较轻的临床症状，多为全身乏力，食欲减退，肝脾增大等表现。随着病情发展，肝正常结构破坏，肝功能失代偿，临床上患者出现门静脉高压症和肝功能不全的一系列临床表现。

1. 门静脉高压症（portal hypertension）　门静脉压力正常值为（13～24 cmH_2O），门静脉高压时可高达（30～50 cmH_2O）。引起门静脉高压的主要原因有：① 由于假小叶形成压迫小叶下静脉（窦后性），导致肝窦内血液流出受阻，从而影响门静脉血液流入肝血窦。② 肝内广泛纤维组织增生，肝血窦闭塞，中央静脉及肝静脉窦受压，致门静脉的回流受阻（窦性）。③ 肝内肝动脉小分支与门静脉间形成异常吻合支，压力高的动脉血流入门静脉，使后者压力增高（窦前性）。

临床表现：

（1）脾大：肝硬化患者中有 70%～85% 出现脾大。肉眼观，脾大，重量多为 400～500 g，少数可达 800～1 000 g。由于长期慢性淤血引起，常伴有脾功能亢进表现，如白细胞、血小板和红细胞减少，表现为贫血及出血倾向。

（2）胃肠淤血、水肿：门静脉压的增高导致胃肠静脉血回流受阻，从而致使胃肠黏膜淤血、水肿，影响胃的消化吸收，患者表现为腹胀、食欲减退、消化不良等症状。

(3) 腹腔积液:多发生在肝硬化晚期,为大量淡黄色澄清透明的液体(漏出液)。腹腔积液形成原因主要有① 门静脉压升高使门静脉系统的毛细血管流体静脉压升高,管壁通透性增强,液体自窦壁漏出,部分经肝被膜漏入腹腔。② 肝细胞合成清蛋白的功能降低,导致低蛋白血症,使血浆胶体渗透压降低。③ 肝功能障碍,血中醛固酮、抗利尿素水平升高,引起水、钠潴留。

(4) 侧支循环形成:门静脉压力升高使部分门静脉血经门体静脉吻合支绕过肝直接回心。主要形成的侧支循环可引起:① 胃底、食管下段静脉丛曲张,如破裂可引起大出血,是肝硬化患者常见的死因之一。② 直肠静脉丛曲张,形成痔核,破裂时发生便血,长期便血可引起贫血。③ 脐周围静脉丛曲张,临床上出现"海蛇头"现象(图 1-7-12)。肝硬化导致的严重门静脉高压症患者常突发危重情况,在护理过程中应严密观察,予以重视。

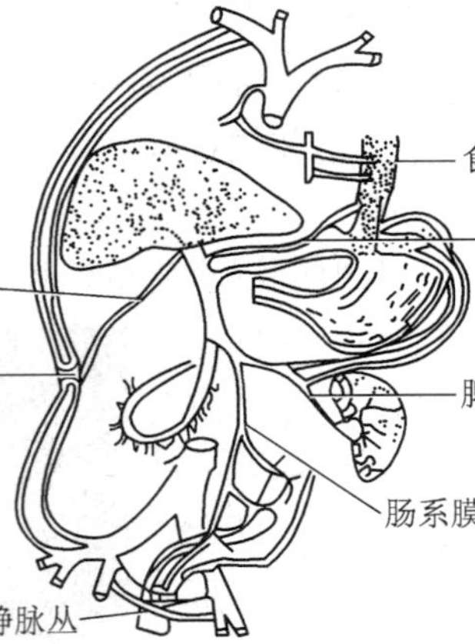

图 1-7-12　肝硬化时侧支循环模式

2. 肝功能不全　由于肝实质长期反复破坏,肝功能失代偿,临床出现肝功能不全的症状和体征,主要表现如下。

(1) 出血倾向:患者有鼻出血、牙龈出血,黏膜、浆膜出血及皮下瘀斑等。主要原因为肝合成凝血因子及纤维蛋白原减少及脾大、脾功能亢进加强了对血小板的破坏。

(2) 血浆蛋白合成障碍:血中清蛋白减少,清蛋白和球蛋白比值降低或倒置。

(3) 内分泌紊乱:肝功能受损导致雌激素灭活不全,雌激素水平升高,可造成局部毛细血管扩张,患者出现肝掌、蜘蛛痣,男性睾丸萎缩、乳房发育,女性闭经、不孕等。

(4) 肝细胞性黄疸:因肝细胞坏死,胆汁淤积而来,多见于肝硬化晚期。

(5) 肝性脑病(又称肝昏迷):是晚期肝衰竭引起的一种神经精神综合征,是最严重的后果,主要由于肠内含氮物质不能在肝内解毒而引起的氨中毒,为肝硬化患者常见的死因之一。

(四) 结局

肝硬化时肝组织已被增生的纤维组织改建,不易从形态结构上完全恢复正常,但是由于肝具有强大代偿能力,只要及时治疗,常使疾病处于相对稳定状态,可维持相当长时期。但如病变持续进展,发展到晚期,出现肝衰竭,患者可因肝昏迷而死亡。此外,常见的死因还有食管下段曲张静脉丛破裂引起的上消化道大出血,合并肝癌及感染等。

二、坏死后性肝硬化

坏死后性肝硬化(postnecrotic cirrhosis)相当于国际形态学分类中的大结节型肝硬化和大小结节混合型肝硬化,其发病率仅次于门脉性肝硬化,是在肝实质发生大片坏死的基础上形成的。

(一) 病因及发病机制

1. 病毒性肝炎　多由亚急性重型肝炎(大部分为 HBV 感染)迁延而来,其病程迁延数月至 1 年以上,则逐渐形成坏死后性肝硬化。另外,慢性活动性肝炎反复发作并且坏死严重时,也可发展为本型肝硬化。

2. 药物及化学物质中毒　一些药物或化学性物质可引起肝细胞的广泛性中毒性坏死,继而出现结节状再生,发展为坏死后性肝硬化。

(二) 病理变化

1. 肉眼观察　肝体积明显缩小,质量减轻,质地变硬,尤以左叶为重,与门脉性肝硬化相比,肝变形明显,肝表面结节大小悬殊,结节直径最大可达 5 ~ 6 cm,肝切面纤维结缔组织间隔宽,且厚薄不均。由于形成大小不等的结节,常使肝变形,肝左叶明显萎缩,右叶相对肥大、隆起。

2. 镜下观察　肝细胞坏死范围及其形状不规则,肝小叶呈灶状、带状甚至整个小叶坏死,代之以纤维组织增生,形成间隔,将原来的肝小叶分割为大小、形态不一的假小叶,假小叶可呈半月圆形或类圆形,较大的假小叶内甚至可有完整的肝小叶,有的可见残存的汇管区集中现象;假小叶内肝细胞常有不同程度的变性、坏死和胆色素沉着;假小叶间的纤维间隔较宽阔且厚薄不均,其中炎性细胞浸润、小胆管增生均较显著,这些均与门脉性肝硬化不同(图 1-7-13)。

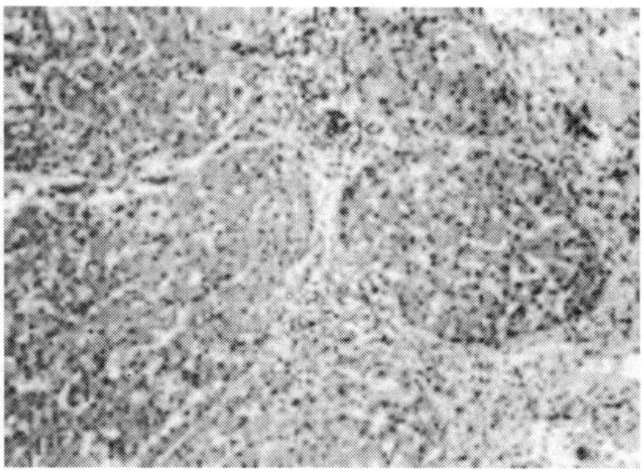

图 1-7-13　坏死后性肝硬化

形成大小不等的假小叶,假小叶间的纤维间隔较宽,间质内可见炎性细胞浸润

三、其他类型肝硬化

(一) 胆汁性肝硬化

1. 病因　胆汁性肝硬化(biliary cirrhosis)较少见,根据发病原因的不同,分为原发性和继发性两种。原发性胆汁性肝硬化发病原因不明,在我国较少见,一般认为属于自身免疫性疾病,在发病患者血液中可检出自身抗体。继发性胆汁性肝硬化又称为肝外阻塞性胆汁性肝硬化,其发病主要与长期的肝外胆道阻塞和胆道上行感染有关。

2. 病理变化

(1) 肉眼观察:肝缩小不明显(早期肝体积常增大),表面较平滑,呈小结节状或无结节,硬度中等。外观呈深绿或绿褐色。

(2) 镜下观察:原发性胆汁性肝硬化早期小叶间胆管上皮水肿、坏死,伴淋巴细胞浸润,最后小胆管增生、淤胆，纤维组织增生并伸入肝小叶内，假小叶呈不完全分割型。继发性胆汁性肝硬化，肝细胞胞质内胆色素沉积，肝细胞发生变性、坏死。毛细胆管淤胆、胆栓形成。胆汁外溢充满坏死区，形成“胆汁湖”。纤维组织增生使汇管区变宽、伸长。伴有胆管感染时则见多量中性粒细胞浸润，甚至微脓肿形成（图1-7-14）。

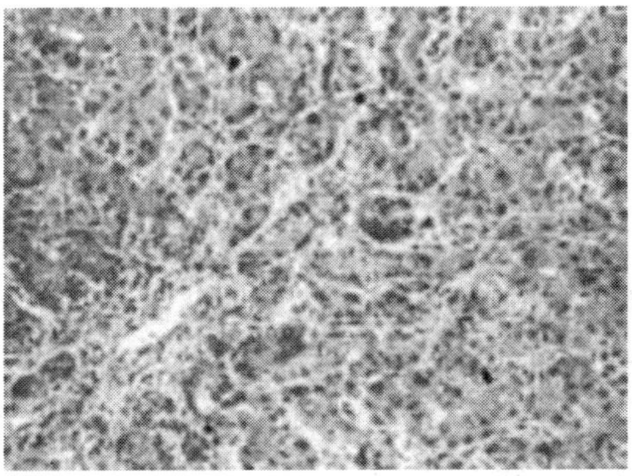

图1-7-14 胆汁性肝硬化

肝细胞坏死，毛细胆管内淤胆，胆栓形成，汇管区胆管扩张及纤维组织增生

（二）淤血性肝硬化

任何原因（如风湿性心脏病）引起的充血性右心衰竭，由于长期淤血缺氧，使肝小叶中央区肝细胞变性、萎缩、坏死，最后纤维化。如淤血持续存在，网状纤维支架塌陷，进而形成纤维条索分割肝小叶而形成肝硬化。

（三）寄生虫性肝硬化

寄生虫性肝硬化主要见于慢性血吸虫病，其肝硬化病理变化主要表现为纤维化，故又称为血吸虫性肝纤维化。

（四）药物性肝损伤

某些药物可通过多种过程导致肝损伤硬化，此种损伤系代谢过程中药物或其代谢产物直接对肝的毒性作用所致。损伤程度与药物毒性和剂量有关。这些药物，有的首发引起脂肪性肝炎，进而发展为肝硬化；有的则是直接损害肝细胞或刺激肝星形细胞活化，引起肝纤维化和肝硬化。

第五节 消化系统常见肿瘤

一、食管癌

食管癌（carcinoma of esophagus）是由食管黏膜上皮或腺体发生的恶性肿瘤，中医学称本病为噎嗝。患者男多于女，发病年龄多在40岁以上，尤以60岁以上者居多。本病在我国华北及河南地区多发，河南省林县是主要高发区。

（一）病因

1. 饮食习惯 在本病的病因中较为重要。饮酒、吸烟及食用过热饮食的习惯与本病的发生有关。在我国高发区调查发现，当地某些粮食及食品中含有一定量的亚硝胺（如自制的酸菜），此类物质可诱发食管癌。

2. 环境因素 流行病学调查发现，患区地质土壤中缺钼等微量元素可能是引起食管癌的间接原因，其作用机制有待进一步研究。

3. 遗传因素 在高发区，食管癌的家族聚集现象很明显。

（二）病变

食管癌以食管中段最多见，占50%，下段次之，上段最少。可分为早期和中晚期两类。

1. 早期癌　此期临床上无明显症状，癌组织局限于黏膜及黏膜下层。X 线钡剂造影检查可见，食管基本正常或管壁呈轻度局限性僵硬。病变局限，多为原位癌或黏膜内癌，无淋巴结转移。本型发现困难，发现率仅为 6% 左右。有可疑症状出现时，多通过食管拉网脱落细胞学检查，检出癌细胞即可确诊。如能早期发现，及时手术，预后良好，5 年生存率 90% 以上。

2. 中晚期癌　此期患者已出现临床症状，如哽噎感，不同程度的吞咽困难等。肉眼形态可分为 4 型。

（1）髓质型：最常见，肿瘤在食管壁内外浸润性生长，使食管壁均匀增厚，管腔变窄，癌组织可累及食管全周或大部。切面癌组织为灰白色，质地较软似脑髓，表面可形成浅表溃疡。

（2）蕈伞型：肿瘤为卵圆形扁平肿块，如蘑菇状突入食管腔内，表面有浅溃疡，边缘外翻。癌组织侵犯食管管周的大部或部分。此型侵透肌层者较其他类型少见（图 1-7-15）。

（3）溃疡型：肿瘤表面形成较深溃疡，溃疡外形不整，边缘隆起，底部凹凸不平，深达肌层，多浸润食管管周的一部分。

（4）缩窄型：癌组织在食管壁内浸润生长，累及食管全周，癌组织质硬，形成明显的环形狭窄，近端食管腔明显扩张。

镜下观察，组织学上有鳞状细胞癌、腺癌等类型。其中，以鳞状细胞癌最多见，约占食管癌的 90%，腺癌次之，大部分腺癌来自贲门（图 1-7-16）。

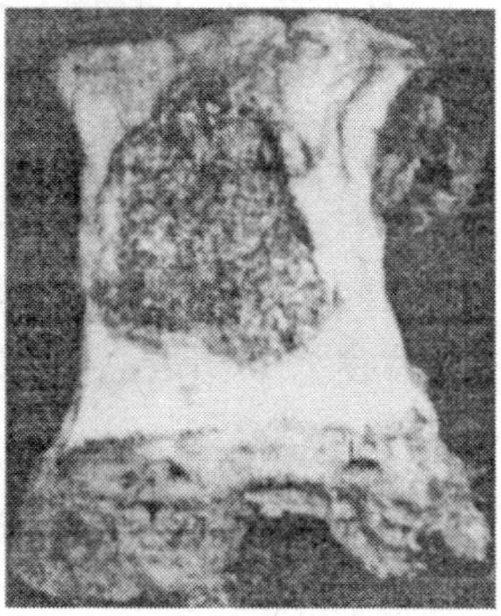

图 1-7-15　蕈伞型食管癌

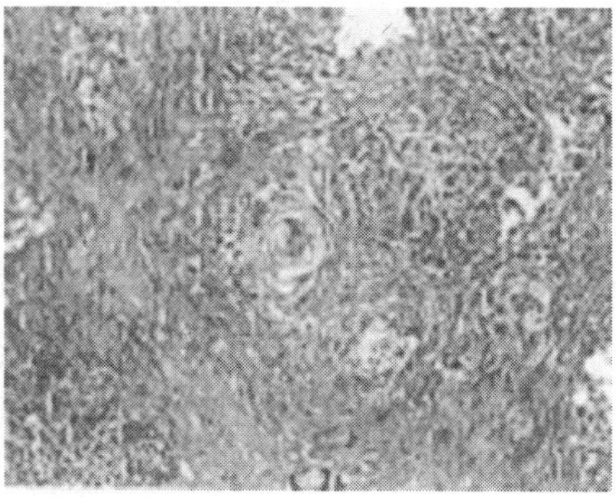

图 1-7-16　食管高分化鳞状细胞癌
癌巢中有典型的角化珠，呈同心层状排列

（三）扩散

1. 直接蔓延　癌组织穿透食管壁连续不断地向周围的组织和器官浸润，食管上段癌可侵入喉部、气管和颈部软组织；中段癌多侵入支气管、肺；下段癌常侵入贲门、膈、心包等处。受浸润的器官可发生相应的合并症，如大出血、化脓性炎及脓肿、食管-支气管瘘等。

2. 淋巴道转移　见于早期患者，转移沿食管淋巴引流途径进行。上段癌常转移到颈部及上纵隔淋巴结，中段癌多转移到食管旁及肺门淋巴结，下段癌常转移到食管旁、贲门及腹腔淋巴结。

3. 血道转移　主要见于晚期患者，以转移到肝及肺为最常见，亦可转移至肾、骨、肾上腺等处。

（四）临床病理联系

食管癌的病变早期临床症状不典型，故易被忽视。主要表现为：大口进食时轻微的哽噎感，吞咽时食管及胸骨后隐痛不适感，吞咽后食管内异物感等。这些症状轻微且断续发作，发作时间短暂，所以易被忽视。中晚期食管癌出现进行性加重的吞咽困难，梗阻重者伴进食呕吐。晚期逐渐出现恶病质，最后因全身衰竭而死亡。患者还可死于食管-主动脉瘘引起的大出血。

用食管分段拉网法进行脱落细胞学检查有助于食管癌的早期发现和诊断。

二、胃癌

胃癌(carcinoma of stomach)是胃黏膜上皮和腺上皮发生的恶性肿瘤，也是消化道最常见的恶性肿瘤之一。在我国胃癌的发病率仅次于肺癌，在我国不少地区的恶性肿瘤死亡统计中，胃癌居第一位。胃癌好发年龄为40～60岁，男多于女，男女之比约为3∶1或2∶1。好发部位为胃窦部，特别是小弯侧，胃体部则少见。

(一) 病因

病因尚未完全阐明。可能与以下因素有关：

1. 人类胃癌的发生有一定的地理分布特点　这可能与各国家、民族的饮食习惯及各地区的土壤地质因素有关。如在日本、中国、冰岛、智利等国家的发病率远较美国及西欧国家为高。

2. 饮食因素　据调查，胃癌的发生和大量摄取鱼、肉类熏制食品有关。用黄曲霉毒素污染或含亚硝酸盐的食物饲喂动物也可诱发胃癌。

3. 幽门螺杆菌感染　与慢性胃炎有关的幽门螺杆菌也被认为是胃癌发生的主要危险因素。

(二) 类型及病理变化

根据胃癌的病理变化进展程度分为早期胃癌与进展期(晚期)胃癌两大类。

1. 早期胃癌　早期胃癌是指癌组织浸润仅限于黏膜层及黏膜下层，而不论肿瘤面积大小和有无淋巴转移。可分为隆起型、表浅型、凹陷型，早期胃癌以原位癌及高分化管状腺癌最多见，乳头状腺癌次之，未分化癌最少见。早期胃癌经手术切除治疗，预后良好。近年由于纤维胃镜活检和脱落细胞学检查方法的推广应用，早期胃癌的诊断率大大提高。

2. 进展期胃癌(中晚期胃癌)　癌组织浸润超过黏膜下层或浸润胃壁全层，癌组织浸润越深，预后越差。

(1) 肉眼观察：根据病变大体形态可分为3型。

① 息肉型或蕈伞型：癌组织向黏膜表面突起生长，呈息肉状或蕈状，突入胃腔内(图1-7-17)。

② 溃疡型：部分癌组织坏死脱落，形成溃疡。溃疡一般较大，边界不清，多边缘隆起、似火山口状，底部凸凹不平(图1-7-18)。此型需注意与良性溃疡(溃疡病)相鉴别(表1-7-4)。

表1-7-4　胃溃疡与溃疡型胃癌大体形态的鉴别

鉴别点	胃溃疡	溃疡型胃癌
外形	圆形或椭圆形	不整形、火山口状或皿状
大小	溃疡直径一般<2 cm	溃疡直径常>2 cm
底部	较平坦	凹凸不平，有坏死出血
深度	较深	表浅
边缘	整齐、不隆起	不整齐、隆起
周围黏膜	皱襞向溃疡集中	黏膜皱襞中断，呈结节状肥厚

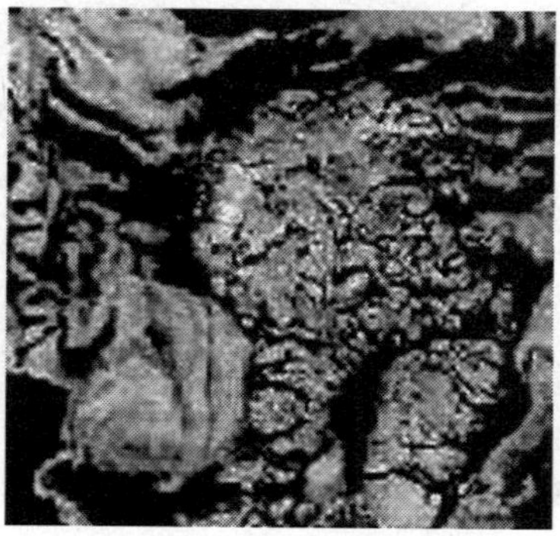

图 1-7-17　息肉型胃癌
肿块呈息肉状突起于胃腔内

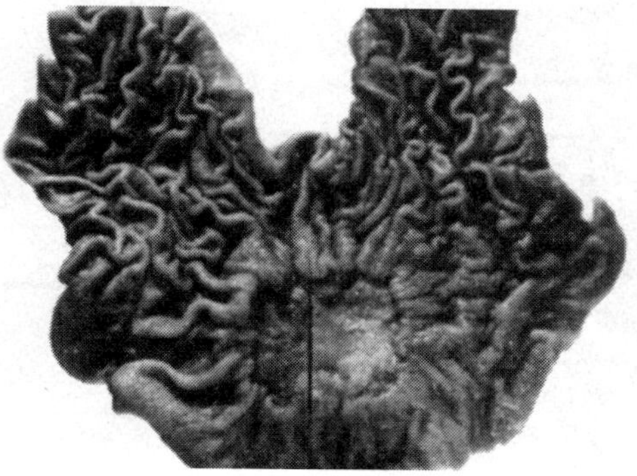

图 1-7-18　溃疡型胃癌
肿块中央溃烂，形成边缘隆起、形状不规则的溃疡

③ 浸润型：癌组织向胃壁内呈局限或弥漫浸润，与周围正常组织无明显边界。当弥漫浸润伴大量纤维组织增生时，胃壁增厚、变硬，胃腔缩小，黏膜皱襞大部消失（图 1-7-19），整个胃似皮革袋状，称为“革囊胃”。

（2）镜下观察：根据癌的组织结构，一般将进展期胃癌分为 4 种组织学类型。

① 乳头状腺癌：最多见，癌组织呈乳头状突起，癌细胞大多呈柱状，此型癌组织分化较高，恶性度较低，转移较晚。

② 管状腺癌：癌组织呈腺样结构，分化好，恶性度低（图 1-7-20）。

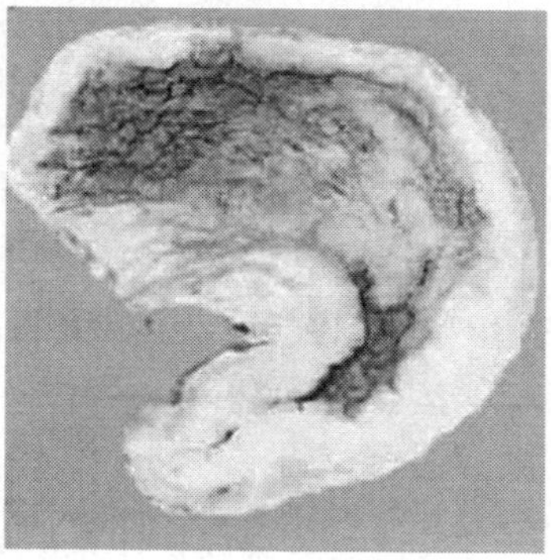

图 1-7-19　弥漫浸润型胃癌
胃壁弥漫性增厚，僵硬；黏膜粗糙，皱襞平坦；
切面灰白色肿瘤组织侵入肌层

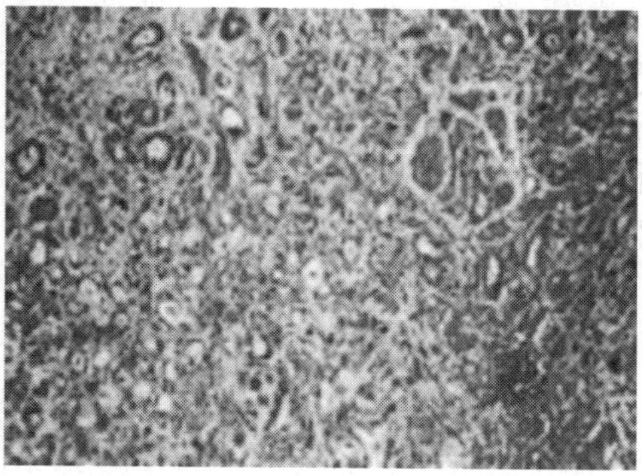

图 1-7-20　胃管状腺癌
癌细胞排列成腺管状结构，弥漫浸润于胃壁内

③ 黏液腺癌：此型因癌组织含大量黏液，肉眼上呈半透明的胶冻状，故也称胶样癌，恶性度较高（图 1-7-21）。

④ 印戒细胞癌：癌细胞内出现大量黏液，常将胞核挤压于癌细胞一侧，形似戒指，故称之为印戒细胞，恶性度高（图 1-7-22）。

⑤ 未分化癌：恶性程度最高。

需要指出，许多胃癌的组织学结构不是单一类型，在同一胃癌标本中往往有两种组织类型同

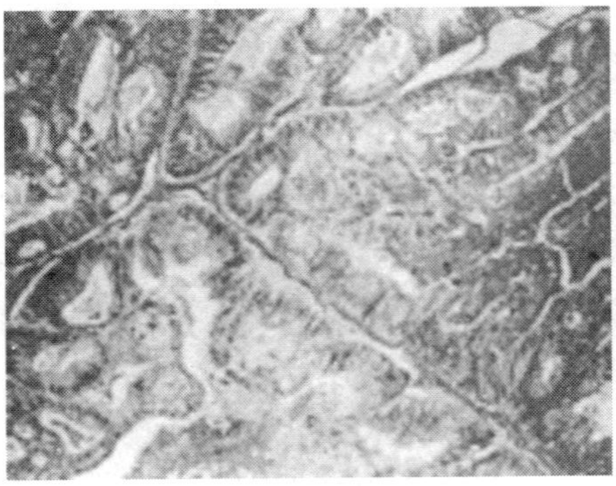

图 1-7-21 胃黏液腺癌
癌细胞排列成腺管状结构,腺腔内有黏液分泌

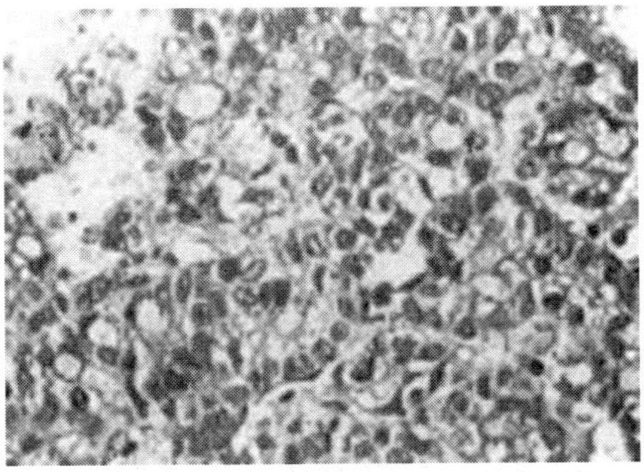

图 1-7-22 胃印戒细胞癌
腺上皮异型性明显,细胞内产生黏液,核偏位,呈印戒状

时存在。

(三)扩散途径

1. 直接蔓延 癌组织通过胃浆膜层,穿透胃壁直接扩散至邻近器官和组织,如肝、胰腺及大网膜等。

2. 淋巴道转移 为胃癌转移的主要途径,首先转移到胃小弯侧淋巴结及幽门下淋巴结等局部淋巴结。可进一步转移到腹主动脉旁淋巴结、肝门淋巴结、肠系膜根部淋巴结。晚期,癌细胞可经胸导管转移到锁骨上淋巴结,且以左锁骨上淋巴结(Virchow 信号结)多见。镜下观:转移淋巴结淋巴组织被破坏,部分为实质性癌组织所取代(图 1-7-23)。

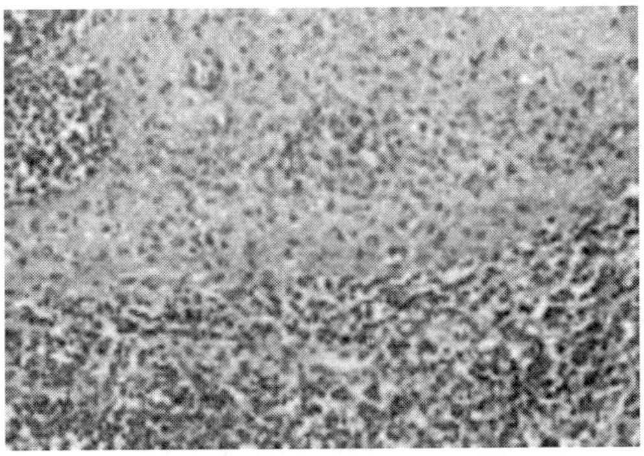

图 1-7-23 胃未分化癌淋巴结内转移
大部分淋巴结被破坏,部分为实质性癌组织所取代,界限清楚

3. 血道转移 多发生在胃癌晚期,常经门静脉转移到肝,其次可转移至肺、脑及骨等。

4. 种植性转移 胃癌特别是胃黏液癌细胞浸润至胃浆膜层后,可脱落到腹腔,种植于腹壁及盆腔器官的浆膜上。女性在卵巢形成转移性黏液癌,称 Krukenberg 瘤。

(四)临床病理联系

早期胃癌患者临床表现多不明显,随着病灶增大,继发坏死和出血,患者可有上腹部不适、疼痛、呕血、便血、消瘦、贫血等临床表现。癌肿侵蚀大血管可引起上消化道大出血,种植于腹壁可出现血性腹水,位于贲门、幽门等部位的肿块可引起梗阻症状,如咽下困难、呕吐等。晚期出现恶病质。

近年由于纤维胃镜活检技术的推广应用,早期胃癌的诊断率和存活率有了明显提高,手术后 5 年存活率高达 80% ~90% 。

不同肉眼类型的中、晚期胃癌在 X 线钡剂检查时亦可呈现不同的征象。

三、原发性肝癌

原发性肝癌(primary carcinoma of liver)是由肝细胞或肝内胆管上皮细胞发生的恶性肿瘤，简称肝癌。其发生率在各国和地区差异很大，在亚、非国家较常见，我国发病率较高，属于常见肿瘤之一。发病年龄多在中年以上，男多于女。肝癌发病隐匿，临床发现时多为晚期，因此病死率较高。近年来，甲胎蛋白(AFP)测定、影像学检查等的广泛应用，使早期肝癌检出率明显提高。

(一) 病因

尚不明确，以下因素与肝癌发生有关。

1. 病毒性肝炎　现知乙型病毒性肝炎与肝癌有密切关系，其次为丙型病毒性肝炎。肝癌病例 HBsAg 阳性率可高达 81.8%。在肝癌高发地区有 60% ~90% 的肝癌患者有 HBV 感染。

2. 肝硬化　肝硬化与肝癌之间有密切关系。据统计，约 84.6% 的肝癌患者合并有肝硬化，一般需经 7 年左右肝硬化可发展为肝癌。其中以坏死后性肝硬化为最多，肝炎后肝硬化次之。

3. 真菌及其毒素　黄曲霉菌、青霉菌、杂色曲霉菌等都可引起实验性肝癌。其中以黄曲霉素与肝癌关系最为密切，用该菌或其毒素或被其污染的食物均可诱发动物肝癌。在肝癌高发区，食物被黄曲霉菌污染的情况往往也较严重。

4. 亚硝胺类化合物　从肝癌高发区南非居民的食物中已分离出二甲基亚硝胺，此类化合物也可引起其他部位肿瘤如食管癌。

(二) 病变

1. 肉眼观类型　根据病变肉眼观察特点，原发性肝癌分为早期肝癌(小肝癌)和晚期肝癌。

(1) 早期肝癌：是指瘤体直径在 3 cm 以下，不超过 2 个癌结节的原发性肝癌。结节呈球形或分叶状，灰白色质较软，切面均匀一致，无出血、坏死，与周围组织界限清楚。

(2) 晚期肝癌：肝体积明显增大，重量增加(常达 2 ~3 kg 以上)，癌组织可局限于肝的一叶(多为右叶)，也可弥散于全肝，且大多合并肝硬化。肉眼观察可分 3 型。

① 巨块型：肿瘤为一实体巨块，体积巨大，有的可达儿头大，圆形，多位于肝右叶内。瘤块质地较软，中心部常有出血、坏死。瘤体周边常有散在的卫星状瘤结节(图 1-7-24)。本型不合并或仅合并轻度肝硬化。

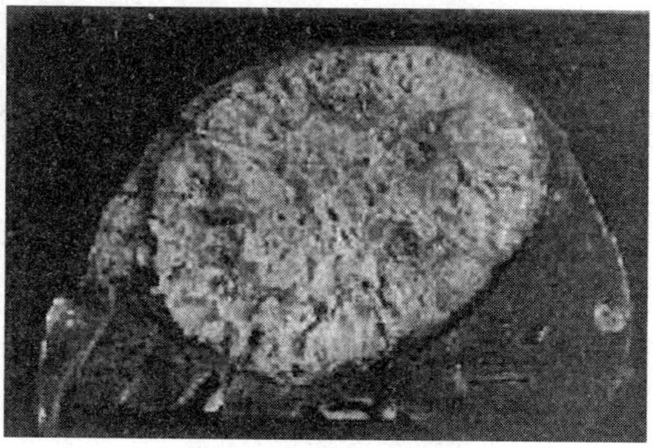

图 1-7-24　原发性肝癌(巨块型)

中央为巨大的灰白色癌块，外围可见散在的小型癌结节

② 多结节型：最多见，常合并较严重的肝硬化。瘤结节呈散在多发，圆形或椭圆形，大小不等，直径由数毫米至数厘米，多不超过5 cm，有的相互融合形成较大的结节（图1-7-25）。

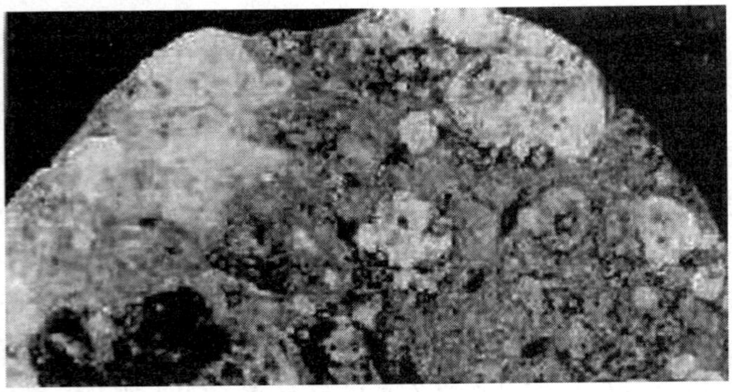

图1-7-25　原发性肝癌（结节型）
肝切面见多数圆形、椭圆形、大小不等的癌结节

③ 弥漫型：此型较少见，癌组织在肝内弥漫分布，无明显的结节或形成极小结节。常发生在肝硬化基础上。

2. 组织学类型

（1）肝细胞癌：最多见，发生于肝细胞。分化较好的癌细胞类似肝细胞，分泌胆汁，癌细胞排列呈巢状，血管丰富。分化差的癌细胞异型性明显，常可见巨核瘤细胞及多核瘤细胞（图1-7-26）。

（2）胆管上皮癌：较为少见，是由肝内胆管上皮发生的恶性肿瘤。其组织结构多为腺癌或单纯癌（图1-7-27）。较少合并肝硬化。有时继发于华支睾吸虫病。

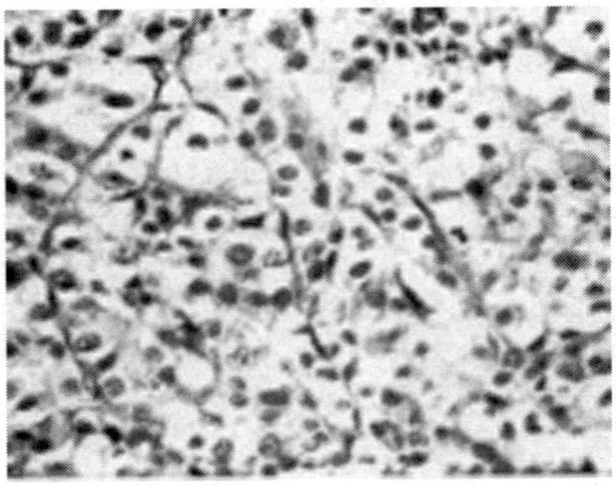

图1-7-26　肝细胞癌
分化好的肝细胞癌，细胞呈多角形，胞质丰富，空泡状变性明显，核大深染

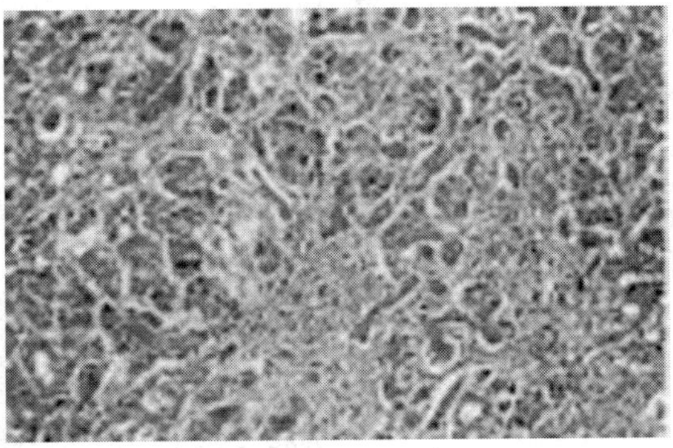

图1-7-27　胆管上皮癌
肿瘤由排列成小管或腺样结构的癌细胞构成，伴有纤维间质增生

（3）混合性肝癌：具有肝细胞癌及胆管上皮癌两种结构，最少见。

（三）蔓延和转移

1. 肝内蔓延　肝癌首先在肝内蔓延和转移。癌细胞常沿门静脉播散，在肝内形成转移癌结节，还可逆行蔓延至肝外门静脉主干，形成较大的癌栓，有时可阻塞管腔引起门静脉高压。

2. 肝外转移　包括如下几种途径。

（1）淋巴道转移至肝门淋巴结、上腹部淋巴结和腹膜后淋巴结。

（2）晚期可通过肝静脉转移到肺、脑及骨等处。

（3）肝癌细胞可直接种植到腹膜和卵巢表面，形成种植性转移。

（四）临床病理联系

临床上肝癌早期常无明显症状，或有肝硬化病史，患者表现为进行性消瘦，肝区疼痛、肝迅速增大，黄疸及腹腔积液等。有时由于肝表面癌结节自发性破裂或侵破大血管而引起腹腔内大出血。肝癌恶性度高，晚期患者常因肝昏迷、消化道出血、癌结节引起的腹腔内大出血而死亡。

四、大肠癌

大肠癌（carcinoma of large intestine）是大肠黏膜上皮发生的恶性肿瘤，包括结肠癌和直肠癌。近年由于饮食结构变化，我国的发病率有增加趋势，在消化道癌中仅次于胃癌。此癌早期发现并及时治疗是关键，5 年存活率可达 90%。患者多为老年人，但中青年人发生率在逐渐上升。患者常表现为贫血、消瘦，大便次数增多、变形，并有黏液血便。有时出现腹部肿块与肠梗阻等症状。

（一）病因

1. 饮食习惯　高营养低纤维质而少渣的饮食与本病的发生有关。可能因为这类食物不利于肠道蠕动及有规律的排便，因此，延长了肠黏膜与这类食物中可能含有的致癌物质的接触时间。流行病学调查发现，高脂肪饮食的人群有较高的大肠癌发病率。

2. 遗传因素

（1）家族性腺瘤性息肉癌变，其发生与肿瘤抑制基因 *APC* 有关。

（2）遗传性非息肉性大肠癌，其发生于错配修复基因的突变有关。

（二）病理变化

大肠癌的好发部位以直肠为最多，其次为乙状结肠、盲肠、升结肠、横结肠和降结肠。

1. 肉眼观察类型　大体形态可分为 4 型。

（1）溃疡型：多见，肿瘤表面形成明显的较深溃疡或呈火山口状（图 1-7-28）。根据溃疡外形及生长情况又可分为局限溃疡型及浸润溃疡型 2 个亚型。

（2）隆起型：肿瘤呈息肉状或盘状向肠腔内突出，常伴浅表溃疡，分化程度较高。镜下多为分化成熟的腺癌。

（3）浸润型：肿瘤向肠壁深层弥漫浸润，常累及肠管全周，从而导致局部肠壁增厚、变硬，表面常无明显溃疡。有时肿瘤伴纤维组织增生，可使肠管管腔周径缩小，形成环状狭窄，亦称环状型。

（4）胶样型：肿瘤外观及切面均呈半透明胶冻状。镜下为黏液腺癌或弥漫浸润的印戒细胞癌。主要发生于直肠，多见于青年人，此型少见，预后较差。

大肠癌的肉眼形态在左、右侧大肠有明显的不同。左侧以浸润型多见，引起肠壁环形狭窄，早期出现梗阻症状。右侧多为隆起息肉型，沿盲肠及升结肠的一侧肠壁生长、蔓延，所以一般无梗阻症状。

2. 组织学类型　多为腺癌，如管状腺癌（图 1-7-29）、乳头状腺癌、黏液腺癌或印戒细胞癌，还有未分化癌、腺鳞癌、鳞状细胞癌等。大肠癌主要以乳头状癌和高分化管状腺癌多见，极少数为未分化癌或鳞癌。

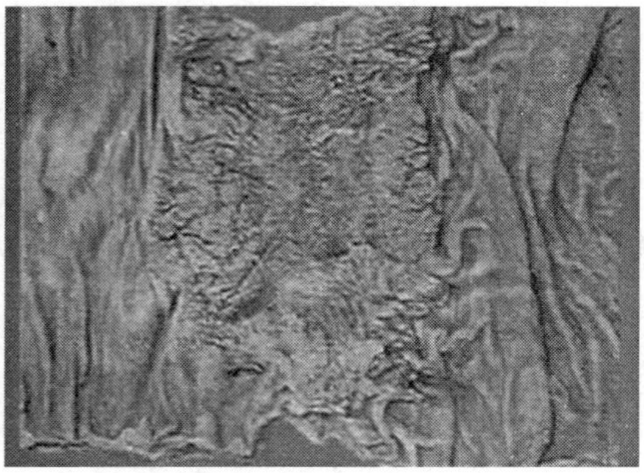

图 1-7-28　大肠癌（溃疡型）

乙状结肠黏膜溃疡型大肿物。溃疡周边明显隆起，与正常组织分界尚清

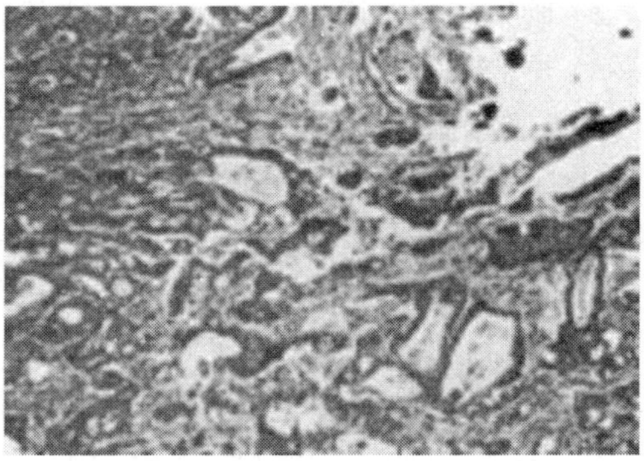

图 1-7-29　结肠管状腺癌

癌组织侵入黏膜下层，呈形状不规则、大小不一、排列紊乱的腺管样结构

3. 临床分期　采用 Dukes 分期法，根据大肠癌病变在肠壁的扩散范围以及是否转移到局部淋巴结将大肠癌分为 4 期（图 1-7-30）。

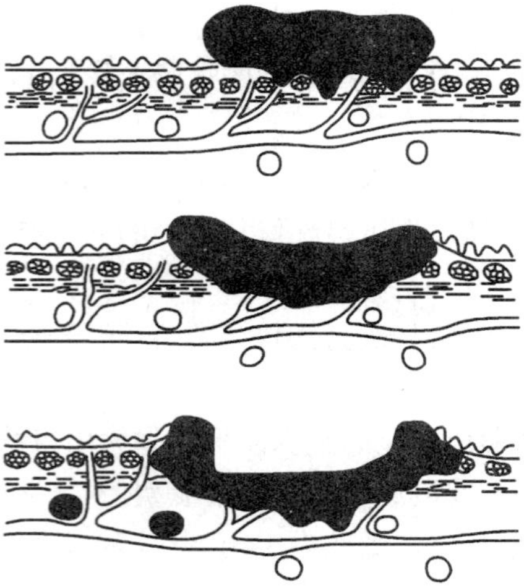

图 1-7-30　Dukes 肠癌分期

A 期：癌生长局限于肠壁，无淋巴结转移，经手术可治愈。

B 期：癌直接扩延至肠周组织，无淋巴结转移，5 年存活率 70%。

C 期：局部淋巴结转移，手术后 5 年存活率为 30%。

D 期：癌发生远处转移。

（三）扩散蔓延

1. 直接蔓延　分化度较高的大肠癌生长缓慢，肠壁的环肌及纵肌又可限制其扩散，故极少累及淋巴结及静脉。当肿瘤穿透肠壁后，可直接蔓延到邻近器官，如前列腺、膀胱、子宫及阴道、腹膜及腹后壁。

2. 淋巴道转移　癌组织穿透肌层后，先转移至局部淋巴结，再沿淋巴回流方向，到达远处淋巴结。结肠癌可转移到结肠上、旁、中间和终末淋巴结，直肠癌首先转移到直肠旁淋巴结，后侵入盆腔和肛周组织。

3. 血道转移　晚期大肠癌可经血行转移到肝、肺、脑等处。肝转移时，转移癌的部位与原发部位有关。一般右侧结肠癌多转移到肝右叶，左侧结肠癌则左、右肝叶均可转移。

（四）临床病理联系

大肠癌的临床表现可因发生部位和累及范围不同而异。

1. 右侧大肠癌　因右侧大肠肠腔较宽，癌肿较少引起肠梗阻，但肿块一般体积较大，故常在右下腹部触及肿块；癌组织质脆、易破。患者常出现贫血及感染中毒表现。

2. 左侧大肠癌　左侧大肠肠腔较小，且癌肿多为环状生长，故易发生肠狭窄，引起急性或慢性肠梗阻，出现腹痛、腹张、便秘、便血等表现。

大肠癌组织可产生一种糖蛋白，作为抗原引起患者的免疫反应。此种抗原称为癌胚抗原（carcino embryonic antigen，CEA），是一胚胎性抗原。测定 CEA 有助于观察患者癌肿的消长。

影响大肠癌预后的因素很多，但以癌组织在肠壁的侵袭深度和有无淋巴转移最为重要。

思　考　题

问答题：

1. 慢性胃炎有哪些类型？各有何特点？
2. 消化性溃疡的病变特点及并发症是什么？
3. 试述病毒性肝炎的基本病理变化及各型肝炎特点。
4. 试述门脉性肝硬化的病变特点。
5. 门脉性肝硬化后期门静脉高压症和肝功能障碍有哪些表现？
6. 食管癌大体分类有哪些？
7. 如何鉴别胃溃疡与溃疡型胃癌？
8. 原发性肝癌肉眼和镜下组织学分型有哪些？
9. 大肠癌大体分型有哪些？

第八章　泌尿系统疾病

学习要点

掌握肾小球肾炎、肾病综合征、肾盂肾炎、泌尿系统各肿瘤的概念，肾小球肾炎常见类型的病理特点，肾盂肾炎的病理特点和临床病理联系；理解肾小球肾炎常见类型的临床病理联系，泌尿系统肿瘤的病理特点、转移途径及临床表现。

泌尿系统由肾、输尿管、膀胱和尿道组成。泌尿系统疾病常见类型有炎症、肿瘤、代谢性疾病、血管性疾病、尿路梗阻和先天性发育畸形等。其中以肾的疾病对人体造成的危害最严重。本章主要介绍肾小球肾炎、肾盂肾炎及肾和膀胱的肿瘤。

肾的功能结构单位为肾单位，由肾小球和肾小管组成。肾小球是原尿的滤过器官，由毛细血管丛和肾小球囊构成。血液生成尿液需经过滤过膜，滤过膜由毛细血管内皮细胞、基膜、肾球囊脏层上皮细胞（足细胞）共同构成（图 1-8-1）。肾小球毛细血管之间的系膜，由系膜细胞和系膜基质组成，具有支撑和固定毛细血管网的作用，系膜细胞有一定的收缩功能及吞噬功能。肾小管包括近端肾小管、髓襻、远端肾小管和集合管，由基底膜和单层上皮细胞组成。通过吸收和浓缩，使原尿形成终尿。

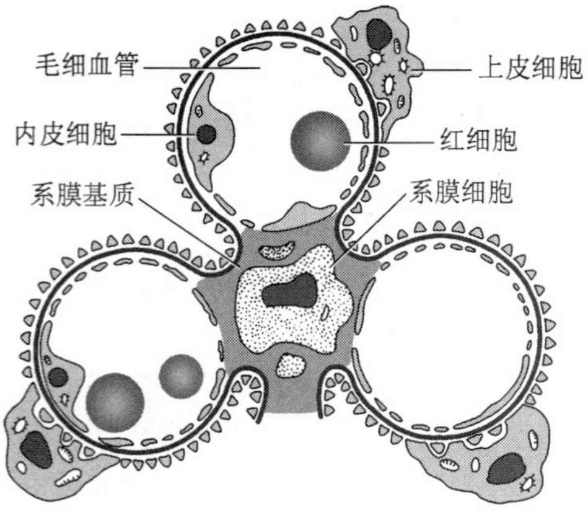

图 1-8-1　肾小球滤过膜及系膜结构

第一节 肾小球肾炎

肾小球肾炎(glomerulonephritis,GN)简称肾炎,是以肾小球损伤为主的变态反应性炎性疾病。主要临床表现有蛋白尿、血尿、水肿、高血压及轻重不等的肾功能障碍。肾炎可分为原发性肾炎和继发性肾炎两种类型。原发性肾炎是指原发于肾的独立性疾病。继发性肾炎是指继发于其他疾病引起的肾小球损伤,如狼疮性肾炎、紫癜性肾炎等。一般所称的肾小球肾炎通常指原发性肾炎。

一、病因和发病机制

肾小球肾炎的病因和发病机制不十分清楚。但近年对阐明肾炎的病因和发病机制取得了很大进展。大量动物实验和临床研究证明,大多数类型的肾炎都是抗原抗体反应引起的免疫性疾病。

(一) 病因

抗原物质种类很多,可分为内源性和外源性两大类。

1. 内源性抗原 ① 肾单位本身的成分:肾小球基底膜抗原、内皮细胞和系膜细胞细胞膜抗原、足细胞的足突抗原、肾小管上皮细胞刷状缘抗原。② 非肾性抗原:细胞核抗原、DNA 抗原、细胞质抗原、肿瘤特异抗原、甲状腺球蛋白抗原、免疫球蛋白抗原等。

2. 外源性抗原 ① 生物性抗原:细菌如链球菌、葡萄球菌、伤寒杆菌、白喉杆菌等,病毒如乙型肝炎病毒、麻疹病毒、EB 病毒等,真菌如白色念球菌等,寄生虫如疟原虫等。② 非生物性抗原:药物如青霉胺、金制剂、汞制剂等,以及动物血清和类毒素等。

(二) 发病机制

抗原刺激机体产生相应抗体,引起抗原抗体反应,形成免疫复合物。由于免疫复合物形成的方式和部位不同,肾小球肾炎的发病机制有两种基本形式。

1. 原位免疫复合物的形成 抗体与肾小球内的固有抗原成分或植入在肾小球内的抗原成分结合,在肾小球原位直接反应,形成免疫复合物,引起肾小球损伤。根据抗原的性质不同,此类肾炎可分为两种主要类型。

(1) 抗肾小球基底膜肾炎:肾小球基底膜在感染或理化因素作用下,其结构发生改变而具有抗原性,可刺激机体产生抗自身肾小球基底膜的抗体。抗肾小球基底膜的抗体也可由非肾性抗原如细菌、病毒引起。这种抗体直接与肾小球基底膜结合(图 1-8-2a),形成免疫复合物引起肾炎。免疫荧光法检查,免疫复合物沿肾小球毛细血管基底膜沉积,呈连续的线形荧光。

(2) 植入性抗原性肾炎:非肾性抗原进入肾小球内,可与肾小球的某些成分结合形成抗植入抗原,由此产生的抗体与肾小球内植入的抗原在原位结合(图 1-8-2b),形成免疫复合物引起肾炎。免疫荧光法检查,免疫复合物在肾小球呈不连续的颗粒状荧光。

2. 循环免疫复合物沉积 机体在外源性抗原及非肾性的内源性抗原刺激下,产生相应抗体,抗原与抗体在血液循环内结合,形成免疫复合物,随血液流经肾时,沉积于肾小球引起肾小球肾炎(图 1-8-3),免疫复合物在肾小球沉积与其分子量大小有关。当抗体明显多于抗原时,常形成大分子不可溶性免疫复合物,被单核巨噬细胞系统吞噬,不易沉积于肾小球。当抗原明显多于抗体时,形成小分子可溶性免疫复合物,易通过肾小球滤出。只有当抗原略多于抗体时,所形成免疫复合物才易沉积于肾小球。免疫荧光法检查,免疫复合物在肾小球内呈颗粒状荧光。

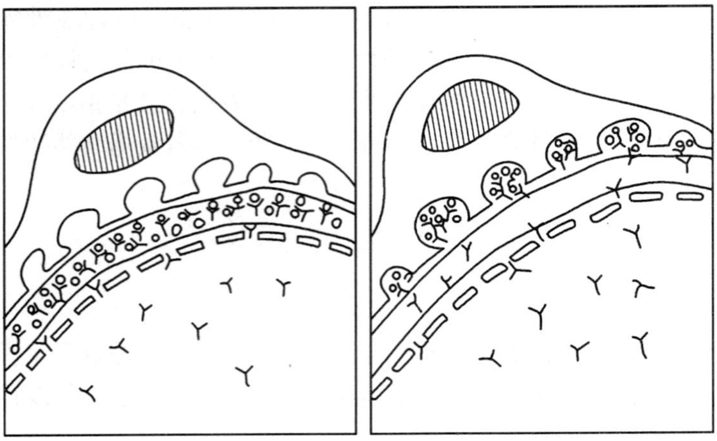

a　　b

图 1-8-2　肾小球肾炎原位复合物形成机制

a 抗肾小球基底膜肾;b 植入性抗原性肾炎

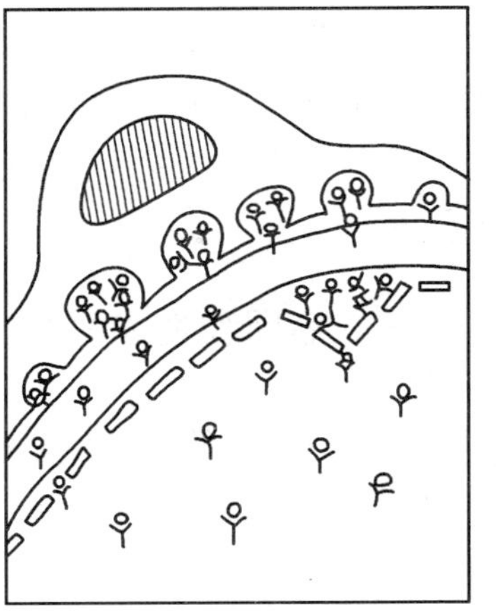

图 1-8-3　肾小球肾炎免疫复合物沉积

免疫复合物在肾小球内形成或沉积,可相继激活补体、凝血和激肽系统及炎性细胞,产生多种炎症介质,其中补体起着重要作用。补体成分 C3a 和 C5a 可使肥大细胞脱颗粒释放组胺,使血管通透性增高;C3a、C5a、C5、C6、C7 通过趋化作用吸引中性粒细胞,中性粒细胞于肾小球内聚积并崩解,释放溶酶体酶,损伤毛细血管内皮和基膜,进而激活凝血系统和激肽系统,从而引起毛细血管血栓形成和毛细血管通透性增高,导致渗出性病变和肾小球内细胞增生。

二、分类

肾小球肾炎的分类方法尚无一致意见。临床分类根据肾小球肾炎的病程和临床表现,通常将肾炎分为急性肾炎、慢性肾炎、肾病综合征和隐匿性肾炎。病理分类根据其病变的分布,将肾小球肾炎分为弥漫性肾小球肾炎和局灶性肾小球肾炎两大类。弥漫性肾小球肾炎病变的肾小球超过全部肾小球的 50%,局灶性肾小球肾炎病变的肾小球不足全部肾小球的 50%。根据其病变特点将肾小球肾炎可分为若干类型。现将常见类型介绍如下。

(一) 毛细血管内增生性肾小球肾炎

毛细血管内增生性肾小球肾炎(endocapillary proliferative GN)又称急性弥漫性增生性肾小球肾炎(acute diffuse proliferation GN),是最为常见的肾小球肾炎类型,由小分子循环免疫复合物沉积所致。大多数病例与链球菌感染有关,故又称为链球菌感染后肾炎。多见于学龄儿童,成人较少见。临床多为急性肾炎的表现,起病急,常有血尿、蛋白尿、少尿、水肿、高血压。此型肾炎预后良好。

1. 病理变化　病变弥漫性累及两肾大多数肾小球,其病变特点以肾小球细胞增生为主,伴有渗出和变质性改变。

（1）肉眼观，两肾呈对称性肿大，表面光滑，颜色较红，故称“大红肾”。有时肾的表面和切面可见散在的出血点，如蚤咬状，称为蚤咬肾。切面皮质增厚，纹理模糊。

（2）镜下观，肾小球毛细血管内皮细胞和系膜细胞明显增生，有较多的中性粒细胞和少量单核细胞浸润，以致肾小球体积增大，毛细血管狭窄或闭塞（图 1-8-4）。病变严重的病例，肾小球毛细血管发生纤维蛋白样坏死及微血栓形成，可有明显出血。肾小球的病变能引起肾小管的继发改变，其上皮细胞发生肿胀和透明变性，肾小管管腔内可见肾小球滤过的蛋白、红细胞、白细胞和脱落的上皮细胞，这些成分在肾小管内凝集形成各种管型，如红细胞、白细胞或上皮细胞管型，细胞崩解形成颗粒管型，蛋白凝集形成透明管型。肾间质可见充血、水肿，少量中性粒细胞浸润。

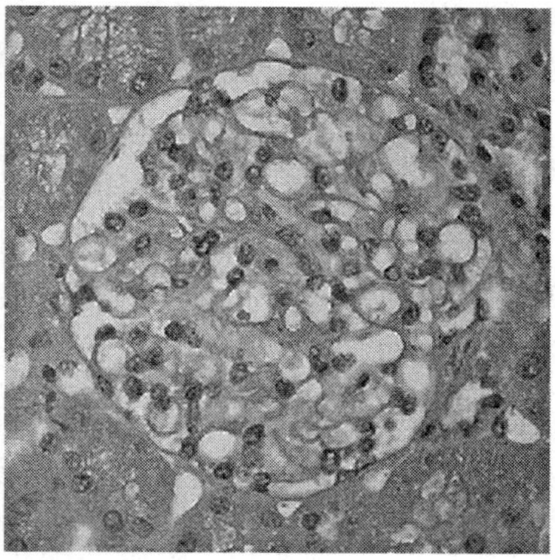

图 1-8-4 毛细血管内增生性肾小球肾炎
肾小球内细胞数量增多，系膜细胞和内皮细胞增生并有少量中性白细胞浸润，毛细血管腔狭窄

（3）电镜检查见，肾小球基底膜外侧有驼峰状或小丘状的电子致密物沉积，邻近上皮细胞足突融合。免疫荧光法检查可见基底膜外侧有大小不等的颗粒状荧光，内含 IgG 和 C3。

2. 临床表现 此型肾炎主要表现为急性肾炎综合征，即起病急，出现明显血尿，伴有程度不同的蛋白尿、水肿和高血压，重症可有氮质血症或肾功能不全。

（1）尿的变化：由于肾小球内皮细胞和系膜细胞增生，使毛细血管管腔狭窄或闭塞，血流受阻，滤过率降低，而肾小管重吸收功能无明显障碍，故出现少尿，严重时可无尿，导致水钠潴留及代谢产物在体内潴留，引起氮质血症。由于肾小球毛细血管损伤，通透性增高，血浆蛋白滤出形成蛋白尿，红细胞漏出形成血尿。各种异物成分在肾小管中凝集而成的管型随尿液排出形成管型尿。

（2）水肿：水肿的原因主要是少尿或无尿所致的水钠潴留。此外，与变态反应使全身的毛细血管通透性增高有关。水肿往往首先出现在组织疏松的眼睑部，再蔓延到整个面部，严重可波及全身。

（3）高血压：目前认为高血压的原因主要是水钠潴留使血容量增加。过去认为高血压与肾组织缺血，肾素分泌增多有关，但患者血中肾素浓度一般不增高。患者血压多为轻度或中度升高，严重的高血压可导致心力衰竭及高血压脑病。

3. 预后 绝大多数患者，尤其是儿童链球菌感染后肾小球肾炎，可在数周或数月内痊愈。少数患者病变迁延不愈，逐渐发展为慢性硬化性肾小球肾炎。极少数患者病变严重，发展为新月体性肾小球肾炎，或病变进展迅速，在短期内发生肾功能不全、心力衰竭及高血压脑病。

（二）新月体性肾小球肾炎

新月体性肾小球肾炎（crescentic GN）又称毛细血管外增生性肾小球肾炎（extracapillary GN）、快速进行性肾小球肾炎（rapidly progressive GN），是一种比较少见、病情重、进展快、预后差的肾小球肾炎。

新月体性肾小球肾炎多为原因不明的原发性肾炎，也可继发于其他疾病，如严重的毛细血管内增生性肾小球肾炎、肺出血肾炎综合征、系统性红斑狼疮及过敏性紫癜等。研究发现，此型肾炎多由抗肾小球基底膜抗体形成和免疫复合物沉积所引起，但部分病例免疫反应不明显，由血管炎、肾小球坏死引起。

1. 病理变化　病变可呈弥漫分布，其病变特点是球囊壁层上皮细胞增生，形成新月体。上皮细胞增生与肾小球毛细血管严重损伤、通透性增高、渗出的纤维蛋白刺激作用有关。

（1）肉眼观，两肾弥漫性肿大，颜色苍白，肾皮质常见点状出血。

（2）镜下观，肾小球球囊壁层上皮细胞显著增生，成层堆积，在球囊内一侧或环绕于毛细血管丛周围形成新月体或环状体（图1-8-5）。其内含有渗出的单核细胞、中性粒细胞、纤维蛋白等成分。早期新月体或环状体主要是细胞成分，随着病变发展，纤维组织逐渐增多，最终导致新月体纤维化或环状体纤维化。新月体和环状体既可压迫肾小球毛细血管丛，又可使球囊闭塞，以致肾小球毛细血管丛萎缩、纤维化及玻璃样变，所属肾小球萎缩消失。

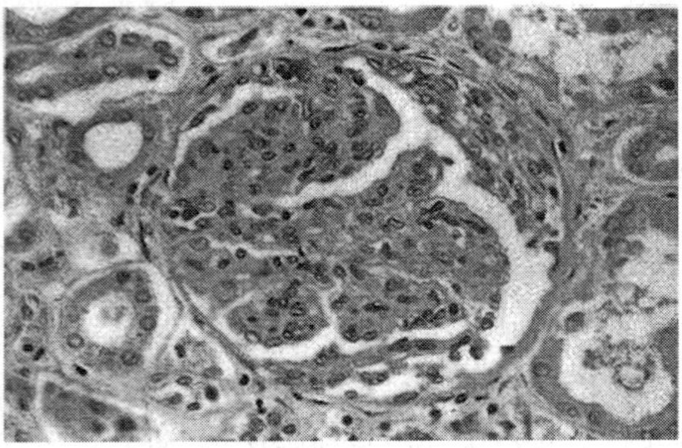

图1-8-5　新月体性肾小球肾炎

球囊壁层上皮细胞增生，形成新月体，部分已呈纤维化

（3）电镜检查肾小球基底膜不规则增厚，常有裂孔或缺损。免疫荧光法检查，显示肾小球内分别为颗粒状荧光、线形荧光和无荧光。

2. 临床病理联系　此型肾炎主要表现为急进性肾炎综合征，即出现血尿、蛋白尿后，迅速出现少尿或无尿，持续性高血压和氮质血症，快速进展为肾衰竭。

由于肾小球毛细血管坏死、基底膜缺损，因此血尿较蛋白尿更为明显，水肿较轻。大量新月体形成后，阻塞肾球囊腔，导致少尿，甚至无尿；血中代谢产物不能排出，在体内潴留引起氮质血症。大量肾单位纤维化、玻璃样变，肾组织缺血，通过肾素-血管紧张素的作用，可发生高血压。

3. 预后　新月体性肾小球肾炎预后与病变的广泛程度及新月体的数量有关。双肾内有80%以上肾小球皆有新月体形成者预后不佳，多死于尿毒症。新月体形成低于80%，且病变程度较轻者，进展较慢，存留的肾小球可保留部分功能，患者可存活较长时间。受累的肾小球少于50%者预后较好。

（三）膜性肾小球肾炎

膜性肾小球肾炎（membranous GN）以肾小球毛细血管基底膜增厚为主要病变特点，肾小球内无明显的炎症反应，故又称膜性肾病。由植入性抗原导致的原位免疫复合物形成，或循环免疫复合物长期少量沉积引起。多见于成人,起病缓慢,病程长。临床表现为肾病综合征,血尿、肾功能不全不明显。

1. 病理变化 早期病变不明显,病程进展慢,病变逐渐加重。

(1) 肉眼观,双肾肿大,颜色苍白,故称“大白肾”。晚期,肾体积缩小,表面呈颗粒状。

(2) 镜下观,肾小球毛细血管壁弥漫性增厚,不伴有细胞增生或炎细胞浸润。用浸银染色显示毛细血管基底膜外侧有许多钉状突起,形如梳齿。肾小管上皮细胞可发生水肿,脂肪变性。晚期,基底膜极度增厚,使肾小球毛细血管管腔阻塞,肾小球可发生纤维化和玻璃样变,所属肾小管萎缩消失。

(3) 电镜检查在基底膜外侧,脏层上皮细胞下有许多不规则高密度的沉积物,基底膜上梳齿状的钉状突起插入沉积物之间。随病变发展,钉状突起逐渐变粗,将沉积物包埋于基底膜内,使基底膜显著增厚,沉积物进行崩解,使基底膜出现虫蚀状空隙。免疫荧光检查可见基底膜外侧有细颗粒状荧光,内含 IgG 和 C3。

2. 临床病理联系 此型肾炎临床主要表现为肾病综合征,即出现高度蛋白尿、高度水肿、高脂血症和低蛋白症。肾病综合征的关键病变在于免疫复合物形成或沉积并损伤滤过膜。

由于滤过膜受损,通透性显著增高,血浆蛋白滤过增多导致大量的蛋白尿。长期大量的蛋白尿使血浆蛋白的含量降低,引起低蛋白血症,同时血浆胶体渗透压降低,使组织间液回流减少,引起全身性水肿。由于组织间液增多,血容量的减少,肾小球滤过率减少,醛固酮、抗利尿激素分泌增加,引起水钠潴留,进一步加重水肿。低蛋白血症可刺激肝合成更多的脂蛋白,从而出现高脂血症。

3. 预后 膜性肾小球肾炎起病隐匿,病程较长。病变较轻者,症状可部分缓解或消失,但多数患者则反复发作,进行性加重。晚期大量肾单位纤维化,可导致肾衰竭和尿毒症。

(四) 轻微病变性肾小球肾炎

轻微病变性肾小球肾炎(minimal change GN)是一种发生于儿童的原发性肾小球肾炎,因光镜下肾小球无明显的改变或病变轻微,故而得名。但肾小管上皮细胞内有大量脂肪沉积,故又称脂性肾病。其病因和发病机制不清楚,电镜检查无免疫复合物形成或沉积,但发病与特异性体质或病毒感染有关,并且对皮质类固醇治疗敏感,推测本病可能与 T 细胞功能异常有关。

1. 病理变化

(1) 镜下观,肾小球基本正常,无明显变化。肾小管上皮细胞出现大量脂质和玻璃样小滴,由肾小球毛细血管通透性增高,大量脂蛋白从肾小球滤出,被肾小管重吸收所致。

(2) 电镜下观,多数肾小球脏层上皮细胞胞体扁平,可见空泡及微绒毛形成,足突广泛融合消失,故又称足突病。

2. 临床病理联系 此型肾炎临床表现为肾病综合征,其中蛋白尿尤为突出。尿内蛋白成分主要是小分子的清蛋白,属选择性蛋白尿。大量蛋白尿的出现与肾小球基底膜和足细胞多价阴离子丧失有关。

3. 预后 绝大多数患者对皮质类固醇治疗敏感,预后良好,病变在数周内可以完全消失,但可复发,少数患者对激素治疗有依赖性,但一般不发展为慢性。

(五) 硬化性肾小球肾炎

硬化性肾小球肾炎(sclerosing GN)是各型肾小球肾炎的终末阶段,因大多数肾小球硬化而得名。多见于成人，常引起慢性肾衰竭，预后不佳。

1. 病理变化 两侧肾弥漫性损害，其主要的病变特点是大量肾小球纤维化和玻璃样变。

（1）肉眼观，两肾体积对称性缩小，颜色苍白，质地变硬，表面呈弥漫性细颗粒状，称为颗粒性固缩肾，又称“小白肾”。由于大部分肾组织纤维化并发生收缩，而另一部分肾组织代偿性肥大向表面突出，形成肾表面所见的细颗粒。切面肾皮质显著变薄，皮髓质纹理模糊不清，小动脉壁增厚、变硬，动脉切面呈哆开状。肾盂周围脂肪组织增生。

（2）镜下观，由于此型肾炎大多从其他类型肾炎转变而来，早期可观察到某种肾小球肾炎的残存病变，例如，有的病例在部分肾小球可看见新月体，表明由新月体性肾小球肾炎演变而来。有的可见基底膜增厚和钉状突起，表明由膜性肾小球肾炎演变而来。晚期，肾小球纤维化、玻璃样变，所属肾小管萎缩，甚至消失。间质纤维组织显著增生。由于纤维组织收缩，使肾小球相互靠近。间质内有淋巴细胞、浆细胞浸润。小动脉硬化，管壁增厚，管腔狭窄，残存的肾单位发生代偿性改变，表现为肾小球肥大、肾小管扩张，肾小管内含有各种管型，以蛋白管型为主（图1-8-6）。

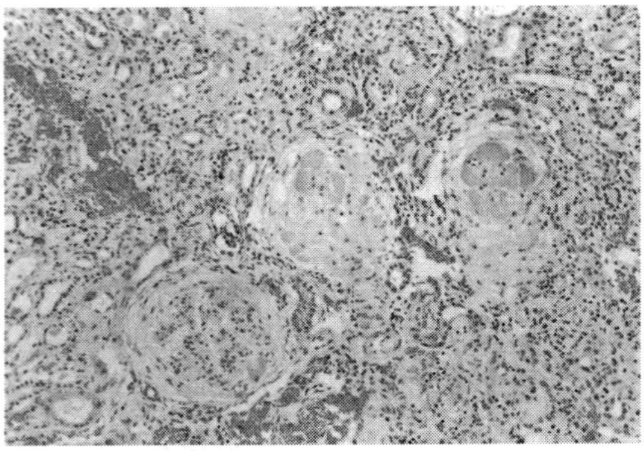

图 1-8-6 硬化性肾小球肾炎

大部分肾小球呈纤维化及玻璃样变，肾小管亦萎缩。小部分肾小球呈代偿性肥大

2. 临床病理联系 早期的临床表现一般保留了原肾小球肾炎的特点，晚期则主要表现为慢性肾炎综合征，即病程缓慢逐渐发展为慢性肾功能不全，可伴有蛋白尿、血尿和高血压。

（1）尿的变化：由于大量肾单位破坏，血流通过残存的肾单位速度加快，肾小球滤过速度和尿液通过肾小管的速度加快，但肾小管的重吸收功能有限，尿的浓缩功能降低，导致多尿、夜尿和低密度尿。

（2）高血压：由于大量肾单位纤维化，肾组织严重缺血，肾素分泌增加引起高血压。细小动脉硬化进一步加重肾缺血，使血压持续性增高。长期高血压可引起左心室肥大，严重时可导致心力衰竭。

（3）氮质血症：随着病变发展，残存的肾单位逐渐减少，以致体内代谢产物不能排除，造成血中非蛋白氮含量增多，导致氮质血症。同时可出现水、电解质和酸碱平衡紊乱。

（4）贫血：肾单位大量破坏，使促红细胞生成素减少，加之大量代谢产物堆积抑制骨髓造血，患者常出现贫血。

3. 预后 硬化性肾小球肾炎预后差,可反复发作。早期进行合理治疗可控制病情发展,取得一定治疗效果。但病变进展到晚期,大量肾单位破坏,可导致慢性肾功能不全,最终导致尿毒症死亡,也可死于高血压引起的心力衰竭和脑出血。

第二节 肾盂肾炎

肾盂肾炎(pyelonephritis)是一种由细菌引起的化脓性炎症,主要累及肾盂黏膜和肾间质。任何年龄均可发病,但多见于20~40岁的女性,其发病率约为男性的10倍。按其病变特点和病程可分为急性肾盂肾炎和慢性肾盂肾炎两种类型。

一、病因和发病机制

引起肾盂肾炎的病原菌种类很多,但主要为大肠埃希菌,其次为副大肠埃希菌、变形杆菌、产气杆菌、肠球菌和葡萄球菌等,其他细菌和真菌亦可引起。急性肾盂肾炎常为单一细菌感染,慢性肾盂肾炎多为两种或多种细菌的混合感染。肾盂肾炎的感染途径有两种。

1. 上行性感染 为本病的主要感染途径。常继发于尿道炎、膀胱炎之后,病原菌沿输尿管尿液反流或经输尿管周围的淋巴管上行到肾盂,引起肾盂黏膜和肾间质的炎症。病原菌以大肠埃希菌为主,病变可累及一侧或双侧肾。

2. 血源性感染 较少见,细菌由机体某处的感染灶侵入血流,随血流到达肾,一般先侵犯皮质,后往髓质蔓延到肾盂,引起肾盂肾炎。病原菌多为金黄色葡萄球菌,两侧肾可同时受累。

细菌感染是引起肾盂肾炎的重要因素,但细菌能否发病还取决于机体的防御功能。正常人由于尿液不停的排泄,可使膀胱得到冲洗,膀胱黏膜能产生局部抗体(分泌型IgA),有抗菌功能。膀胱黏膜内的白细胞具有吞噬杀菌的功能。因此少量细菌进入膀胱后不能生长,膀胱内的尿液无菌。当某些因素使机体防御功能削弱时,入侵细菌生长繁殖,可诱发肾盂肾炎。常见的诱因有:① 尿路阻塞,尿路阻塞既影响尿液的冲洗作用,降低局部的防御功能,又造成尿液潴留。潴留的尿液是细菌的良好培养基,使细菌得以生长繁殖,继而发生感染。尿路阻塞常见原因很多,如有泌尿道结石、瘢痕狭窄、前列腺肥大、妊娠的子宫和肿瘤压迫等。② 黏膜损伤,多为医源性,见于对泌尿道疾病进行检验和治疗时,如导尿、膀胱镜检查、尿道手术等,极易造成对泌尿道黏膜的损伤,成为细菌入侵并生长繁殖的场所,而且细菌易随器械带入膀胱,诱发肾盂肾炎。③ 尿液反流,输尿管膀胱开口处具有防止尿液反流的瓣膜作用,当此处发育不良,排尿时,尿液从膀胱反流入输尿管,有利于细菌侵入肾组织而引起感染,下尿路的阻塞也可造成尿液反流。

女性因尿道短和体内激素变化有利于细菌在黏膜上黏着,故容易发生感染。

二、类型

(一) 急性肾盂肾炎

急性肾盂肾炎是以肾盂黏膜和肾间质为主的急性化脓性炎症。

1．病理变化

（1）肉眼观，肾肿大，表面可大小不等的黄白色脓肿，其周围有明显的充血带。切面，肾组织中常有多数由肾乳头向皮质走行的黄色条纹及融合成大小不等的小脓肿。

（2）镜下观，上行性感染引起的急性肾盂肾炎，病变始于肾盂，表现为黏膜脓性卡他性炎症，继而炎症沿肾小管及周围组织扩散，引起肾间质蜂窝织炎，并形成多个脓肿。脓肿可破入肾小管，使管腔内充满脓细胞和细菌。早期肾小球多不受影响，病变严重时，肾小球可遭破坏。血源性感染引起的肾盂肾炎，病变首先累及肾小球或肾小管周围的间质，形成多发性散在的脓肿，并可逐步扩大，破坏邻近的组织，也可破入肾小管，并从集合管蔓延到肾盂，引起肾盂的炎症。

2．临床病理联系　急性肾盂肾炎起病急，常有发热、寒战、血中白细胞增多等全身表现。肾因炎症肿大，使被膜紧张，炎症累及肾周围组织而引起腰部疼痛。

肾化脓性病变，使尿液改变，出现脓尿、菌尿、蛋白尿和管型。膀胱和尿道的急性炎症的刺激，引起尿频、尿急、尿痛等症状。

3．结局　急性肾盂肾炎如能及时彻底治疗，大多数可以治愈，如治疗不彻底或尿路阻塞未消除，则易反复发作而转为慢性。如有严重尿路阻塞，特别是高位性尿路阻塞，可引起肾盂积脓。

（二）慢性肾盂肾炎

慢性肾盂肾炎是以肾间质和肾盂纤维化，并形成不规则瘢痕为特征的慢性炎症。多数由急性肾盂肾炎未能治疗发展而来，少数也可无明显急性肾盂肾炎的表现，开始即为慢性肾盂肾炎。

慢性肾盂肾炎的原因有：① 尿路阻塞未解除或严重的膀胱输尿管反流，使肾反复感染。② 病灶中细菌抗原持续存在引起免疫反应，使肾进行性损害。③ 细菌的 L 型（原生质体）对抗生素治疗无效，能在高渗的肾髓质环境中长期生存。

1．病理变化

（1）肉眼观，肾体积缩小，质地变硬，表面高低不平，不规则凹陷型瘢痕与肾被膜粘连。切面见皮、髓质界限不清，肾乳头萎缩，肾盂黏膜粗糙、增厚，肾盂、肾盏因瘢痕收缩而变形。

（2）镜下观，肾组织内形成不规则分布片状病灶，其内肾小管萎缩，间质纤维化和大量慢性炎细胞浸润；小血管内膜增厚、管腔狭窄；肾小球球囊周围纤维化使囊壁增厚，部分肾小球可发生玻璃样变。残存的肾小管发生代偿性扩张，管腔内充满均质红染的蛋白管型，上皮细胞受压呈扁平状，形如甲状腺滤泡。肾盂黏膜纤维组织增生，慢性炎细胞浸润，可见上皮坏死、脱落、增生和鳞状上皮化生等改变。慢性肾盂肾炎急性发作时，出现大量中性粒细胞浸润，并有小脓肿形成。

2．临床病理联系　由于慢性肾盂肾炎肾小管受累较严重，肾小管浓缩功能降低，可出现多尿、夜尿。钠、钾和碳酸氢盐丧失过多，可导致缺钠、缺钾和酸中毒。肾组织纤维化和小血管硬化，肾组织缺血，肾素分泌增加，可引起高血压。慢性肾盂肾炎急性发作时，出现脓尿、菌尿、发热和腰部疼痛等症状。晚期肾单位受累较严重，可引起氮质血症和尿毒症。

3．结局　慢性肾盂肾炎病程较长，常可反复发作，如能及时彻底治疗，可控制病变发展，肾功能可获得代偿，不至于引起严重后果。若病变广泛累及两侧肾，晚期患者可死于尿毒症或因顽固性高血压导致心力衰竭。

第三节 泌尿系统常见肿瘤

泌尿系统肿瘤好发于肾和膀胱，且多为恶性，良性相对较少见。良性肿瘤很少引起临床表现，常在体检时偶然发现。恶性肿瘤严重威胁患者的生命，是本节介绍的主要内容。

一、肾细胞癌

肾细胞癌(renal cell carcinoma)简称肾癌，是肾最常见的恶性肿瘤，起源于肾小管上皮细胞，故又称肾腺癌。多见于50～70岁的中老年人，男性多于女性。

1. 病因　研究表明，肾癌与吸烟和长期接触一些工业化学性物质有关。吸烟者发病率较高，一些工业化学性物质在动物体内可诱发肾癌。遗传因素在肾癌的发生中也起重要作用，研究发现患者第三对染色体短臂有遗传性畸形。

2. 病理变化

(1) 肉眼观，肿瘤多见于肾的上、下极，尤其是上极。一般为单个圆形肿块，体积较大，直径多数在5～10cm。切面癌组织呈灰黄或灰白色，其间常有出血、坏死和钙化等改变，因此切面可呈红、黄、灰白交错的多彩性外观。癌组织与邻近的肾组织分界明显，常有假包膜形成。

(2) 镜下观，癌细胞主要由透明细胞和颗粒细胞形成。透明细胞体积较大，呈圆形或多边形，轮廓清楚，胞质内含有大量类脂，呈透明状，核小而深染，位于细胞中央。颗粒细胞体积较小，呈立方形、圆形或多边形，胞质含有嗜酸性颗粒，核淡染。癌细胞未分化时，细胞形态多种多样，胞质不透明，核深染。癌细胞排列可呈团索状、腺泡状、乳头状。间质相对较少，但血管丰富。根据癌细胞的形态，组织学上分为透明细胞癌、颗粒细胞癌、未分化癌等多种类型。

3. 扩散方式　肾细胞癌可直接蔓延到邻近器官，由于癌组织血管丰富，早期即可发生血道转移，可转移到肺、肾、肝、肾上腺、脑等处。也可发生淋巴道转移，常转移到肾门及主动脉旁淋巴结。

4. 临床病理联系

(1) 典型症状：表现为血尿、腰部疼痛和肾区肿块。血尿为常见症状，多因癌细胞浸润血管或侵及肾盂、肾盏所致。肿瘤体积增大，使肾被膜紧张或侵入肾被膜，引起腰部疼痛，当肿块达到一定体积时，可在肾区触及肿块。

(2) 异位内分泌综合征：肾细胞癌可产生多种激素和激素样物质，引起各种临床表现，如产生促红细胞生成素引起红细胞增多症，产生肾素引起高血压，产生甲状旁腺样激素引起高钙血症等。

肾细胞癌临床症状出现较晚，在许多病例中，肿瘤通常保持静止状态，直到肿瘤发生转移才被发现。

二、肾母细胞瘤

肾母细胞瘤(nephroblastoma)又称 Wilms 瘤,是起源于原始肾组织的恶性肿瘤。多见于 2 ~ 5 岁儿童,是儿童最常见的恶性肿瘤之一,其发生与染色体的畸变有关。

1. 病理变化　肿瘤通常发生在单侧肾,少数为双侧肾。

(1) 肉眼观,肾体积常较大,肿瘤边界清楚,可有假包膜。切面颜色多样,质地不一,大部分质软,呈鱼肉状或黏液样,伴有坏死和囊性变。质硬部为透明软骨样组织和钙化。

(2) 镜下观,瘤细胞成分可分为上皮样细胞、间叶细胞和胚基幼稚细胞。上皮样细胞体积小,呈圆形、多边形或立方形,可形成肾小管和肾小球样结构。间叶细胞为不同分化阶段的横纹肌、平滑肌、纤维组织、软骨、骨和脂肪细胞。胚基幼稚细胞为小圆形或卵圆形的原始细胞,胞质极少。

2. 扩散方式　肾母细胞瘤可形成巨大肿块,占据部分腹腔并侵犯邻近器官和组织。通过淋巴道转移到肾门和主动脉旁淋巴结。血道转移发生较晚,可转移到肺、肝等器官。

3. 临床病理联系　腹部肿块是肾母细胞瘤的主要症状。如肿块巨大压迫邻近器官,则可出现腹痛或肠梗阻。当肿瘤侵犯肾盂时出现血尿。有些患儿有高血压,这与肿瘤压迫肾动脉和肿瘤产生肾素有关。

外科手术、化疗和放疗结合治疗肾母细胞瘤,具有较好的疗效。可使患儿长期存活,5 年生存率可高达 90% 。

三、膀胱癌

膀胱癌(carcinoma of bladder)是泌尿系统中最常见的恶性肿瘤,多发生于 40 ~ 60 岁,男性明显多于女性。

1. 病因　膀胱癌的发生与职业有关。长期接触苯胺染料的人员,如橡胶塑料制品、油漆、印染等工业的工人,膀胱癌的发病率较高。长期大量抽烟、膀胱慢性炎症的刺激,也可诱发膀胱癌。

2. 病理变化　膀胱癌多发于膀胱三角区和侧壁输尿管开口处,呈外生性和浸润性生长。大体形态可分为两型:① 乳头型:较多见,癌组织隆起于黏膜面,呈乳头状、息肉状或菜花状,表面可形成溃疡;② 浸润型:较少见,表现为黏膜局部增厚呈扁平斑状,底部向深层组织浸润。肿瘤切面灰白,可见坏死和出血。

镜下,膀胱癌的组织学类型以移行细胞癌为主,鳞状细胞癌次之,腺癌少见。

(1) 移行细胞癌:根据分化程度将移行细胞癌分为 3 级。① 移行细胞癌Ⅰ级:呈乳头状结构,乳头中央为少量的纤维结缔组织,表面被覆细胞层次常在 7 层以上,细胞形态和排列有轻度异型性。② 移行细胞癌Ⅱ级:细胞层次、排列及异型性较Ⅰ级明显异常,乳头结构粗大或融合。③ 移行细胞癌Ⅲ级:细胞呈巢索状排列或弥漫分布,细胞异型性明显,大小不一,核分裂象和病理性核分裂象多见,常浸润深层或邻近组织。

(2) 鳞状细胞癌:常在膀胱癌移行上皮鳞状上皮化生的基础上发生。组织形态与一般鳞状细胞癌相同,可呈不同的分化程度。

（3）腺癌：癌细胞排列呈腺管状，有时可分泌黏液。

3. 扩散方式　膀胱癌主要通过淋巴道转移，可转移到子宫旁、髂动脉旁淋巴结和主动脉旁淋巴结，晚期可经血道转移到肝、肺、肾及肾上腺等处。

4. 临床病理联系　无痛性血尿是膀胱癌的主要症状。血尿由乳头断裂、肿瘤表面坏死、溃疡形成等病变所致。癌组织侵犯膀胱壁和继发感染，可引起尿频、尿急、尿痛。肿瘤阻塞输尿管开口时，可引起肾盂积水，甚至肾盂积脓。

膀胱癌预后与肿瘤分化程度和浸润范围有密切关系，分化程度越高其预后越好。晚期患者常因广泛转移和严重感染而死亡。

思　考　题

一、名词解释

肾小球肾炎　　肾病综合征　　肾盂肾炎

二、问答题

1. 阐述肾小球肾炎的发病机制。
2. 简述毛细血管内增生性肾小球肾炎的病理变化及临床表现。
3. 简述新月体肾小球肾炎的病理变化及临床表现。
4. 简述硬化性肾小球肾炎的病理变化及临床表现。
5. 阐述肾盂肾炎的病因和发病机制。
6. 简述急性肾盂肾炎的病变特点及临床表现。
7. 比较肾小球肾炎和肾盂肾炎的异同。
8. 简述肾细胞癌的病理变化及临床表现。
9. 简述膀胱癌的病理变化及临床表现。

第九章 内分泌系统疾病

学习要点

掌握单纯性甲状腺肿、毒性甲状腺肿、糖尿病的病理变化特点;理解单纯性甲状腺肿、毒性甲状腺肿、糖尿病的概念,理解弥漫性非毒性甲状腺肿、毒性甲状腺肿、糖尿病的病因及发病机制。

第一节 单纯性甲状腺肿

单纯性甲状腺肿(simple goiter)又称弥漫性非毒性甲状腺肿(diffuse nontoxic goiter),是指由于甲状腺素分泌不足,促使 TSH 分泌增多引起的甲状腺肿大。根据地理分布可分为地方性甲状腺肿(endemic goiter)和散发性甲状腺肿两种。地方性甲状腺肿以远离海岸的内陆山区和半山区多见,散发性甲状腺肿者可见于全国各地,其中以女性较多见。

一、病因和发病机制

1. 缺碘 缺碘是引起本病的主要原因。由于饮水及土壤中缺碘,人体碘摄入不足,导致甲状腺素的合成减少,通过反馈机制使垂体 TSH 分泌增多,使甲状腺滤泡上皮增生肥大,导致甲状腺肿大,同时对碘摄取的能力增强,合成分泌甲状腺素的能力也增强,此时血中甲状腺素恢复到正常水平。如果长期持续缺碘,虽然滤泡上皮持续增生,但所合成的甲状腺球蛋白不能被充分碘化而形成胶质堆积在滤泡内,使滤泡腔显著扩张,使甲状腺进一步肿大。

2. 机体对碘需求量的增加 在青春期、妊娠期、哺乳期,机体因对甲状腺素需求量的增加而出现碘相对缺乏,也可引起甲状腺肿。散发性甲状腺肿主要因机体对碘需求量的增加所引起。

3. 碘的吸收利用障碍及碘摄食过高 有些物质可使甲状腺素合成过程的某个环节发生障碍,也是引起甲状腺肿的附加因素。

(1) 长期摄入大量钙,影响碘在肠的吸收,使滤泡上皮的细胞膜钙离子增加,抑制甲状腺素的分泌。氟、硼、硅也有类似作用。

(2) 硫氰酸盐或有机氯酸盐,(如卷心菜、甘蓝、芹菜等含有硫氰酸盐或有机氯酸盐)能够妨碍碘向甲状腺集聚,阻止滤泡上皮对碘的利用。

（3）某些药物（如硫脲）能影响一碘酪氨酸的转化，磺胺类药能妨碍酪氨酸的缩合等。

（4）当长期饮用含碘量过高的水后，过氧化物酶的功能基占用过多，碘的有机化过程受阻，导致甲状腺代偿性肿大。

4. 遗传、免疫因素　除上述因素外，有的与遗传、免疫等因素有关。

二、病理变化

根据其发展过程，一般分为 3 个时期。

1. 增生期

（1）肉眼观：甲状腺呈弥漫均匀性肿大，表面光滑（图 1-9-1）。此期又称为弥漫性增生性甲状腺肿。

（2）镜下观：由于 TSH 的持续作用，甲状腺的代偿增生，甲状腺滤泡上皮增生肥大，呈立方形或柱状，伴小滤泡增生（图 1-9-2），胶质含量少，间质充血。

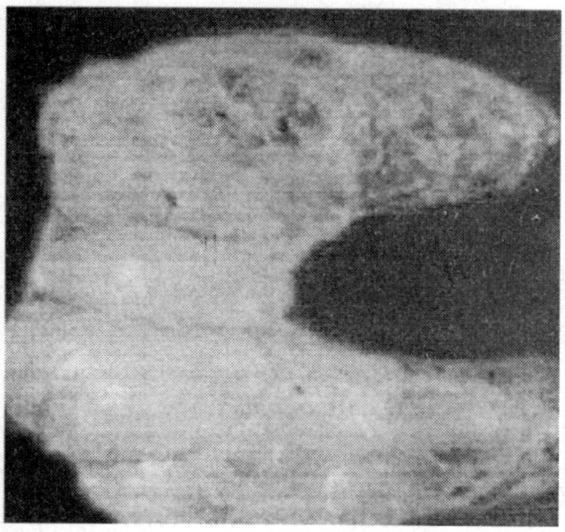

图 1-9-1　单纯性甲状腺肿（增生期）
甲状腺弥漫均匀性肿大，表面光滑

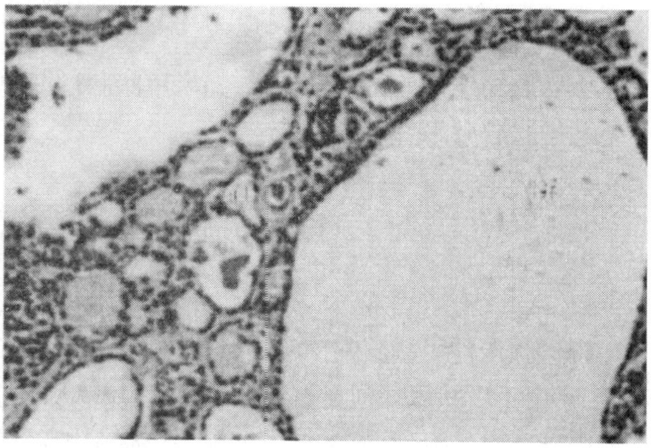

图 1-9-2　单纯性甲状腺肿（增生期）
滤泡上皮呈立方形或柱状，滤泡大小不一，伴小滤泡增生

2. 胶质贮积期

（1）肉眼观：见甲状腺弥漫肿大，可达 200～300 g（正常 20～40 g），表面光滑，质地较软，切面呈淡棕色或棕褐色、半透明胶冻状。此期又称为弥漫性胶样甲状腺肿。

（2）镜下观：长期缺碘使滤泡上皮反复增生、复旧，大量未充分碘化的甲状腺球蛋白呈浓厚的胶质状贮积在滤泡腔，使滤泡腔显著扩张，上皮细胞受压变扁平。

3. 结节期

（1）肉眼观：随着病程的发展，由于甲状腺滤泡上皮增生与复旧变化不一致，逐渐形成不规则的结节，使甲状腺呈不均匀的肿大。结节数量、大小不一，境界清楚，无包膜或包膜不完整。结节内可有出血、坏死、囊性变，出血和坏死灶可被纤维化（图 1-9-3）。

（2）镜下观：① 有的滤泡高度扩张，腔内充满胶质（图 1-9-4）；② 有的滤泡较小，几乎不含胶质；③ 有的滤泡上皮呈乳头状增生，可发生癌变。

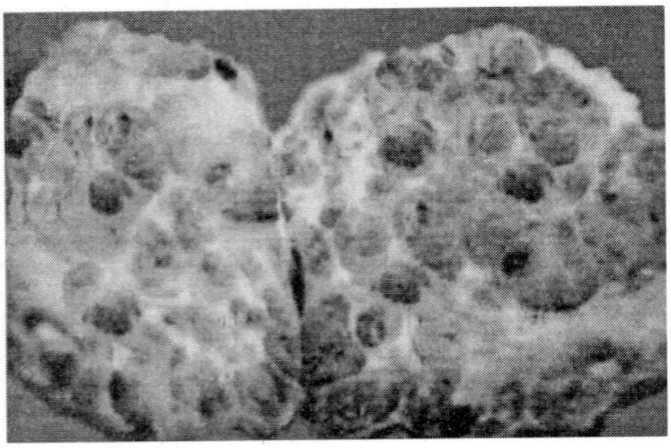

图1-9-3 单纯性甲状腺肿(结节期)

结节数量、大小不一,境界清楚。其内可有出血、坏死、囊性变

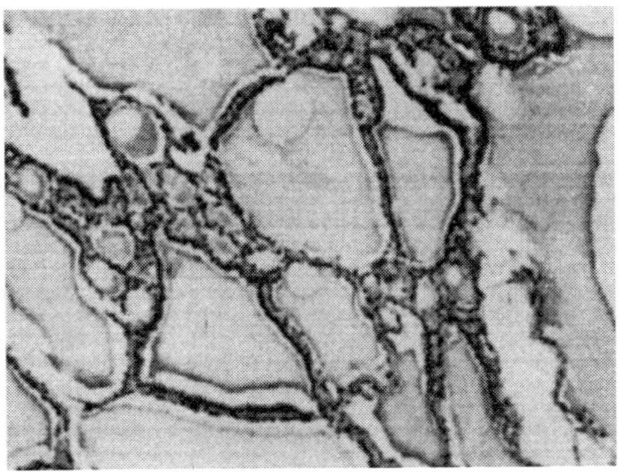

图1-9-4 单纯性甲状腺肿(结节期)

甲状腺滤泡显著扩张,大小不一,腔内充满均匀的胶质

三、临床病理联系

甲状腺功能一般无明显变化,如果甲状腺过度肿大,患者可有颈部压迫感和吞咽困难。少数结节性甲状腺肿患者可癌变。

第二节 毒性弥漫性甲状腺肿

毒性弥漫性甲状腺肿又称为格雷夫斯病(Graves disease)或甲状腺功能亢进症(hyperthyroidism),是由于甲状腺滤泡显著增生,并伴有甲状腺功能亢进的内分泌性疾病。因约有1/3的患者伴有眼球突出的表现,故又称为突眼性甲状腺肿。患者年龄常在20~40岁,女性发病比男性高4倍或更高。临床主要表现为甲状腺肿大,甲状腺功能亢进及眼球突出三大症状。

一、病因及发病机制

本病的发生病因:① 可能与自身免疫有关,其依据是在患者的血液中存在有类似TSH作用的、能与TSH受体结合的自身抗体,一种是甲状腺刺激免疫球蛋白(TSI),能促进甲状腺素分泌,另一种是甲状腺生长刺激免疫球蛋白(TGI),促进滤泡上皮生长。② 可能与遗传因素有关,在某些患者亲属中也患有此病或其他免疫性疾病,体现家族性素质。③ 精神因素,有的患者可能因精神创伤干扰了免疫系统,促进了免疫系统疾病的发生。

二、病理变化变

1. 甲状腺的变化

(1) 肉眼观:甲状腺对称性弥漫肿大,一般为正常的2~4倍,质较软,切面灰红,胶质含量少。

（2）镜下观：其主要特征是①滤泡增生，滤泡大小不等，滤泡上皮呈高柱状，常向腔内突起形成乳头状（图 1-9-5）；②滤泡腔内胶质少而稀薄，滤泡周边部的胶质在靠近上皮细胞处出现大小不等的吸收空泡（图 1-9-6）；③间质中血管丰富，显著充血，有多量淋巴细胞浸润和淋巴滤泡形成。

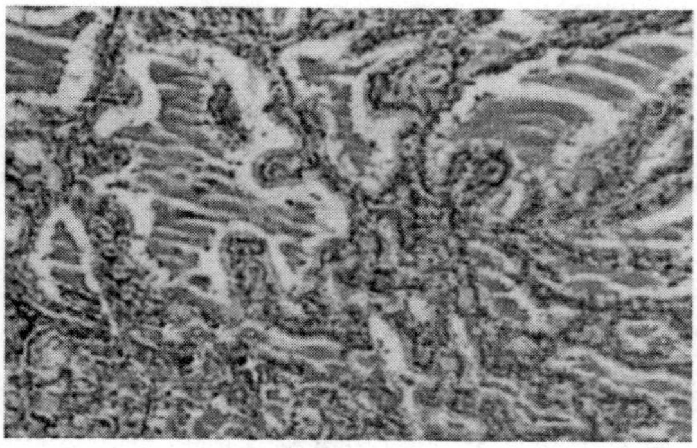

图 1-9-5　毒性弥漫性甲状腺肿（1）
上皮呈立方或高柱状，并有乳头状突起，滤泡增生、扩大

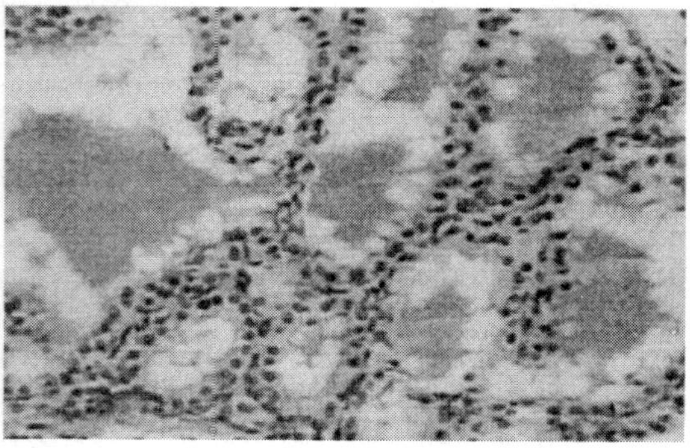

图 1-9-6　毒性弥漫性甲状腺肿（2）
在靠近上皮细胞处的胶质形成大小不等的吸收空泡

由于碘能阻断甲状腺素胶质的分解和促进胶质的储存，故经碘治疗的病例，其胶质增多变浓，滤泡腔扩大，上皮增生受抑制；间质充血减轻，淋巴细胞也减少。与此相反，经硫脲类等药物治疗者，由于其能阻断甲状腺素的合成，血中 TSH 代偿性增加，故滤泡增生更明显，上皮呈高柱状，胶质更稀少甚至消失。

2. 其他组织的改变

（1）由于全身淋巴组织增生使胸腺增大和脾增大。

（2）心脏肥大、扩大，心肌可有坏死及纤维化。

（3）肝细胞可有变性、坏死和纤维化。

（4）因球后软组织水肿、淋巴细胞浸润和球后脂肪纤维组织增生、黏液水肿等可致眼球突出。

三、临床病理联系

由于甲状腺素分泌过多，基础代谢增高，产热增多，患者有怕热、多汗、乏力、多食易饥、消瘦等症状。因交感神经兴奋性增高，患者有心悸、心搏加快、易激动、手震颤等。眼球后软组织的病变使眼球突出。

第三节　糖　尿　病

糖尿病（diabetes mellitus）是由于胰岛素缺乏和（或）胰岛素的生物效应降低而引起以持续的

血糖升高和出现糖尿为主要特点的代谢障碍性疾病，患者可有多饮、多食、多尿和体重减轻（三多一少）等症状。糖尿病是一种严重影响人类健康的常见病、多发病。

一、类型、病因和发病机制

糖尿病依病因可分为原发性糖尿病及继发性糖尿病两类。

（一）原发性糖尿病

原发性糖尿病较多见。按其病因、发病机制、病变、临床表现及预后的不同可分为胰岛素依赖型糖尿病（insulin-dependent diabetes mellitus，IDDM）和非胰岛素依赖型糖尿病（noninsulin-dependent diabetes mellitus，NIDDM）两种。

1. 胰岛素依赖型糖尿病　胰岛素依赖型糖尿病又称 1 型糖尿病，是由于胰岛素完全缺乏造成的。占糖尿病患者的 10% 左右，男性多于女性。

（1）发病机制：①1 型糖尿病患者具有遗传易患性素质。②病毒（如腮腺炎病毒、风疹病毒及柯萨奇 B_4 病毒等）感染或毒性化学物质的影响，导致了胰岛 B 细胞严重破坏的自身免疫性炎症，最终使 B 细胞明显减少。故本型糖尿病治疗依赖胰岛素。

（2）1 型糖尿病的主要特点是：①患者多为青少年，发病时年龄小于 20 岁，故又称幼年型糖尿病。②病情急、重、快。③胰岛 B 细胞严重破坏减少，血中胰岛素明显降低。④易合并酮血症甚至昏迷，治疗依赖胰岛素。

2. 非胰岛素依赖型糖尿病　非胰岛素依赖型糖尿病又称 2 型糖尿病或成年型糖尿病，是由于机体细胞（特别是肌细胞和脂肪细胞）对于胰岛素的敏感性降低造成的。发病率占糖尿病患者的 90%，女性明显高于男性。

（1）发病机制：①引起本型糖尿病最大的危险因素是肥胖，在 2 型糖尿病患者中明显肥胖者占 85%。②胰岛素相对不足、分泌异常、胰岛 B 细胞缺陷及组织对胰岛素不敏感（胰岛素抵抗）。③非肥胖型 2 型糖尿病患者发病是由于基因异常导致胰岛 B 细胞不能分泌胰岛素造成的。④遗传易患性在本型糖尿病的发病中也起着很重要的作用。

（2）2 型糖尿病的主要特点是：①发病年龄多在 40 岁以上，故又称成年性糖尿病。②起病缓慢，病情轻，发展较慢。③无自身免疫反应的表现。④不易合并酮血症，胰岛素治疗一般不敏感。

（二）继发性糖尿病

是由于炎症、肿瘤、手术等造成胰岛广泛破坏，或由于其他内分泌的异常影响胰岛素的分泌所引起的糖尿病。

二、病理变化

（一）胰岛的病变

不同类型的糖尿病在不同时期，其病变特点也有所不同（表 1-9-1）。

1. 1 型糖尿病　患者早期可见胰岛炎症性改变，在胰岛内及其周围出现以大量淋巴细胞为主的炎细胞浸润。后期胰岛 B 细胞进行性破坏、消失，胰岛体积变小，数目减少，有的胰岛甚至发生纤维化。

表 1-9-1 1 型、2 型糖尿病的鉴别

鉴别点	1 型糖尿病	2 型糖尿病
好发人群	青少年	成年人
发病率	10% 左右	90% 左右
	遗传易患性素质	肥胖
发病机制	病毒感染	组织胰岛素抵抗
	自身免疫反应	基因异常
抗胰岛细胞抗体	(+)	(—)
血胰岛素水平	明显降低	相对不足
胰岛素依赖	治疗依赖胰岛素	胰岛素治疗不敏感
胰岛病变	淋巴细胞浸润	后期 B 细胞减少
	胰岛数目减少或纤维化	胰岛淀粉样变

2. 2 型糖尿病 早期无变化，后期见胰岛 B 细胞可有所减少，在胰岛 B 细胞周围及毛细血管间可有淀粉样物质沉着，形成淀粉样变(图 1-9-7)。

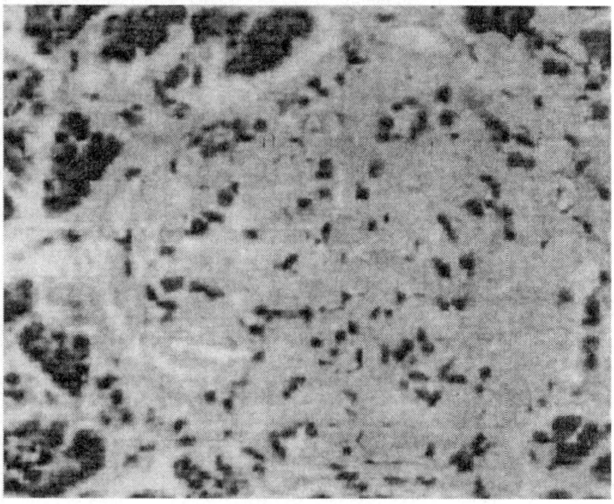

图 1-9-7 2 型糖尿病胰岛淀粉样变

(二) 动脉病变

1. 动脉粥样硬化 比非糖尿病患者出现较早且较严重。

2. 细动脉玻璃样变 表现为血管壁基底膜增厚，通透性增高，血浆蛋白漏出并沉积在动脉壁上，造成管腔狭窄。

(三) 肾病变

1. 肾小球硬化 表现为肾小球毛细血管基底膜弥漫增厚及基质增多，引起肾小球弥漫性硬化；另一种是部分系膜轴内有多量透明物质沉着形成结节状，可使外周毛细血管阻塞导致结节性肾小球硬化。

2. 动脉硬化 特别是入球小动脉和出球小动脉的硬化。

3. 急、慢性肾盂肾炎伴有肾乳头坏死 肾乳头坏死是因缺血及细菌感染所致。

4. 肾小管及肾间质的损害 肾小管上皮细胞变性、甚至萎缩,肾间质可有水肿、炎性细胞浸润及纤维化。

(四) 视网膜病变

早期视网膜的病变表现为毛细血管微小动脉瘤形成,小静脉扩张,微血栓形成等。还可以因为以上血管的病变引起视网膜血管及纤维组织增生,形成增生性视网膜病。

(五) 神经系统病变

本病主要累及周围神经,可因血管变化引起缺血性损伤而出现各种症状。

三、病理临床联系

由于糖、脂肪及蛋白质的代谢障碍,患者可有如下表现。

1. 血糖增高、尿糖、多尿、口渴 胰岛素的不足(绝对或相对)及组织胰岛素抵抗,使葡萄糖利用及糖原合成减少,使血糖增高。当血糖超过肾阈值时,则因尿糖及高渗性利尿而使尿量增多。随着水及电解质的丢失,细胞内水分减少,患者出现口渴。

2. 多食及体重减轻 主要见于 1 型糖尿病及严重的 2 型糖尿病。由于长期的脂肪和蛋白质的分解代谢增加及细胞内的能量缺乏,患者常因食欲增强而出现多食,但体重却减轻。

3. 酮血症、酮尿症、糖尿病昏迷 在胰岛素严重缺乏情况下(见于 1 型糖尿病),蛋白质及脂肪分解代谢增强,生成大量氨基酸及脂肪酸,氨基酸在肝内作为糖异生的原料被利用,大量脂肪酸则通过在肝内氧化生成酮体(乙酰乙酸、β-羟丁酸及丙酮),而出现酮血症及酮尿症。酮血症可导致糖尿病昏迷。糖尿病昏迷的常见原因有①酮血症酸中毒。②高血糖引起脱水及高渗透压。

4. 失明 是糖尿病常见的慢性并发症。由于视网膜的毛细血管的病变,增生性视网膜病易引起失明。除视网膜病变外,患者还易合并白内障。

5. 感染 由于代谢障碍及血管病变使组织缺血,极易合并各种感染。

6. 多发性神经炎 表现为肢体疼痛、麻木、感觉丧失,甚至导致肌肉麻痹、足下垂、腕下垂、胃肠及膀胱功能障碍等;脑细胞也可发生广泛变性。

7. 其他器官病变 肝细胞核内糖原沉积;由于高脂血症皮肤可出现黄色瘤结节或斑块等。

思 考 题

一、名词解释

地方性甲状腺肿　　甲状腺功能亢进症　　糖尿病

二、问答题

1. 简述单纯性甲状腺肿的病因及病理变化。
2. 简述甲状腺功能亢进症的病理变化。
3. 比较 1 型糖尿病与 2 型糖尿病的特点。

第十章　生殖系统疾病

学习要点

掌握本章节中各疾病的概念，掌握慢性宫颈炎、宫颈上皮内瘤形成、宫颈癌及绒毛膜上皮癌、葡萄胎、恶性葡萄胎、乳腺癌的病理变化；熟悉宫颈癌、乳腺癌、绒癌的转移途径；理解乳腺增生症、前列腺增生症的病理变化。

第一节　子宫颈疾病

一、慢性宫颈炎

慢性宫颈炎(chronic cervicitis)是妇科最常见的疾病，尤其是已婚经产妇。临床上主要表现为白带过多，偶尔带血丝，有时可伴有腰酸、腹部下坠感等。

（一）病因病机

引起本病的病原菌多为链球菌、葡萄球菌及肠球菌等。多在分娩、流产、手术等致使宫颈损伤后感染发病。已婚妇女、经产妇、宫颈创伤、阴道酸性环境的改变等，对本病的发生也有促进作用。部分患者也可因人乳头状瘤病毒、Ⅱ型单纯疱疹病毒以及沙眼衣原体、结核杆菌等感染引起特殊性炎症。

（二）病理变化

1. 宫颈糜烂(cervical erosion) 慢性子宫颈炎时，子宫颈阴道部鳞状上皮坏死脱落，形成表浅的缺损(真性糜烂)。以后，鳞状上皮缺损处被向外增生的子宫颈管黏膜的柱状上皮所取代(图1-10-1)。由于单层柱状上皮很薄，其上皮下充血的小血管显而易见。临床上可见子宫颈管外口病变处的黏膜呈边界清楚的鲜红色，看上去像没有上皮覆盖一样，故称为子宫颈糜烂(假性糜烂)。镜下观察，可见增生的单层柱状上皮下血管扩张、充血，及淋巴细胞、浆细胞和单核细胞浸润。当子宫颈鳞状上皮过度增生时，可取代子宫颈管黏膜柱状上皮，称其为糜烂愈复。如果延及黏膜下的腺体时，其上皮常伴有不同程度鳞状上皮化生。

2. 宫颈腺囊肿 慢性子宫颈炎时，由于鳞状上皮化生、纤维组织增生或腺体黏液浓稠，使腺体开口压迫、阻塞，甚至闭塞，大量黏液分泌物潴留，使腺体扩大成囊状，称子宫颈腺囊肿，又称那波囊肿(图1-10-2)。

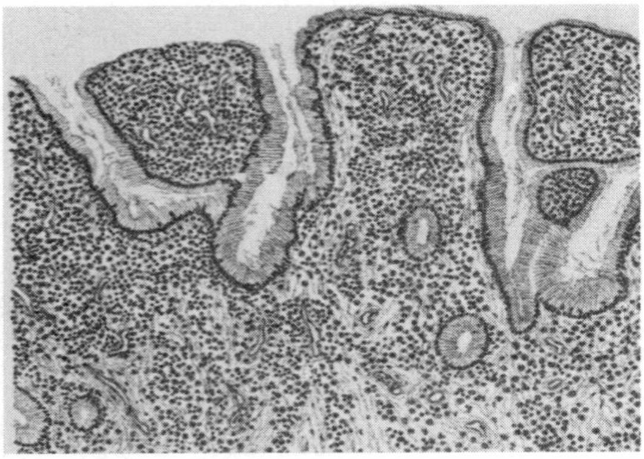

图1-10-1 慢性宫颈炎

间质内有淋巴细胞、浆细胞等浸润

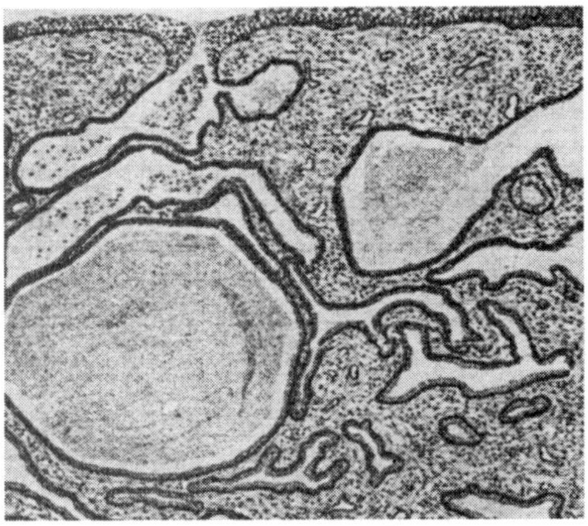

图1-10-2 宫颈腺囊肿

腺腔内大量黏液分泌物潴留，使腺体呈囊状扩张

3. 宫颈息肉 由宫颈黏膜、腺体和结缔组织局限性增生而突出于黏膜表面形成有蒂的肿物称子宫颈息肉。其大小可数毫米到数厘米。镜下观，息肉主要由腺体和结缔组织构成，腺体表面被覆单层柱状上皮。

4. 宫颈肥大 由于长期慢性炎性刺激，纤维结缔组织增生，使子宫颈肥大。

二、宫颈上皮非典型增生

宫颈上皮非典型增生(cervical epithelial dysplasia)系癌前病变。表现在子宫颈上皮层内细胞不同程度的异型增生。镜下见，细胞大小不一、形态多样，极性紊乱；核大浓染，核分裂象增多，可见病理性核分裂。如果宫颈上皮由非典型增生并逐渐发展为癌，这个连续过程称为宫颈上皮内瘤形成(cervical intraepithelial neoplasia，CIN)。CIN可分为3级：CINⅠ为轻度非典型增生，增殖的异型细胞局限于上皮层下1/3(图1-10-3)；CINⅡ为中度非典型增生，增殖的异型细胞占上皮层下的1/3～2/3为Ⅱ级非典型增生(图1-10-4)；CINⅢ为重度非典型增生或原位癌，增殖的异型细胞超过全层的2/3或累及全层(图1-10-5、图1-10-6)。癌细胞如果沿基底膜侵入腺体内，并取代整个腺管或部分腺管而腺体基膜完整，称原位癌累及腺体。由于原位癌特别是原位癌累及腺体具有发展为浸润癌的倾向，故应高度重视。

宫颈上皮的不典型增生——原位癌——浸润癌是一个逐渐连续发展的过程，但并非所有宫颈浸润癌的形成均必须经过这一过程，也不是所有的上皮非典型增生必然发展为宫颈癌，其病变具有进展性和可逆性。

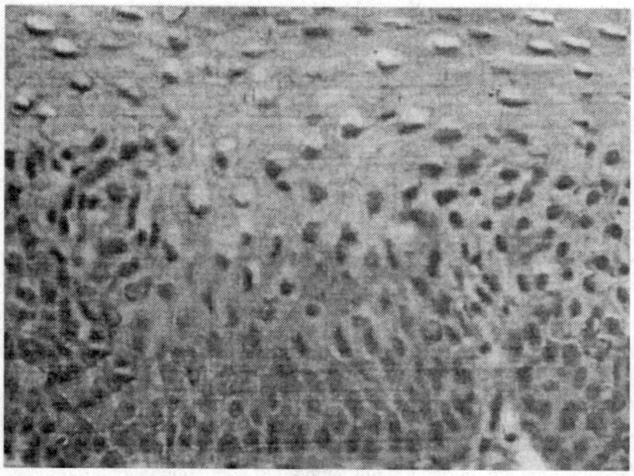

图 1-10-3　CIN Ⅰ
非典型增生的细胞局限于上皮层的下 1/3 区

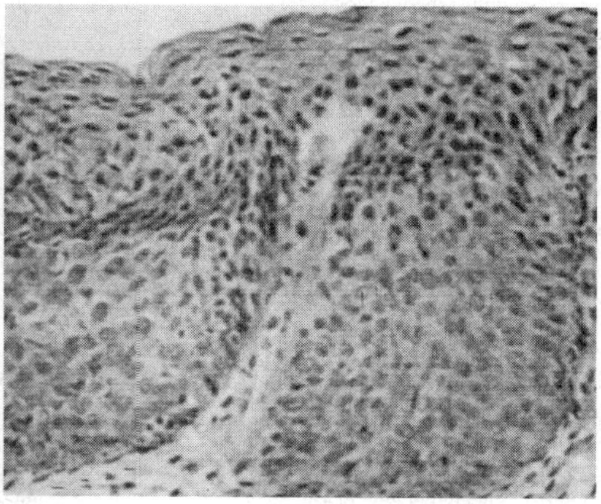

图 1-10-4　CIN Ⅱ
非典型增生的细胞占上皮层的下 1/3～2/3

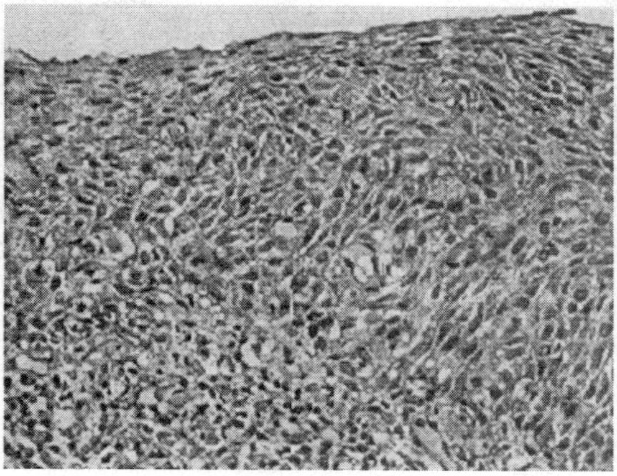

图 1-10-5　CIN Ⅲ
非典型增生的细胞超过全层的 2/3

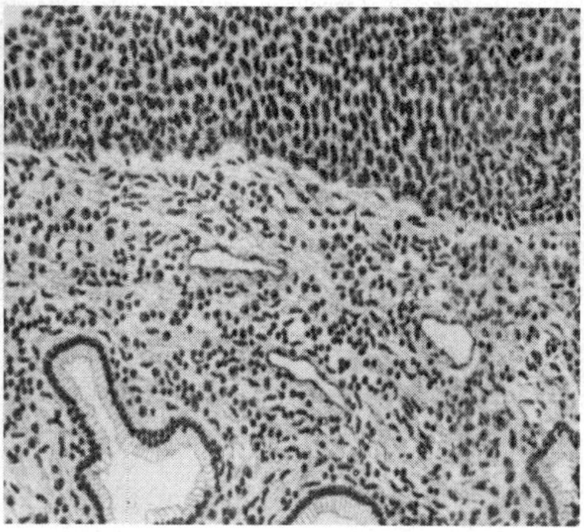

图 1-10-6　子宫颈原位癌
癌细胞仅限于上皮层内，未突破基底膜

三、宫颈癌

宫颈癌（carcinoma of cervix）是女性生殖系统中常见的恶性肿瘤之一。发病年龄以 40～60 岁多见，随着对宫颈癌的检测及治疗水平的提高，本病发病率有明显的降低。

（一）病因及发病机制

对宫颈癌的病因尚未阐明，一般认为与下列因素有关。

1. 婚姻与生育　与早婚早育、多产、密产、性生活紊乱、宫颈撕裂伤等因素有关。

2. 病毒感染　如Ⅱ型单纯疱疹病毒（HVS-Ⅱ）、人乳头状瘤病毒（HPV），尤其是 HPV16、18、31、33 型与宫颈癌的发病有关。该病毒的 DNA 能整合到宿主细胞的基因组内，其特定肿瘤基因的某种蛋白（E6、E7）能促进抑癌基因的降解及影响基因的转录，使上皮细胞转化为肿瘤细胞。

3. 其他 与包皮污垢刺激、吸烟、慢性炎症的刺激、梅毒、异常分泌物的刺激等因素有关。

（二）病理变化

大多数宫颈癌发生在宫颈黏膜移行区。

1. 肉眼观察宫颈癌分型 早期宫颈可表现正常，或者与宫颈糜烂相似，以后宫颈增大变形、溃烂、质脆，触之易出血。随着癌肿的浸润进展，宫颈癌分为3型。

（1）菜花型：为最常见的肉眼类型。肿瘤呈乳头状或菜花状突出于宫颈表面和阴道（图1-10-7），质脆，常有出血坏死和继发感染。

（2）浸润型：为最少见类型。肿瘤向宫颈管壁深部浸润性生长，使子宫颈前唇或后唇增粗变硬（图1-10-8），可累及盆壁及阴道壁。晚期肿瘤坏死破溃后，形成浅而平的溃疡。

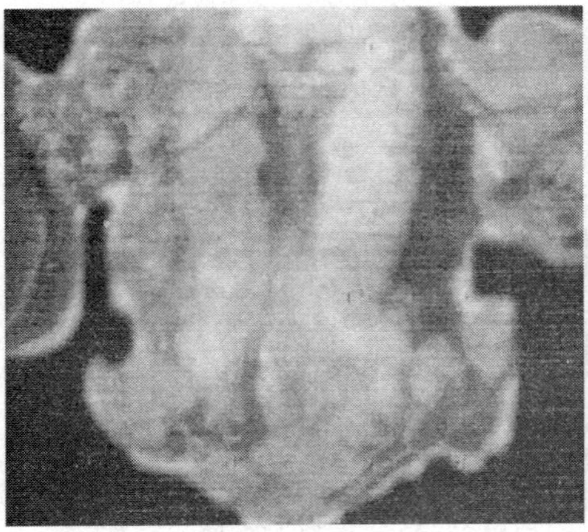

图1-10-7 菜花型宫颈癌

癌组织从宫颈外口向阴道方向生长，形成菜花状

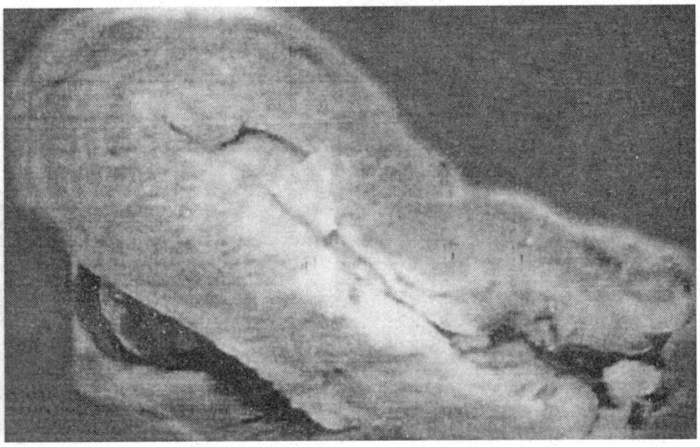

图1-10-8 浸润型宫颈癌

肿瘤向宫颈管壁深部浸润性生长，宫颈管内有一癌灶

（3）溃疡型：因肿瘤组织大量坏死脱落形成溃疡。溃疡底部不平，边缘不整齐，周围常有硬结。

2. 镜下观察宫颈癌的组织分型 宫颈癌的组织类型主要有鳞状细胞癌（80%～95%）及腺癌两种（5%）。

（1）宫颈鳞状细胞癌：宫颈鳞状细胞癌在宫颈癌中最为常见。根据其发展的过程，可分为原位癌、早期浸润癌及浸润癌。

① 原位癌：指癌细胞仅限于宫颈鳞状上皮细胞层内，未突破基底膜。癌细胞增生活跃，排列紊乱、极性消失，异型性明显。宫颈原位癌也可累及腺体（图1-10-9）。

② 早期浸润癌：是指上皮内癌细胞突破基底膜向下浸润，其深度不超过5mm。癌细胞突破基底膜后，形成一些不规则的条索状或巢状，早期浸润癌一般肉眼不能判断，只能在显微镜下才能进行诊断。早期浸润癌一般无淋巴道转移。

③ 浸润癌：指癌组织突破基底膜，其浸润深度超过基底膜下5mm，并出现临床症状者。镜下观，按其分化程度可分为3型。a. 高分化鳞癌，约占20%，癌细胞分化程度好，有角化珠形成，有细胞间桥，核分裂象不多，对放射线不敏感。b. 中分化鳞癌，约占60%，无明显角化珠形成，细胞间桥少，细胞异型性较明显，对放射线较敏感。c. 低分化鳞癌，约占20%，无角化珠，也无细胞间

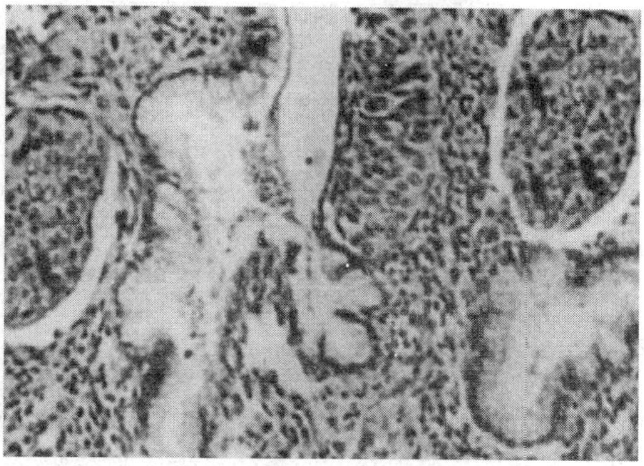

图 1-10-9 宫颈原位癌累及腺体

癌细胞沿基底膜侵入腺体，在腺腔中见游离的癌细胞团

桥，异型性及核分裂象多见，对放射线最敏感，但预后较差。

（2）宫颈腺癌：宫颈腺癌较鳞癌少见，约占宫颈癌的5%，平均发病年龄56岁。在20岁以下青年女性的宫颈癌中，则以腺癌为多。宫颈腺癌主要起源于宫颈表面及腺体的柱状上皮，肉眼观，其与鳞癌基本相同。镜下观，以宫颈管内膜腺癌最常见。

（三）扩散及转移

1. 直接蔓延　向下可侵犯阴道穹隆及阴道壁，向上可蔓延到整个子宫颈段至宫体，向前侵犯膀胱，向后破坏直肠。向两侧可以延及子宫旁及盆壁组织，可因肿瘤压迫输尿管而引起肾盂积水。

2. 淋巴道转移　是宫颈鳞癌最常见的转移途径。一般首先转移到宫颈旁淋巴结，而后再转移至闭孔、髂外、髂总等盆腔淋巴结。

3. 血道转移　宫颈癌在晚期可经血道转移到肺、骨及肝等部位。

第二节　子宫体疾病

一、子宫内膜增生症

子宫内膜增生症（endometrial hyperplasia）多见于青春期或绝经期妇女。主要症状为月经不规则、经期延长和月经量过多，其发生与卵巢雌激素分泌过多而孕酮缺乏有关。

（一）病理变化

1. 肉眼观　增生的子宫内膜增厚呈弥漫性或局灶性，可达0.5～1cm，表面光滑，柔软，有时也可形成皱襞或息肉状。

2. 镜下根据腺体结构的异常分型

（1）单纯型增生：表现为腺体结构不规则，腺体数目多于间质。腺体可扩张，稍显拥挤，腺上皮细胞呈单层或假复层。无细胞异型性。此型约有1%可发展为子宫内膜癌。

（2）复杂性增生：表现为增生的腺体外形不规则，结构复杂，腺上皮增生向腺腔内突出，腺体拥挤。细胞无不典型性增生，也无异型性。此型约有3%可发展为子宫内膜癌。

（3）非典型增生：为癌前病变，表现为复杂性增生伴有子宫内膜不典型增生。腺体拥挤，结构也更加复杂，腺上皮向腺腔内呈乳头状或向间质呈出芽样增生。间质稀少。同时出现腺上皮细胞的异型性，常见核分裂象。此型约有1/3可发展为子宫内膜癌。

（二）临床病理联系

子宫内膜增生症主要表现为子宫不规则出血，由于卵巢功能紊乱，其滤泡持续不排卵所致。一方面卵巢持续分泌雌激素，引起子宫内膜增生；另一方面抑制腺垂体卵泡刺激素的分泌受抑制，使卵泡失去卵泡刺激素的支持而发生退化。增生的子宫内膜因雌激素突然不足而发生坏死脱落，引起子宫出血，长期如此，可引起贫血。

二、子宫内膜异位症

当子宫内膜组织出现于正常子宫内膜以外的部位时，称为子宫内膜异位症。一般称子宫内子宫内膜异位症为子宫腺肌病，子宫外子宫内膜异位症为子宫内膜异位症。其发生的原因可能是脱落的子宫内膜随经血逆流而种植或子宫内膜在子宫切开时人为的移植到腹壁切口处，也可能是体腔上皮化生而来。

（一）子宫腺肌病

子宫腺肌病是指子宫肌壁内出现子宫内膜腺体及间质，在异位的腺体及间质周围有平滑肌纤维增生。多发生于育龄期妇女，主要临床表现为子宫增大，变硬、痛经及月经过多等。子宫腺肌病病理变化如下。

1. 肉眼观　分弥漫型子宫腺肌病及局灶型子宫腺肌病两种。弥漫型子宫腺肌病表现为子宫均匀增大；局灶型子宫腺肌病较多见，常见于子宫后壁，子宫呈不规则增大，呈球形增大。随着异位的子宫内膜周期性的变化，在切面上，可见在增厚的子宫壁中散在大小不等的、含血性浆液或巧克力样液的小囊腔。小囊腔间隙周围可见平滑肌纤维呈旋涡状排列。

2. 镜下观　子宫内膜基底层深处的子宫肌层中出现子宫内膜腺体及间质（图1-10-10），呈灶状分布，其周围有肥大的平滑肌纤维。异位的腺体往往呈增生期改变。这种内膜对雌激素有反应，而对孕激素一般不敏感，其内膜及间质与正常子宫内膜、间质相似。

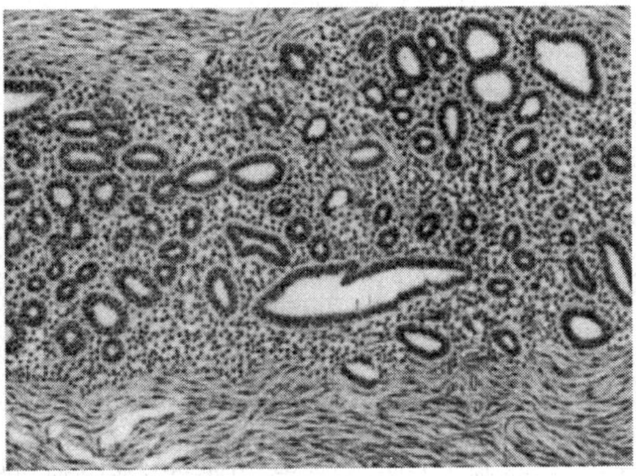

图1-10-10　子宫腺肌病

子宫肌层中出现子宫内膜腺体及间质

（二）子宫内膜异位症

子宫内膜异位症是指子宫内膜异位于子宫以外的组织及器官。以卵巢最多见，其次为子宫直肠窝、子宫韧带、阴道壁、膀胱、输卵管、腹部手术瘢痕等。一般好发于青年妇女和不孕症妇女。主要症状为痛经。在子宫内膜异位处可扪及固定肿块,月经来潮时增大、疼痛,月经后逐渐缩小。

最多见的子宫内膜异位症为卵巢子宫内膜异位症,常见于卵巢表面,且多为双侧性。

异位的子宫内膜经卵巢激素的作用随月经周期的变化反复出血,在局部形成囊性肿物,内含棕红色黏稠的变性的血性液体,即子宫内膜异位囊肿。又称巧克力囊肿。囊肿可继续增大,囊内压增高,囊肿破裂,可致腹腔出血和附近组织粘连。镜下观,在其囊壁内往往可找到子宫内膜腺体及间质。

三、子宫肿瘤

（一）子宫平滑肌瘤

子宫平滑肌瘤(leiomyoma)是女性生殖器官中最常见的一种良性肿瘤,多见于中年妇女,不孕妇女更多见,绝经后肌瘤可逐渐萎缩。其发生可能与过度的雌激素刺激有关。临床上约有50%的人有临床症状,表现为月经过多,下腹部不适,局部肿块等。子宫平滑肌瘤病理变化如下。

1. 肉眼观　平滑肌瘤可以生长在子宫任何部位,常位于子宫肌层内、浆膜下或黏膜下。单发或多发,大小悬殊。形状呈球形或不规则形,质地较硬,界限清楚(图1-10-11)。切面上,瘤组织常呈灰白色,编织状或旋涡状,当肿瘤生长较快或供血不足时,可发生各种继发性改变,如黏液变、囊性变、出血、坏死等。

2. 镜下观　瘤细胞与正常子宫平滑肌细胞相似,瘤细胞多呈长杆状,两端钝圆,瘤细胞核比较密集,常纵横交错排列成不规则束状或成编织状。肌细胞间有不等量的结缔组织。

（二）子宫内膜癌

子宫内膜癌(endometrial carcinoma)为女性生殖系统中较常见的恶性肿之一。好发年龄在55岁左右,多见于绝经期后妇女。一般认为其与雌激素长期持续作用有关。主要临床表现为白带增多及阴道不规则出血。

1. 病理变化

(1) 肉眼观:子宫内膜癌分弥漫型及局限型两种。①局限型:肿瘤仅局限于子宫内膜的某一区域,多见于宫底或宫角,后壁多于前壁,常呈息肉或菜花状向宫腔内生长,可向肌层浸润;②弥漫型,癌组织可累及整个子宫内膜,使子宫内膜弥漫增厚,呈不规则形或大小不等的乳头状肿块(图1-10-12),质脆,表面可有出血、坏死或溃疡形成。

(2) 镜下观,子宫内膜癌多为分化较好的腺癌。根据分化程度,子宫内膜癌根据其分化程度可分为:①高分化腺癌:呈明显腺腔样结构,腺体大小不等,细胞排列紧密,单层或多层,细胞轻度异型性,核分裂象少见;②中分化腺癌:腺体不规则,有较多腺样结构或小腺体形成,可有少量实性区,癌细胞分化较差,核分裂象易见;③低分化腺癌,腺体结构极少见,癌巢多呈实性片块状,细胞异型性明显,核分裂象多见。

在分化较好的腺癌中若有化生的良性鳞状细胞团,称为腺棘皮癌,腺癌中若混杂有恶性鳞状上皮称腺鳞癌。

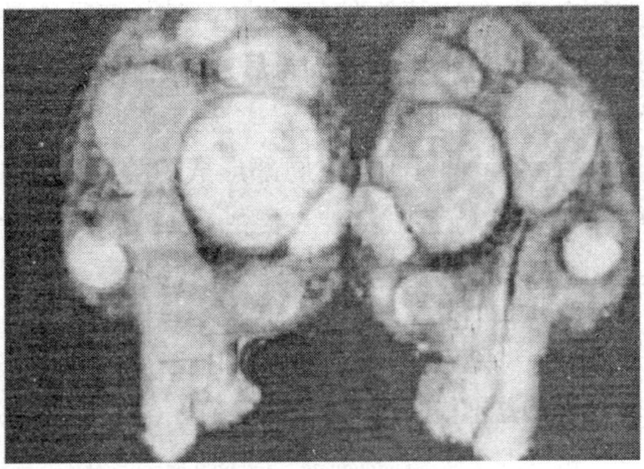

图 1-10-11 子宫平滑肌瘤

位于肌壁内、黏膜下及浆膜下的平滑肌瘤

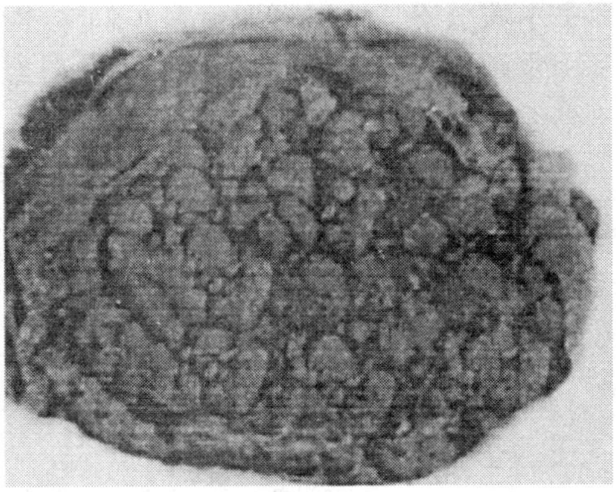

图 1-10-12 子宫内膜癌（弥漫型）

宫腔中形成大不不等的乳头状肿块

2. 扩散和转移 子宫内膜癌一般生长较缓慢，局限在子宫内膜的时间较长，但也有极少数发展较快而发生扩散和转移。

（1）直接蔓延：子宫内膜癌向上向下蔓延可侵及输卵管、卵巢、子宫颈管、阴道；并可广泛种植在腹膜、子宫直肠窝及大网膜等处。

（2）淋巴道转移：为子宫内膜癌的主要转移途径。位于宫底部的癌多转移至腹主动脉旁淋巴结；在位于子宫角癌可转移至腹股沟淋巴结；位于子宫下段及扩散到宫颈管的癌灶，可转移至子宫旁、髂内外和髂总淋巴结。

（3）血道转移：晚期患者可经血道转移至肺、肝有骨等处。

第三节 滋养层细胞肿瘤

滋养层细胞肿瘤包括葡萄胎、侵袭性葡萄胎和绒毛膜癌。

一、葡萄胎

葡萄胎，又称水泡状胎块（hydatidiform mole），是一种以绒毛间质高度水肿、滋养叶细胞不同程度增生为特征的胎盘绒毛疾病。发病年龄在 30 岁左右，经产妇多于初产妇。葡萄胎又分为完全葡萄胎和部分葡萄胎。

（一）病因及发病机制

其病因尚未完全阐明。有人认为葡萄胎是一种肿瘤性疾病，葡萄胎是由于胎盘滋养层细胞肿瘤增生所致；也有人认为葡萄胎是一种病理性妊娠，葡萄胎可能是胚胎缺陷或胚胎早期死亡后绒毛产生继发性退变的结果；还有人认为在葡萄胎的发生中，染色体异常起着非常重要的作用。

（二）病理变化

1. 肉眼观 由于胎盘绒毛间质显著肿胀，形成许多壁薄、半透明的水泡状结构，内含清液，其间有细蒂相连，大小为1mm至2cm，状似葡萄（图1-10-13）。胎盘绒毛普遍形成水泡状，没有胎盘及胎盘结构，称为完全性葡萄胎；部分胎盘绒毛形成水泡状，仍有部分正常胎盘及胎盘结构，称为部分性葡萄胎。

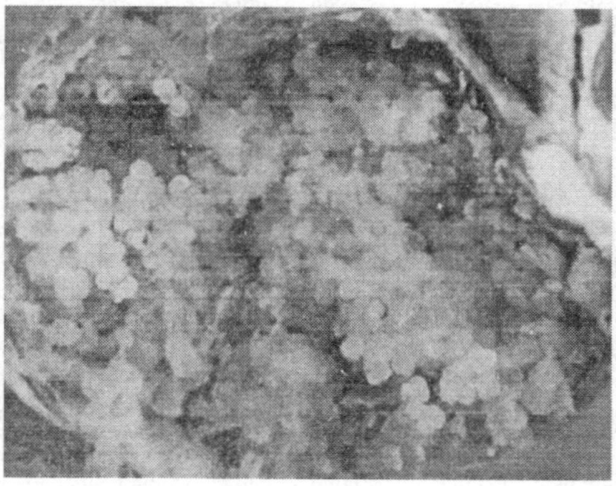

图1-10-13 葡萄胎（肉眼观）
宫腔中充满肿胀成葡萄状的绒毛，子宫体积增大

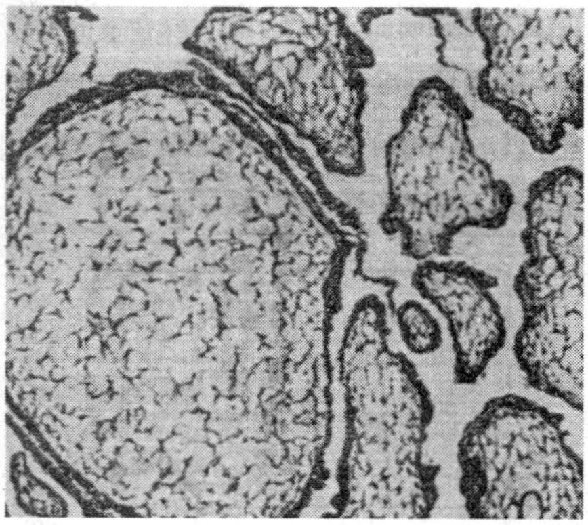

图1-10-14 葡萄胎（镜下观）
绒毛肿大，间质水肿，血管消失，滋养层上皮增生

2. 镜下观 葡萄胎镜检有3个特点：①绒毛间质高度水肿；②间质血管减少或消失；③滋养层细胞有不同程度的增生，以滋养层细胞增生最重要，并具有一定的异型性（图1-10-14）。

（三）临床病理联系

由于胎盘绒毛肿胀，充满宫腔，宫体明显增大，以致超出正常妊娠月份的子宫大小；由于胚胎常早期死亡，临床检查听不到胎心音；因葡萄胎滋养层上皮细胞侵袭血管的能力强，故可有子宫反复出血；由于增生的滋养层上皮细胞绒毛膜促性腺激素（HCG）分泌增多，使患者血、尿中HCG水平比正常超出数十倍。

大多数葡萄胎患者经彻底清宫后即可痊愈。约10%的完全性葡萄胎可恶变为侵袭性葡萄胎，2%～3%恶变为绒毛膜癌。部分性葡萄胎的恶变率很低。

二、侵袭性葡萄胎

侵袭性葡萄胎（invasive mole）又称为恶性葡萄胎，多数继发于葡萄胎之后。也可有开始即为侵袭性葡萄胎。

（一）病理变化

1. 肉眼观 侵袭性葡萄胎与良性葡萄胎不同之处是前者水泡状绒毛侵入子宫肌层（图1-10-15），且往往侵入肌层深层，引起组织破坏，甚至穿破肌层血管引起大出血，并可转移至邻近或远处器官。

2. 镜下观 在子宫壁肌层内可见完整的水泡状绒毛结构，滋养层细胞增生及异型性程度较葡萄胎明显。

（二）临床病理联系

临床表现主要为在葡萄胎排出后，血或尿HCG持续阳性，阴道持续或间断不规则流血。可转移至肺及阴道壁。多数患者经化疗可治愈。

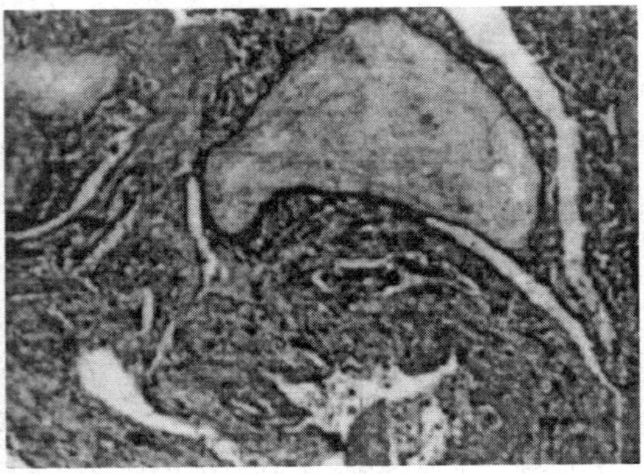

图 1-10-15 侵袭性葡萄胎
高度水肿的绒毛（中上）侵入子宫肌层

三、绒毛膜癌

绒毛膜癌（choriocarcinoma）简称绒癌，是滋养层细胞的高度恶性肿瘤。其特点是滋养层细胞不形成绒毛或水泡状结构，而是异常增生呈团或片状，并广泛侵入肌层或发生转移。约 50% 继发于葡萄胎，其次继发于自然流产，或正常妊娠等。

（一）病理变化

1. 肉眼观 子宫不规则增大，柔软。肿瘤多呈结节状，大小不一，质脆而软，呈出血性坏死外观，多向宫腔内突出。切面可见肿瘤呈暗红色，出血坏死的肿块充满于宫腔（图 1-10-16），癌组织常浸润子宫壁，甚至达浆膜层，使子宫体积显著增大。

2. 镜下观

（1）瘤组织由异常增生的细胞滋养层细胞和合体滋养层细胞组成癌组织无间质（图 1-10-17）。这两种细胞排列紊乱，呈团或片状，细胞异型性明显，绒癌组织无间质和血管。

（2）常呈广泛出血坏死。由于癌组织仅靠侵袭邻近血管获得营养，因而血管易被侵蚀破坏，且因癌组织生长迅速而导致缺血性坏死和出血发生。

（3）不形成绒毛结构。

（二）扩散转移

绒癌易侵入血管，故早期即可经血道发生转移。最多见转移至肺，其次为阴道、脑和肝等。

（三）临床病理联系

（1）由于癌组织侵袭血管，常引起子宫不规则出血，患者可出现贫血，子宫体大且软。

（2）患者血、尿中 HCG 含量显著增高。

（3）当肿瘤发生肺转移时，患者可有咯血、胸痛；发生肾转移时，可出现血尿；发生脑转移时，患者可出现头痛、瘫痪，甚至昏迷等。

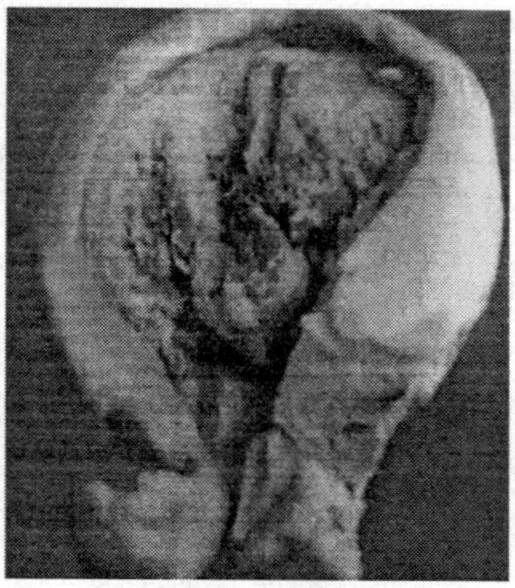

图 1-10-16　绒毛膜癌(肉眼观)
宫腔中充满暗红色、结节状肿物,子宫体积增大

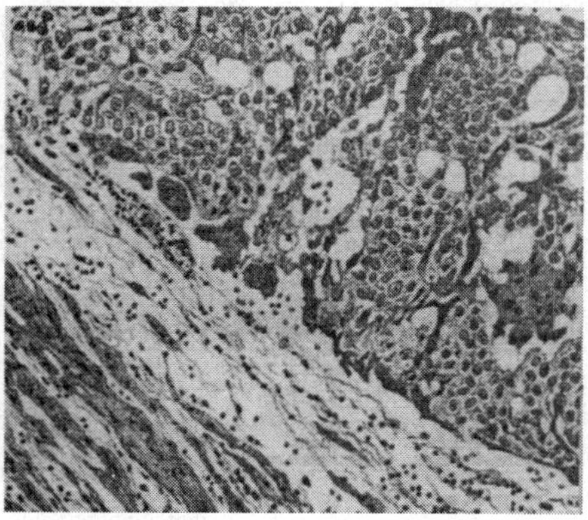

图 1-10-17　绒毛膜癌(镜下观)
癌巢由合体滋养层细胞和细胞滋养层细胞组成,癌组织无间质

第四节　卵巢肿瘤

卵巢肿瘤是女性生殖系统中常见的肿瘤。按其组织发生可分为三大类:上皮性肿瘤、卵巢生殖细胞肿瘤、卵巢性索间质肿瘤。其中以上皮性肿瘤最常见。

一、上皮性肿瘤

卵巢上皮性肿瘤来源于卵巢表面的体腔或生殖上皮。最常见的是囊腺瘤,主要包括浆液性和黏液性两种。

(一) 浆液性肿瘤

1. 浆液性囊腺瘤(serous cystadenoma)　多见于育龄期妇女,占良性卵巢肿瘤的 20%,多为单侧,也可双侧发生。其病理变化如下。

(1) 肉眼观,囊肿多为圆形或卵圆形,表面光滑,体积大小不一。切面多为单房或多房性,囊内充满稀薄、清亮的浆液,囊内壁光滑,部分可有乳头状突起(图 1-10-18)。

(2) 镜下观,囊壁和乳头间质均由含血管的纤维结缔组织构成,被覆上皮呈单层低立方状或柱状,分化好。

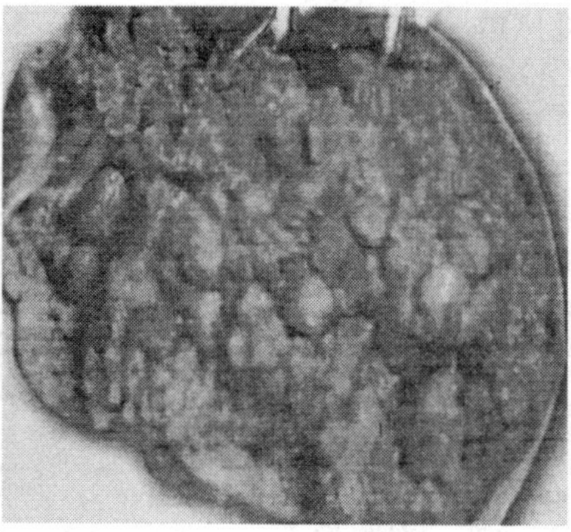

图 1-10-18　卵巢乳头状浆液性囊腺瘤
囊壁内侧有乳头状肿物向腔内长入

2. 浆液性囊腺癌(serous cystadenocarcinoma)　约占卵巢恶性肿瘤的 40%,半数为双侧性。患者以 40～60 岁妇女为最多。

(1) 病理变化

① 肉眼观，肿瘤表面光滑或有乳头，切面为囊性或实心状，实心区呈灰白色均匀细腻，并伴出血、坏死。

② 镜下观，乳头分支多或呈实心团块，肿瘤细胞多为复层，细胞异型性显著，核分裂象多见，有病理性核分裂象。根据其分化程度可分为高分化型、中分化型、低分化型3型。

（2）扩散转移 癌组织可浸润包膜发生种植性转移，经直接蔓延累及阔韧带、输卵管等，一部分病例可发生淋巴结转移，包括盆腔、肠系膜淋巴结等。

3. 交界性浆液性囊腺瘤（borderline serous cystadenoma） 属低度恶性肿瘤，其形态结构介于浆液性囊腺瘤与浆液性囊腺癌之间。交界性浆液性囊腺瘤预后良好。

（二）黏液性肿瘤

1. 黏液性囊腺瘤（mucinous cystadenoma） 是上皮性肿瘤中较常见的一种肿瘤。约为卵巢良性肿瘤的20%。多见于30～50岁妇女，大多数为单侧发生。

其病理变化如下。

（1）肉眼观，囊性肿块表面光滑，圆形或卵圆形，大小不一。切面呈多房，囊内壁光滑，很少有乳头，内含半透明浓稠黏液（图1-10-19）。

（2）镜下观，囊壁上皮为单层高柱状黏液上皮，核位于基底部，内含大量黏液（图1-10-20），瘤细胞呈腺样或乳头状排列，无核分裂象。间质由纤维结缔组织构成。

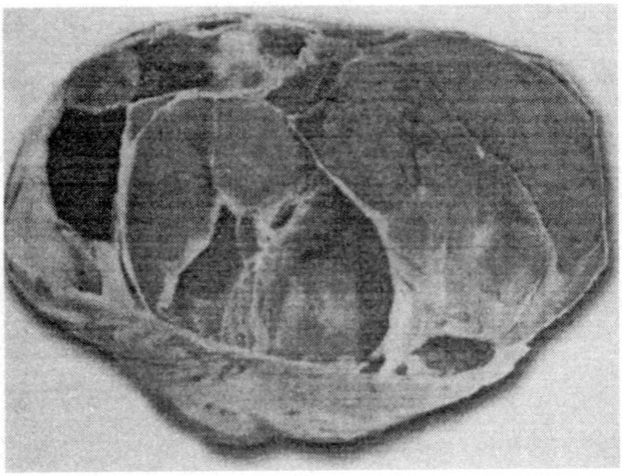

图1-10-19 卵巢黏液性囊腺瘤（肉眼观）
囊腺瘤呈圆形或卵圆形，切面呈多房，内含半透明浓稠黏液

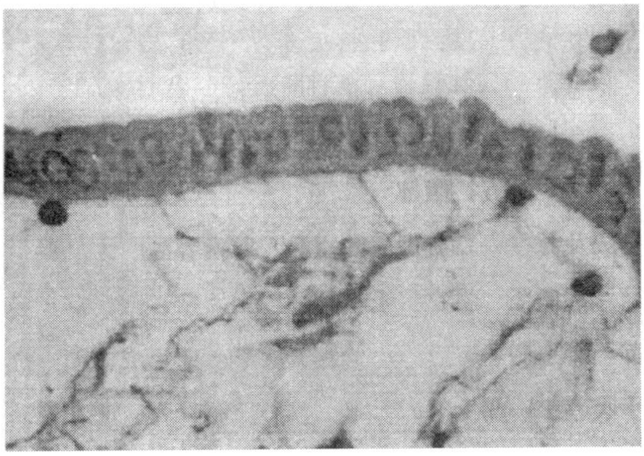

图1-10-20 卵巢黏液性囊腺瘤（镜下观）
被覆囊壁的瘤细胞呈高柱状，核位于基底部

2. 黏液性囊腺癌（mucinous cystadenocarcinoma） 发生率为卵巢原发恶性肿瘤的3%～10%，好发年龄多在40～60岁。

（1）病理变化

① 肉眼观，肿瘤体积常较大，表面光滑。切面为囊性或实性，囊内含有黏性混浊液体，实性区为灰白色乳头状物，常伴出血、坏死。

② 镜下观，瘤细胞排列为复层，为高柱状或不规则形，异型性明显，核分裂象多见，可见病理性核分裂象。癌细胞可呈团块状或条索状向间质浸润。根据其分化程度黏液性囊腺癌可分为高分化型、中分化型、低分化型3型。

（2）扩散转移 卵巢黏液性囊腺癌可直接蔓延至阔韧带、输卵管和子宫，包膜浸润的癌细胞也可向腹腔内脱落，或沿淋巴管扩散而转移。

3. 交界性黏液性囊腺瘤（borderline mucinous cystadenoma）　为低度恶性肿瘤，形态结构介于良、恶性黏液性囊腺瘤之间。

肉眼观，交界性黏液性囊腺瘤与黏液性囊腺瘤无明显区别。镜下观，上皮细胞呈高柱状，为2～3层，极向消失，有轻度或中度异型性，核分裂象可见。间质少，但无间质浸润。

二、畸胎瘤

畸胎瘤（teratoma）是来源于卵巢多能的生殖细胞具有2～3个胚层分化的肿瘤。其良恶性程度主要取决于瘤组织的成熟程度，因此，将畸胎瘤分为成熟型和未成熟型两大类。

（一）成熟型畸胎瘤

成熟型畸胎瘤又称良性畸胎瘤。发生率约为所有卵巢肿瘤的20%。多见于生育期妇女。

1. 病理变化

（1）肉眼观：肿瘤表面光滑，多数为单房囊性，囊内含毛发团、骨及皮脂样物。故又称囊性畸胎瘤或皮样囊肿。囊壁较厚，囊壁内侧常有结节（“头丘”）突入囊内，其表面被覆鳞状上皮，结节内常有毛发、牙或骨质等。

（2）镜下观：可见到三胚层各种类型的成熟组织，其中以皮肤、皮脂腺、汗腺、毛囊及脂肪最多见，其次为软骨、神经胶质、神经细胞、骨及呼吸上皮，其他如甲状腺、胃肠上皮等较少见。

2. 扩散与转移

成熟性畸胎瘤预后良好，约1%可恶变，多以鳞状上皮成分恶变为鳞癌。

（二）未成熟型畸胎瘤

未成熟型畸胎瘤又称恶性畸胎瘤。此型较少见，仅占卵巢畸胎瘤的1%～3%。多见于25岁以下的年轻患者。

1. 病理变化

（1）肉眼观：肿瘤多为单侧性，体积一般较大，结节状，切面多为实性，可有大小不等的囊性结构。常有出血坏死。

（2）镜下观：可见由2～3个胚层分化而来的未成熟和成熟组织混合组成。常见的未成熟组织为神经组织（如原始神经上皮室管膜等结构）及各种胚胎性组织（如胚胎性骨、软骨及肌肉等）。

2. 扩散与转移

未成熟型畸胎瘤其内所含的不成熟组织越多，恶性度越高。转移的部位多在盆腔及腹腔内。术后易复发。

三、卵巢性索间质肿瘤

卵巢性索间质肿瘤来源于原始性腺中的性索及间质组织，其肿瘤类型多数为良性或低度恶性，少数肿瘤为高度恶性。

（一）颗粒细胞瘤

颗粒细胞瘤(granulosa cell tumor)为低度恶性肿瘤，好发年龄为45～55岁。由于肿瘤细胞能产生雌激素，故能引起相应的临床症状。其病理变化如下。

1. 肉眼观　肿瘤呈圆形，多为实性，常有坏死出血灶，偶见囊性变。

2. 镜下观　瘤细胞体积较小，圆形或多角形。核膜清楚，核内常可见纵沟。有的瘤细胞可排列成菊形团或小腺泡状，称卡尔-爱斯纳(Call-Exner)小体；有的瘤细胞可排列成滤泡型、弥漫型或波纹状、脑回状等。

（二）支持-间质细胞瘤

卵巢支持-间质细胞瘤(Sertoli-Leydig cell tumor)较少见，多为40岁以下女性。主要表现为内分泌功能改变：去女性化及伴男性化体征。病理变化如下。

1. 肉眼观　肿瘤多为单侧，实性，切面灰白或淡红色。

2. 镜下观　肿瘤性支持细胞构成腺管状结构，细胞为柱状，腺管之间为纤维间质及间质细胞。

第五节　乳腺疾病

一、乳腺增生症

乳腺增生症(mazoplasia)又称乳腺结构不良或乳腺病，是女性最常见的乳腺疾病，可发生于青春期后任何年龄，但以35～40岁为发病高峰。绝经期后发病率有所下降。

（一）病因及发病机制

发病原因不明，可能与卵巢内分泌功能失调有关，主要是黄体酮分泌减少而雌激素分泌过多，刺激乳腺导管、腺泡增生所致。

（二）病理变化

乳腺增生症主要是以乳腺组织增生，形成乳腺内肿块为特征。根据其病变特点可分为3种类型。

1. 乳腺组织增生　为本病早期病变。主要表现为乳房周期性疼痛、乳腺肿胀，并与月经周期有关。肉眼观，肿块呈硬结或囊性，无包膜，界限不清。镜下观，乳腺小叶大小不一，形状不规则；导管管腔呈轻度扩张或形成小囊腔，上皮细胞正常或增生为复层；小叶间质纤维组织增生。

2. 乳腺腺病　乳腺腺病以小叶腺泡、末梢导管和结缔组织增生为特征，小叶结构基本保存。根据组织学的变化特点，乳腺腺病大致可分为3型：①小叶增生型，主要表现为小叶的数目及小叶内腺泡数目增多，小叶增大，上皮细胞层次增多(图1-10-21)。②纤维腺病型，主要是以小导管、腺泡以及小叶内明显纤维化为特征，增生的小导管可因纤维化而受压、拉长、变形并逐渐萎缩。也称硬化性腺病。硬化性腺病要注意与乳腺硬癌鉴别。③纤维化型，主要特点为小叶内间质纤维化和腺泡萎缩，仅见残留部分萎缩的小导管，是腺病的晚期表现。

3. 乳腺囊肿病　又称乳腺囊性增生症，以小叶末梢导管和腺泡高度扩张成囊为特征。肉眼观，囊腔多少不一，大小不等，多发散在。镜下观，小导管扩张成囊状，其囊内上皮可萎缩，也可增生，有时增生的上皮构成筛状或呈乳头状瘤样，当若干扩张的导管和囊肿内均有乳头状增生时（图 1-10-22），则称为乳头状瘤病。若乳腺囊肿病伴有增生性病变，应视为癌前病变。

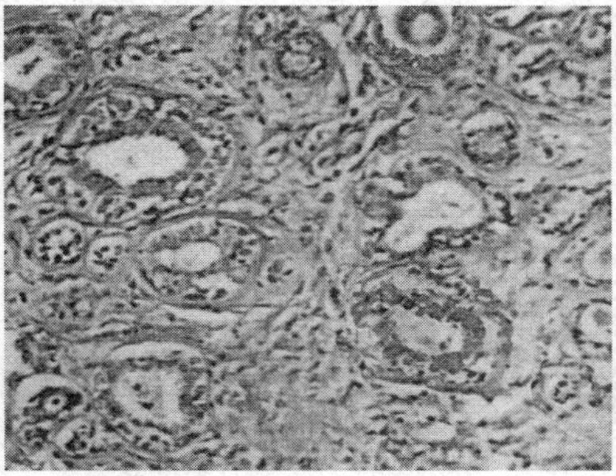

图 1-10-21　乳腺腺病（小叶增生型）
乳腺小叶增大，腺泡数目增多，上皮细胞增生呈多层

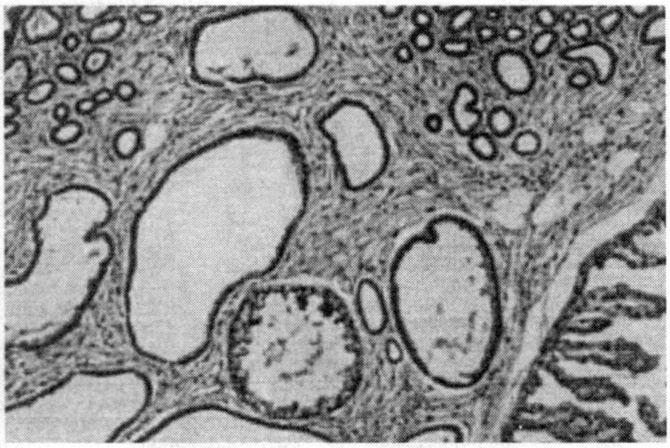

图 1-10-22　乳腺囊肿病
导管扩张呈囊状，囊腔上皮（右下角）呈乳头状增生

二、乳腺癌

乳腺癌（breast carcinoma）是来源于乳腺导管上皮及腺泡上皮的恶性肿瘤。在我国，乳腺癌的发病率仅次于子宫颈癌而居女性恶性肿瘤的第 2 位。多见于 40～60 岁的妇女。

（一）病因

乳腺癌的发生原因尚未完全阐明，可能与以下因素有关。

1. 内分泌因素　乳腺癌的发生与雌激素的水平过高有关。而生育期过长、不生育、生育过迟、伴上皮不典型增生的乳腺病，以及常伴有对侧乳腺癌或子宫内膜癌者均提示患者雌激素水平过高。已证实雌激素中雌酮与雌二醇对乳腺癌的发病有明显关系。雌激素还具有促进乳腺癌细胞分泌生长因子的作用，雌激素与癌细胞表面受体的相互作用以及乳腺癌细胞分泌生长因子的作用在本病的发生发展中均起重要的作用。

2. 遗传因素　在乳腺癌的发病中，患者女性亲属中乳腺癌的发病率高于常人 2～3 倍，说明乳腺癌的发生与遗传因素有关。此外，在直系家属中有绝经前患乳腺癌者，其姐妹及女儿发生乳腺癌的机会较其他正常人群高 3～8 倍。

3. 其他因素　饮食与肥胖影响组织内脂溶性雌激素的浓度，据流行病学研究，脂肪的摄取与乳腺癌的病死率之间有明显的关系，特别是绝经后的妇女。放射线照射以及乳汁因子与乳腺癌的发病率亦有关。

（二）病理变化

乳腺癌的好发部位多见于乳腺外上象限，其次为乳腺中央区。镜下观察乳腺癌形态结构十分复杂，类型很多。一般根据癌组织是否穿破基底膜将乳腺癌分为非浸润性癌和浸润性癌两大类。

1. 非浸润性癌　包括导管内癌和小叶原位癌。

(1) 导管内癌:肉眼观,肿块多位于乳腺中央部,其大小不等,境界不清。切面上可见扩张的导管内有灰白色坏死物,并可像粉刺一样挤出,故又称粉刺癌。镜下观,癌细胞位于扩张的导管内,基底膜完好(图 1-10-23)。在扩张的导管内,癌细胞可排列成实心团块、乳头状、筛状等,基底膜完好(图 1-10-24),有的可在管内的实体细胞团中央发生大片坏死。癌细胞大小形态及分化程度不一,如果癌细胞分化较高,核分裂象少见;如果癌细胞分化较低,则异型性明显,核分裂象多见。

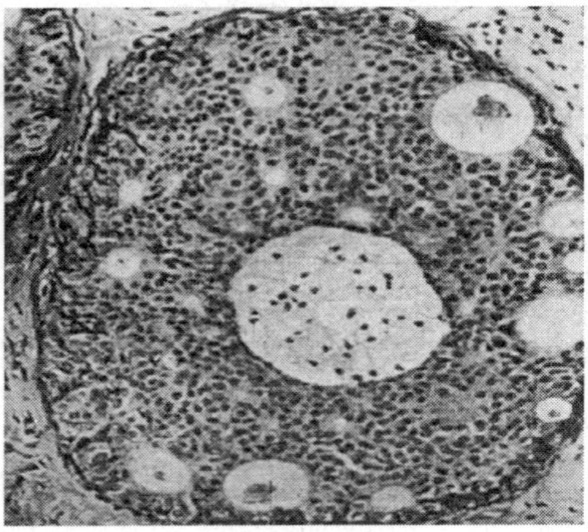

图 1-10-23　乳腺导管内癌
癌细胞位于扩张的导管内,其中央为大片坏死,基底膜完好

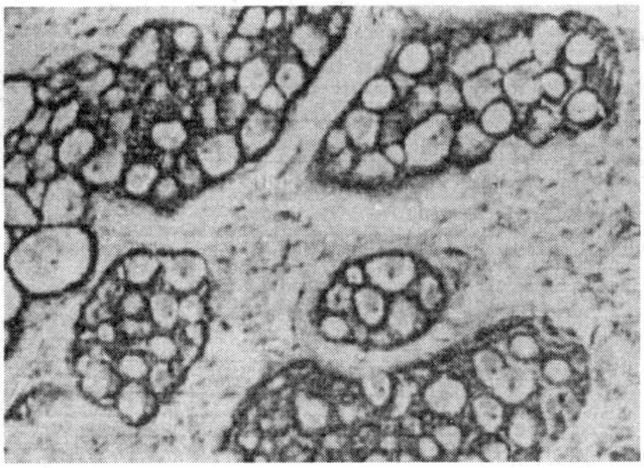

图 1-10-24　导管内癌
导管扩张,其中癌细胞呈筛状排列,基底膜完好

(2) 小叶原位癌:多见于绝经前妇女。肉眼观,肿块不明显。镜下观,癌变主要累及小叶,但未突破基底膜,小叶结构存在。癌变小叶体积增大,末梢导管高度扩张,其内充满癌细胞呈实心团块状(图 1-10-25)。癌细胞呈圆形,大小形状较为一致,核分裂象很少见。此型 25% ~30% 可发展为浸润性癌。

2. 浸润性癌

(1) 浸润性导管癌:为乳腺癌中最常见的类型,多见于 40 ~60 岁妇女。由导管内癌发展而来。肉眼观,肿块一般较小,质硬,切面灰白色,癌组织呈树根状向周围组织浸润性生长。如累及淋巴管,可使皮肤呈橘皮样外观;如累及乳头,则可出现乳头下陷。镜下观,浸润性导管癌可分为:①单纯癌,实质与间质量大致相等(图 1-10-26);②硬癌,癌实质少而间质多;③髓样癌,癌实质多而间质少;④腺癌,癌组织中腺管样结构占一半以上。

(2) 浸润性小叶癌:多见于老年妇女,20 % 可累及双侧。因此必须注意另一侧乳房的检查和随访。肉眼观,肿块不规则,质硬,界限不清。镜下观,癌细胞呈条索状浸润于纤维组织之间,其细胞大小比较一致,多呈圆形,异型性不明显。

(3) 特殊类型乳腺癌:少见,为具有特殊形态结构的一类乳腺癌,如黏液癌、髓样癌、大汗腺样癌、Paget 病及乳腺炎样癌等。

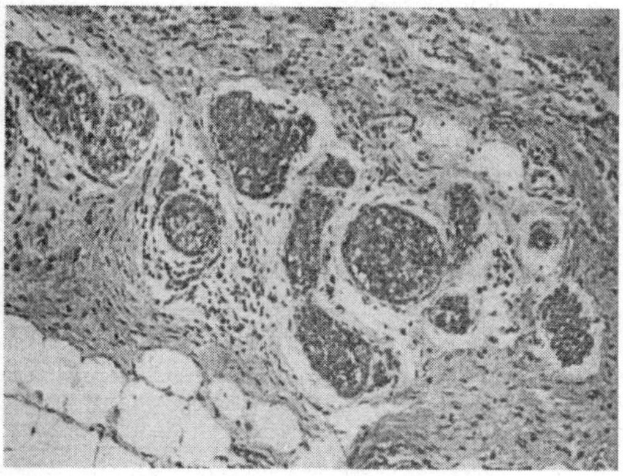

图 1-10-25　小叶原位癌

癌变小叶体积增大，基底膜完整，小叶结构存在

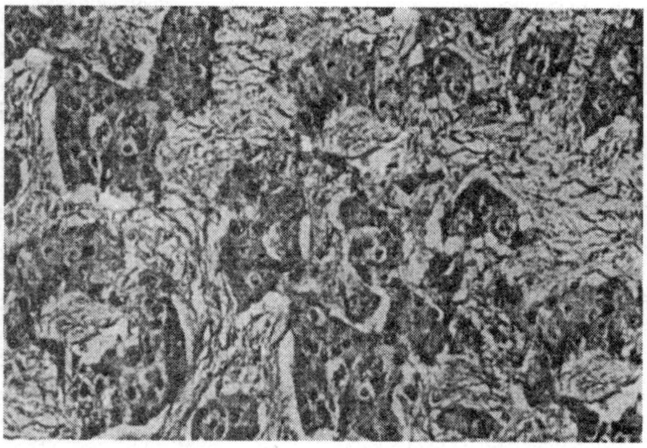

图 1-10-26　浸润性导管癌（单纯癌）

癌细胞呈不规则巢状，浸润于纤维性间质中，无腺管结构

（三）扩散转移

1. 直接蔓延　癌组织可直接浸润致乳腺实质、乳头、皮肤、筋膜，甚至胸壁。

2. 淋巴道转移　为乳腺癌最常见的转移途径。位于外侧、内侧象限的癌分别转移到同侧腋窝淋巴结或内乳动脉淋巴结，晚期可转移到锁骨上淋巴结。

3. 血道转移　乳腺癌在晚期可发生血道转移，主要见于肺、骨、肝、脑和肾上腺等器官。

（四）临床病理联系

乳腺癌患者早期症状不明显，常为无痛性肿块，往往被患者在自我检查或体检时偶然发现，检查时可推动。随着癌肿的浸润性生长，肿块固定，不易活动。癌肿约半数位于乳房的外上象限。位于乳头下的癌肿可出现乳头下陷。当淋巴管受累阻塞时，淋巴液回流障碍，引起局部水肿，而受毛囊、汗腺牵扯的皮肤则相对凹陷，使局部出现橘皮样外观。晚期乳腺癌可形成巨大肿块，肿块可穿破皮肤形成溃疡，并可合并感染、出血。

第六节　前列腺疾病

一、前列腺增生症

前列腺增生症（hyperplasia of prostate）又称前列腺肥大。多见于老年男性，主要表现为尿道周围前列腺组织结节状肿大和不同程度的排尿困难。

（一）病因及发病机制

前列腺增生症病因不明，可能与体内激素平衡失调有关。一般认为，雄激素睾丸酮的活性产物二氢睾酮是引起前列腺增生的重要介质，而雌激素又能增强二氢睾酮致前列腺增生的作用。由于老年男性的睾丸逐渐萎缩，雄激素水平减少，雌激素水平增高，导致本病的发生。

（二）病理变化

前列腺增生的部位主要在尿道周围，并压迫尿道，使之呈裂隙状。

1. 肉眼观 前列腺体积增大,可达正常 2 ~4 倍,重者可达 200g。表面光滑,呈结节状,无包膜,但界限清楚。切面灰白色,质韧,可见大小不一的小囊腔,其内有乳白色分泌物。

2. 镜下观 增生的结节主要由腺体、平滑肌、纤维结缔组织构成。增生的腺体数目增多,并呈囊状扩张,上皮可形成乳头突入腔内,腺腔内可有淀粉样小体或钙化的小结节。

(三) 临床病理联系

前列腺增生最常见的症状是尿道受压,排尿困难。表现为尿频、夜尿、尿痛和尿流不畅。因膀胱内尿液潴留,使膀胱扩张、肥厚。可引起膀胱炎、肾盂肾炎等。

二、前列腺癌

前列腺癌是男性生殖系统中较为常见的恶性肿瘤。发病年龄多在 50 岁以上,发病率随年龄的增加而递增。

(一) 病因及发病机制

目前关于前列腺癌的病因及发病机制尚未阐明。

1. 前列腺癌可能是腺上皮经非典型增生逐渐演化而来。

2. 可能与老年人内分泌功能改变,雄激素与雌激素比例失调,雄激素水平过高有关。

3. 因前列腺癌有家族集聚现象,其发生可能与遗传因素有关。

(二) 病理变化

1. 肉眼观 前列腺癌多发生在前列腺被膜下的周边部。癌肿多为结节状,界限不清,切面呈颗粒状。晚期,前列腺明显增大、质硬。

2. 镜下观 大多数为腺癌。依其分化程度可分为高分化腺癌、中分化腺癌、低分化腺癌三型,其中,高分化腺癌最多见,癌细胞排列成腺腔样结构,上皮细胞呈多层不规则排列,有时可呈乳头状生长,可见腺体向间质浸润。中分化腺癌腺体排列紊乱,异型性明显。低分化腺癌细胞小,分化差,癌细胞排列成实心团块状,无明显腺管形成。

(三) 扩散转移

1. 直接蔓延 晚期肿瘤可直接浸润破坏邻近组织。

2. 淋巴道转移 前列腺癌常发生淋巴道转移,最常侵犯的淋巴结有髂内、髂外、腹主动脉、腹股沟淋巴结等。

3. 血道转移 前列腺癌经血行多转移至骨、肺、肝等,尤以腰椎、骨盆、肋骨的血道转移较常见。

(四) 临床病理联系

前列腺癌患者早期症状可不明显,随着肿瘤的不断增大,患者可出现尿频、尿急、尿流缓慢、排尿困难等尿道受压症状,同时可有血尿、局部疼痛等。发生骨转移时,患者可出现腰背痛。

第七节　睾丸和阴茎肿瘤

一、精原细胞瘤

精原细胞瘤(seminoma)是最常见的起源于生殖细胞的肿瘤。多发生于30～50岁,一般累及单侧睾丸。

(一)病理变化

1. 肉眼观　睾丸体积弥漫增大,切面见肿瘤界限清楚,色灰白,质实,似鱼肉状。

2. 镜下观　瘤细胞组成单一,体积较大,圆形或多角形,胞膜清晰,核仁明显。瘤细胞呈实心巢状或条索状排列,间质为纤细的纤维组织,其间常有淋巴细胞浸润或形成淋巴滤泡。

(二)扩散转移

肿瘤主要沿淋巴道转移,多转移到髂内、髂总和主动脉旁淋巴结。精原细胞瘤恶性度较低,对放疗、化疗敏感。

二、胚胎性癌

胚胎性癌(ambryonal carcinoma)是由多潜能未分化生殖细胞组成的高度恶性肿瘤。发病年龄多在20～33岁。

(一)病理变化

1. 肉眼观　睾丸体积增大,切面实性,灰白色,常有明显的出血坏死。

2. 镜下观　瘤细胞体积大,分化低,呈多型性,其瘤细胞可排列成块状、片状、腺管状或乳头状,间质少。

(二)扩散转移

胚胎性癌恶性度较高,生长迅速,易经淋巴道或血道转移。

三、阴茎癌

阴茎癌(carcinoma of penis)是男性生殖系统常见的恶性肿瘤。好发年龄在40岁以上。阴茎癌的发生与包皮过长密切相关。

(一)病理变化

1. 肉眼观　肿瘤多见于包皮内面、阴茎头、冠状沟等。最初表现为表皮增厚、形成疣状或隆起乳头状,随着肿块逐渐增大而呈菜花状、溃疡状。切面肿瘤灰白,质硬并呈内生浸润型,可累及海绵体。

2. 镜下观　多为分化较好的鳞癌,癌细胞异型性明显,形成癌巢,可见细胞间桥、角化珠。

（二）扩散转移

阴茎癌多沿淋巴道转移，早期即可转移到腹股沟淋巴结，也可转移到髂外淋巴结及腹膜后淋巴结。早期很少发生血道转移。

思 考 题

一、名词解释

慢性宫颈炎　宫颈糜烂　纳波囊肿　CIN　葡萄胎　畸胎瘤

二、问答题

1. 简述慢性宫颈炎的病变特点。
2. 简述宫颈癌的病理变化及扩散途径。
3. 比较葡萄胎、侵袭性葡萄胎、绒毛膜癌的病理变化特点。
4. 简述乳腺癌的病理变化、扩散途径。

第十一章　传染病和寄生虫病

学习要点

掌握结核病的基本病变，原发性肺结核病与继发性肺结核病的区别，细菌性痢疾与阿米巴痢疾的区别，流行性脑脊髓膜炎与流行性乙型脑炎的区别，伤寒、肾综合征出血热、钩端螺旋体病、血吸虫病的病理变化；理解常见传染病和寄生虫病的病因和发病机制及临床病理联系。

传染病是由病原微生物通过一定的传播途径，侵入易感人群的个体所引起的一组疾病，并能在一定的条件下引起流行。传染病的流行是一个复杂的过程，必须具备传染源、传播途径和易感人群三个基本环节。病原体进入人体后，通过一定的传染途径和方式，并作用到一定的组织和器官。病变性质属于炎症的范畴，一般都能引起机体的免疫应答或超敏反应，其发生发展取决于病原体的数量及其毒力的大小和个体的反应性。

新中国成立后，我国传染病的发病率和死亡率明显下降，有些传染病已经消灭，如天花；有的传染病也接近消灭，如麻风、脊髓灰质炎等；而另有一些已得到控制的传染病死灰复燃呈上升趋势，如结核病、梅毒等；同时也出现了一些新的传染病，如艾滋病等。本章重点介绍常见的传染病如结核病、细菌性痢疾、伤寒、流行性脑脊髓膜炎、流行性乙型脑炎、肾综合征出血热、钩端螺旋体病和常见的寄生虫病如阿米巴病和血吸虫病等。

第一节　结　核　病

一、概述

结核病（tuberculosis）是由结核分枝杆菌（简称结核杆菌）引起的一种慢性肉芽肿病。全身各器官均可发生，但以肺结核病最常见。典型病变是结核结节形成和伴有不同程度的干酪样坏死。临床症状主要有发热、盗汗、乏力、消瘦、食欲减退等。近年来，结核病的发病率趋于上升。全球现有结核病患者 2 000 万，如不控制，今后 10 年还将有 9 000 万人发病。

（一）病因和发病机制

1. 病原菌　为结核分枝杆菌，对人致病的菌型主要是人型和牛型。结核杆菌无侵袭性酶，不产生内、外毒素，其致病因素与菌体所含的成分有关。菌体含有类脂、蛋白质复合物、多糖3种成分。脂质与糖及蛋白质成为糖脂（索状因子）和糖肽脂（蜡质D）与结核菌的致病性关系密切：① 索状因子对组织和细胞有强烈的损伤作用；② 蜡质D能引起宿主对结核杆菌剧烈的变态反应，还能抑制吞噬细胞与溶酶体融合，使结核杆菌能在吞噬细胞中长期生存；③ 糖脂及糖肽脂类物质还能刺激T淋巴细胞和巨噬细胞增殖，形成典型的结核性肉芽肿病变及迟发型变态发应。

2. 传染源　为结核病患者和带菌者。

3. 传播途径　主要经呼吸道传染，少数患者经消化道传染，偶尔可经破损的皮肤、黏膜传染。

4. 发病机制　结核病的发病机制取决于感染结核杆菌的数量和毒力的大小以及机体的免疫反应和变态反应。结核病的免疫反应和变态反应（Ⅳ型变态反应）常同时发生。近年研究发现，变态反应的出现提示机体已获得免疫力，对病原菌有抵抗力。但变态反应同时可引起干酪样坏死，造成组织结构的破坏。目前认为，结核病的免疫反应以细胞免疫为主，即T淋巴细胞起主要作用（图1-11-1）。

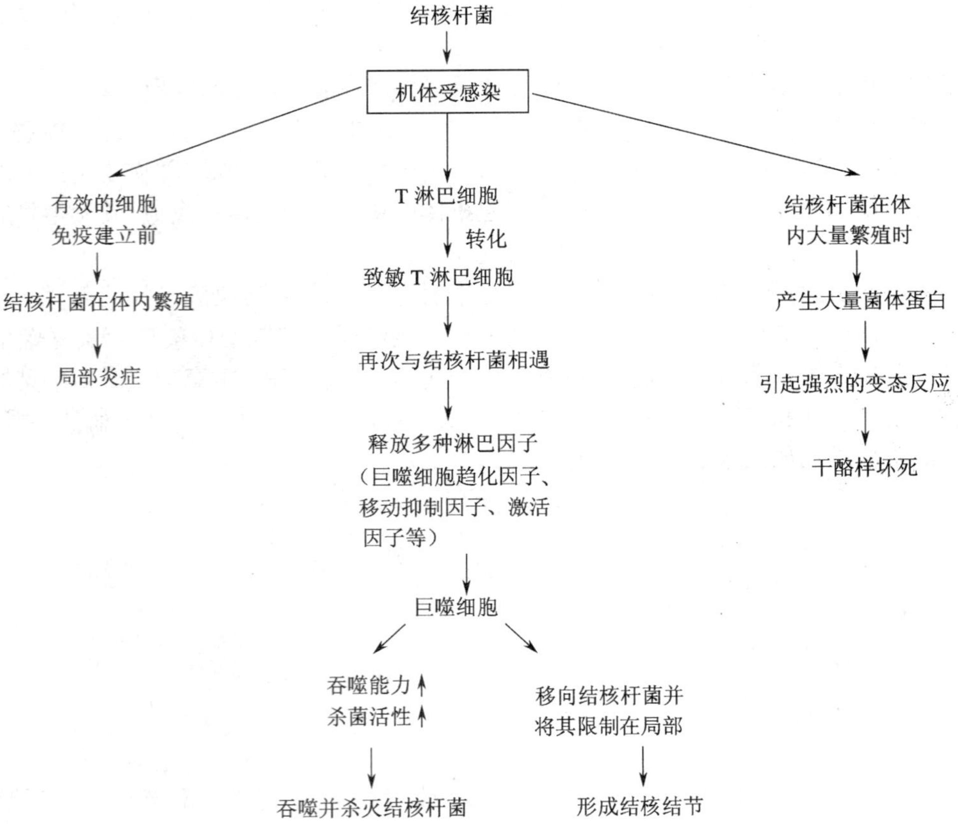

图1-11-1　结核病的发病机制

（二）基本病理变化

结核病是一种特殊类型的炎症，其基本病理变化为变质、渗出和增生，并形成特征性的肉芽肿性病变和干酪样坏死，在临床上呈慢性经过。由于感染的菌量和毒力及受感染组织的特性不同，以及机体在感染过程中不同时期免疫力和变态反应的消长，使病变十分复杂，可形成不同类型的病变。其基本病理变化与机体免疫状态的关系见表1-11-1。

表1-11-1 结核病基本病理变化与机体免疫状态

病变	机体免疫力	机体变态反应	结核杆菌数量	结核杆菌毒力	病理特征
渗出为主	低	较强	多	强	浆液性或浆液纤维蛋白性炎
增生为主	较强	较弱	少	较低	结核结节形成
坏死为主	低	强	多	强	干酪样坏死

1. 以渗出为主的病变　在结核病早期或机体抵抗力低下，感染细菌数量多、毒力强或变态反应明显时，表现为浆液性或浆液纤维蛋白性炎。病变早期有中性粒细胞浸润，很快被巨噬细胞所取代，严重时还有大量红细胞漏出。在渗出液和巨噬细胞中可查见结核杆菌。

此型病理变化好发于肺、浆膜、滑膜及脑膜等处。渗出性病变可完全吸收，或转变为增生性病变；变态反应严重时，可转变为坏死为主的病变。

2. 以增生为主的病变　当感染细菌的数量少、毒力低或人体免疫反应较强时，则发生以增生为主的病变。形成具有病理诊断价值的结核结节。结核结节是在细胞免疫的基础上形成的。镜下观：典型的结核结节是中央为干酪性坏死，周围有上皮样细胞、朗汉斯巨细胞围绕，外周有淋巴细胞和少量反应性增生的成纤维细胞。上皮样细胞呈梭形或多角形，胞浆丰富，淡染伊红色，境界不清，核圆形或卵圆形，有1～2个核仁。多个上皮样细胞相互融合而形成朗汉斯巨细胞（图1-11-2），它的体积大，胞质丰富。核的形态与上皮样细胞核相似，由十几个到几十个不等，排列在胞质周围呈花环状、马蹄形或密集在胞体的一端。

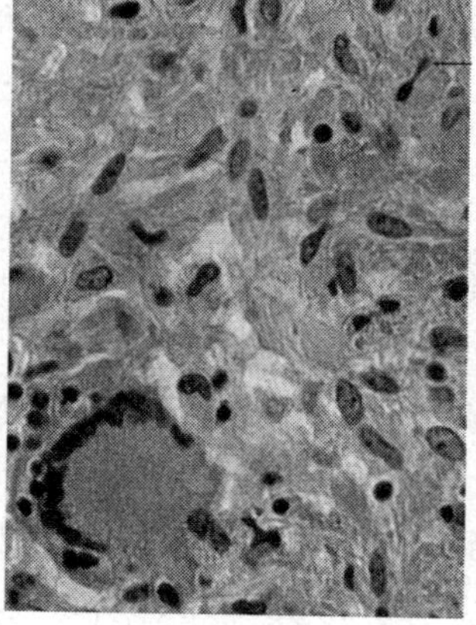

图1-11-2 朗汉斯巨细胞和上皮

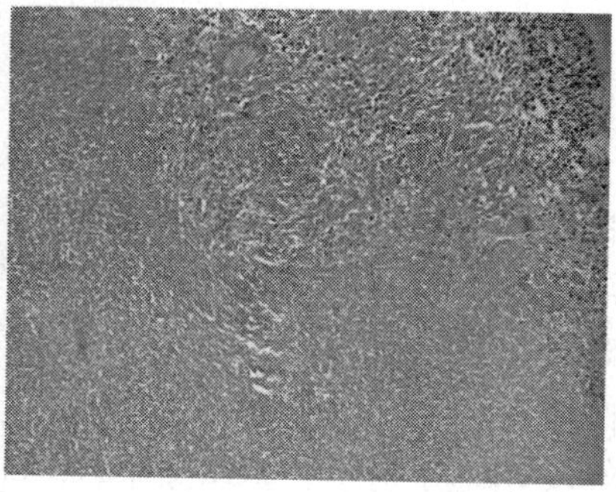

图1-11-3 干酪样坏死

3. 以坏死为主的病变　在结核杆菌数量多、毒力强、机体免疫力低下或变态反应强烈时，上述渗出和增生性病变可继发干酪样坏死。干酪样坏死物中大都会有一定量的结核杆菌，不但可引起传染，也是造成病灶恶化的原因。肉眼观：呈淡黄色，均匀细腻、质地松软，状似奶酪，称干酪样坏死。镜下观：坏死灶为红染无结构的颗粒样物（图1-11-3），病灶周围常有渗出性改变。

渗出、增生和坏死三种病理变化往往同时存在,但以某一种病变为主,而且可以互相转化。渗出性病变经适当治疗或机体免疫力增强时可转变为增生性病变;反之,机体抵抗力下降或变态反应强烈时,增生性病变又可转化为渗出性病变或以坏死为主的病变。

(三)病变转归

结核病的病变转归取决于机体抵抗力与结核杆菌致病力之间的关系。

1. 愈复

(1) 吸收消散:是较小的渗出病变的主要愈合方式。渗出性病变可通过淋巴管、微静脉吸收。细小的干酪样坏死灶及小范围的增生性病变也有吸收的可能。

(2) 纤维化、纤维包裹和钙化:较小的干酪样坏死灶、未被吸收的渗出性病变及结核结节可通过纤维化而愈复。较大的干酪样坏死灶则发生纤维包裹,其中心坏死部分可发生钙化。钙化的结核灶内常残存少量结核杆菌,当机体抵抗力低下时病变可复发。发生纤维化的肺内病灶,X线检查为边缘清楚、密度增大的条索状阴影;钙化灶为密度极大、境界清楚的阴影。

2. 恶化

(1) 病灶扩大:疾病恶化进展时,原病灶周围发生渗出性病变,进而形成干酪样坏死,使病灶进一步扩大。

(2) 溶解播散:干酪样坏死可液化,液化的坏死物内有大量结核杆菌,可通过自然管道排出,而在局部留下空洞。排出物可进一步发生播散(如肺的干酪样坏死液化后可通过支气管播散到同侧或对侧肺),形成新的病灶。X线检查空洞部位出现透亮区,空洞以外部位有深浅不一的阴影,即是播散病灶。液化灶内的结核杆菌也可通过淋巴管和血道播散到全身。

二、肺结核

结核杆菌主要通过呼吸道感染,故结核病中最常见的是肺结核。肺结核病变的发生、发展依初次感染和再次感染结核杆菌时机体的反应不同而异,将其分为原发性肺结核和继发性肺结核两大类。

(一)原发性肺结核

机体第一次感染结核杆菌所引起的肺结核称为原发性肺结核。多发生于儿童,又称儿童型肺结核病。也可见于未感染过结核杆菌的青少年或成人。

1. 病变特点 原发性肺结核的特点是原发复合征的形成。原发复合征是由肺的原发病灶、结核性淋巴管炎和肺门淋巴结结核3种病变组成。X线检查可见哑铃状阴影。

(1) 肺的原发病灶:指结核杆菌随空气经支气管到达肺组织最先引起的病变。以右肺多见,常发生在通气较好的肺上叶下部或下叶的上部靠近胸膜处,形成1~1.5 cm大小的灰白色原发病灶,中央常有干酪样坏死。

(2) 结核性淋巴管炎:由于机体初次感染,缺乏对结核杆菌的免疫力,结核杆菌很快侵入淋巴管引起结核性淋巴管炎。

(3) 肺门淋巴结结核:结核杆菌沿淋巴管到达肺门淋巴结,表现为淋巴结肿大和干酪样坏死,称之为肺门淋巴结结核。

2. 病变的转归 原发性肺结核的症状轻而短暂,大多数患者常无明显症状和体征,仅表现为结核菌素试验阳性，随着免疫力的提高，自然愈合。少数患者由于营养不良，机体抵抗力降低，病灶扩大。

（1）自愈：病灶小者，病灶纤维化或钙化，病灶大者，纤维包裹、钙化。

（2）恶化进展：表现为病灶扩大和通过淋巴道、血道和支气管播散（图 1–11–4）。① 病灶扩大：原有的病灶发生渗出性病变，使病灶范围不断扩大，并可发生干酪样坏死及空洞形成。② 淋巴道播散：肺门淋巴结结核病灶内的结核杆菌可随淋巴管播散到气管旁、纵隔、锁骨上下区及颈部的淋巴结，还可累及腹膜后淋巴结，其中以颈淋巴结结核最常见。③ 血道播散：一是经肺静脉随血液循环引起全身粟粒型结核或肺外器官结核病。二是经肺动脉引起肺粟粒型结核。④ 支气管播散：肺内原发灶或肺门淋巴结的液化坏死物，可侵入附近支气管，沿支气管播散到附近或远隔的肺组织引起干酪性肺炎。

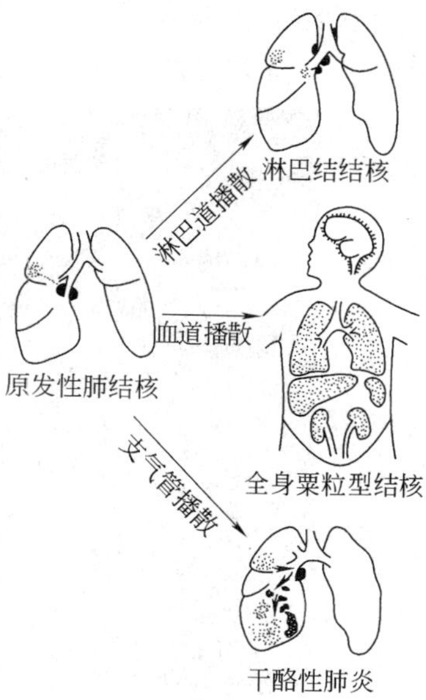

图 1–11–4　原发性肺结核及其恶化进展

（二）继发性肺结核

继发性肺结核是指机体再次感染结核杆菌所引起的肺结核。多见于成年人，又称成人型肺结核。其感染途径有两种：① 外源性感染：指结核杆菌再次侵入机体所致。② 内源性感染：结核杆菌来自体内原发性肺结核的病灶。

继发性肺结核患者，是由于机体再次感染结核杆菌，对病原菌有了一定的免疫力，与原发性肺结核不同，具以下病变特点：① 病变开始于肺尖部，与该部血液循环较差，通气不畅，以致局部组织抵抗力较低，细菌易于在此生长繁殖有关。② 由于患者是再次感染，免疫力较强，病变以增生为主，形成结核性肉芽肿，使病变局限，故很少发生淋巴道、血道播散，病变在肺内主要通过支气管播散为主。③ 病程较长，病变常有起伏，表现为复杂多样，病情时好时坏，新旧病变交杂存在。原发性肺结核和继发性肺结核的鉴别见表 1–11–2。

表 1–11–2　原发性肺结核和继发性肺结核的鉴别

鉴别点	原发性肺结核	继发性肺结核
感染结核杆菌	第一次感染	再次感染
好发人群	儿童	成人
特异性免疫力	低	较高
早期病变部位	肺上叶下部、下叶上部近胸处	肺尖部
病变特点	肺原发复合征	病变复杂，新旧交替，较局限
病程	较短	长、慢性经过
播散方式	淋巴道、血道播散为主	支气管播散为主
临床特点	常无明显症状，大多自愈	症状明显，时好时坏

继发性肺结核临床经过可分为以下几种类型：

1．局灶型肺结核 为继发性肺结核的早期病变，病灶以右肺多见，多位于肺尖下 2～4 cm 处。病灶直径大小为 0.5～1.0 cm，境界清楚。病变以增生为主，中央常有干酪样坏死。临床上患者常无明显自觉症状，多在体检时发现，属非活动性肺结核。X 线检查在肺尖部可见单个或多个境界清楚的结节状阴影（图 1-11-5）。患者免疫力增强，病灶常发生纤维化、钙化而痊愈。少数患者免疫力下降时可发展为浸润型肺结核。

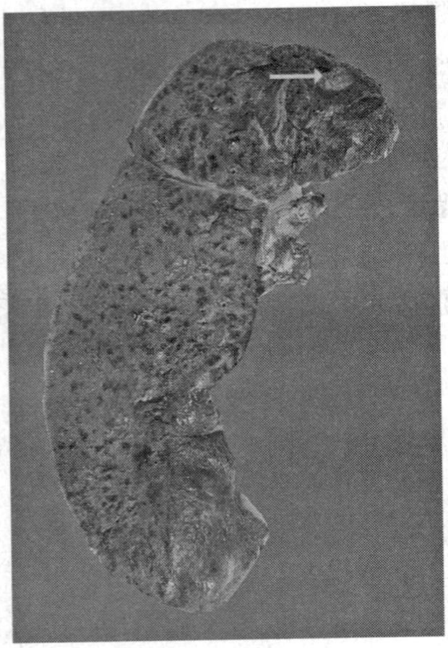

图 1-11-5 局灶型肺结核

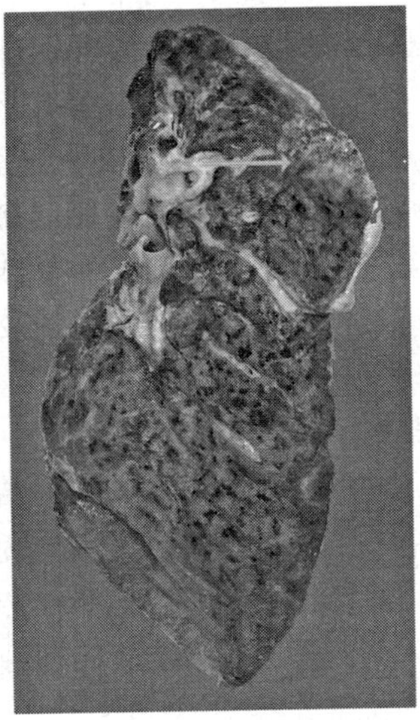

图 1-11-6 浸润型肺结核

2．浸润型肺结核 此型是临床上最为常见的类型，属活动性肺结核。多数由局灶型肺结核发展而来，少数病例也可开始即为浸润型肺结核。病灶常位于肺尖部或锁骨下区肺组织（图 1-11-6），又称锁骨下浸润。镜下观，以渗出为主，中央有干酪样坏死，周围有炎症包绕。X 线检查病灶呈边缘模糊的云絮状阴影。临床上，患者常有低热、盗汗、食欲减退、全身无力等中毒症状以及咳嗽，有的患者甚至出现咯血，痰液检查可检出病原菌。若及早发现，合理治疗，一般在半年左右可完全吸收和部分吸收，并可通过纤维化、包裹和钙化而痊愈。如病变持续发展，干酪样坏死灶不断扩大，坏死物液化后经支气管排出，在该处形成急性空洞。洞壁坏死层中有大量的结核杆菌，坏死层外有薄层肉芽组织包裹。含结核杆菌的液化坏死物经支气管排出，可引起干酪性肺炎。急性空洞一般较小，经适当治疗后，空洞可通过肉芽组织增生而逐渐愈合，或由于空洞塌陷而形成条索状瘢痕而愈合；若空洞经久不愈，则可发展为慢性纤维空洞型肺结核。

3．慢性纤维空洞型肺结核 常由浸润型肺结核发展而来，为成人慢性肺结核的常见类型。其病变特点是：① 在肺内有一个或多个厚壁空洞，多位于肺上叶，大小不一，形状不规则。镜下洞壁分为 3 层：内层为干酪样坏死物，中层为结核性肉芽组织，外层为纤维结缔组织。② 同侧肺组织，特别是肺下叶或对侧肺组织，可见由支气管播散引起的新旧不一、大小不等、病变类型不同的病灶。病变自上而下发展。X 线检查，可见一侧或两侧单个或多个厚壁空洞。后期由于肺组织破坏严重，广泛纤维组织增生，胸膜增厚与胸壁粘连，使肺体积缩小，变形、变硬，严重影响肺的功能。晚期可导致慢性肺源性心脏病。

临床上，病程常历时多年，症状随机体抵抗力而起伏。由于空洞与支气管相通，成为结核病的重要传染源，故有开放性肺结核之称。临床症状的有或无与病变的好转与恶化有关。如侵蚀较大血管可引起大咯血，患者因吸入大量血液而发生窒息死亡。空洞突破胸膜引起气胸或脓气胸。咽下含菌的痰液可引起肠结核。

4. 干酪性肺炎　干酪性肺炎多由浸润型肺结核或急、慢性空洞内的细菌经支气管播散发展而来。病变以渗出为主，迅速发生干酪样坏死。根据病灶范围大小可分为小叶性干酪性肺炎和大叶性干酪性肺炎。镜下表现为大片的干酪样坏死灶，肺泡腔内有大量浆液纤维蛋白渗出。此型结核病病情危重，治疗不及时，可在短时间内死亡。此型目前已很少见。

5. 结核球　结核球又称结核瘤，是由纤维包裹后形成孤立的、境界清楚的干酪样坏死灶，直径为2～5cm，多为一个，常位于肺上叶（图1-11-7）。X线检查需与肺癌鉴别。结核球是相对稳定的病灶，常无临床症状，但其周围有纤维包膜的存在，抗结核药不易发挥作用，治愈的可能性较小；当机体的抵抗力下降时，病灶有恶化进展的可能，在临床上多采取手术切除。

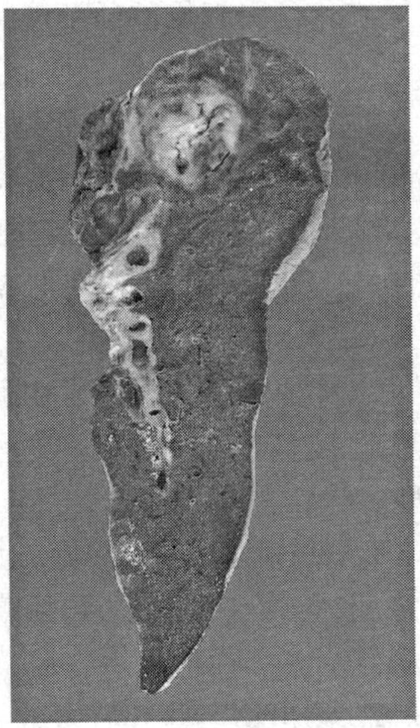

图1-11-7　肺结核球

6. 结核性胸膜炎　根据病变性质可分为渗出性结核性胸膜炎和增生性结核性胸膜炎两种类型，临床上常见的为渗出性结核性胸膜炎。

（1）渗出性结核性胸膜炎：此型又称为湿性结核性胸膜炎。患者多见于较大的儿童或青年。多发生于原发性肺结核，由肺内的原发病灶或肺门淋巴结病灶中的结核杆菌播散致胸膜所引起，或为弥散在胸膜的结核菌体蛋白引起的过敏反应。病变主要为浆液纤维蛋白性炎。浆液渗出量多时则可引起胸腔积液，积液多为草绿色，也可为血性积液。大量胸腔积液可压迫肺引起呼吸困难，甚至于造成纵隔移位。一般经适当治疗胸腔积液可完全吸收而痊愈。如渗出物中纤维蛋白较多，不易吸收，则可因发生机化而使胸膜增厚和粘连。

（2）增生性结核性胸膜炎：又称为干性结核性胸膜炎。常发生于肺尖部，病变多为局限性，是由脏胸膜下结核病灶直接蔓延而致。病变以增生性改变为主，浆液渗出较少。一般通过纤维化而愈合，并常使局部胸膜增厚、粘连。

三、肺外器官的结核病

肺外器官几乎都可以发生结核病。常见的有肠、腹膜、脑、骨、关节、生殖系统器官和淋巴结结核，多为原发性肺结核，经血道播散所致的潜伏性病灶进一步发展引起。继发性肺结核引起的肺外器官结核病少见。

（一）肠结核

肠结核根据发病情况不同可分为原发性和继发性两种类型。原发性肠结核很少见，多见于小儿，因食入含菌的牛奶或食物而感染。可形成与原发性肺结核时原发综合征相似的肠原发综合征（肠原发性结核性溃疡、结核性淋巴管炎和肠系膜淋巴结结核）。继发性肠结核大多由慢性纤维空洞型肺结核者反复咽下含菌的痰液所致。好发于回盲部，根据病变特点分为以下两型。

1．溃疡型肠结核　结核杆菌首先侵入肠壁淋巴组织，形成结核结节，以后发生干酪样坏死并融合、破溃，形成黏膜溃疡，溃疡浅、边缘不整齐、溃疡底部为干酪样坏死物及结核性肉芽组织。由于肠壁淋巴管分布呈环形，因而溃疡长径多与肠纵轴垂直（图1-11-8）。溃疡愈合后由于瘢痕形成和纤维组织收缩而致肠腔狭窄。局部黏膜常有纤维蛋白渗出和连接成串的灰白色粟粒状结节，是结核性淋巴管炎所致。后期纤维化可引起局部肠粘连。临床上有结核病中毒症状及腹痛、腹泻、便秘交替及局限性腹膜炎等症状。

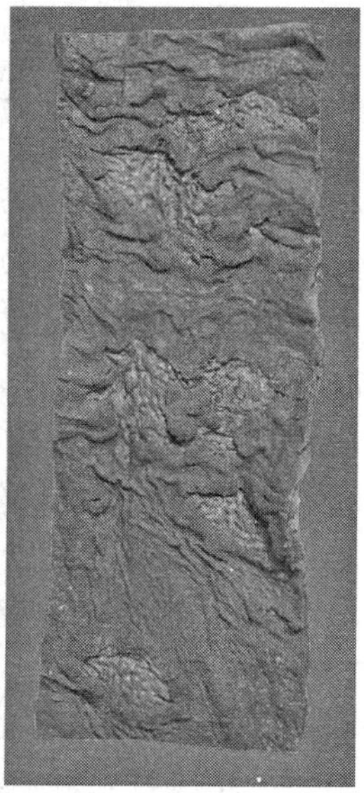

图1-11-8　肠结核（溃疡）

2．增生型肠结核　此型少见，以肠壁大量结核性肉芽组织形成和纤维组织增生为其病变特征，使肠壁高度肥厚、变硬、肠腔狭窄，黏膜面可有浅溃疡或息肉形成。临床表现为慢性不完全性低位肠梗阻症状。右下腹可触及包块，需与肠道肿瘤鉴别。

（二）结核性腹膜炎

以青少年多见。通常由肠结核、肠系膜淋巴结结核、输卵管结核直接蔓延而来，也可为粟粒性结核的一部分。病变分为3型。

1．粘连型　较为常见。为大量纤维蛋白渗出、机化后引起肠管之间，肠管与大网膜、肠系膜及其他器官粘连的结果。患者常出现腹内包块和触诊时腹壁柔韧感。

2．渗出型　腹膜有多数结核性肉芽肿形成及多量浆液和纤维蛋白渗出，出现草黄色的腹腔积液，也可为血性积液。肠管粘连、狭窄少见。患者多有腹痛、腹泻、腹胀症状。

3．干酪样坏死型　多由以上两型发展而来。由于纤维蛋白机化后发生腹腔器官粘连，器官之间便分隔成小房，房内有干酪样坏死，后者液化后可向周围侵入，引起内瘘（向肠道、阴道穿破）和外瘘（向腹壁穿破）。

（三）结核性脑膜炎

结核性脑膜炎多见于儿童。由原发性肺结核病灶内的结核杆菌经血道播散所致，常为全身粟粒型结核的一部分。病变以脑底部的软脑膜和蛛网膜以及蛛网膜下腔为最严重。肉眼观，可见蛛网膜下腔积聚大量的灰黄色、混浊而黏稠的渗出物。镜下观，渗出物主要有浆液、纤维蛋白、巨噬细胞、淋巴细胞，而中性粒细胞一般少见。临床上除有结核病的全身性中毒症状外，还有头痛、呕吐、颈项强直，严重者出现抽搐、昏迷等脑膜刺激症状和颅内高压的表现。病变严重者可累及脑皮质而引起脑膜脑炎，病程较长者可引起多发性脑软化。部分渗出物机化，蛛网膜下腔粘连，可使第四脑室正中孔和外侧孔堵塞，引起脑积水等。

（四）骨与关节结核

骨与关节结核多由血源播散所致，常发生在儿童和青少年。

1．骨结核　以椎骨、长骨的骨垢端最多见。病变常始于松质骨和红骨髓，然后上下扩大。病变按其性质分为两型。

（1）干酪样坏死型：以骨质破坏或干酪样坏死及死骨为特征，坏死液化后可在骨旁出现结核性脓肿，由于这种“脓肿”实际上是干酪样坏死，没有红、痛、热，故称为“冷脓肿”。

（2）增生型：以形成结核性肉芽组织为主要特征，较上型少见。椎骨的结核病变起自椎体，常侵犯下段胸椎和腰椎，发生干酪样坏死后病变继续破坏邻近椎间盘，再向上下扩展至其他椎体。椎体常因坏死、破坏而塌陷，造成脊柱后凸畸形（驼背），进而压迫脊髓，引起截瘫。脊柱的“冷脓肿”大量出现时，可沿脊柱周围软组织往下流注，在远隔部位出现。如腰椎结核可在腰大肌膜下、腹股沟韧带处形成“冷脓肿”。

2．关节结核　多继发于骨结核，由骨再累及附近关节软骨和滑膜。病变处软骨破坏，滑膜有结核性肉芽组织增生和纤维蛋白渗出。炎症波及周围软组织可使关节明显肿胀。当干酪样坏死穿破软组织及皮肤时，可形成经久不愈的窦道。病变愈复后，由于关节腔内纤维组织增生，可致使关节强直。

（五）泌尿生殖系统结核

1．肾结核　肾结核病多发生在20～40岁青壮年，男性多于女性，多为单侧。病变多始于肾皮质、髓质处或肾乳头内。早期为局灶性结核病变，继而发生干酪样坏死。随后破坏肾乳头而破入肾盂成为结核性空洞（图1-11-9）。空洞内的干酪样坏死物随尿排出，常使输尿管和膀胱感染，也可逆行感染使对侧肾受累。临床上表现为泌尿系统刺激症状。

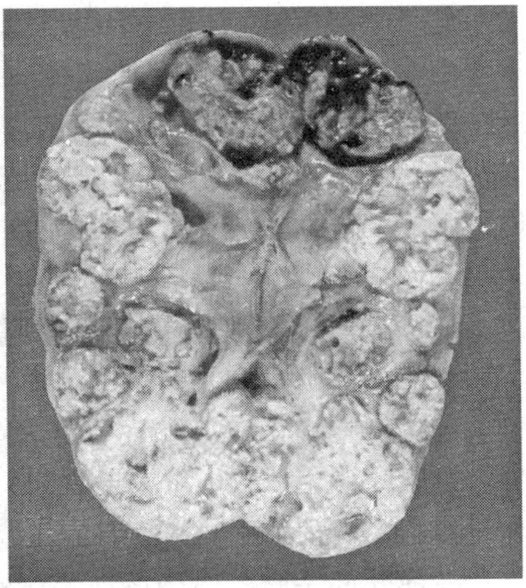

图1-11-9　肾结核

2．生殖系统结核　男性生殖系统结核与泌尿系统结核有密切关系。结核杆菌经尿道相继感染前列腺、精囊、输精管及附睾，使病变部位有结核结节和干酪样坏死形成。附睾结核最为常见，是男性不育的重要原因。女性生殖系统结核主要发生在输卵管，其次见于子宫内膜、卵巢、子宫颈，多由血道和淋巴道播散而来，也可来源于邻近器官结核病的直接蔓延，其中输卵管结核是女性不孕的主要原因之一。

（六）淋巴结结核

淋巴结结核多见于儿童和青少年，以颈部最为多见，其次是肺门、支气管旁和肠系膜的淋巴结。颈淋巴结结核的结核杆菌多来自肺结核原发病灶中的肺门淋巴结，也可来自口腔、咽喉的结核病灶。淋巴结由于炎症常粘连成大块，有结核性肉芽肿形成，并出现干酪样坏死。坏死物液化后可穿破颈部皮肤，造成长年不愈的窦道。肺门、支气管旁淋巴结结核可为原发性肺结核遗留病灶恶化，也可为继发性肺结核经淋巴道播散所致。肠系膜淋巴结结核细菌可来自肺结核原发病灶经淋巴道逆行播散，也可来自腹腔内的结核病变（如肠结核、腹膜结核）。

第二节 细菌性痢疾

细菌性痢疾(bacillary dysentery)简称菌痢,是由痢疾杆菌引起的一种假膜性炎。病变多局限于结肠,以大量纤维蛋白渗出并形成假膜为特征。全年均可发病,但以夏秋季为多见。多为散发性,有时也可引起流行。儿童发病率较高,成年人较少见。

一、病因及发病机制

1. 病原菌 痢疾杆菌为革兰阴性菌,依据痢疾杆菌的抗原结构不同将其分为4种,即福氏杆菌、鲍氏杆菌、宋内杆菌和志贺杆菌。在我国引起痢疾的病原菌主要是福氏和宋内痢疾杆菌。

2. 传染源 患者和带菌者是本病的传染源。

3. 传播途径 病原菌随粪便排出,直接或间接污染水源、食物、食具、日常生活用品和手等,经口传染给健康人群。食物和饮水的污染可引起大的流行。

4. 发病机制 痢疾杆菌经口进入胃,大部分被胃酸杀灭,仅少部进入肠道。痢疾杆菌进入人体后是否发病,主要取决于机体的抵抗力的强弱、侵入细菌数量的多少和毒力的大小。当受冷、暴饮暴食、过度疲劳等原因使机体抵抗力降低时,即使感染小量病原菌也会致病。痢疾杆菌侵入肠黏膜上皮后,首先在上皮细胞内大量繁殖,再经基膜进入固有层,并在该处进一步繁殖,菌体裂解后释放出毒素,被吸收入血引起全身中毒症状和肠黏膜炎症。

二、病理变化与临床病理联系

细菌性痢疾主要发生在直肠和乙状结肠。根据肠道炎症的特征和临床经过,可分为3种类型。

(一)急性细菌性痢疾

病变初期为肠黏膜的急性卡他性炎,表现为黏液分泌亢进。随病变发展,肠黏膜上皮坏死脱落,并有大量纤维蛋白渗出。坏死组织与纤维蛋白、红细胞、中性粒细胞凝聚成灰白色假膜。假膜溶解脱落,形成大小不等、形状不一的浅表性溃疡,很少累及黏膜肌层,病变严重者可融合形成大溃疡,并可深达肌层。当溃疡趋向愈合时,黏膜上皮再生修复,不形成明显瘢痕,故很少引起肠狭窄。

临床上,菌痢初期由于肠黏膜的急性卡他性炎症,排水样便和黏液便;后因假膜溶解、脱落及小血管损伤,则转为黏液脓血便;由于炎症刺激直肠壁内的神经末梢及肛门括约肌,患者表现出明显的里急后重和腹痛;由于细菌毒素的吸收,患者出现头痛、发热、乏力、食欲减退等全身中毒症状;严重病例可伴有呕吐,出现脱水、酸中毒和电解质紊乱,血压下降,甚至发生休克。急性菌痢的自然病程为1~2周,经适当治疗,大多数痊愈,少数可转为慢性菌痢。

(二)慢性细菌性痢疾

多由急性细菌性痢疾转变而来,病程持续在2个月以上者称为慢性细菌性痢疾。肠道病变此起彼伏，有些肠壁黏膜溃疡部分愈合，有些则继续扩大或发生新的溃疡，新旧病变常交替发生。慢性溃疡较急性溃疡深，可达肌层，其边缘的黏膜常过度增生并形成息肉。由于肠壁反复损伤，修复的肉芽组织和纤维瘢痕形成，使肠壁呈不规则增厚、变硬，甚至引起肠狭窄。

临床上可出现不同程度的肠道症状，如腹痛、腹胀、腹泻或便秘与腹泻交替出现，常带有黏液或少量脓血。在急性发作时，也可出现急性菌痢的症状。大便细菌培养有时阳性，有时阴性。有少数患者可无明显的临床症状和体征，但常为菌痢的传染源。

（三）中毒性细菌性痢疾

为细菌性痢疾中最严重的一型。多见于 2 ~ 7 岁儿童，成人少见。其特点是发病急骤，肠道病变和症状不明显，但出现严重的全身中毒症状。发病后数小时内可出现中毒性休克或呼吸衰竭，常由毒力较低的福氏或宋内痢疾杆菌引起。

第三节　阿米巴病

阿米巴病（amoebiasis）是由溶组织阿米巴原虫感染引起的一种人体寄生虫病。病原体主要侵犯结肠并引起肠溃疡，故称肠阿米巴病，因临床上有类似痢疾的症状，又常称为阿米巴痢疾。病原体还可随血液或直接侵袭到肝、肺、脑、皮肤及泌尿生殖器等部位，引起肠外阿米巴病，其中以阿米巴肝脓肿最常见。

一、肠阿米巴病

（一）病因及发病机制

1. 病原体　为溶组织内阿米巴原虫，它有大滋养体、小滋养体和包囊 3 种形态。滋养体是它的致病阶段，但无传染性。包囊随食物或水进入胃内，因其能抵抗胃酸的作用可无损地进入肠道。多在小肠下段经碱性肠液的消化作用，囊壁破裂释出 4 个小滋养体。它们寄生于结肠上段，当结肠结构和功能正常时，即转变为包囊排出体外（传染源），故称之为肠腔内型滋养体或共栖成囊型滋养体。当肠黏膜有感染、损伤或免疫功能降低时，小滋养体便借其丝状伪足的机械运动和分泌的酶的作用，钻入肠壁并吞噬红细胞，转变为大滋养体，称为组织型滋养体。它们溶解破坏肠壁组织，形成溃疡性病变。

2. 发病机制　可能与下列因素有关。

（1）接触性溶细胞作用：当大滋养体与肠黏膜上皮细胞接触时，便以其表面的黏附因子与靶细胞的糖基配体结合，释出膜结合酶等生物活性物质，损伤细胞膜进而溶解肠黏膜上皮细胞。

（2）溶组织酶：大滋养体可分泌胰蛋白酶、透明质酸酶、胶原酶、磷酸酯酶等，造成肠壁组织溶解破坏。

（3）肠毒素：是从阿米巴的纯培养液中分离出的一种细胞毒素，参与细胞的损伤、溶解作用。

（4）伪足运动及吞噬功能：滋养体借伪足机械性运动损伤和破坏肠壁组织，并对坏死组织碎片和红细胞进行吞噬和降解。

（二）病理变化与临床病理联系

病变主要位于盲肠和升结肠，其次为乙状结肠和直肠，严重者可累及整个结肠和回肠末端。病变特点是液化性坏死为主的变质性炎症。一般将病变分为急性和慢性两期。

1. 急性期病变

（1）病理变化：① 肉眼观，早期肠黏膜面可见多个灰黄色、略隆起的斑点，中心部有针尖大小的溃疡，周围充血水肿，系阿米巴滋养体侵入肠黏膜所致。随后滋养体吞噬坏死组织碎片和红细胞获取营养而不断增殖，穿过肠黏膜肌层进入黏膜下层，由于此处组织疏松，滋养体借其活跃的阿米巴运动，使组织大片溶解液化致病灶不断扩大，坏死组织脱落后，形成多个特征性的口小底宽的烧瓶状溃疡，溃疡间的肠黏膜无明显病变。溃疡大小自数毫米到数厘米不等，边缘呈潜掘状，常深达肌层甚至浆膜层。严重者溃疡在黏膜下层可形成相互沟通的隧道，使表层黏膜大块脱落，形成巨大溃疡，其边缘呈破絮状外观。② 镜下观，以肠壁组织溶解、坏死形成溃疡为特征，其边缘炎症反应轻，可见少数淋巴细胞、单核细胞浸润。在溃疡底部和边缘与活组织交界处及小静脉内，可见成片或散在分布的阿米巴滋养体，圆形或卵圆形，核小而圆，胞质偏嗜碱性，其中可见被吞噬的组织碎片及红细胞等。

（2）临床病理联系：因肠壁受溃疡性病变等因素的刺激，蠕动增强，黏液分泌增多，患者可出现腹痛、腹泻及大便次数增多，但无明显里急后重症状。大便由液化坏死组织与黏液及小量出血混合而成，呈果酱色、糊状、有腥臭味，粪检易找到阿米巴滋养体。全身症状较轻。此时，应与细菌性痢疾相鉴别，二者的区别见表 1-11-3。

表 1-11-3 细菌性痢疾与阿米巴痢疾的鉴别

鉴别点	细菌性痢疾	阿米巴痢疾
病原体	志贺菌属	溶组织内阿米巴
病理变化	病变部位多在乙状结肠、直肠；为假膜性炎，溃疡较浅，大小不一	病变部位多在盲肠、升结肠。病变以液化性坏死为主，溃疡较深，呈烧瓶状
临床表现	毒血症、腹痛及里急后重均明显，腹部压痛左侧为主	毒血症、腹痛及里急后重不明显，腹部压痛右侧为主
大便检查	量少，黏液脓血便 镜检：大量脓细胞，杂有红细胞，培养有志贺菌属细菌生长	量多，棕红色糊状，有腥臭 镜检：白细胞少而红细胞多，可找到溶组织内阿米巴滋养体

2. 慢性期病变　表现为结肠黏膜坏死、溃疡形成与修复性肉芽组织增生两者并存，反复进行，可导致肠黏膜过度增生呈梁状或形成息肉。肠壁因大量纤维组织增生常增厚、变硬或导致肠腔狭窄。有时肠壁因过多肉芽组织增生可形成局限性包块，称为阿米巴肿，临床上易误诊为结肠癌。慢性期患者可有轻度腹痛、腹胀、腹泻，或腹泻与便秘交替出现等肠道功能紊乱症状，长期不愈者出现营养不良。

3. 常见肠道并发症　① 肠出血。最常见，出血量少，多发生于急性期；② 肠穿孔。较少见，多为重症患者，溃疡过深穿透肠壁所致；③ 肠梗阻。少见。

二、肠外阿米巴病

（一）阿米巴肝脓肿

阿米巴肝脓肿是肠阿米巴病最常见的合并症，多发生于阿米巴痢疾发病之后1～3个月，也可见于痢疾症状消失数年之后。侵入肠壁小静脉的滋养体随门静脉血流到达肝内，除引起静脉炎和静脉周围炎外，主要是造成大量肝细胞溶解破坏，导致肝细胞坏死、液化和出血，形成多数小脓肿，如病变进展则相互融合成大脓肿，多为单个。脓腔内并非真正的"脓液"，而是由液化性坏死物与陈旧性血液混合而成的果酱样物，呈棕红色或咖啡色。脓肿边缘附有未彻底液化坏死的汇管区结缔组织及血管、胆管等，参差不齐呈破絮状。镜下观：坏死组织周围有少量炎性细胞浸润和纤维组织增生，脓肿边缘肝组织内可找到阿米巴滋养体。临床上患者有长期发热、肝大、右上腹痛、全身消耗等症状。

阿米巴肝脓肿如不及时诊断、治疗，病灶可进一步扩大，并向周围组织穿破，引起膈下脓肿、腹膜炎、肺脓肿、脓胸、胸膜-支气管瘘和阿米巴性心包炎等。

（二）阿米巴肺脓肿

阿米巴肺脓肿少见，多由阿米巴性肝脓肿穿破横膈直接蔓延到肺。常在右肺下叶形成单个病灶，且与膈肌和肝内的病灶相通。脓腔内充满棕褐色坏死物质，常破入支气管，患者可吐出含滋养体的褐色脓样痰，并出现发热、胸痛、咳嗽、咯血等类似肺结核的症状。

（三）阿米巴脑脓肿

阿米巴脑脓肿极少见，多为肠、肝、肺病灶内的滋养体随血流进入脑内所致。可在大脑半球内引起多发性脓肿样病灶。患者常有发热、头痛、昏迷等症状。

第四节　伤　　寒

伤寒（typhoid fever）是由伤寒杆菌引起的一种急性传染病。病变的主要特点为全身单核巨噬细胞系统增生，以回肠末段集合淋巴小结和孤立淋巴小结、肠系膜淋巴结处最为明显。临床上以持续高热，相对缓脉，肝脾大，中性粒细胞和嗜酸粒细胞减少和皮肤玫瑰疹为主要表现。

一、病因、传播途径和发病机制

（一）病原体

伤寒杆菌为革兰阴性杆菌，所产生强烈的内毒素，是致病的重要因素，伤寒杆菌含有菌体"O"抗原，鞭毛"H"抗原和表面"Vi"抗原，其中以"O"抗原和"H"抗原的抗原性较强，能刺激机体产生相应的抗体。故可用于血清凝聚试验（肥达反应）来测定血清中抗体，以帮助临床诊断。

（二）传染源

伤寒患者和带菌者为本病的传染源。

（三）传播途径

病菌随粪便和尿排出体外，污染食物和水源，经消化道感染。苍蝇在本病传播上起媒介作用。人对伤寒杆菌易感性强，患者以儿童和青壮年多见。全年均可发病，夏秋两季多见。

（四）发病机制

1. 当伤寒杆菌随食物和饮水进入消化道后，如菌量较少，一般可被胃酸杀灭。

2. 当机体抵抗力低下或消化功能失调时，未被杀灭的细菌进入肠腔，穿破小肠黏膜上皮细胞侵入肠壁淋巴组织，然后沿淋巴管到达肠系膜淋巴结，并在其中生长繁殖；部分伤寒杆菌经胸导管进入血液，引起菌血症，并很快进入肝、骨髓和淋巴结等处繁殖。

3. 当细菌及释放的内毒素由单核巨噬细胞系统再次进入血液而引起败血症时，全身出现中毒症状和各器官的病理改变，回肠下段淋巴组织明显增生肿胀。此时相当于发病的第 1 周，血液细菌培养阳性率高。

4. 在发病的第 2 ~ 3 周，伤寒杆菌在胆囊内繁殖达到一定数量，可再次进入回肠，使已致敏的肠黏膜淋巴组织坏死、脱落而形成溃疡。

二、病理变化和临床病理联系

伤寒是全身单核巨噬细胞系统的急性增生性炎症。病变主要分布在肠道淋巴组织、肠系膜淋巴结、肝和骨髓等处。增生的巨噬细胞体积大，吞噬功能十分活跃，胞质内常吞噬有伤寒杆菌、红细胞、淋巴细胞和坏死细胞碎片，这种细胞是伤寒病的特征性细胞，故称为“伤寒细胞”（图 1-11-10）。伤寒细胞常聚集成结节状，称为伤寒小结和伤寒肉芽肿，其在病理学上具有诊断价值。伤寒杆菌引起的炎症反应的特点是在病灶内以淋巴细胞浸润为主。

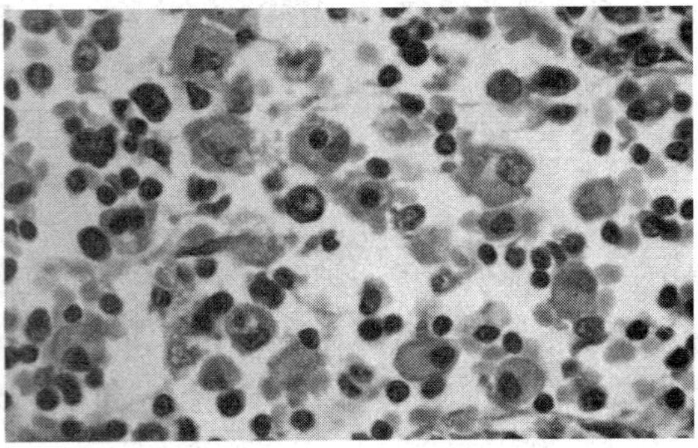

图 1-11-10 伤寒细胞

（一）肠道病变

伤寒肠道病变以回肠下段集合淋巴小结和孤立淋巴小结的病变最为显著。按其病变的发展过程可分为 4 期，每期约 1 周。

1. 髓样肿胀期 相当于发病的第 1 周。肉眼观，肠壁充血水肿，淋巴组织明显增生、肿胀、突出于黏膜表面，呈圆形或椭圆形，质软，表面凹凸不平，状似脑回，故称为“髓样肿胀”（图 1-11-11）。镜下见，肠壁淋巴组织内伤寒细胞增生，形成伤寒肉芽肿。周围肠壁组织充血、水肿，有淋巴细胞、浆细胞浸润。

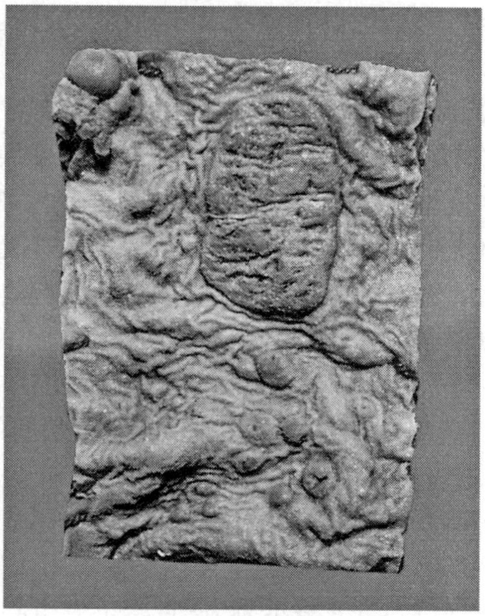

图 1-11-11 肠伤寒(髓样肿胀期)

患者表现为体温梯形上升,至第 1 周体温可达 41 ~42 ℃,并伴有头痛、食欲缺乏、全身乏力、肝大、相对缓脉和中性粒细胞减少等。血及骨髓细菌培养阳性率高。

2. 坏死期 相当于发病的第 2 周。由于肠壁内淋巴组织的明显增生,使局部组织因血管受压而缺血,加上致敏淋巴组织对细菌及毒素的强烈过敏反应,造成淋巴组织中心部发生多数小灶性坏死。镜下见,坏死组织呈一片红染无结构物质,而周边及底部仍可见典型的伤寒肉芽肿。

此期由于伤寒杆菌的内毒素不断吸收入血和组织坏死,故中毒症状更加明显,体温可持续在 39 ~40 ℃,多呈稽留热型。皮肤出现玫瑰疹,分布于胸腹壁皮肤,直径 2 ~4 mm,压之退色,一般在数日内消失,玫瑰疹的发生原因是伤寒杆菌栓塞了皮肤毛细血管,或伤寒杆菌及其毒素刺激皮肤毛细血管扩张、充血。此期血中抗体滴度升高,故肥达反应阳性。

3. 溃疡期 相当于发病的第 3 周。此期由于小坏死灶互相融合、溶解、脱落而形成溃疡。其溃疡外形与淋巴小结的分布及形态一致,呈圆形或椭圆形,溃疡的长径与肠管纵轴平行,此为伤寒溃疡的特点(图 1-11-12)。溃疡深浅不一,常穿过黏膜肌层达黏膜下层,严重者可穿过肌层和浆膜,引起肠穿孔。如累及大血管,则可引起肠出血。

溃疡期的临床表现与坏死期大致相同。

4. 愈合期 为发病的第 4 周。坏死组织完全脱落干净,溃疡底部及边缘长出肉芽组织将溃疡填平,周围的肠黏膜上皮再生而愈合。由于病灶的长径与肠管纵轴相平行,

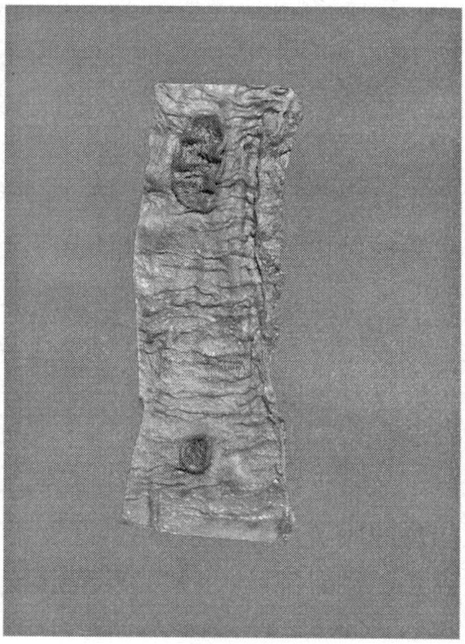

图 1-11-12 肠伤寒(溃疡期)

故不致肠狭窄。

愈合期患者体温下降,并伴有出汗,其他症状及体征逐渐消失。

(二)其他部位病变

1. 肠系膜淋巴结病变 肉眼观,回肠下段的肠系膜淋巴结明显肿大、充血、质软。镜下观,淋巴窦扩张,充满伤寒细胞,并有伤寒肉芽肿形成,严重者可有灶性坏死。

2. 脾病变 肉眼观,脾中度增大,包膜紧张,质软,切面呈暗红色。镜下观,脾窦高度充血,脾髓及脾窦内有大量巨噬细胞增生,形成伤寒性肉芽肿及散在坏死灶。

3. 肝病变 肉眼观,肝大,质软,边缘钝圆。镜下观,肝细胞呈水样变性、脂肪变性及散在灶状坏死和伤寒肉芽肿。肝窦扩张充血,汇管区见巨噬细胞及淋巴细胞浸润。

4. 骨髓病变 出现伤寒肉芽肿和局灶性坏死,粒细胞系统由增生的巨噬细胞所代替,故中性粒细胞减少。由于骨髓内巨噬细胞吞噬的细菌较多,因此,骨髓细菌培养阳性率可高达90%。

5. 胆囊病变 胆汁是伤寒杆菌的良好培养基,所以伤寒杆菌由血液到达胆囊,并在其中大量繁殖,再通过胆汁不断向肠道排出。临床上患者虽然痊愈,但仍可以由胆汁排菌,成为粪便中伤寒杆菌的主要来源,称为带菌者,是伤寒病的主要传染源。

6. 心病变 镜下观,心肌纤维高度水样变性,严重者可发生心肌坏死及中毒性心肌炎,致心肌收缩力减弱,加之毒素的作用使迷走神经兴奋性增高,所以临床上出现相对缓脉。

7. 中枢神经系统病变 细菌毒素可引起脑的小血管内膜炎,脑神经细胞变性、坏死以及胶质细胞增生。

此外,肾、皮肤可出现水样变性及玫瑰疹;膈肌、腹直肌及股内收缩肌常发生凝固性坏死,可出现肌痛。

三、并发症

1. 肠穿孔 是伤寒最严重的并发症。穿孔多为一个,有时也可为多个,而且多发生于溃疡期,常在肠胀气或腹泻时发生,穿孔后常引起弥漫性腹膜炎。

2. 肠出血 是伤寒常见的并发症。出血常发生于坏死期和溃疡期,严重时可发生出血性休克。

3. 支气管肺炎 以小儿患者多见,因其抵抗力低下,继发肺炎链球菌或其他细菌感染所致,少数病例也可由伤寒杆菌直接引起。

第五节 流行性脑脊髓膜炎

流行性脑脊髓膜炎(epidemic cerebrospinal meningitis)是由脑膜炎双球菌引起的急性化脓性脑脊髓膜炎。冬春季多见,好发于10岁以下儿童,发病急,传播迅速,易引起大流行。临床上有高热、头痛、呕吐、皮肤瘀点或瘀斑及脑膜刺激征等表现。部分患者出现中毒性休克。

一、病因和发病机制

(一) 病原体

脑膜炎双球菌为革兰阳性球菌，有荚膜，能抵抗体内白细胞的吞噬作用，产生内毒素致病。

(二) 传染源及传播途径

脑膜炎双球菌存在于患者或带菌者的鼻咽部，借飞沫经呼吸道传染。

(三) 发病机制

病菌进入上呼吸道后，大多数受染者只引起局限性的上呼吸道炎症而不发病，成为带菌者。只有少数人(2% ~3%)由于机体抵抗力低下，细菌从上呼吸道黏膜侵入血流并生长繁殖，引起短暂的败血症，再进一步到达脑脊髓膜引起化脓性炎症。

二、病理变化

1. 肉眼观　① 脑脊髓膜血管高度扩张、充血，蛛网膜下腔有脓性渗出物堆积，脑沟内尤为明显。② 脑沟脑回因脓性渗出物覆盖而模糊不清。以大脑额叶、顶叶面最为明显。③ 由于渗出物阻塞，致脑脊液循环障碍，脑室扩张并有混浊液体。

2. 镜下观　① 蛛网膜下腔增宽，其内含有大量中性粒细胞、少量单核细胞、淋巴细胞和纤维蛋白渗出(图 1-11-13)。② 血管高度扩张充血。脑实质一般不受累，邻近的脑皮质可有轻度水肿。

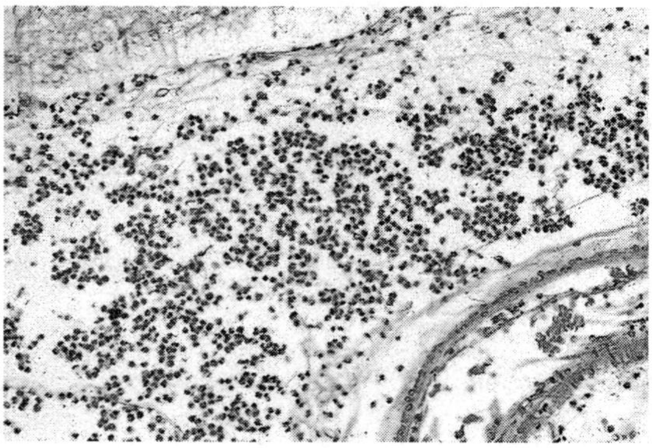

图 1-11-13　流行性脑脊髓膜炎

三、临床病理联系

(一) 颅内压力升高

由于脑膜血管扩张充血，蛛网膜下腔渗出物堆积，蛛网膜颗粒因脓性渗出物阻塞而影响脑脊液吸收。如伴有脑水肿，则颅内压升高更明显。患者表现为头痛、喷射性呕吐，小儿前囟饱满等。

（二）脑膜刺激征

由于炎症累及脊髓神经根周围的蛛网膜及软脑膜，使神经根肿大，肿大的脊神根在通过椎间孔处受压，当患者颈部或背部肌肉运动时产生疼痛，因而颈部肌肉发生保护性痉挛而呈僵硬状态，称为颈项强直。在婴幼儿，常因发生腰背部肌肉保护性痉挛而呈“角弓反张”体征。当作屈髋伸膝试验时，因坐骨神经受到牵拉，引起腰神经根压痛的表现，即为凯尔尼格征阳性。

（三）脑脊液的变化

早期脑脊液清，随后则因蛛网膜下腔有大量脓性渗出物，而呈混浊脓样，含糖量减少，涂片或细菌培养可查见病原菌。脑脊液检查结果是诊断本病的一个重要依据。

（四）败血症

由于脑膜炎双球菌侵入血流引起败血症，患者表现为高热、寒战及皮肤瘀点等。皮肤瘀点是因细菌栓塞末梢血管或细菌毒素对血管壁的损伤所致。

暴发型脑膜炎是流行性脑膜炎的一种超急性类型，多见于儿童。主要特点是起病急，脑膜病变轻微。患者以周围循环衰竭、休克、皮肤出现大片紫癜、两侧肾上腺皮质广泛出血及功能衰竭为特征，即暴发型脑膜炎球菌败血症，又称为沃-弗综合征。绝大多数患儿在发病 24 h 内死亡，其发生机制是由于大量脑膜炎双球菌的内毒素所引起的弥散性血管内凝血。

四、结局与并发症

大多数患者及时治疗均能痊愈，如治疗不当，病变可由急性转为慢性，并可发生以下后遗症。

1. 脑积水　由于蛛网膜下腔渗出物的机化，致脑膜粘连，脑脊液循环障碍所致。
2. 脑神经受损　如耳聋、视觉障碍、斜视及面神经麻痹等。
3. 脑梗死　脑底部动脉炎所致的阻塞性病变引起的相应部位的脑缺血性梗死。
4. 蛛网膜炎　可引起局限性粘连性蛛网膜炎。

第六节　流行性乙型脑炎

流行性乙型脑炎（epidemic encephalitis B）简称乙脑，是由乙型脑炎病毒引起的急性传染病，多在夏秋季流行。本病起病急、发展快、病情重、病死率高。临床主要表现为高热、抽搐、嗜睡、昏迷等。儿童发病率较成人高，尤其以 10 岁以下儿童多见。

一、病因、传播途径和发病机制

（一）病原体

乙型脑炎病毒为嗜神经性 RNA 病毒。

（二）传染源和传播途径

牛、马、猪等家畜为人类乙型脑炎的传染源和中间宿主。传播媒介为蚊，在我国主要是三节吻库蚊。

（三）发病机制

带病毒的蚊叮咬人，病毒侵入人体，先在局部血管的内皮细胞中及全身单核巨噬细胞系统繁殖，然后侵入血流，引起短暂性的病毒血症。若机体免疫功能强，血-脑屏障正常，病毒则不易进入脑组织致病，仅成为隐性感染。但在免疫功能低下时，血-脑屏障功能不健全者，病毒则可侵入中枢神经系统致病。

二、病理变化

病变主要发生在脑脊髓实质，可累及整个中枢神经系统，以大脑皮质、基底核、视丘最为严重，小脑皮质、脑桥及延髓次之，脊髓病变最轻。

1. 肉眼观

（1）脑膜血管充血，脑水肿明显。

（2）切面见皮质深层、基底核、视丘等处有粟粒大小的软化灶，半透明状、界限清楚，呈弥漫或灶性分布。

2. 镜下见

（1）神经细胞变性、坏死：由于病毒在神经细胞内生长繁殖并破坏其功能及结构，表现为神经细胞肿胀，尼氏体消失，胞质出现空泡、核偏位等。严重时神经细胞可发生核固缩、溶解、消失。在变性、坏死的神经细胞周围，常有增生的少突胶质细胞围绕，称为神经细胞卫星现象。小胶质细胞、中性粒细胞侵入神经细胞内，称为噬神经细胞现象（图1-11-14）。

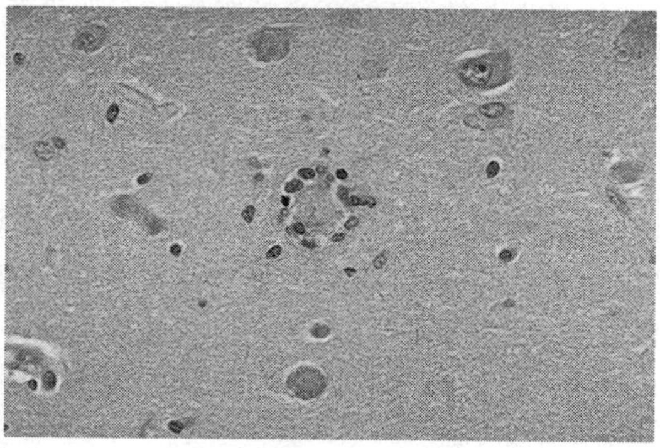

图1-11-14 流行性乙型脑炎（嗜神经现象）

（2）软化灶形成：局灶性神经组织坏死或液化，形成染色较浅，质地疏松，边界清楚的筛网状病灶，称为筛状软化灶。

（3）淋巴细胞袖套反应：脑内血管明显扩张充血，血管周围间隙增宽，形成以淋巴细胞为主的炎细胞浸润，围绕血管周围间隙呈袖套状（图1-11-15）。

（4）胶质细胞增生：小胶质细胞增生明显，形成小胶质细胞结节，多位于小血管旁或坏死的神经细胞附近。

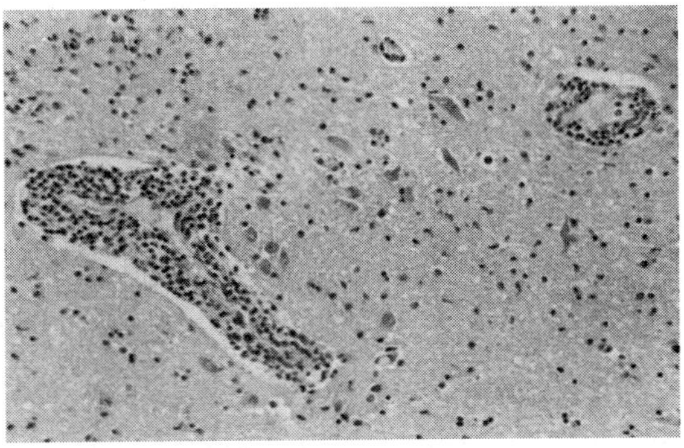

图 1-11-15 流行性乙型脑炎(淋巴细胞血管套)

三、临床病理联系

(一) 脑水肿、颅内压升高

乙型脑炎时,由于脑内血管的扩张、充血、血流停滞,血管内皮细胞受损,使血管壁的通透性升高,导致脑水肿,引起颅内压升高。

(二) 中枢神经系统功能障碍的症状

由于神经细胞的广泛变性、坏死,患者常出现头痛、呕吐、嗜睡、抽搐甚至昏迷等症状。严重者颅内压升高可形成脑疝,如枕骨大孔疝,可使延髓呼吸中枢受压而死于中枢性呼吸衰竭。

四、结局

多数患者经过适当治疗,在急性期后痊愈,脑部病变逐渐消失;重症患者,可出现语言障碍、痴呆、肢体瘫痪及因脑神经损伤所致的吞咽困难、中枢性面瘫等,少数患者可因病变不能完全恢复而留下后遗症。流行性脑脊髓膜炎与流行性乙型脑炎的鉴别见表 1-11-4。

表 1-11-4 流行性脑脊髓膜炎与流行性乙型脑炎的鉴别

鉴别点	流行性脑脊髓膜炎	流行性乙型脑炎
病原体	脑膜炎双球菌	流行性乙型脑炎病毒
传播途径	呼吸道传染	虫类为媒介
流行季节	冬春季	夏秋季
病理特点	脑、脊髓膜急性化脓性炎症	脑实质神经细胞变性坏死为主的炎症
临床特点	颅内高压和脑膜刺激征为主	嗜睡、抽搐、昏迷等脑实质损害症状为主
脑脊液特点	混浊,细胞数明显增多(以中性粒细胞为主),蛋白质显著增多,糖、氯化物减少,可发现细菌	透明或微混浊,细胞数轻度增加(以淋巴细胞为主),蛋白质轻度增多,糖、氯化物正常,无细菌

第七节　肾综合征出血热

肾综合征出血热又称为流行性出血热(epidemic hemorrhagic fever,EHF),是汉坦(Hantaan)病毒引起的一种由鼠类传播给人的自然疫源性急性传染病。临床上以发热、出血、休克和急性肾衰竭为主要表现。本病主要发生在欧亚大陆国家,我国自20世纪30年代在黑龙江省首先发现本病,迄今已在26个省(直辖市、自治区)有本病发生,而且疫区不断扩大,发病率有上升的趋势。本病的流行有地区性、季节性和发病年龄集中的特点,多发生在地势低洼潮湿、近水、多草和成片的荒草地带,在森林、山谷和丘陵地带及城市也有发生;发病高峰多出现在冬季,其他季节为散发;任何年龄和性别均可发生,但以从事野外工作、20~50岁的男性青壮年最为多见。本病是我国重点防治的传染病之一。

一、病因、传播途径和发病机制

1. 病原体　肾综合征出血热由汉坦(Hantaan)病毒引起。

2. 传染源　主要为鼠类,可分为野鼠型、家鼠型和实验室感染型三个流行型。黑线姬鼠是野外和农业区的主要传染源。

3. 传播途径　目前尚不十分明确,一般认为是由含病毒的鼠类排泄物(尿、粪、唾液等)污染易感者的皮肤伤口而引起感染,或是通过吸入污染的尘埃或食入污染的食物,病毒经呼吸道或消化道黏膜进入人体而致病。

目前我国已从患者血清中分离出汉坦病毒株,并已研制出抗汉坦病毒的单克隆抗体用于临床诊断。

4. 发病机制　目前认为病毒侵入机体造成病毒血症,侵犯小血管内皮细胞。一方面病毒可直接损伤小血管壁内皮细胞,使细胞变性、坏死和功能障碍;另一方面病毒在受感染细胞内不断复制并释放抗原,后者刺激机体产生抗体,抗原抗体结合形成循环性免疫复合物,沉积在各器官的小血管壁,在补体的参与下引起损伤。上述两方面共同导致患者全身小血管的广泛性损害,使血管壁通性增高,凝血机制异常,造成充血、水肿、出血,以至组织变性、坏死等一系列病变。

二、病理变化

(一) 基本病理变化

肾综合征出血热的病变几乎遍及全身各个器官,其基本病变是广泛性小血管(包括小动脉、小静脉和毛细血管)的损害,尤其以毛细血管最为突出。小血管的主要变化有:① 血管明显扩张、充血和淤血;② 内皮细胞肿胀、变性,管壁纤维蛋白样坏死,微血栓形成;③ 血管壁通透性升高及脆性增加,引起广泛的水肿和出血;④ 严重者可发生弥散性血管内凝血(DIC)。

小血管的病变及病毒的毒性作用还可使各器官实质细胞发生变性、坏死及小梗死灶形成。炎症反应较轻微,在组织和器官间质内可见少量的淋巴细胞和单核细胞浸润。

(二) 器官病理变化

以肾、心、脑及肾上腺最为突出。肾髓质、腺垂体及肾上腺的严重充血、出血和坏死以及心房内膜下弥漫性出血是本病病变的突出特征,可作为病理诊断的主要依据。

1. 肾病变 肉眼观,肾肿大、质软,髓质呈暗红色,部分病例可见楔形小坏死灶;灰质呈灰红带黄色,故皮髓质对照分明。肾盂黏膜有程度不等的出血,重者出血可波及整个肾、肾盂甚至输尿管上端黏膜。镜下见,肾髓质常呈明显充血、出血,以近皮髓质交界处显著,严重者使肾髓质组织淹没在大片的出血之中,肾小管受挤压而变形。肾小管上皮变性坏死,腔内见蛋白管型,重症者在肾局部见凝固性坏死灶。肾间质有轻微的炎症反应,一般仅在肾盂黏膜下有少量单核细胞和淋巴细胞浸润。

2. 心病变 肉眼观,心重量常明显增加,可达 500g 左右。心各层组织均可见点状出血,尤以右心房和右心耳内膜下的大片状出血为特点。镜下观,可见心肌纤维不同程度的变性坏死、间质水肿及炎细胞浸润、小血管内微血栓形成等改变。

3. 垂体和肾上腺病变 垂体病变主要发生在腺垂体,肾上腺病变则以皮质网状带变化最为明显。病变除有广泛的充血、出血和微血栓形成外,重者可见大片的凝固性坏死。

4. 其他器官改变 肝可表现为肝窦扩张充血,肝细胞水肿和脂肪变性,肝小叶中间带出现凝固性坏死小灶。胃肠黏膜有大片出血。肺组织可见明显的充血水肿以至出血。球结膜、眼球周围组织常因液体渗出而出现水肿,特别是肾周围组织可因水肿而呈胶冻样。皮肤、黏膜等处常有点状甚至大片出血。脑组织也可出现水肿、出血、微血栓形成及神经细胞变性等病变。

三、临床病理联系

以全身、尤其是上述器官的广泛性小血管损害为病理学基础,肾综合征出血热除发热外,还出现由出血和肾损害导致的一系列临床表现,典型病程可分为 5 期,即发热期、低血压休克期、少尿期、多尿期和恢复期。

(一) 发热

常急骤发生,是病毒血症的突出表现之一。

(二) 出血

广泛性的出血于病程的 2 ~ 3 d 即可出现,并进行性加重,与血管壁的损伤、血小板的异常、凝血因子的减少、纤溶系统的激活乃至 DIC 的发生等复杂的机制有关。皮肤、黏膜见瘀点、瘀斑,浆膜腔可见血性积液,内脏器官的出血则可表现为呕血、咯血、尿血及便血等。

(三) 休克

血管扩张、血浆外渗和出血使血容量急剧减少,病毒的毒性作用、DIC 的发生、垂体和肾上腺的病变使升压物质产生减少以及心的病变使心肌收缩力降低等诸多因素均可引起、促进或加重休克的发生。

(四) 急性肾衰竭

少尿和随后出现的多尿均是急性肾衰竭的表现,这一方面是由于肾本身的病变所致,另一方面则是休克的重要反应之一。

肾综合征出血热治愈后可获得稳固而持久的免疫力,一般不会二次感染发病。

第八节　钩端螺旋体病

钩端螺旋体病(leptospirosis)是由钩端螺旋体引起的一组自然疫源性急性传染病。本病多发生在气温较高的热带、亚热带地区,我国多分布在长江以南各省。发病时间主要集中在夏秋水稻收割期,8—10 月为发病最高峰,以青壮年农民发病率最高。本病的病理特点为全身毛细血管出血和实质细胞变性、坏死。临床特点为突发高热、全身酸痛、腓肠肌压痛、表浅淋巴结肿大、眼结膜充血、皮疹等全身感染症状。本病病死率相当高(约 5%),严重病例为肺出血型和肾衰竭型。

一、病因、传播途径和发病机制

(一) 病原体

为钩端螺旋体,简称钩体。钩端螺旋体在水中能旋转式运动,有较强的皮肤穿透能力,在水和湿土中可存活 1 ~ 3 个月,但在干燥环境下易死亡,易被漂白粉、肥皂水,70% 乙醇等杀死。钩体抗原结构复杂,有繁多的血清群,各群根据其主要抗原又分为许多血清型,我国南方地区以黄疸出血群较多且毒力较强,北方地区如有流行,则以波摩那群为主。钩端螺旋体在家畜和野生啮齿类动物体内寄生,一般不致病。

(二) 传染源

鼠类和猪为本病传染源。

(三) 传播途径

钩体在动物肾小管中长期生长繁殖,随尿排出后污染水源、稻田、沟渠、坑道等周围环境。农民接触疫水,钩体经皮肤、特别是破溃处皮肤进入人体引起疾病。此外,钩体也可污染食物,通过消化道黏膜感染;卫生防疫工作人员可通过接触患者的排泄物和血液感染;孕妇还可通过胎盘血液传给胎儿。未患过本病的人群,对钩体普遍有易感性。受感染后或预防接种后,对同型钩体有较强的免疫力。

(四) 发病机制

钩端螺旋体病的发病机制还不十分明确。现在认为钩端螺旋体毒素引起全身毛细血管的病变是疾病的基础。

潜伏期为 7 ~ 13 d。按疾病发展过程,其发病机制可分为 3 个阶段。

1. 败血症期　此期为发病后 1 ~ 3 d。钩体侵入机体后经淋巴道、血道在各器官大量繁殖,并产生毒素,形成败血症。毒素引起微循环障碍及实质性脏器功能障碍,从而引起畏寒、发热、头痛、浅表淋巴结肿大等。

2. 败血症伴器官病变期　此期发生在病后 3 ~ 10 d。在败血症进一步严重基础上引起器官明显损伤,由于受累器官不同,可分为:肺出血型、黄疸出血型、肾衰竭型、脑膜脑炎型。

3. 恢复期　此期发生在起病 7 ~ 10 d 以后。此期血中出现特异性抗体(IgM、IgG),由于特异性抗体滴度的逐渐升高,加上早期已有非特异性免疫反应,全身器官和血液内钩体很快减少,最后消失,临床上进入恢复期。

二、病理变化

钩端螺旋体病的基本病理变化属出血性炎,病变主要累及全身毛细血管,引起不同程度的血液循环障碍和出血,继而导致器官内实质细胞的变性、坏死和功能衰竭。常见器官的病理变化如下。

(一) 肺

肺病变一般出现在病后 3 ~ 5 d,严重者可发生在病后 1 ~ 2 d。肉眼观,出血病灶由点状很快融合,呈暗红色,肺外表饱满,重量增加,切面实变,气管、支气管内常被血液充满。镜下观,表现为出血性肺炎,但炎细胞浸润非常少见,而以毛细血管极度扩张和出血占绝对优势。肺内钩体往往不易找到。

(二) 肝

肝的病变以黄疸出血型最为明显。肉眼观,肝大、质软、色黄,可见或多或少的出血斑点。镜下观,肝细胞水肿、脂肪沉积,肝细胞索断离,Kupffer 细胞增生,肝细胞内胆汁淤积,小胆管和毛细胆管内胆栓形成。

(三) 肾

肾的病变以肾衰竭型为明显。肉眼观,肾皮质苍白、髓质出血。镜下观,主要见肾小管上皮细胞变性、坏死;肾间质充血、出血、水肿。一般肾小球无明显改变,可有炎细胞灶性或散在浸润。肾间质、肾小管上皮细胞内或管腔内易找到钩体。

(四) 心

肉眼观,心脏扩大,质软,心包脏层点状出血。镜下观,心肌纤维水肿,或有凝固性坏死。间质出血、水肿及炎细胞浸润。

(五) 骨骼肌

以腓肠肌病变最明显,可见肌纤维肿胀、变性,甚至肌质溶解。间质出血、水肿,有少量炎细胞浸润。临床上出现腓肠肌压痛。

(六) 神经系统

主要是脑膜及脑实质充血、水肿、出血、炎细胞浸润和神经细胞变性。临床表现脑膜炎的症状和体征。

三、临床病理联系

(一) 早期

机体处在钩端螺旋体败血症阶段,出现感染、中毒及全身单核巨噬细胞增生,表现为发热、肌肉酸痛、乏力、淋巴结肿大。

(二) 中期

由于钩体大量繁殖,出现脏器损害,尤其对肺、肝、肾损害最重,因此,常分别表现为肺出血型、肝黄疸出血型、肾衰竭型等临床综合征。

(三) 恢复期

血液和各脏器内的钩体逐渐减少,多数患者体温渐退而痊愈,但少数患者可再发热,并出现眼部及神经系统并发症。

第九节　血吸虫病

血吸虫病(schistosomiasis)是因血吸虫寄生于人体引起的一种人畜共患的地方性寄生虫病,在我国流行的血吸虫病是由于感染日本血吸虫所致,称为日本血吸虫病,简称血吸虫病。主要流行于长江流域的江苏、浙江、安徽、湖北、湖南、江西及上海市郊等省、市。

一、病因和感染途径

血吸虫生活史包括虫卵、毛蚴、母胞蚴、子胞蚴、尾蚴、童虫和成虫阶段。患者或病畜体内的成熟虫卵随粪便排入水中,在适当条件下孵出毛蚴;毛蚴钻入中间宿主钉螺体内继续繁殖,发育成尾蚴游于水中(疫水),如遇人或牛、马、羊、猪等终宿主,尾蚴可借其头腺分泌的溶组织酶和机械运动钻入其皮肤或黏膜,脱去尾部变为童虫;童虫穿入小静脉和淋巴管随血流到达右心,经肺循环进入体循环散布到全身各处,少数童虫可直接穿出肺血管、胸膜并穿破横膈侵入肝内。但只有抵达肠系膜静脉的童虫才能发育为成虫并大量产卵,其余多在沿途死亡。虫卵随血流入肝,或逆流入肠壁,沉积于组织中引起病变。

二、基本病变和发病机制

血吸虫的尾蚴、童虫、成虫和虫卵均可引起病变,但以虫卵引起的病变危害性最大。

(一) 尾蚴所致的病变

尾蚴钻入皮肤后,局部常出现奇痒的红色小丘疹,数日后消退。镜下见,真皮血管周围炎性水肿,伴有中性粒细胞及嗜酸粒细胞浸润,称为尾蚴性皮炎,可能与迟发性变态反应有关。

(二) 童虫所致的病变

童虫在体内穿行,可引起轻度血管炎和血管周围炎,尤以肺血管病变明显,患者可出现短暂的咳嗽、痰中带血丝等症状,其机制与童虫移动时的机械性损伤及其代谢产物或死亡虫体引起的变态反应有关。

(三) 成虫所致的病变

成虫所致的病变主要为肠系膜静脉炎和静脉周围炎以及所引起的过敏反应,患者可出现发热、嗜酸粒细胞增多、贫血和肝脾大等症状。贫血可能与成虫吞噬红细胞和由成虫引起的过敏反应及毒性作用有关。被吞噬的红细胞在成虫体内经珠蛋白酶分解而产生黑褐色的血吸虫色素,其主要被肝、脾内增生的巨噬细胞所吞噬。

(四) 虫卵所致的病变

虫卵所致的病变是最严重的病变。血吸虫寿命长、日产卵量大,其中仅少部分虫卵随粪便出，其余大部分虫卵沉积在结肠壁和肝内，少部分虫卵可沉积于小肠、阑尾等处。成熟虫卵内的毛蚴分泌的虫卵可溶性抗原，在病变早期可刺激机体产生抗体，在虫卵周围形成免疫复合物，后期则主要通过致敏的T淋巴细胞介导的迟发性变态反应，引起特征性的急性虫卵肉芽肿和慢性虫卵肉芽肿（虫卵结节）。未成熟虫卵因毛蚴不成熟，无毒性分泌物，常形成不典型的慢性虫卵结节。

1. 急性虫卵结节　肉眼观，呈灰黄色、颗粒状，直径0.5～4mm。镜下观，结节中央常见多个成熟虫卵，卵壳薄，有折光性，表面附有放射状嗜酸性棒状体（称Hoeppli现象），用免疫荧光法证明为虫卵抗原抗体复合物。虫卵周围见大量嗜酸性粒细胞聚集并发生坏死，形成嗜酸性脓肿。脓肿周围出现肉芽组织增生，伴有大量嗜酸粒细胞及一些巨噬细胞、淋巴细胞浸润。随着病变的发展，嗜酸粒细胞逐渐被巨噬细胞、淋巴细胞代替，并出现向结节中央呈放射状排列的类上皮细胞，构成晚期急性虫卵结节。

2. 慢性虫卵结节　在晚期急性虫卵结节的基础上，结节内坏死物质被吸收，虫卵破裂或钙化，周围有许多类上皮细胞增生并出现多核异物巨细胞，伴有淋巴细胞浸润，其形态类似结核结节，故又称为假结核结节（即虫卵肉芽肿）。最后结节内出现大量成纤维细胞增生，逐渐发生纤维化，其中死亡、钙化的虫卵可长期存留，成为病理学诊断血吸虫病的依据。

三、主要器官病变及后果

（一）结肠

病变主要累及直肠和乙状结肠。

1. 早期　黏膜层或黏膜下层有许多急性虫卵结节，外观呈灰黄色细颗粒状或呈细小溃疡，系表浅处虫卵结节向肠腔穿破所致。虫卵可由此排入肠腔，故行虫卵粪检呈阳性。肠黏膜有充血水肿及点状出血，临床上可出现腹痛、腹泻和便血等痢疾样症状。

2. 晚期　由于成虫不断排卵，反复沉着于肠壁，形成许多新旧不一的虫卵结节，最终因虫卵结节纤维化导致肠壁增厚变硬，使虫卵难以排入肠腔，故行虫卵粪检呈阴性。由于虫卵和慢性炎症刺激，可使肠黏膜过度增生形成多发性息肉，甚至形成绒毛状腺瘤，其中少数可恶变为结肠腺癌，是重要的并发症之一。

（二）肝

虫卵随血流栓塞于汇管区门静脉末梢分支内引起肝病变。

1. 早期　汇管区内有多数虫卵结节形成，使肝表面及切面呈粟粒状灰白或灰黄色结节。汇管区邻近的肝窦扩张充血，Kupffer细胞增生，并吞噬血吸虫色素。

2. 晚期　以汇管区慢性虫卵结节和纤维化为特征，并使汇管区不断扩展，但肝小叶结构一般不会破坏，不形成假小叶。肉眼观，肝体积缩小，变硬，尤以肝左叶为甚。表面起伏不平，有散在地图状浅沟纹，将肝划分为若干大小不等、形态不规则的微隆起区。切面见大量增生的纤维组织沿门静脉分支呈树枝状分布，构成典型的血吸虫病肝纤维化，又称为干线型肝纤维化。镜下观，汇管区有许多慢性虫卵结节，并因显著纤维化而增宽，伴有慢性炎细胞浸润。门静脉分支管壁常炎性增厚、管腔狭窄，或因虫卵阻塞或纤维组织增生挤压，或因静脉内血栓形成等，造成窦前性阻塞，故门静脉高压的发生较门脉性肝硬化的窦后性阻塞为早，且更严重，而肝功能损害一般较轻。

（三）脾

脾早期可轻度肿大，系因成虫代谢产物刺激单核巨噬细胞系统增生所致。晚期主要是严重的门静脉高压引起重度淤血性脾大，脾质量可达4 000 g以上。肉眼观，呈青紫色，包膜增厚，质地坚韧。切面暗红色，脾小梁增粗，脾小体萎缩，可见散在黄褐色含铁小结，偶见多数陈旧性梗死灶。镜下观，脾窦高度扩张淤血，脾髓纤维化，中央动脉管壁增厚、玻璃样变。单核细胞、巨噬细胞增生，并吞噬血吸虫色素。临床上患者有脾功能亢进。

（四）肺

肺病变常见于严重感染的早期病例。虫卵经门静脉交通支进入肺，引起急性虫卵结节。肉眼及X线所见类似粟粒性肺结核。临床可出现咳嗽、气急、哮喘等症状。

（五）脑

脑病变有可能是肺的虫卵经肺静脉入左心，以栓子的形式到达脑所致。多在大脑顶叶形成急性或慢性虫卵结节。临床上可出现急性脑炎或局限性癫痫发作以及颅内压升高等症状。

（六）其他部位

严重感染病例，在肠系膜及腹膜后淋巴结、胃、胰、胆囊、皮肤、心包、肾、膀胱及子宫颈等处偶见有少数血吸虫虫卵沉着。

思　考　题

一、名词解释

结核结节　原发复合征　干酪性肺炎　结核球“冷脓肿”　伤寒肉芽肿　嗜酸性脓肿　假结核结节　神经细胞卫星现象　噬神经细胞现象　淋巴细胞袖套反应

二、填空题

1. 结核病的基本病理变化是________、________、________。其形成的特征性病变是________和________。

2. 原发复合征是________、________和________3种病变组成。

3. 继发性肺结核临床经过可分为________、________、________、________、________、________。

4. 伤寒特征性的病变是________。肠道病变按其发展过程可分为4期：________、________、________、________。

三、问答题

1. 简述结核病的病因和发病机制。

2. 列表比较原发性肺结核与继发性肺结核的不同。

3. 继发性肺结核的类型有哪些？其各型的病变特点是什么？

4. 简述细菌性痢疾的病因和发病机制、病理变化及临床病理联系。

5. 简述阿米巴病的病因和发病机制、肠阿米巴病及阿米巴肝脓肿的病理变化。

6. 列表比较细菌性痢疾与阿米巴痢疾的不同。

7. 叙述肠伤寒的病理变化及并发症，解释其临床病理联系。

8. 简述血吸虫病的病因及感染途径、病理变化和发病机制，概述主要器官的病变，解释其临床病理联系。

第十二章　性传播疾病

学习要点

掌握常见的性传播疾病的病理变化与临床病理联系，尤其是艾滋病的病变特点及传播途径；理解常见的性传播疾病的病因及发病机制。

性传播疾病是指以性行为为主要传播途径的一类传染病。

目前，性传播疾病的种类已达20余种，包括艾滋病、尖锐湿疣、梅毒、淋病、性病性淋巴肉芽肿、腹股沟肉芽肿、生殖器疱疹、软下疳、非淋病性尿道炎、滴虫性尿道炎等。本章仅简述一些常见的性传播疾病。

第一节　淋　　病

淋病（gonorrhea）是指由淋球菌引起的急性化脓性炎症，是最常见的性传播疾病。主要累及泌尿生殖系统，男女均可发病，多发生于15～30岁。淋病是目前发病率最高的性传播疾病。

一、病因及传播途径

（一）病原体

淋病的病原体是淋球菌，其正式名称为淋病奈瑟菌，1789年，由Neisser从急性尿道炎、阴道炎和新生儿结膜炎分泌物中首先发现，为革兰阴性菌。近10年来人们对淋球菌的外层结构进行了深入研究，阐明了不少超微结构的生物学意义，它们在淋球菌的生理活动、遗传、致病及免疫反应中具有十分重要的作用。

（二）传播途径

成人的泌尿生殖系统淋病差不多全是通过性交传染的。但是，污染的衣裤、被褥、毛巾等在本病传播中也起一定的作用。幼女的阴道上皮尚未成熟，因此比成年更容易被污染物所感染。尿道和子宫颈的淋球菌感染可扩散到整个生殖系统。分娩时胎儿受母亲产道分泌物污染，可引起新生儿的眼结膜炎。

二、病理变化及临床病理联系

淋球菌感染一般开始于男性的前尿道、女性尿道和子宫颈,以后上行扩散,导致泌尿、生殖系统各器官的病变。淋球菌有毒性较小的内毒素,但内毒素的致病作用尚不清楚,淋球菌可侵袭黏膜,且以泌尿、生殖系统黏膜的移行上皮与柱状上皮为主。淋球菌表面的多糖成分有抗吞噬作用,不过一旦被白细胞吞噬,淋球菌则迅速死亡。患者可对淋球菌内毒素产生免疫反应,但也仅为一时性。

(一)急性淋病

1. 病理变化

(1)肉眼观:尿道口、女性外阴及阴道口充血、水肿,并有脓性渗出物流出。

(2)镜下观:尿道和尿道附属腺体出现急性卡他性化脓性炎症。可见黏膜充血、水肿,并有溃疡形成,黏膜下有大量中性粒细胞浸润。

2. 临床病理联系　患者有尿频、尿急、尿痛等急性尿道炎的症状,局部有疼痛及烧灼感。如未经有效治疗,则病变上行延及后尿道及其附属腺体、前列腺、附睾和精囊腺,或前庭大腺、子宫颈,引起化脓性炎症。约15%女性由于经期、流产等诱因作用,可引起子宫内膜炎和急性输卵管炎,并可进一步发展为输卵管积脓、输卵管卵巢积脓、弥漫性腹膜炎以及中毒性休克等严重后果。

有1%～3%的患者可发生淋球菌性菌血症,表现为皮疹。此外,还可发生关节炎、脑膜炎、胸膜炎、肺炎、心内膜炎、心包炎、骨髓炎、肌炎等,严重者可发生淋球菌性败血症。

(二)慢性淋病

急性淋病未经治疗或治疗不彻底,可逐渐转为慢性淋病。表现为慢性尿道炎、前列腺炎和精囊或尿道旁腺炎、前庭大腺炎、慢性宫颈炎、慢性输卵管炎以及输卵管积液等。尿道炎性瘢痕可导致尿道狭窄,造成排尿困难。输卵管病变可延及卵巢,形成输卵管卵巢积脓或脓肿,病变扩展至盆腔,导致盆腔炎而引起盆腔器官粘连,患者可因而不育。

第二节　尖锐湿疣

尖锐湿疣(condyloma acuminatum)是由人乳头状瘤病毒(HPV)感染引起的良性疣状物,约60%由性接触传染,故又称为性病疣。发病年龄高峰在20～30岁,临床可有局部瘙痒、烧灼痛。研究表明,尖锐湿疣与宫颈癌、外阴癌的发病有关,已引起广泛重视。

一、病因及传播途径

(一)病原体

尖锐湿疣的病原体为人乳头状瘤病毒,具有高度的宿主和组织特异性,只侵袭人体皮肤和黏膜,不侵犯动物。

(二) 传播途径

尖锐湿疣主要通过性接触而传播,并且由生殖器部位自体接触可传播到非生殖器部位。患有尖锐湿疣的妇女妊娠分娩时,可感染新生儿而发生喉头疣。

二、病理变化及临床病理联系

尖锐湿疣的潜伏期长短不一,从1个月到半年以上,平均约4个月。通常发生在外阴,可见于大小阴唇、阴道、尿道口、宫颈和肛门周围。

肉眼观,初起形成散在小而尖的乳头,逐渐增大、增多,表面不平,可互相融合形成鸡冠状或菜花状团块,质较软,湿润,呈粉红色、暗红色或污灰色,顶端可因细菌感染而溃烂,根部有蒂,触之易出血。

镜下观,上皮增生呈乳头状结构,典型者为细长的尖乳头,表面覆盖鳞状上皮,呈不全角化伴角化过度。棘细胞明显增生,伴上皮钉突增厚延长。在棘细胞层或上部可见多少不等的空晕细胞。

电镜下常可见核内病毒颗粒。

尖锐湿疣可长得很大,称为巨大型尖锐湿疣,临床表现颇似鳞状细胞癌,具有组织破坏性,但在其病理组织学上仍为良性。

第三节 梅　　毒

梅毒(syphilis)是由梅毒螺旋体感染而引起的慢性传染病。早期病变主要累及皮肤和黏膜,晚期则累及全身各个脏器,尤以心血管和中枢神经系统为著。临床症状和体征复杂,病程漫长,其危害仅次于艾滋病。梅毒起源于美洲,逐渐蔓延至世界各地,我国新中国成立后曾基本消灭,但近年来,梅毒又有新病例发现,并呈逐渐蔓延的趋势。梅毒根据传播方式不同,可分为先天性梅毒和后天性梅毒两种。

一、病因、传播途径和发病机制

(一) 病原体

梅毒的病原体是梅毒螺旋体(苍白螺旋体)。苍白螺旋体既不产生外毒素,也不能证明有内毒素,但患者感染后产生两种抗体,一为非特异性抗体,能与组织内称为心脂质的二磷脂酰甘油起抗原抗体反应,称为抗心脂质抗体。另一种抗体是特异性抗体,即螺旋体制动抗体,该抗体的免疫荧光法既可用于血清学诊断,又可用以显示冰冻切片的苍白螺旋体。

(二) 传染源

梅毒患者是唯一的传染源。

(三) 传播途径

胎传梅毒是由患病母体血液经胎盘传染给胎儿所致。获得性梅毒主要是性交传播,少数可因输血、接吻、医务人员不慎受染等直接接触传染。梅毒螺旋体常在皮肤或黏膜破损时才进入人体。

（四）发病机制

患者感染苍白螺旋体后会产生细胞免疫和体液免疫。免疫力的强弱决定感染后是痊愈、隐匿抑或发展为晚期梅毒。在本病的较晚阶段，患者对该病原体的抗原发生细胞介导的迟发性变态反应，使病原体所在部位形成肉芽肿（树胶肿）。患者也发生体液免疫，表现为血液内有免疫复合物存在，患者可有肾病综合征的临床表现，其病理基础为膜性肾小球肾炎，在肾小球毛细血管基底膜上皮下有免疫复合物沉积。

二、基本病理变化

梅毒的基本病变有两种。

1. 树胶肿　又称梅毒瘤，是梅毒的特征性病变。肉眼观，表现大小不等的非化脓性局部坏死，小者仅在显微镜下可见，大者可达 3～4 cm，不规则形，边界清楚，呈均匀灰黄色、质坚韧、有弹性，似树胶故名。镜下观，大片坏死组织，周围有淋巴细胞、浆细胞浸润，并有上皮样细胞及少量朗汉斯巨细胞，与结核结节十分相似。树胶肿可被吸收、纤维化，最后形成瘢痕而使器官变形，但很少钙化。

2. 灶性闭塞性动脉内膜炎及小血管周围炎　后者为围管性单核细胞、淋巴细胞和浆细胞浸润。浆细胞出现是本病的特点之一。

三、病程分期

（一）获得性梅毒

获得性梅毒（又称后天性梅毒）按病程经过分为以下 3 期。

1. 第一期梅毒　又称下疳，为梅毒螺旋体在侵入处发生的最初病变。从感染到出现下疳潜伏期为 10～90 d，平均 3 周。病变常见于阴茎头、阴唇、子宫颈和阴道后穹隆等处，约 10% 的病例发生于生殖器以外，如唇、舌、肛周等。

（1）肉眼观：病变初起时，患处出现充血质硬的水疱，水疱不久破溃，上皮坏死脱落后形成底部平坦、边缘整齐的圆形溃疡，直径 1～2 cm，与周围正常组织分界明显，较硬，故又称硬下疳。因下疳无痛感，病损范围小，又多位于隐蔽处，往往被忽视，但其中有大量梅毒螺旋体，传染性极强。

（2）镜下观：真皮内血管增生，内皮细胞肿胀，管壁增厚、管腔狭窄，小血管周围单核细胞、淋巴细胞和浆细胞浸润，形成闭塞性动脉内膜炎及血管周围炎。

（3）临床表现及结局：下疳发生 1 周后局部淋巴结肿大，硬而无痛感，为非特异性急性或慢性炎症。下疳经及时治疗可阻止向第二期梅毒发展。由于患者产生免疫反应，下疳即使不加治疗，也可于 2～6 周后自行愈合，肿大的局部淋巴结消退，但有相当一部分患者可发展为第二期梅毒。

2. 第二期梅毒　下疳发生 3～4 周后，即使愈合，潜伏于体内的螺旋体仍能继续繁殖，大量进入血液循环，引起全身广泛皮肤、黏膜斑疹及丘疹，称梅毒疹。常发生于会阴、肛门、腹股沟内侧、躯干、四肢等处。

（1）肉眼观：病变常互相融合成片，形成表面湿润、暗红色突起的平坦斑块，称梅毒湿疹或扁平湿疣。

（2）镜下观：为淋巴细胞和浆细胞浸润构成的非特异性炎及闭塞性血管内膜炎和小血管周围炎，扁平湿疣则尚有表皮增生和角化不全。口腔、鼻腔和阴道处黏膜出现红肿，局部糜烂，形成灰白色黏膜斑称为梅毒性白斑。各处病灶中均含有梅毒螺旋体，极富传染性。

（3）临床表现及结局：此期全身淋巴结肿大。皮肤、黏膜病变均可不经治疗自然消退，而进入无症状潜伏状态。若未经治疗，多年后约30%的患者将发生第三期梅毒。

3. 第三期梅毒（又称晚期梅毒） 病变可侵犯全身任何器官，患者常因重要器官破坏性病变而死亡。

第三期梅毒最常侵犯心血管系统，其次为中枢神经系统，此外，肝、骨骼、睾丸等器官也常受累。

（1）心血管梅毒：以梅毒性主动脉炎为主。潜伏期为15～20年，所以患者年龄常在40～50岁。男性多于女性。病变起始于主动脉升部，逐渐遍及主动脉弓及胸主动脉，常于横膈段截然而止。开始为主动脉外膜滋养血管的闭塞性内膜炎，由于管腔的逐渐闭塞，导致主动脉中层弹性纤维和平滑肌的缺血和退行性变，逐渐由瘢痕取代。

① 肉眼观：由于瘢痕收缩及内膜的纤维组织增生，使内膜表面呈弥漫分布、微细而深隐的树皮样皱纹。因弹性纤维的广泛破坏，可形成主动脉瘤，患者可因主动脉瘤破裂而猝死。

② 镜下观：主动脉外膜血管周围有围管性淋巴细胞和浆细胞浸润，小血管内膜增生，主动脉中层有灶性微小瘢痕和淋巴细胞、浆细胞浸润。偶见微小树胶肿。弹性纤维染色可见主动脉中层弹性组织变薄，并有散在的小瘢痕取代了原有的弹性纤维。

（2）中枢神经梅毒：神经梅毒的特点是病变广泛，脑脊髓膜、中枢神经血管、脑与脊髓实质均可受累。梅毒性脑脊髓膜炎主要发生于脑底，巨噬细胞和脑皮质血管壁含有含铁血黄色素为本病的特征。

① 肉眼观：脑膜增厚，脑膜小动脉闭塞更趋严重而普遍，导致脑皮质及中央灰质缺血、梗死，伴胶质细胞增生。病变处皮质（以额叶最为显著）萎缩，脑室扩张，室管膜增厚呈颗粒状。

② 镜下观：血管周围和血管外膜的淋巴细胞和浆细胞浸润，伴纤维组织增生，致使脑膜混浊。伴有脑膜小动脉内膜增厚者，可见脑皮质多发性梗死灶。脑膜血管的病变持续发展可演变成麻痹性痴呆。

③ 临床表现及结局：患者在感染梅毒螺旋体后，经数年潜伏期后出现症状。患者可出现脊髓痨，其典型的改变为脊髓白质的后索萎缩，致使该处变窄、下陷，脊髓灰质后角因而相互靠近。

（3）其他器官病变：常见的病变为树胶肿。骨梅毒主要累及颅骨、鼻骨、股骨及胸骨。鼻骨受累时，常损坏鼻中隔致鼻梁塌陷，鼻孔向前，形成所谓马鞍鼻。骨树胶肿可导致骨折。晚期梅毒肝的病变明显，肝的树胶肿可使肝细胞呈结节状增生，树胶肿的干酪样坏死被吸收或纤维化时，随着瘢痕收缩，肝变为分叶状，称分叶肝。睾丸树胶肿临床常误诊为肿瘤。

（二）胎传梅毒

胎传梅毒旧称先天性梅毒，是因孕妇患有梅毒，梅毒螺旋体经血液通过胎盘进入胎儿体内所致。受梅毒感染2~5年的孕妇,胎儿的感染率最大。受感染的胎儿常发生晚期流产、死产或产后不久死亡,轻度感染者可待发育到儿童期或青年期发病。胎传梅毒可分为早发性和晚发性二种。

1. 早发性胎传梅毒　早发性胎传梅毒是胎儿或婴儿期发病的梅毒。胎儿及新生儿梅毒的突出病变为皮肤、黏膜广泛的梅毒斑疹、大疱形成和大片的剥脱性皮炎,严重者全身表皮糜烂、脱落。内脏病变也较为广泛,如肝、肺、胰、肾及脾等均可被累及。病变脏器呈淋巴细胞及浆细胞浸润、动脉内膜炎、弥漫性纤维化和发育不全等。常见骨软骨炎,腕、肘及肩等关节软骨炎,以及指、趾的骨炎和骨膜炎,引起指、趾的变形肿大及指(趾)甲变薄而弯曲。鼻骨和硬腭可因树胶肿的破坏而形成马鞍鼻和硬腭穿孔。

婴儿胎传梅毒病变以皮肤黏膜病变和骨软骨炎为主,内脏有纤维化和梅毒肉芽组织,并可形成火石肝(肝呈褚红色状如火石),白色肺炎(肺因纤维化、血管减少、而呈灰白色)等,内脏病变程度决定病婴存活期的久暂。长骨的骨膜炎伴有骨膜的新生骨生成,胫骨前侧骨膜的增生使胫骨向前呈弧形弯曲,形成所谓马刀胫。马鞍鼻、眼脉络膜炎和脑膜炎也很常见。

2. 晚发性胎传梅毒　为2岁以后发病者,一般在5岁至青春期出现损害,但也可仅血清反应阳性而无症状,称为胎传隐性梅毒。其病变与获得性梅毒基本相同,病变波及全身,但无下疳。间质性角膜炎、Hutchinson齿(见于恒牙,因牙及牙釉质发育不全,致切牙小而呈木钉状,上缘呈锯齿状缺损)和神经性聋,构成晚发性胎传梅毒的三大特征,具有诊断意义。病变也可累及中枢神经系统,但引起幼年型麻痹性痴呆及脊髓痨者少见。

第四节　艾　滋　病

艾滋病是获得性免疫缺陷综合征(acquired immunodeficiency syndrome, AIDS)的简称,是由人类免疫缺陷病毒感染引起的一种获得性免疫缺陷病。1981年首先由美国报道,1982年正式命名。临床通常表现为发热、全身淋巴结肿大、体重下降、腹泻和神经系统症状。可并发多种病原体感染及Kaposi肉瘤等,病情凶险,病死率高。

一、病因和发病机制

(一)病原体

AIDS的病原体是人类免疫缺陷病毒(HIV),1983—1984年由两组人员从艾滋患者中分离出这种病毒。HIV是一种反转录病毒,分为HIV-1和HIV-2两种类型。在欧美及中非地区,HIV-1是常见类型;在西非,HIV-2是主要类型。

(二)传染源

传染源是艾滋病患者及HIV携带者。

(三)传播途径

HIV存在于单核巨噬细胞、血浆、黏液、涎液、尿、泪液、乳汁、脑脊液和宫颈阴道分泌物中,通过以下途径进行传播。

1. 性传播 流行病学资料提示,70% 的 HIV 感染是通过性途径。曾有报道人工授精传播 HIV。

2. 通过输血或血制品传播 输血制品较输血感染 HIV 的危险性大。

3. 通过注射针头或医用器械传播 静脉注射吸毒造成 HIV 感染者数量较大,约占总报告数的 18%。医用器械(如内镜)若消毒不彻底也可造成感染。

4. 围生期传播 75% 儿童 AIDS 是垂直传播感染的。垂直传播可能因母亲体内感染 HIV 的淋巴细胞或单核细胞经胎盘传给胎儿,或是因孕妇存在病毒血症。母婴间传播也可发生于分娩时或产后哺乳过程中。

5. 其他 如器官移植等。

HIV 在干燥环境中不能存活,一般的消毒剂和清洁剂能将其灭活。一般认为 HIV 不能通过下述途径传播:① 在普通的工作场所、学校的接触,② 握手,③ 拥抱,④ 咳嗽和打喷嚏,⑤ 蚊虫叮咬,⑥ 水和食物,⑦ 茶杯、玻璃器皿,⑧ 厕所,⑨ 游泳池、公共浴室。

(四)发病机制

HIV 进入人体血液后,与 CD_4^+T 细胞表面的 CD4 分子及其他的辅助受体结合,病毒的外壳蛋白留在 CD_4^+T 细胞膜上,核心部分进入细胞。进入细胞后,在反转录酶的作用下,HIV RNA 反转录成前病毒 DNA,然后整合到宿主基因组中,产生新的病毒颗粒。新的病毒颗粒以出芽方式逸出 CD_4^+T 细胞,同时造成 CD_4^+T 细胞溶解和死亡。逸出的病毒再感染其他 CD_4^+T 细胞,重复上述过程,使大量 CD_4^+T 细胞受到破坏。因 CD_4^+T 细胞在免疫系统中的关键作用,CD_4^+T 细胞被破坏后,免疫平衡也遭到破坏而发生免疫缺陷。HIV 还可侵袭单核巨噬细胞系统的细胞,并在其中复制,随之游走,导致 HIV 的扩散,同时也造成单核巨噬细胞的功能缺陷。

二、病理变化

艾滋病的病变主要为全身淋巴组织的变化、条件致病性感染和恶性肿瘤三个方面。

(一)淋巴组织的变化

淋巴结皮质及副皮质区的淋巴细胞明显减少,小血管增生,生发中心零碎分割,伴浆细胞浸润。晚期的淋巴结,呈现出一片荒芜,淋巴细胞消失。脾、胸腺、回肠、骨髓中淋巴组织及其细胞减少甚至空虚,仅见组织支架。

(二)继发性感染

表现为多发性条件致病性感染,此为本病特点之一。感染范围广泛,可累及各器官,其中以中枢神经系统、肺、消化道继发感染最常见。病原种类有病毒、细菌、真菌、原虫等。一般常有两种以上病原体同时感染。由于严重免疫缺陷,炎症反应往往较轻而不典型,如患肺结核时很少形成结核结节,但病灶中结核杆菌却甚多。

部分病例有卡氏肺孢子虫感染,导致肺组织广泛实变,肺间质及肺泡腔内有较多巨噬细胞及浆细胞浸润。中枢神经系统继发感染主要是播散性弓浆虫或隐球菌感染所致的脑炎或脑膜炎。

(三)恶性肿瘤

本病常伴有 Kaposi 肉瘤,该肿瘤起源于血管内皮,广泛累及内脏,以下肢易见。肉眼观,肿瘤呈暗蓝色或紫棕色结节。镜下观,成片的由梭形细胞构成的毛细血管样腔隙,其中有红细胞。

少数患者还可伴有非霍奇金病和脑原发性淋巴瘤等。

三、临床病理联系

从 HIV 感染到 AIDS 发病，大致可分为 3 个临床阶段。

（一）潜伏期

HIV 感染 3～6 周后，患者出现咽痛、发热、咳嗽、呼吸困难等呼吸系统症状，主要为卡氏肺孢子虫感染所致，这些症状能自行缓解。血中可检测到抗 HIV 抗体。

（二）AIDS 相关复合症期

免疫功能和病毒处于相互平衡阶段，临床上又无明显症状或出现淋巴结肿大，发热、乏力等症状。

（三）AIDS 期

机体免疫功能极度低下，患者出现脑膜炎症状，如头痛、呕吐、意识障碍、抽搐等；消化系统症状，表现为腹痛、腹泻、里急后重、脓血便等。病程后期患者持续发热、消瘦、乏力等，伴明显条件致病性感染及恶性肿瘤。

对于艾滋病，目前尚无确切有效的疗法，故预后极差，病死率高达 100%，因此，大力开展艾滋病的预防工作至关重要。由于艾滋病主要是通过性接触、静脉滥用药物、应用污染的血及血液制品以及母婴传播，故预防感染的主要原则是防止与已感染 HIV 者的血液、精液、尿、粪便、涎液和阴道分泌物等接触。

思考题

问答题

1. 何谓淋病？急性淋病的病理变化有哪些？有哪些临床表现？
2. 何谓尖锐湿疣？尖锐湿疣的病理变化肉眼观有何特点？
3. 何谓梅毒？简述心血管梅毒的病变特点？
4. 何谓艾滋病？其传染途径有哪些？主要病理变化是什么？有哪些临床表现？

第二篇

病理生理学

第一章 疾病概论

学习要点

掌握疾病、脑死亡概念，理解疾病发生原因及疾病发生发展过程中的因果转化规律。

第一节 健康和疾病的概念

一、健康

健康(health)不仅是没有病，而且有良好的心理状态和社会适应能力。为了达到健康和保持健康，必须从增强自我保健能力着手，并动员全社会共同参与卫生保健。

二、疾病

疾病(disease)是机体在一定病因的损害性作用下，因自稳调节紊乱而发生的异常生命活动过程。在多数疾病，机体对病因所引起的损害发生一系列抗损害反应。自稳调节紊乱，损害和抗损害反应，表现为疾病过程中各种复杂的功能、代谢和形态结构的异常变化，而这些变化又可使机体各器官系统之间以及机体与外界环境之间的协调关系发生障碍，从而引起各种症状、体征和行为异常，特别是对环境适应能力和劳动能力的减弱甚至丧失。

第二节 病 因 学

一般来说，所谓病因，应当包括致病因子和条件(即诱因)两方面的因素，它们在疾病的发生发展中起着不同的作用。致病因子的种类很多，考虑致病因子的同时，必须注意条件所起的作用。

一、生物性因素

各种致病性微生物（如病毒、支原体、立克次体、细菌、螺旋体、真菌等）和寄生虫（如原虫、蠕虫等）是很常见的致病因子。这些因素致病力的强弱，除了与其入侵机体的数量有关外，还取决于它们的侵袭力和毒力。侵袭力是指这些因素穿过机体的屏障以及在体内散布、蔓延的能力，如某些链球菌能产生透明质酸酶，水解并破坏结缔组织的完整性，因而都有较强的侵袭力。毒力主要是指致病微生物产生的外毒素或内毒素。

致病微生物作用于机体后是否引起发病以及病情的轻重，往往取决于一系列条件，其中，机体免疫功能低下是促使许多感染性疾病发生的重要条件。

二、化学性因素

许多无机和有机化学物质具有毒性，称为毒物。一定剂量的毒物被摄入机体后可引起中毒或死亡。毒性极强的毒物如氰化物、有机磷农药等，即使剂量很小，也可导致严重的损害或死亡。不少毒物对机体的某些器官系统有选择性的损害作用。例如，一氧化碳与血红蛋白有很强的亲和力，能选择性地作用于红细胞，形成碳氧血红蛋白而导致缺氧。升汞主要引起肾损害。四氯化碳主要损害肝等。熟悉毒物的选择性毒性作用，对于理解中毒性疾病的发病机制和采取正确治疗措施都具有重要的意义。

三、物理性因素

能损害机体的物理因素主要有机械力（引起创伤、震荡、骨折等）、高温（烧伤或中暑）、低温（冻伤）、电流（电击伤）、激光、电离辐射（放射病）等。

物理因素是否引起疾病以及引起疾病的严重程度，主要取决于这些因素的强度、作用部位和范围、作用的持续时间等。例如，温度越高，作用面积越大，则引起的烧伤越严重。

四、营养性因素

营养过多和营养不足都可引起疾病。长期摄入热量过多可以引起肥胖症，摄入某些维生素特别是维生素 A 和维生素 D 过多可引起中毒。营养不足通常由营养物质摄入不足或消化、吸收不良所引起，也可以是需要增加而供应相对不足的结果。例如，生长发育旺盛期的儿童和少年等，营养需要或营养物质的消耗显著增加，如不相应的增补，就易发生营养不足。营养不足常见类型是总热量不足，蛋白质不足，各种维生素、必需氨基酸和必需脂肪酸的不足。此外，其他营养素如水、无机物和微量元素（如铁、氟、锌等）的缺乏都可以成为疾病的原因，而其中许多物质（如水、钠、钾、钙等）的过多，也可引起疾病。

五、遗传性因素

遗传物质的改变可以直接引起遗传性疾病，例如，某种染色体畸变可以引起唐氏综合征，某种基因突变可以引起血友病等。遗传因素的改变也可使机体获得遗传易感性（genetic predisposition），必须在一定的环境因素的作用下才能使机体发生相应的疾病，例如，某种基因突变可使红细胞葡糖-6-磷酸脱氢酶发生缺陷，以致红细胞还原型谷胱甘肽的含量较低，而还原型谷胱甘肽又为维持红细胞膜的稳定性所必需，当患者进食过多的蚕豆或服用伯氨喹、磺胺类等具有氧化作用的药物时，就可能发生溶血。

六、先天性因素

与遗传因素不同，先天性因素不是指遗传物质的改变，而是指那些能够损害正在发育的胎儿的有害因素。例如，孕妇若患风疹，则风疹病毒可能损害胎儿而引起先天性心脏病。

七、免疫性因素

（一）变态反应性疾病

在某些个体，可能是由于遗传因素的影响，其免疫系统对一些抗原的刺激常发生异常强烈的反应，从而导致组织、细胞损害和生理功能障碍。这种异常的免疫反应称为变态反应或超敏反应。如异种血清蛋白、一些致病微生物等都可引起变态反应；甚至某些食物（如虾、牛乳、蛋类等）、花粉或药物（如青霉素等）在某些个体也可引起诸如荨麻疹、支气管哮喘、过敏性休克等变态反应性疾病。

（二）自身免疫性疾病

有些个体能对自身抗原发生免疫反应并引起自身组织损害，称为自身免疫性疾病。自身免疫性疾病的发生与遗传有密切关系。一些自身免疫疾病（如系统性红斑狼疮等）多见于女性，因而其发生与雌激素的作用可能有一定的关系。

（三）免疫缺陷病

免疫缺陷病的共同特点是容易发生致病微生物的感染，另一后果是容易发生恶性肿瘤。如获得性免疫缺陷综合征。

八、精神性因素

长期的忧虑、悲伤、恐惧等不良情绪和强烈的精神创伤在某些疾病的发生中可能起重要作用。例如，某些人发生原发性高血压或消化性溃疡，可能与其长期的精神过度紧张有关，长期的思想冲突或精神负担可使某些人发生神经衰弱，等等。

第三节 疾病过程中的一般规律

一、疾病时自稳调节的紊乱

正常机体主要在神经和体液的调节下，在不断变动的内外环境因素作用下能够维持各器官系统功能和代谢的正常进行，维持内环境的动态的相对稳定，这就是自稳调节控制下的自稳态，或称内环境稳定。如正常机体的血压、心率、体温、神经系统和免疫功能状态以及内环境中各种物质等的相对稳定状态。

在自稳态的维持中，反馈调节起着重要作用。例如，当糖皮质激素分泌过多时，可反馈抑制下丘脑和腺垂体，从而使促肾上腺皮质素释放激素（corticotropin-releasing hormone，CRH）和促肾上腺皮质激素（adrenocorticotropic hormone，ACTH）的分泌减少，这样就可使糖皮质激素的分泌降至正常水平。反之，当血浆中糖皮质激素减少时，上述的反馈抑制作用就减弱，CRH 和 ACTH 的分泌随即增加，使糖皮质激素在血浆中浓度又升至正常水平。上述反馈调节能使正常人血浆中糖皮质激素浓度维持在一个相对恒定的水平。当反馈调节发生障碍时，自稳态就会发生紊乱而引起一系列异常变化。例如，肾上腺-性腺综合征患者因皮质醇和皮质酮生成不足，故对 CRH 和 ACTH 的反馈抑制失效，腺垂体乃不断分泌更多的 ACTH，肾上腺皮质性激素的生成就因而增多，故患者血中和组织中 ACTH、雄激素明显增多，出现女性男性化症状。

二、疾病过程中的因果转化

在各种自稳调节的控制下，正常机体各器官系统的功能和代谢活动互相依赖，互相制约。当某一器官系统的一个部分受到病因的损害作用而发生功能代谢紊乱，自稳态不能维持时，就有可能通过连锁反应而引起本系统其他器官或者其他器官系统的功能和代谢的变化。这就是疾病中的因果转化，如外伤大出血使心排血量减少和动脉血压下降，血压下降可反射性地使交感神经兴奋，皮肤、腹腔内脏的小血管收缩，这种血管收缩虽可引起外周组织缺氧，但却可减少出血，在一定时间内又可维持动脉血压处于一定水平，故有利于心、脑的动脉血液供应。同时外周组织（主要是皮肤和腹腔内脏）持续的缺血、缺氧将导致大量血液淤积在毛细血管和微静脉内，其结果是回心血量锐减，心排血量进一步减少和动脉血压进一步降低，组织缺氧就更严重，于是就有更多的血液淤积在循环中，回心血量又随之而更加减少。如此，组织缺血、缺氧，血液的淤积，回心血量减少，动脉血压降低等几个环节互为因果，恶性循环。

认识疾病发展过程中的因素转化以及在某些疾病某些情况下可能出现的恶性循环，对于正确的治疗疾病和防止疾病的恶化具有重要意义。在上述的严重外伤发展过程中，如能及时采取有效的止血措施和输血、输液，就可以阻断上述连锁反应的发展，从而防止病情的恶化。如果恶性循环已经出现，则可通过输血补液，正确使用血管活性药物，纠正酸中毒等措施来打断恶性循环，使病情向着有利于机体的方向发展。

三、疾病时的损害和抗损害反应

分析许多疾病中因果转化的连锁反应,可以看出其中两类变化:一是原始病因引起的以及在以后连锁反应中继发出现的损害性变化;二是对抗这些损害的各种反应。损害和抗损害反应之间相互依存又相互斗争的复杂关系是推动很多疾病不断发展演变,推动因果连锁反应不断向前推移的基本动力。有些变化可以既有抗损害意义又有损害作用;而且,随着条件的改变和时间的推移,原来以抗损害为主的变化可以转化为损害性变化。例如,创伤时的血管收缩有抗损害意义,但在血管收缩的同时,也有使外周组织缺氧的损害作用。

疾病时抗损害反应的一个重要方面是各种代偿和适应反应。例如,一侧肾功能完全丧失后对侧健康肾可加强活动而维持正常的泌尿功能,某些组织和细胞坏死后发生的再生等。

第四节　疾病的经过和转归

疾病都有一个发生、发展的过程,大多数疾病发生、发展到一定阶段后终将结束,这就是疾病的转归。疾病的经过一般可分为四期。

一、潜伏期

潜伏期指致病因素作用于机体到最初症状出现的一段时间,潜伏期的长短随病因的特异性、病症的类型和机体本身的特性不同而不同。传染病的潜伏期比较明显,有一定的时间,但有些疾病无潜伏期,如创伤等。正确认识疾病的潜伏期有很重要的意义,如确定或怀疑有些个体已经感染某种传染病,就应及早隔离预防。

二、前驱期

前驱期指在最初症状出现到开始出现明显症状前的一段时期。当时主要出现一些非特异性症状,如全身不适、食欲减退、头痛、乏力、发热等一般性临床表现。前驱期的及时发现有利于疾病的早期诊断和早期治疗。

三、症状明显期

症状明显期指出现该病特征性临床表现的时期。这个时期的特殊症状和体征往往是疾病诊断的重要依据。此期长短不一,主要取决于疾病的特异性与机体的反应性,临床表现有轻有重,或时轻时重。

四、转归期

转归期是疾病发生、发展的形式。疾病的转归如何，主要取决于致病因素作用于机体后发生的损伤与抗损伤反应的力量对比，正确、及时的治疗可影响疾病的转归。

转归期有完全恢复健康、不完全恢复健康和死亡3种情况。

(一) 完全恢复健康

完全恢复健康或痊愈(complete recovery)是指致病因素以及疾病时发生的各种损害性变化完全消除或得到控制，机体的功能、代谢活动完全恢复正常，形态结构破坏得到充分的修复，一切症状体征均先后消失，机体的自稳调节以及机体对外界环境的适应能力，社会行为(包括劳动力)也完全恢复正常。不少传染病痊愈以后，机体还能获得特异的免疫性。

(二) 不完全恢复健康

不完全恢复健康(incomplete recovery)是指损害性变化得到了控制，主要症状已经消失，但体内仍存在着某些病理变化，只是通过代偿反应才能维持着相对正常的生命活动。严格地说，这种所谓不完全恢复健康的人，实际上并不健康，而仍然应当被看成是患者，并应受到恰当的保护和照顾。因外伤或其他疾病引起的各种残废，如肢体截除、肢体瘫痪等，也应归入不完全恢复健康的范畴。

(三) 死亡

死亡的原因可以是生命重要器官(如心、脑、肝、肾、肺、肾上腺等)发生严重的不可恢复的损伤，可以是慢性消耗性疾病引起的全身极度衰竭，也可以是由于失血、休克等因素使各器官系统之间的协调发生严重的障碍。

近年来，人们对死亡的认识，正在经历着某些重要的变化。

1. 死亡的定义　死亡是生命体征消失、生命活动停止。机体作为一个整体的功能的永久性停止是指整体的死亡，而并不意味着各器官组织同时都发生死亡。在整体死亡后的一定时间内，有些器官、系统和某些组织、细胞还能继续进行功能活动。例如，当一个患者作为一个整体的功能停止，即作为整体已经死亡后，如果继续对其进行人工呼吸，则此人的血液循环还可能维持2周左右。

2. 死亡的标志　机体作为一个整体的功能永远停止的标志是全脑功能的永久性消失。简言之，整体死亡的标志就是脑死亡(brain death)。

脑死亡以后，尽管采取人工呼吸等一切抢救措施，各器官、系统的功能仍将在一定时间内先后停止，维持功能的各个部分将不可避免地先后发生死亡。

3. 判断死亡的根据　死亡，即脑死亡——全脑功能不可逆地停止。据近年研究，判定脑死亡的主要根据可大致归纳如下。

(1) 不可逆昏迷和大脑无反应性。

(2) 无自动呼吸：表现为至少需要进行15 min的人工呼吸后，仍无自主呼吸。

(3) 瞳孔散大：是重要根据，但非绝对必需，有的患者可无瞳孔散大，但瞳孔固定(对光反应消失)是必有的。

(4) 脑神经反射消失：包括瞳孔反射、角膜反射、咳嗽反射、恶心反射、吞咽反射等消失。

（5）脑电波消失：应当注意的是过量的中枢神经系统抑制药中毒和冬眠状态时，脑电波也处于零电位，但这种状态不一定是脑死亡的表现。除此以外，零电位脑电图是表示脑死亡的重要根据之一。

如果可能，再加用动脉造影等方法证明脑血液循环停止，则可进一步肯定脑死亡的诊断。至于确诊脑死亡所需的时间，一般认为上述 5 项检查结果持续存在 24 h 而无逆转倾向时，即可宣告死亡。

脑死亡等新概念的提出，对于器官移植来说，具有非常重要的实践意义。

脑死亡概念的提出，使人们对复苏的概念也应作出新的考虑，因为一旦医生明确宣告脑死亡，复苏或复活就完全不能实现。复苏成功，必然表明机体尚未发生脑死亡。

脑死亡概念的提出，使医生们能精确地判定死亡时间，也利于解决可能涉及的法律问题。

思　考　题

一、名词解释

疾病　　脑死亡

二、问答题

1. 疾病发生原因有哪些？

2. 举例说明疾病发生、发展过程中的因果转化规律。

3. 怎样判定脑死亡？

第二章　水、电解质代谢紊乱

学习要点

掌握低渗性脱水、高渗性脱水、等渗性脱水、高钾血症、低钾血症、水中毒、反常性酸性尿的概念，掌握三种脱水类型对机体的影响，掌握高钾血症与低钾血症对心和神经肌肉的影响及机制。熟悉正常水和电解质的分布及代谢调节，熟悉常见引起脱水和钾代谢紊乱的原因。理解三种脱水、高钾血症、低钾血症的防治原则。

水和电解质是构成机体的重要成分，参与机体生命活动中的许多重要功能和代谢。某些疾病和外界环境的变化均可以引起水、电解质代谢紊乱，破坏机体内环境的相对稳定，对机体造成危害，甚至会威胁生命。

第一节　水和电解质的正常代谢

一、体液的容量和分布

水和电解质广泛分布于机体细胞内外，统称为体液。成人体液总量约占体重的60%，其中细胞内液（intracellular fuild，ICF）约占体重的40%，细胞外液（extracellular fluid，ECF）约占体重的20%。在细胞外液中，血浆约占体重的5%，组织间液约占体重的15%。组织间液中有极少的一部分分布于关节囊、脑脊髓膜腔、胸膜腔和腹膜腔等密闭的腔隙中，占体重的1%～2%，称为第三间隙液（又称跨细胞液）。

体液的含量和分布受年龄、性别、胖瘦等因素影响。从婴儿至成年，体液占体重的比例呈逐渐减少的趋势。另外，体液总量随脂肪的增加而减少，脂肪组织中含水量为10%～30%，肌肉组织中含水量为75%～80%；女性体液相对比男性少，因此，肥胖者或女性体液量较少，瘦人比胖人对缺水的耐受性更大。

二、体液中电解质的分布与功能

体液中的电解质一般以离子形式存在，细胞内液与细胞外液中电解质成分差异显著。细胞内液的阳离子以 K^+ 为主，阴离子以 HPO_4^{2-} 和蛋白质阴离子为主。细胞外液的阳离子以 Na^+ 为主，阴离子以 Cl^-、HCO_3^- 为主。组织间液和血浆的电解质成分与含量非常相近，主要区别在于血浆中含有较高的蛋白质，约占 7%，而细胞间液中蛋白质含量较低，仅为 0.05% ~0.35%。其原因为蛋白质分子较大，难以自由通过毛细血管壁进入细胞间液。组织间液与血浆的这种差异对于维持血浆胶体渗透压，稳定血容量有重要意义。

体液中电解质的主要功能为：① 维持体液的渗透压平衡和酸碱平衡。② 维持神经、肌肉、心肌的静息电位，并参与动作电位的形成。③ 参与机体的新陈代谢等生理活动。

三、体液的渗透压

体液的渗透压包括晶体渗透压和胶体渗透压，前者主要由电解质中 Na^+、Cl^- 等无机离子和其他小分子成分形成，后者主要由蛋白质等大分子颗粒形成。正常血浆渗透压为 280 ~310 mmol/L，在此范围内称为等渗，高于 310 mmol/L 称为高渗，低于 280 mmol/L 称为低渗。

四、水、钠平衡及其调节

（一）水、钠平衡

1. 正常人每天水的产生和排出处于动态平衡，其来源主要为饮水（1000 ~1500 mL/d）、食物水（700 ~900 mL/d）、代谢水（约 300 mL/d）。水的排出途径有肺（呼吸蒸发）、消化道（粪）、皮肤（汗液和不感蒸发）、肾（尿）。

2. 血清钠的浓度正常为 130 ~150 mmol/L。机体内钠的主要来源为食盐，成人每日需钠 4 ~6 g，摄入后在肠道被吸收利用，最后经肾排出。

（二）水、钠平衡的调节

水、钠平衡的调节主要包括：① 下丘脑视上核侧面的口渴中枢。② 抗利尿激素（ADH）。③ 肾素-血管紧张素-醛固酮系统（RAAS）。④ 心房钠尿肽（ANP）。

五、钾平衡及其调节

（一）血清钾正常含量

血清钾浓度正常为 3.5 ~5.5 mmol/L。

（二）钾的摄入与排出

人体每日需钾量为 50 ~150 mmol，主要通过食物获取，经小肠吸收。钾的排出主要依赖肾，约占 90%，粪便排出约占 10%，极少量随汗液排出。

（三）钾平衡调节

正常情况下，细胞内、外液钾浓度处于动态平衡状态，其调节主要通过细胞膜上的钠泵（Na^+-K^+-ATP 酶）、细胞内外 K^+-H^+交换来完成。

第二节 水、钠代谢紊乱

水、钠代谢紊乱是临床上最常见的水、电解质平衡失调，主要表现为脱水或水潴留。各种原因引起的体液容量明显减少称为脱水，按脱水后细胞外液的渗透压不同，可分为低渗性脱水、高渗性脱水、等渗性脱水 3 种类型。

一、低渗性脱水

低渗性脱水（hypotonic dehydration）又称低容量性低钠血症。特点：失钠多于失水，血清钠含量<130mmol/L，血浆渗透压<280mmol/L。

（一）原因

1. 消化液大量丢失　是最常见的原因，多见于呕吐、腹泻或胃、肠吸引术。

2. 经皮肤大量失液　如大量出汗，每小时丢失钠可达 30～40 mmol，若仅补水则可致低渗性脱水。大面积烧伤使血浆成分大量渗出。

3. 肾性失钠　见于以下情况。

（1）急性肾衰竭多尿期，肾小球滤过率开始增加而肾小管功能尚未恢复，使肾小管上皮对钠、水重吸收减少。

（2）连续大量使用排钠利尿药（如氢氯噻嗪、呋塞米及依他尼酸等），抑制肾小管对钠、水的重吸收。

（3）慢性肾间质性疾病，髓质结构破坏，髓襻功能受损，影响钠的重吸收。

（4）肾上腺皮质功能不全，如 Addison 病，因醛固酮分泌减少，使肾小管对钠的重吸收减少。

（5）药物引起的渗透性利尿，如大量静脉滴注甘露醇、高渗葡萄糖等。

（二）对机体的影响

1. 细胞水肿　因细胞内渗透压大于细胞外，导致水沿着浓度梯度向细胞内移动，使细胞内液渗透压降低而容量增加，引起细胞水肿。如脑水肿，引起中枢神经系统功能紊乱，表现为神志淡漠、嗜睡等。

2. 循环障碍甚至休克　因细胞外液渗透压低，水由细胞外向渗透压相对较高的细胞内液转移，使细胞外液（包括血浆和组织液）进一步减少；同时因抗利尿激素（ADH）分泌减少，使肾小管上皮细胞对水重吸收减少。以上原因导致血容量明显减少，引起外周血液循环功能障碍甚至休克。患者表现为脉搏细速、心率加快、四肢厥冷、血压下降、尿量减少、血液浓缩等。

3. 脱水体征　低渗性脱水时因大量水分转移至细胞内，导致细胞间液明显减少。患者表现为皮肤弹性降低、面容憔悴、眼窝和婴儿囟门内陷等。

（三）防治原则及护理的病理生理学基础

1. 积极防治原发病，抢救休克。

2. 适当补充等渗或高渗氯化钠溶液，以恢复细胞外液的容量和渗透压。

3. 积极抢救休克，纠正酸中毒。

4. 护理方面注意使用高渗氯化钠溶液时，应严格控制补液速度，防止钠浓度升高过快引起心、脑损害。切忌单纯使用葡萄糖溶液，因其可导致严重的脑水肿，甚至危及生命。

二、高渗性脱水

高渗性脱水（hypertonic dehydration）又称为低容量性高钠血症。特点：失水多于失钠，血清钠浓度>150 mmol/L，血浆渗透压>310 mmol/L。

（一）原因

1. 水摄入不足　如婴幼儿、吞咽功能障碍患者等不能或不会饮水。

2. 单纯失水过多

（1）经皮肤、肺丢失水分过多，如发热、甲状腺功能亢进症、过度通气的患者通过蒸发丢失水分。

（2）经肾丢失水分过多，如中枢性尿崩症（抗利尿激素合成、分泌不足）患者；肾性尿崩症（对 ADH 敏感性降低）患者，均可因肾远端小管和集合管对水重吸收减少而大量排出。

3. 水、钠同时丢失（失水大于失钠）

（1）经胃肠道丢失，如频繁呕吐导致胃液大量丢失，或婴幼儿腹泻时排出水样便。

（2）大量出汗，严重者每小时可丢失 800 mL 低渗液。

（3）药物引起的渗透性利尿，例如，反复应用甘露醇、高渗葡萄糖，昏迷患者鼻饲高蛋白饮食等。

（二）对机体的影响

1. 细胞脱水　因失水多于失钠，细胞外液渗透压增高（高于细胞内液），细胞内水分向细胞外转移，导致细胞脱水，可引起细胞代谢紊乱，甚至细胞结构分解破坏。如：① 汗腺细胞脱水，导致汗液分泌减少；② 脑细胞脱水，因脑体积显著缩小，牵拉颅骨和皮质之间的血管，易出现脑内静脉破裂出血和蛛网膜下腔出血，引起烦躁、抽搐、昏迷等中枢神经系统功能紊乱症状。

2. 口渴求饮　细胞外液渗透压增高可刺激下丘脑口渴中枢而产生渴感，使患者饮水。

3. 尿钠含量　早期或轻症患者，因血容量减少不明显，肾血流量变化不大，尿钠含量因水分重吸收增多而偏高。晚期或重症患者，随肾血流量减少，醛固酮分泌增多而使尿钠排出减少，尿钠含量降低。

4. 脱水热　因脱水导致机体散热障碍引起的体温升高称为脱水热。原因为循环血量降低使皮肤血管收缩，同时汗腺细胞脱水导致汗液分泌减少，引起机体的散热功能发生障碍。

（三）防治原则及护理的病理生理学基础

1. 去除病因，治疗原发病。

2. 静脉滴注 5% ~10% 的葡萄糖溶液或饮水以补充水分，脱水情况基本改善后须适量补给钠，以防因细胞外液转为低渗状态后引起脑水肿。

3. 护理方面应注意控制输液速度及补液量，避免过快过多引起心功能障碍。

三、等渗性脱水

等渗性脱水（isotonic dehydration）在临床上最为常见，特点是水与钠按等渗比例丢失，或虽不等比例丢失，但经机体调节后血浆渗透压仍在正常范围，血清钠浓度为130～150 mmol/L，渗透压保持在280～310 mmol/L。

（一）原因

1. 大量消化液丢失，如小肠炎所致的腹泻、梗阻及引流等，均可导致等渗性体液丢失。
2. 大量胸腔积液和腹腔积液形成。
3. 大面积烧伤和严重创伤，因大量血浆丢失而致水钠丢失。
4. 高渗性脱水或低渗性脱水经治疗后转化为等渗性脱水。

（二）对机体的影响

等渗性脱水常同时兼有低渗性脱水和高渗性脱水的临床表现。

1. 细胞外液减少　出现血容量不足的表现，重者可出现低血容量性休克，表现为直立性低血压眩晕，皮肤弹性下降，眼窝和婴儿囟门内陷，血压下降，脉搏细速等症状。因渗透压在正常范围，故细胞内液变化不大。

2. 尿量减少　细胞外液减少激活肾素-血管紧张素-醛固酮系统，醛固酮和抗利尿激素分泌增加，促进肾小管对水、钠的重吸收，使细胞外液容量得到部分补充。患者表现为尿量减少，尿钠含量降低。

3. 高渗性脱水或低渗性脱水症状　等渗性脱水不给予及时处理可转变为高渗性脱水（因经皮肤、呼吸道等途径不断丢失水），表现为口渴、发热等；或处理不当（仅补水未补钠）可转为低渗性脱水。

（三）防治原则及护理的病理生理学基础

1. 去除病因，防治原发疾病。
2. 静脉滴注氯化钠溶液，其渗透压应比等渗液低些。
3. 护理工作须注意防治患者因失水过多或补水过多而转化为高渗性脱水或低渗性脱水。

四、水中毒

水中毒（water intoxication）是由于水摄入过多，超过机体代谢与调节能力，导致大量水潴留。特点：细胞内、外液容量扩大，血清钠浓度<130 mmol/L，渗透压<280 mmol/L。

（一）原因

1. 肾排水功能降低　见于急性肾衰竭少尿期、慢性肾衰竭的晚期，严重心力衰竭、肝硬化时也易发生水中毒。

2. ADH分泌过多　在某些病理条件下，如中枢神经系统疾病（脑炎、脑肿瘤、脑血栓、脑出血等）、疼痛、情绪激动、大手术等导致ADH分泌增加，使远端小管和集合管对水的重吸收增加，肾排水能力降低，一旦摄入水增多，则会出现明显的水中毒表现。

3. 水摄入或输入过多　如低渗性脱水晚期由于细胞外液低渗，水向细胞内转移，引起细胞内水肿。此时若摄入大量水分即可引起水中毒。

（二）对机体的影响

1. 细胞外液因水过多而被稀释　钠含量和渗透压均降低（包括血浆）。

2. 细胞内液增多，引起细胞水肿　是水中毒的突出表现。特别是脑细胞水肿，颅内压增高，患者出现神经精神症状，如烦躁、记忆力减退、恶心、精神错乱、定向障碍、嗜睡，并可有视神经盘水肿，严重者可发生脑疝。

3. 水中毒　急性水中毒（血钠<120 mmol/L，渗透压降低<250 mmol/L）者起病急，症状重，常危及生命。慢性水中毒患者，发病缓慢，症状不明显，常有头痛、恶心、呕吐、软弱无力或肌肉痉挛等症状。

（三）防治原则及护理的病理生理学基础

1. 防治原发病，预防水中毒的发生。

2. 轻、中度水中毒经严格限制水摄入后可自行恢复。

3. 急性重症患者可静脉滴注3%～5%氯化钠溶液，但应密切观察病情变化。静脉滴注甘露醇、山梨醇等渗透性利尿药，促进体内水分排出，减轻脑水肿。肾衰竭患者可采用透析疗法，以快速排出体内潴留过多的液体和代谢产物。

第三节　钾代谢紊乱

钾代谢紊乱主要是指细胞外液钾离子含量异常，分为低钾血症和高钾血症。

一、低钾血症

低钾血症（hypokalemia）是指血清钾含量低于3.5 mmol/L。

（一）原因和发生机制

1. 钾摄入不足　见于长期不能进食的患者，如食管癌、幽门梗阻、昏迷及手术后长期禁食者。

2. 经消化道失钾　是小儿失钾的重要原因。主要见于频繁的呕吐，严重腹泻，胃肠减压引流患者，钾随消化液大量丢失，同时其吸收也减少。

3. 经肾失钾　是成人失钾最重要的原因，常见的因素如下。

（1）长期大量应用利尿药，导致肾排钾增多。机制如下：① 抑制髓襻升支粗段及远端小管起始部对 NaCl 的重吸收，增强 K^+-Na^+交换，使排钾增多；② 抑制近端小管碳酸酐酶活性，肾小管生成、分泌 H^+减少，因 H^+-Na^+交换减少，使 K^+-Na^+交换增多，排钾增多。

（2）长期大量使用肾上腺皮质激素、库欣综合征等使醛固酮分泌增多，促使钾排出增多。

（3）某些肾疾病，如远端肾小管性酸中毒时，因远端小管分泌 H^+功能障碍，H^+-Na^+交换减少，K^+-Na^+交换增加，使 K^+排出增多。

（4）经皮肤丢失，大量出汗可引起低钾血症。

4．钾向细胞内转移增加

（1）胰岛素的使用：糖尿病患者长期使用胰岛素可使细胞利用葡萄糖合成糖原，使细胞外钾进入细胞内；胰岛素还可加强 Na^+-K^+-ATP 酶活性，促进钾进入细胞内。

（2）碱中毒：碱中毒时 H^+ 由细胞内转移至细胞外，细胞外的 K^+ 进入细胞内，使血钾含量降低；同理，肾小管上皮细胞内的 H^+ 转移至血浆中，K^+ 进入肾小管上皮细胞，肾的 K^+-Na^+ 交换增强，K^+ 经尿液排出增多。

（3）低钾型周期性瘫痪：是一种遗传病，发作时细胞外液中 K^+ 转移至细胞内而发生低钾血症。

（4）某些毒素：如钡中毒时 Na^+-K^+-ATP 酶活性增强，钾进入细胞内；同时可以阻滞细胞膜上的 K^+ 通道，细胞内 K^+ 外流受阻而大量滞留在细胞内。

（二）对机体的影响

1．对神经肌肉的影响

（1）急性低钾血症：由于细胞外液钾浓度急剧降低，细胞内、外钾浓度比值增大，细胞内 K^+ 外流增加，膜静息电位负值加大，与阈电位的距离增大，肌细胞处于超极化阻滞状态，兴奋性降低。临床表现为骨骼肌无力乃至松弛性瘫痪，以四肢表现最为明显，腱反射减速弱或消失，严重者可因呼吸肌麻痹而导致死亡。胃肠平滑肌兴奋性降低，运动减弱、厌食、恶心、呕吐严重者出现腹胀，甚至麻痹性肠梗阻。

（2）慢性低钾血症：由于细胞内 K^+ 缓慢转移到细胞外，细胞内、外 K^+ 浓度比值变化不大，膜静息电位变化不明显，肌细胞的兴奋性变化不大，一般无明显症状。

2．对心脏的影响　低钾血症对心的影响主要是引起各种心律失常，如窦性心动过速、房性或室性期前收缩、阵发性心动过速、房室传导阻滞，严重时发生心室纤颤，导致心力衰竭。

（1）对心肌电生理特性的影响：① 心肌兴奋性增高：急性低钾血症时，心肌细胞膜对 K^+ 通透性降低，细胞内 K^+ 外流减少，心肌静息电位绝对值增大，与阈电位的距离缩小，心肌兴奋性增高。② 心肌自律性增高：低钾血症时，心肌细胞膜对 K^+ 通透性降低，细胞内 K^+ 外流减少，Na^+、Ca^{2+} 内流相对增加，使心肌除极加快，自律性增高。③ 心肌传导性降低：心肌静息电位绝对值增大，与阈电位的距离缩小，使 0 期 Na^+ 通道开放减慢，除极速度减慢、幅度减小，兴奋扩布减慢，心肌传导性降低。④ 心肌收缩性先高后低：心肌细胞的收缩性与动作电位 2 期 Ca^{2+} 内流的速度有关。急性低钾血症时，细胞膜对 Ca^{2+} 的通透性升高，Ca^{2+} 内流加速，使心肌的收缩性增高。但在严重或慢性低钾血症时，心肌细胞内缺钾，细胞代谢障碍，心肌结构被破坏，心肌细胞发生变性、坏死，导致心肌收缩性降低。

（2）心电图的变化：① 传导性降低可表现为心电图 P-R 间期延长，QRS 波增宽。② 复极 2 期加快，心电图表现为 ST 段压低。③ 复极 3 期延长，心电图表现为 T 波低平，T 波后出现明显 U 波。其中②与③为低钾血症的心电图特征性改变。

3．对肾的影响　慢性低钾血症时远曲小管和集合管上皮细胞受损，对 ADH 的反应性降低，髓襻升支对 NaCl 的重吸收障碍，肾浓缩功能障碍，患者出现多尿等症状。

4．对酸碱平衡的影响　低钾血症可引起代谢性碱中毒，机制如下：① 低钾血症时，细胞外钾浓度低于细胞内，在 H^+-K^+ 交换作用下，细胞内 K^+ 转移到细胞外，同时细胞外的 H^+ 移入细胞内，导致细胞内酸中毒，而细胞外碱中毒。② 低钾血症时，肾小管上皮细胞内 K^+ 浓度降低，使 K^+-Na^+ 交换减弱，H^+-Na^+ 交换增强，随尿排出 H^+ 增多，尿液呈酸性，机体却处于代谢性碱中毒状态，称为反常性酸性尿。

5. 其他影响 低钾血症可引起中枢神经系统兴奋性降低，表现为精神委靡、淡漠、反应迟钝、倦怠，重者可出现嗜睡、昏迷。也可致蛋白质代谢障碍，出现负氮平衡。

（三）防治原则及护理的病理生理学基础

1. 积极治疗原发病。

2. 及时适量补钾，以口服补钾为主；不能口服者，静脉补钾时须注意低浓度（20～40 mmol/L）、低流速（10 mmol/h），密切注意肾功能，每日尿量要大于500 mL。

3. 注意及时纠正酸碱平衡失调。

4. 护理工作要求在给患者进行静脉补钾时密切观察患者的尿量、生命体征、心电图和血钾浓度变化。

二、高钾血症

高钾血症（hyperkalemia）是指血清钾含量高于5.5 mmol/L。

（一）原因和发生机制

1. 肾排钾障碍 肾是机体的最主要的排钾途径，其排钾过程包括肾小球的滤过、远曲小管和集合管的分泌。

（1）肾小球滤过率（GFR）减少：是引起高钾血症的主要原因。临床上最常见于急性肾衰竭的早期、慢性肾衰竭的末期或休克等循环血量下降时，均可引起GFR的明显下降，使K^+滤出减少，出现高钾血症。

（2）远曲小管与集合管的K^+分泌功能降低：当肾上腺皮质功能不全时醛固酮缺乏，或因间质性肾炎损害肾小管后使其排钾保钠功能障碍，血K^+升高。

（3）大量长期应用保钾性利尿药：通过拮抗醛固酮的作用，抑制远端小管和集合管分泌钾，引起钾在体内潴留，血K^+升高。

2. 细胞内钾转移至细胞外增多

（1）酸中毒：细胞外液的H^+浓度过高，通过H^+-K^+交换，K^+从细胞内转移出来，血K^+升高。

（2）溶血或严重创伤：大量溶血时，红细胞内的K^+释放入血；严重创伤，特别是挤压伤，细胞破坏释放大量的K^+。伴有肾功能障碍时，易发生高钾血症。

（3）各种原因引起的严重组织缺氧：由于能量代谢障碍，ATP生成不足，细胞膜Na^+-K^+泵功能障碍，使血清K^+升高。

（4）其他原因：如糖尿病酮症酸中毒、高钾型周期性瘫痪及某些药物（如普萘洛尔等）均可引起细胞内K^+向细胞外液中转移增加，形成高钾血症。

3. 钾摄入过多 主要见于静脉输入钾过多过快时，肾来不及排出过多的钾。

（二）对机体的影响

高钾血症对机体的影响取决于血钾升高的速度和程度，表现为膜电位异常引发的障碍。

1. 高钾血症对心脏的影响

（1）心肌电生理的变化

① 心肌兴奋性先增高后降低：当血清K^+升至5～7 mmol/L时，心肌静息电位下降，兴奋性升

高。当血清 K^+ 升至 7～9 mmol/L 时，因静息电位过小，兴奋性下降或消失，甚至导致心脏停搏。

② 心肌传导性降低：心肌细胞静息电位减小，Na^+ 内流不足，动作电位 0 期除极的速度变慢、幅度变小，导致心肌传导性降低。

③ 心肌自律性降低：高钾血症时，细胞外液中 K^+ 浓度增高，自律细胞复极 4 期 K^+ 外流增加，Na^+ 内流减少，自动除极速度减慢，自律性降低。

④ 心肌收缩性降低：细胞外液 K^+ 浓度增高，对 2 期 Ca^{2+} 内流抑制作用增强，影响心肌细胞内的兴奋-收缩耦联，导致心肌收缩性降低。

（2）对心电图的影响　高钾血症使细胞膜对 K^+ 通透性增加，外流加速，心电图表现为 T 波高耸。心肌传导性降低使心电图表现为 P 波变低、QRS 波增宽。

（3）心率失常的表现　高钾血症时因传导阻滞、兴奋折返等常发生多种类型的心律失常，严重者可出现心室纤颤，甚至发生心搏骤停。

2. 对神经肌肉兴奋性的影响

（1）轻度高钾血症时，血清 K^+ 浓度为 5.5～7.0 mmol/L，细胞外液的 K^+ 浓度升高，而细胞内液变化不大，细胞内、外液的 K^+ 浓度比值变小，静息状态下 K^+ 外流减少，静息电位绝对值变大，与阈电位的距离接近，神经肌肉兴奋性增高，表现为肌肉疼痛、感觉异常等。

（2）当血清 K^+ 浓度达到 7.0 mmol/L 以上时，静息电位与阈电位的距离过小，快 Na^+ 通道失活，肌细胞处于除极阻滞状态，兴奋性下降，表现为肌无力、瘫痪等。

3. 高钾血症对酸碱平衡的影响

（1）高钾血症时，细胞外 K^+ 浓度增高，K^+ 进入细胞内，通过 H^+－K^+ 交换作用，H^+ 从细胞内移到细胞外，使细胞外液 H^+ 浓度增高，导致代谢性中毒。

（2）高钾血症时，肾小管上皮细胞内 K^+ 含量升高，H^+ 含量降低，导致 K^+-Na^+ 交换增强，而 H^+-Na^+ 交换减弱，肾排 H^+ 减少，此时血浆呈酸性，尿液呈碱性，故称为反常性碱性尿。

（三）防治原则及护理的病理生理学基础

1. 去除病因，治疗原发病。

2. 减少钾的摄入，禁食含钾食物。给予葡萄糖和胰岛素静脉滴注，促进钾向细胞内转移。

3. 静脉给予钙剂，以恢复心肌兴奋性，提高心肌收缩力。给予钠盐提高动作电位幅度和速度，改善心肌传导性。

4. 护理工作需注意密切监测血 K^+ 浓度、心电图、尿量、生命体征及临床表现的变化，及时纠正代谢性酸中毒。

思　考　题

问答题

1. 比较高渗性脱水、低渗性脱水和等渗性脱水的基本特征、发生原因及对机体影响有何区别。
2. 为何低渗性脱水比高渗性脱水更易引起循环衰竭？
3. 试比较低钾血症与高钾血症对心肌电生理特性影响的差异及其机制。

第三章　酸碱平衡失调

学习要点

掌握酸碱平衡失调、代谢性酸中毒和代谢性碱中毒、呼吸性酸中毒和呼吸性碱中毒、代偿性酸碱中毒、失代偿性酸碱中毒、混合型酸碱平衡失调的概念，掌握代谢性酸中毒的原因、机体的代偿调节。熟悉代谢性碱中毒、呼吸性酸中毒、呼吸性碱中毒的原因、机体的代偿调节。理解酸碱中毒对机体的影响。

第一节　概　　述

一、酸碱平衡

人体的体液环境必须具有适宜的酸碱度，才能维持机体组织细胞正常的代谢和生理活动。正常体液适宜的酸碱度稳定在很窄的弱碱性范围内（pH7.35～7.45）。然而机体在代谢过程中不断有酸性物质或碱性物质产生，也经常有酸性或碱性食物被摄入体内，虽然这些物质均可使体液酸碱度发生变化，但是机体通过体液的缓冲系统、肺和肾的调节作用及细胞内外离子交换等完善而灵敏的调节机制，仍可维持血 pH 在正常范围内。这种在生理情况下，机体维持体液 pH 相对稳定的现象称为酸碱平衡（acid-base balance）。

二、反映酸碱平衡的常用指标

反映机体酸碱平衡的指标包括动脉血 pH、动脉血二氧化碳分压（$PaCO_2$）、标准碳酸氢盐（SB）和实际碳酸氢盐（AB）、缓冲碱（BB）和碱剩余（BE）。其中动脉血 pH、$PaCO_2$、SB 和 AB 是反映酸碱平衡的常用指标。

（一）动脉血 pH

pH 是血浆 H^+的负对数，是表示血液酸碱度的简明指标。正常人动脉血 pH 为 7.35～7.45

(平均值为7.4)。pH<7.35为失代偿性酸中毒,pH>7.45为失代偿性碱中毒。但动脉血pH只能反映血液总的酸碱状况,不能区分是代谢性还是呼吸性酸碱平衡失调。若pH在正常范围,可能表明:① 血液酸碱度正常;② 代偿性酸碱平衡失调;③ 某些混合型酸碱平衡失调。

(二)动脉血二氧化碳分压

动脉血二氧化碳分压($PaCO_2$)是指血浆中呈物理溶解状态的CO_2分子产生的张力。$PaCO_2$正常值为33~46 mmHg,平均为40 mmHg。$PaCO_2$反映血浆中H_2CO_3的含量,是判断呼吸性酸碱平衡失调的重要指标。

(三)标准碳酸氢盐和实际碳酸氢盐

标准碳酸氢盐(SB)是全血在标准条件下(即温度38 ℃、血氧饱和度为100%、$PaCO_2$为40 mmHg)测得的血浆HCO_3^-含量。正常值为22~27mmol/L,平均为24mmol/L。由于已排除了呼吸因素的影响,故SB是判断代谢性因素的指标。

实际碳酸氢盐(AB)是指隔绝空气的血液标本,在实际$PaCO_2$、实际体温和血氧饱和度条件下测得的血浆HCO_3^-含量。正常人SB和AB两者无差异,但AB受呼吸和代谢性双重因素的影响。呼吸性酸中毒时,受肾代偿调节作用影响,HCO_3^-增加,AB>SB;呼吸性碱中毒时,AB<SB;代谢性酸中毒时,HCO_3^-减少,AB=SB,但低于正常参考值;代谢性碱中毒时HCO_3^-增加,AB=SB,但高于正常参考值。AB与SB的差值反映呼吸性因素对酸碱平衡的影响。

三、酸碱平衡失调的概念及分类

由于各种原因使体内酸性或碱性物质增多或减少超过机体的代偿调节能力,或因机体对酸碱调节的机制发生障碍,以致体液酸碱度的稳定性破坏,称为酸碱平衡失调(acid-base disturbance),此时血液pH <7.35或>7.45。

血液的酸碱度与血浆中HCO_3^-/H_2CO_3缓冲对有着密切的关系。在这一缓冲对中,H_2CO_3可提供H^+,故为酸;HCO_3^-可接受H^+,故为碱。H_2CO_3受呼吸的调节,是酸碱平衡的呼吸性因素;HCO_3^-受肾的调节,是酸碱平衡的代谢性因素。而且,血pH主要取决于血浆中[HCO_3^-]与[H_2CO_3]的比值,正常时两者比值为20∶1,血液pH为7.4。

体内酸性物质或碱性物质过多,超出机体的调节能力,或者肺和肾功能障碍使调节酸碱平衡的功能障碍,均可使血浆中HCO_3^-与H_2CO_3浓度及其比值的变化超出正常范围而导致酸碱平衡失调,如酸中毒或碱中毒。由于HCO_3^-浓度降低或H_2CO_3浓度增高,为酸中毒(acidosis);由于HCO_3^-浓度增高或H_2CO_3浓度降低,为碱中毒(alkalosis)。由于HCO_3^-浓度原发性降低或增高引起的酸碱平衡失调称为代谢性酸中毒或代谢性碱中毒,由于H_2CO_3浓度原发性增高或降低引起的酸碱平衡失调称为呼吸性酸中毒或呼吸性碱中毒。

在发生酸、碱中毒时,虽然血浆中HCO_3^-和H_2CO_3的含量发生了改变,但通过机体代偿调节,使两者浓度的比值仍维持在20∶1,pH在正常范围,称为代偿性酸中毒或代偿性碱中毒;若通过机体代偿调节,两者浓度的比值不能维持在20∶1,pH低于或高于正常范围,则为失代偿性酸中毒或失代偿性碱中毒。

如果在一个患者体内只存在一种酸碱平衡失调,则称为单纯型酸碱平衡失调;如果在一个患者体内同时存在两种或两种以上的酸碱平衡失调，则称为混合型酸碱平衡失调。混合型酸碱平衡失调比较复杂，且临床常见。本章重点介绍单纯型酸碱平衡失调，其中最重要而常见的是代谢性酸中毒。

第二节　单纯型酸碱平衡失调

一、代谢性酸中毒

代谢性酸中毒(metabolic acidosis)以血浆[HCO_3^-]原发性减少为特征，是临床上最常见的一种酸碱平衡失调。

(一) 原因

1. HCO_3^-丢失过多　严重腹泻、肠瘘、肠道引流等使含有大量HCO_3^-的碱性消化液丢失，肾上腺皮质功能低下、碳酸酐酶抑制药的长期使用等使大量HCO_3^-随尿丢失。

2. HCO_3^-消耗过多　由于体内酸性物质过多而使HCO_3^-被大量消耗而减少。

(1) 酸性物质产生过多：如各种原因引起组织缺氧时产生大量乳酸，糖尿病、严重饥饿时产生大量酮体等。

(2) 酸性物质摄入过多：如服用过多水杨酸盐、稀盐酸等药物。

(3) 酸性物质排出过少：多见于急性肾衰竭和慢性肾衰竭晚期。

(二) 机体的代偿调节

1. 血液缓冲　代谢性酸中毒时，血液中过多的H^+立即被HCO_3^-缓冲，反应式如下：

$$H^+ + HCO_3^- \longrightarrow H_2CO_3 \longrightarrow H_2O + CO_2\uparrow$$

在缓冲过程中，HCO_3^-不断被消耗而减少，所形成的CO_2则经肺排出。

2. 肺代偿　由于血 pH 降低及$PaCO_2$升高等反射性兴奋呼吸中枢，使呼吸加深、加快，排出大量CO_2，使血浆H_2CO_3含量及$PaCO_2$代偿性降低，以致[HCO_3^-]/[H_2CO_3]能趋于正常。肺的调节作用发生较快，一般在酸中毒发生后数分钟即可出现充分的呼吸代偿，但肺只能通过调节CO_2的呼出量来控制血液中H_2CO_3的含量。

3. 细胞内外离子交换缓冲　酸中毒时，可通过细胞内外离子交换(主要为H^+-K^+交换)来降低血液H^+浓度。细胞外液中的H^+向细胞内转移，再被细胞内的缓冲碱所缓冲；同时，细胞内K^+向细胞外转移，以维持细胞内外电位平衡，因此，酸中毒易导致高钾血症。

4. 肾代偿　代谢性酸中毒时(肾功能异常引起的酸中毒除外)，肾排酸保碱功能增强是重要的代偿方式。肾主要通过促进肾小管泌H^+和重吸收HCO_3^-增加、磷酸盐酸化增加、排NH_4^+增加来提高血液中HCO_3^-的含量。在代谢性酸中毒时，NH_4^+的生成和排出是排H^+的主要方式，而且酸中毒越严重，排NH_4^+也越多。肾的代偿作用发生较慢，一般在酸中毒发生数小时后开始，3～5 d可发挥最大效应。但肾的代偿作用持续时间长，效能高。

通过上述代偿调节，使血浆[HCO_3^-]与[H_2CO_3]的比值能维持于20∶1，血 pH 在正常范围内，则为代偿性代谢性酸中毒。如虽通过代偿，[HCO_3^-]与[H_2CO_3]的比值仍低于 20∶1，血 pH<7.35，则为失代偿性代谢性酸中毒。

代谢性酸中毒时，由于血浆[HCO_3^-]原发性减少，使 SB 降低，AB 降低；[H_2CO_3]可继发性减少，$PaCO_2$降低。血 K^+升高，尿液呈酸性。

（三）对机体的影响

代谢性酸中毒时，由于[H^+]升高，可使心肌收缩性减弱，心排血量减少；并可降低外周血管对儿茶酚胺的敏感性，使外周阻力血管扩张，血压可轻度下降；同时，血钾升高可进一步加重心肌损害。代谢性酸中毒时，可引起中枢神经系统功能障碍，患者可有乏力、反应迟钝、嗜睡等表现，严重者可出现昏迷，甚至可因呼吸及血管运动中枢麻痹而死亡。

二、呼吸性酸中毒

呼吸性酸中毒（respiratory acidosis）是以血浆[H_2CO_3]原发性增高为特征的酸碱平衡失调类型。

（一）原因

1. CO_2排出减少　见于呼吸中枢抑制、呼吸肌麻痹、呼吸道阻塞、胸廓和肺的病变等导致肺通气不足，以致 CO_2排出障碍，这是引起呼吸性酸中毒的常见原因。

2. CO_2吸入过多　见于通风不良的环境中，如坑道、防空洞等，由于吸入气中 CO_2浓度过高，使机体 H_2CO_3生成增多。

（二）机体的代偿调节

呼吸性酸中毒时血浆中 H_2CO_3含量首先增高，由于血浆碳酸氢盐缓冲系统不能缓冲挥发酸，其他缓冲对含量较低，缓冲 H_2CO_3的能力极为有限，而且呼吸性酸中毒时呼吸功能已发生障碍，肺的代偿调节难以发挥作用。呼吸性酸中毒时，机体的主要代偿调节方式如下。

1. 细胞内外离子交换和细胞内缓冲　急性呼吸性酸中毒时，主要依靠细胞内外离子交换和细胞内缓冲来进行代偿调节。由于此种代偿方式能力有限，急性呼吸性酸中毒往往是失代偿性的。

2. 肾的代偿调节　慢性呼吸性酸中毒时，肾的代偿调节则是主要代偿方式。此时，肾排酸保碱功能增强，HCO_3^-重吸收增多，使血浆中 HCO_3^-含量代偿性增加。

通过上述代偿调节，如血浆[HCO_3^-]与[H_2CO_3]的比值能维持在 20∶1，血 pH 在正常范围，则为代偿性呼吸性酸中毒。如代偿不足，[HCO_3^-]与[H_2CO_3]的比值降低，血 pH 下降，则为失代偿性呼吸性酸中毒。

呼吸性酸中毒时血浆[H_2CO_3]原发性增高，故 $PaCO_2$升高；[HCO_3^-]继发性增高，AB、SB 均升高；由于有 CO_2潴留，AB>SB。血 K^+升高，尿液呈酸性。

（三）对机体的影响

呼吸性酸中毒对心血管系统的影响与代谢性酸中毒相似，但对中枢神经系统的影响往往比代谢性酸中毒更为明显，尤其是急性呼吸性酸中毒时。由于急性呼吸性酸中毒时潴留于血液中的大量 CO_2能迅速通过血－脑屏障，使脑内 H_2CO_3含量明显升高，脑脊液 pH 降低更为明显；同时

CO_2潴留可引起脑血管明显扩张，脑血流量增加，颅内压升高，故中枢神经系统功能失调的表现更为突出。

三、代谢性碱中毒

代谢性碱中毒（metabolic alkalosis）是以血浆[HCO_3^-]原发性增高为特征的酸碱平衡失调。

（一）原因

1. 酸性物质丢失过多　严重呕吐、胃肠减压等使胃酸丢失过多，肠液中的 HCO_3^-不能被中和而吸收入血。

2. 碱性物质摄入过多　服用或静脉输入过多的碱性药物。

3. 低钾　血钾降低时细胞内 K^+移至细胞外，细胞外液 H^+换入细胞内；同时肾小管上皮细胞因缺钾导致排 H^+增多，H^+-Na^+交换增加，HCO_3^-重吸收增强而发生代谢性碱中毒。

（二）机体的代偿调节

由于血浆 HCO_3^-含量增高，pH 上升，使呼吸中枢兴奋性降低，呼吸变浅变慢，CO_2排出减少，从而导致血浆 H_2CO_3含量及 $PaCO_2$代偿性增高。并且通过细胞内外离子交换，细胞内 H^+溢出到细胞外以补充细胞外 H^+的不足。另外，肾通过排酸保碱功能的减弱，排 H^+、泌 NH_4^+ 减少，HCO_3^-重吸收也减少，使血浆 HCO_3^-含量有所降低。

通过上述代偿，[HCO_3^-]与[H_2CO_3]的比值能维持在 20∶1，pH 不变，为代偿性代谢性碱中毒。如代偿不足，pH>7.45，则为失代偿性代谢性碱中毒。

代谢性碱中毒时血浆[HCO_3^-]原发性增高，使 SB 升高，AB 升高；[H_2CO_3]可继发性增高，$PaCO_2$升高；血 K^+降低；尿液呈碱性，但由于低钾血症引起的碱中毒，排酸性尿，称为反常性酸性尿。

（三）对机体的影响

严重的代谢性碱中毒时，由于中枢抑制性神经递质合成减少，患者可出现烦躁不安、精神错乱、谵妄等中枢神经系统兴奋的表现。严重的急性碱中毒时，神经肌肉的应激性增高，患者可出现手足搐搦、神经反射亢进，甚至惊厥等表现。由于碱中毒时细胞内外 H^+-K^+交换和肾排 K^+增加，往往伴有低钾血症。

四、呼吸性碱中毒

呼吸性碱中毒（respiratory alkalosis）是以血浆[H_2CO_3]原发性降低为特征的酸碱平衡失调。

（一）原因

呼吸性碱中毒主要由于肺通气过度，CO_2排出过多所致，常见于癔症、高热、颅脑损伤。此外，人工呼吸机使用不当，也可造成通气过度。

（二）机体的代偿调节

呼吸性碱中毒时因呼吸功能异常，肺代偿作用难以发挥，而肾调节又发生较慢。所以，急性呼吸性碱中毒时，主要还是通过细胞内外离子交换和细胞内缓冲来进行代偿；慢性呼吸性碱中毒时，则主要通过肾进行调节。

通过代偿调节，[HCO_3^-]与[H_2CO_3]的比值能维持在 20∶1，pH 不变，为代偿性呼吸性碱中毒。如代偿不全，pH 升高，则为失代偿性呼吸性碱中毒。

呼吸性碱中毒时血浆[H_2CO_3]原发性减少，使 $PaCO_2$ 降低；[HCO_3^-]可继发性减少，AB、SB 均降低；由于 CO_2 排出过多，AB<SB。血 K^+ 降低，尿液呈碱性。

（三）对机体的影响

由于 $PaCO_2$ 降低引起脑血管收缩和脑血流量减少，患者可出现头痛、头晕、注意力不集中等症状。此外，也可出现神经肌肉兴奋性增高的表现和低钾血症等。

四型酸碱平衡失调的鉴别归纳如表 2-3-1。

表 2-3-1 四型酸碱平衡失调的鉴别

鉴别点	代谢性酸中毒	呼吸性酸中毒	代谢性碱中毒	呼吸性碱中毒
主要原因	酸潴留或碱丢失	通气不足	碱潴留或酸丢失	通气过度
基本特征	血浆[HCO_3^-]↓	血浆[H_2CO_3]↑	血浆[HCO_3^-]↑	血浆[H_2CO_3]↓
pH	↓（代偿型在正常范围）		↑（代偿型在正常范围）	
$PaCO_2$	↓	↑	↑	↓
AB 与 SB	均↓	均↑、AB>SB	均↑	均↓，AB<SB
血 K^+	↑	↑	↓	↓
尿	酸性（高钾血症引起的酸中毒时呈碱性）	酸性	碱性（低钾血症引起的碱中毒时呈酸性）	碱性

第三节 混合型酸碱平衡失调

混合型酸碱平衡失调是指同一患者有两种或两种以上的单纯型酸碱平衡失调同时存在。一般分为以下几种类型。

一、相加性混合型酸碱平衡失调

相加性混合型酸碱平衡失调指代谢性和呼吸性异常同为酸中毒或碱中毒，如呼吸性酸中毒合并代谢性酸中毒、呼吸性碱中毒合并代谢性碱中毒。此时两种类型的失调使 pH 向同一方向移动，导致 pH 显著偏离正常。

二、相消性混合型酸碱平衡失调

相消性混合型酸碱平衡失调指代谢性和呼吸性异常一为酸中毒一为碱中毒，如呼吸性酸中毒合并代谢性碱中毒、代谢性酸中毒合并呼吸性碱中毒、代谢性酸中毒合并代谢性碱中毒。此时两种类型的失调使 pH 向相反方向移动，血 pH 则由主要的类型决定；如果两型失调使 pH 偏离正好互相抵消，则 pH 可在正常范围。

因为同一患者不可能同时既有通气不足又有通气过度，因此呼吸性酸中毒和呼吸性碱中毒不会同时存在。

三、三重性混合型酸碱平衡失调

三重性混合型酸碱平衡失调指有三种单纯型酸碱平衡失调同时存在，但只见于代谢性酸中毒和代谢性碱中毒并存时，同时再伴有呼吸性酸中毒或呼吸性碱中毒。

混合型酸碱平衡失调的情况比较复杂，必须在充分了解原发病病情的基础上，综合所检测的有关指标，动态分析病情，及时而准确地作出判断，才能进行合理治疗，取得满意的效果。

思考题

一、名词解释

代谢性酸中毒　代谢性碱中毒　呼吸性酸中毒　呼吸性碱中毒　代偿性代谢性酸中毒　代偿性代谢性碱中毒　失代偿性代谢性酸中毒　失代偿性代谢性碱中毒　混合型酸碱平衡失调

二、填空题

1. 代谢性酸中毒时，机体通过________、________、________和________进行代偿调节。

2. 代谢性酸中毒时，肾重吸收 $NaHCO_3$ 增加，与肾小管上皮细胞________酶活性增高有关。

3. 肾________功能增强是代谢性酸中毒的重要代偿方式，其代偿方式表现为：________，________，________。

4. 呼吸性酸中毒的基本特征是________。急性呼吸性酸中毒时机体的主要代偿调节是________，慢性呼吸性酸中毒时的主要代偿调节是________。

5. 剧烈呕吐引起代谢性碱中毒，其发生机制与下列因素有关：________，________，________，________。

6. 细胞外液的 pH 主要取决于________________的比值。

7. 肺在酸碱平衡的调节作用是通过________来调节血浆________的变化。

8. 标准碳酸氢盐是指全血标本在标准条件下，即在温度________、血氧饱和度为________和 $PaCO_2$ 为________测得的血浆 HCO_3^- 含量。

9. 在一个化学反应中，能释放________的化学物质称为酸，例如，________和________；能接受________的化学物质称为碱，例如，________和________。

三、问答题

1. 试述引起代谢性酸中毒的原因及其血气分析参数的变化。

2. 代谢性酸中毒时机体是如何进行代偿调节的？

3. 酸中毒对机体有哪些影响？

第四章　水　　肿

学习要点

掌握水肿的概念和常见类型。理解水肿的病因和发病机制及水肿对机体的影响。

水肿(edema)是指过多的液体在组织间隙或体腔中积聚。水肿发生于体腔内称为积水(hydrops),如心包积液、胸腔积液、腹腔积液、脑积水等。水肿不是独立的疾病,是许多疾病的一种常见的病理过程。

水肿的分类:① 根据水肿的分布范围分为全身性水肿和局部性水肿;② 按水肿发生的原因分为心性水肿、肝性水肿、肾性水肿、营养不良性水肿、炎性水肿、淋巴性水肿等;③ 根据发生部位分为脑水肿、喉头水肿、肺水肿、皮下水肿等。

第一节　水肿的病因与发病机制

一、水肿的病因

水肿是由多种原因引起的。全身性水肿多见于心力衰竭、肾病综合征和肾炎以及肝疾病,也可见于营养不良和某些内分泌疾病。有的水肿原因不明,称为特发性水肿。局部水肿常见于器官组织的局部炎症、静脉阻塞、淋巴管阻塞等情况。

二、水肿的发病机制

正常人体组织间液含量相对恒定,这种恒定有赖于血管内外液体交换和体内外液体交换的动态平衡,一旦这种动态平衡失调,导致组织间液的生成大于回流和(或)钠水潴留时,则可引起水肿。

(一) 血管内外液体交换平衡失调

正常情况下维持机体血管内外液体交换动态平衡的因素如下。① 有效流体静压:是促使液体滤出毛细血管的力量。有效流体静压 = 毛细血管的平均血压(2.33 kPa)-组织间液的流体静压(-0.87 kPa)= 3.20 kPa。② 有效胶体渗透压:是促使液体回吸收入毛细血管的力量。有效胶体渗透压=血浆胶体渗透压(3.72 kPa)-组织间液的胶体渗透压(0.67 kPa)= 3.05 kPa;这两种力量之差为平均实际滤过压(0.15 kPa)。可见,正常情况下组织液的生成略大于回流。③ 淋巴液回流:组织液回流剩余的部分须经淋巴系统回流进入血液循环。不仅如此,淋巴回流还可把毛细血管漏出的蛋白质、细胞代谢产生的大分子物质回吸收入体循环。以上一个或多个因素发生异常变化引起组织液生成增加或回流减少,或二者兼有,均可导致水肿(图 2-4-1)。

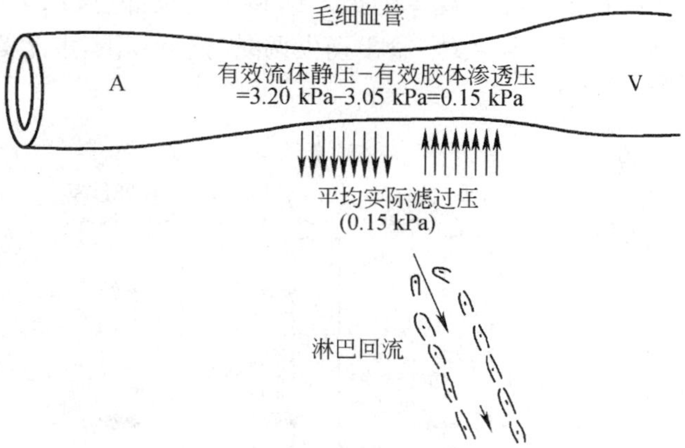

图 2- 4-1　血管内外液体交换

1. 毛细血管流体静压增高　毛细血管流体静压增高可致有效流体静压增高,液体从毛细血管内滤出增多,组织液生成增加。当后者超过淋巴液回流的代偿能力时,就会发生水肿。毛细血管流体静压增高的主要原因是静脉压增高。全身性静脉压增高引起全身性水肿,见于充血性心力衰竭,如左心衰竭引起肺淤血、肺水肿,右心衰竭引起下肢水肿。局部静脉压增高引起局部水肿,见于静脉腔内血栓形成以及静脉受压(如肿瘤压迫)。动脉性充血也可引起毛细血管流体静压增高,如炎性水肿等。

2. 血浆胶体渗透压下降　血浆胶体渗透压下降使平均实际滤过压增大,组织液生成增加。超过淋巴液回流的代偿能力时,可发生水肿。血浆胶体渗透压主要取决于血浆清蛋白的含量,当血浆清蛋白含量少于 20 g/L 时,即可致水肿。引起血浆蛋白降低的原因多见于:① 蛋白质合成减少,见于肝硬化和营养不良;② 蛋白质丧失过多,如肾病综合征时血浆蛋白大量从尿中丢失;③ 蛋白质分解代谢增强,见于慢性消耗性疾病,如慢性感染、恶性肿瘤等。

3. 微血管壁通透性增加　正常时,毛细血管只允许微量蛋白质滤出,当微血管壁通透性增加时,血浆蛋白从毛细血管和微血管滤出增加,造成血浆胶体渗透压降低和组织间液的胶体渗透压升高,组织液生成明显增多。常见于各种炎症,包括感染、烧伤、冻伤、化学伤以及昆虫咬伤等。这些因素可直接损伤微血管壁或通过组胺、激肽类等炎症介质的作用而使微血管壁通透性增加。

4. 淋巴液回流受阻　畅通的淋巴管不仅能把组织液及其所含蛋白质回收到血液循环,而且在组织液生成增加时还能代偿回流,防止液体在组织间隙积聚。但在某些病理情况下,如淋巴管受肿瘤压迫或被丝虫成虫阻塞,以及广泛的淋巴结切除(如乳腺癌根治术)等,使淋巴回流受阻或不能代偿性回流加强时，就可导致富含蛋白质的淋巴液在组织间隙中积聚而形成淋巴性水肿。

（二）体内外液体交换平衡失调

上述水肿的发生机制，仅仅考虑到血浆是水肿液的来源，这只能解释局部性水肿的发生机制和全身性水肿的部分发生机制。实际上，全身性水肿必须同时伴有钠、水在体内的潴留。正常机体的钠、水摄入量和排出量处于动态平衡，以维持体液总量和组织间液量的恒定。这种动态平衡主要通过肾的排泄功能来实现。正常肾小球滤过的钠水总量中，99.0%～99.5%被肾小管重吸收，仅0.5%～1.0%从尿中排出。在有规律的摄入钠和水的条件下，肾小球和肾小管的功能保持平衡（球-管平衡）。在某些因素导致球-管平衡失调时，便可致钠、水潴留，成为水肿发生的重要原因（图2-4-2）。

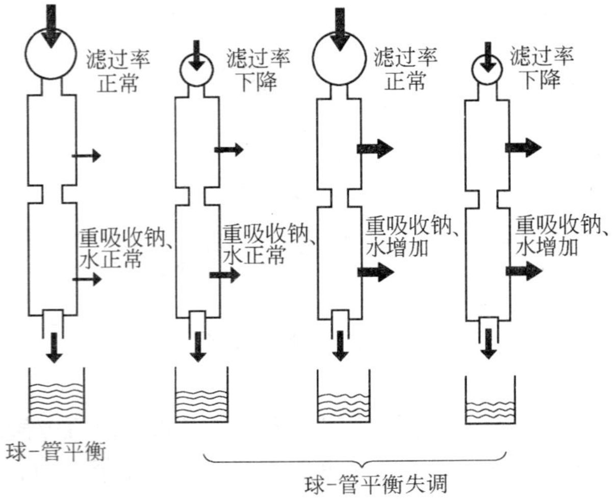

图2-4-2 球-管平衡失调的形式

导致球-管平衡失调，肾排钠、水减少的主要因素如下。

1. 肾小球滤过率（glomerular filtration rata, GFR）降低

（1）广泛的肾小球病变：如在急性肾小球肾炎，炎性渗出物和内皮细胞肿胀造成肾小球毛细血管阻塞；在慢性肾小球肾炎时，大量肾单位破坏，肾小球滤过面积明显减少。这些病变均使肾小球滤过率降低。

（2）有效循环血量减少：充血性心力衰竭、肝硬化腹腔积液、肾病综合征等使有效循环血量减少、肾血流量减少，导致肾小球滤过率降低。肾血流量减少又可引起交感-肾上腺髓质系统兴奋和肾素-血管紧张素系统活性增加，使入球小动脉收缩，肾血流量进一步减少，肾小球滤过率进一步降低，导致钠、水潴留。

2. 肾小管重吸收增加 不论肾小球滤过率有无降低，只要肾小管对钠、水重吸收增加，均能引起球-管平衡失调，这是全身性水肿时钠、水潴留的重要发病环节。引起肾小管对钠、水重吸收增加的因素有：

（1）近曲小管重吸收钠、水增加：当有效循环血量减少时，近曲小管对钠、水的重吸收增加，使肾排水量减少。引起近曲小管重吸收增加的因素有：

1）心房利钠肽（ANP）分泌减少：有效循环血量明显减少时，ANP的牵张感受器兴奋性下降，使ANP分泌减少，对近曲小管重吸收钠的抑制作用减弱，从而导致和促进水肿的发生。

2）肾小球滤过分数（glomerular filtration fraction，FF）增加。FF = GFR/肾血浆流量。充血性心力衰竭或肾病综合征时，肾血流量减少，由于出球小动脉收缩比入球小动脉收缩明显，GFR相对增加，故FF增加。此时近曲小管旁毛细血管血压下降而血浆胶体渗透压增加，导致钠、水重吸收增加，而发生水肿。

（2）远曲小管和集合管重吸收钠、水增加：醛固酮和抗利尿激素在调节远曲小管和集合管对钠和水的重吸收方面具有重要作用。

1）醛固酮增加。① 分泌增加：有效循环血量减少或其他原因使肾血流量减少时，肾小球滤过率下降，并刺激肾入球小动脉的牵张感受器，使近球细胞分泌肾素增加；同时致密斑也因流经的钠量减少受刺激，也可使肾素分泌增加，从而激活肾素－血管紧张素系统，使醛固酮分泌增加。② 灭活减少：严重肝病时肝细胞灭活醛固酮功能减退，也是血中醛固酮含量增加的原因。

2）抗利尿激素分泌增加。① 有效循环血量减少使左心房和胸腔大血管的容量感受器所受刺激减弱，反射性地引起抗利尿激素分泌增加。② 醛固酮分泌增加使肾小管对钠的重吸收增加，血浆渗透压增加，刺激下丘脑渗透压感受器，使抗利尿激素的分泌与释放增加。

上述是导致水肿发生的基本因素和机制。临床上所见的水肿往往是几种因素共同或相继作用的结果。

第二节 常见的水肿类型

一、心性水肿

因右心衰竭引起的全身性水肿称为心性水肿。

（一）发生机制

1. 毛细血管流体静压增加　右心衰竭导致体循环静脉回流受阻，静脉淤血，使静脉压和毛细血管压增加，因而组织间液生成增加。

2. 钠、水潴留

（1）右心衰竭时心排血量减少，肾血流量减少，肾小球滤过率降低，肾小管重吸收增加，导致钠、水潴留。

（2）右心衰竭导致肝淤血，对醛固酮和抗利尿激素灭活不足，也引起钠、水潴留。

（3）肝淤血导致血浆蛋白合成减少以及钠、水潴留造成的血液性稀释，使血浆胶体渗透压降低，组织液回吸收减少，促进了水肿的发生和发展。

（二）临床特点

心性水肿的典型表现是皮下水肿，用手指压迫局部皮肤，出现不立即消退的凹陷，称为凹陷性水肿。这是由于分布在组织间隙中的胶体网状物对液体有强大的吸附能力和膨胀性。只有当液体的积聚超过胶体网状物的吸附能力时,才游离出来形成游离的液体(此时表明水肿已较严重)。过多的游离液体在组织间隙中具有高度的移动性,当液体积聚到一定量时,用手指按压该部位皮肤,游离液体向周围散开形成凹陷。若积聚的液体能被胶体网状物吸附,手指压迫后不出现凹陷者,称为隐性水肿。

心性水肿最常见于身体的低垂部位,一般以下肢最早出现,且较明显,久卧者则以骶部最明显,这是由于重力作用所致。严重时水肿可波及全身,出现胸、腹腔积液等。

二、肝性水肿

由肝疾病引起的体液异常聚集称为肝性水肿。

(一) 发生机制

1. 肝静脉回流受阻　肝硬化引起静脉回流受阻,肝窦内压增高,肝淋巴液生成增加,液体可经肝表面或肝门部流入腹腔,形成腹腔积液。

2. 门静脉高压　肝硬化引起门静脉高压,肠系膜毛细血管流体静压增高,肠淋巴液生成增加,参与腹腔积液的形成。

3. 血浆胶体渗透压下降　肝硬化时清蛋白合成减少,血浆胶体渗透压下降,促进腹腔积液形成。

4. 激素灭活减少　肝功能下降使醛固酮、抗利尿激素灭活减少,导致钠、水潴留,加重腹腔积液形成。

(二) 临床特点

肝性水肿时,以腹腔积液为主要表现,严重时也见下肢及皮下水肿,甚至还可伴有胸腔积液等。

三、肾性水肿

由原发性肾性疾病引起的水肿称为肾性水肿。

(一) 发生机制

1. 肾病性水肿　主要环节是长期蛋白尿使血浆蛋白丢失过多,导致组织液生成增加,其结果又使血浆容量减少,有效循环血量减少,从而激活肾素-血管紧张素-醛固酮系统,引起醛固酮、抗利尿激素分泌增加,导致钠、水潴留。

2. 肾炎性水肿　主要环节是由于肾小球增生性病变,使肾小球滤过率下降,而肾小管重吸收未相应减少,导致钠、水潴留。

(二) 临床特点

肾性水肿轻者仅在面部、眼睑等组织疏松部位出现水肿,重者可致全身性水肿。

四、肺水肿

过多的液体积聚于肺间质,进而溢入肺泡内,称为肺水肿。

(一) 发生机制

1. 肺毛细血管流体静压增加 左心衰竭时，肺静脉回流受阻致肺静脉淤血，肺毛细血管流体静压升高，严重时引起肺水肿。

2. 肺微血管壁通透性增加 肺炎、休克肺、吸入毒气等情况下，肺微血管壁通透性增加，蛋白质滤出增加，使组织间液胶体渗透压升高而血浆胶体渗透压下降，出现间质性肺水肿，进而溢入肺泡，引起肺泡水肿。

3. 胶体渗透压下降 如给休克患者输入大量晶体溶液，除可使肺血管容量增加外，还可使血浆蛋白被稀释，从而导致肺水肿发生。

(二) 临床特点

急性肺水肿表现为严重呼吸困难（端坐呼吸、发绀），咳白色或粉红色泡沫样痰。慢性肺水肿多见于慢性左心衰竭引起的肺淤血，久之可致肺纤维组织增生，导致肺褐色硬化。

五、脑水肿

脑组织的液体含量增加引起脑体积增大和质量增加称为脑水肿。根据发生机制不同将脑水肿分为以下 3 种类型。

(一) 血管源性脑水肿

血管源性脑水肿为最常见的类型，多见于脑外伤、脑肿瘤、脑出血、脑脓肿、化脓性脑膜炎等疾病。主要发生机制是脑内毛细血管通透性增加。主要特点是细胞间隙的白质内有大量蛋白性液体积聚。

(二) 细胞毒性脑水肿

细胞毒性脑水肿多见于急性脑缺血、脑膜炎、水中毒等情况。特点是水肿液主要分布于细胞内，如神经细胞、神经胶质细胞、脑血管内皮细胞等。

(三) 间质性脑水肿

间质性脑水肿多见于肿瘤压迫及炎性疾病，这是因为脑脊液循环障碍，脑脊液在脑室中积聚，导致脑室内压增加，脑脊液溢入周围白质中引起间质性水肿。

以上 3 种类型脑水肿临床上可同时或先后出现。

第三节 水肿对机体的影响

一、有利影响

(一)“安全阀”作用

在血容量明显增加时，水肿的发生使大量液体转移到组织间隙中，可防止循环系统压力急剧上升，从而避免血管破裂和急性心力衰竭。

（二）增强局部抵抗力

炎性水肿时，水肿液能稀释毒素，减轻其毒性作用。水肿液中的抗体可增加局部组织的免疫能力。

二、不利影响

水肿对器官组织功能的影响，视水肿发生的部位、速度和程度而异。

（一）营养障碍

过量的液体在组织间隙中积聚，使细胞与毛细血管间的距离增大，增加了营养物质在细胞间弥散的距离，而且还可压迫组织的微血管，使组织细胞发生营养障碍，组织抵抗力下降，易发生感染及伤口不易修复等。

（二）影响器官组织的功能活动

水肿对器官组织功能活动的影响取决于水肿发生的速度及程度。如胃肠黏膜水肿可引起消化吸收障碍，肺水肿可引起呼吸困难，心包积液可引起心功能障碍，急性重度的喉头水肿引起窒息，脑水肿可致颅内压增高，等等。

思 考 题

一、名词解释

水肿　　肺水肿　　脑水肿

二、判断题

1. 引起急性肾炎性水肿的最重要因素是醛固酮增加。
2. 左心衰竭引起肺水肿的主要发病因素是肺泡壁毛细血管内压升高。
3. 心房利钠肽能抑制近曲小管重吸收钠，增加尿钠的排出。
4. 肝性水肿一般先出现于面部和眼睑。

三、问答题

1. 为什么说钠、水潴留的基本机制是球-管平衡失调？
2. 水肿对机体有什么影响？

第五章　发　　热

学习要点

掌握发热、致热原、发热激活物、内生致热原的概念，掌握发热的分期及各期热代谢的特点。熟悉发热的分类。理解发热的发病机制、发热时机体的代谢和功能变化特点。

第一节　发热的概念与分类

一、发热的概念

人体相对稳定的体温是机体进行正常新陈代谢和生命活动所必需的。正常人的体温维持在37 ℃左右，这种正常体温的维持是在体温调节中枢调控下实现的。

通常把体温超过正常值0.5 ℃称为体温升高。体温升高包含生理性体温升高（如妇女月经前期、妊娠期、剧烈运动后等出现的体温升高）和病理性体温升高。病理性体温升高又分为两种情况：① 因体温调节中枢调定点上移而引起的调节性体温升高称为发热（fever），发热时体温升高的程度与新的调定点水平一致。② 因体温调节功能障碍导致的被动性体温升高称为过热（hyperthermia），如重症脱水、中暑等引起的散热障碍以及甲状腺功能亢进症引起的产热异常增多导致的体温升高均属于过热，过热时体温升高的程度超过调定点的水平。

综上所述，发热是在致热原作用下，体温调节中枢的调定点上移而引起的调节性体温升高，当体温上升超过正常值的0.5 ℃时，称为发热。

发热不是独立的疾病，而是许多疾病在临床上共有的常见症状之一，尽管疾病的性质有很大的差异，但就其发热的发生和发展规律，却有共同之处。

为了便于理解，现将生理性体温升高和病理性体温升高归纳如图2-5-1。

二、发热的分类

通常把能引起人体或实验动物发热的物质称为致热原（pyrogen）。致热原包括发热激活物和内源性致热原(endogenous pyrogen,EP)。

根据发热激活物的不同,可将发热分为感染性发热与非感染性发热两大类。

- 体温升高
  - 生理性体温升高
    - 应激
    - 月经前期
    - 剧烈运动
  - 病理性体温升高
    - 过热:被动性体温升高,超过调定点水平
    - 发热:调节性体温升高,与调定点相适应

图 2-5-1　体温升高的分类

(一) 感染性发热

感染是发热最常见的原因,绝大多数的感染性疾病都有发热。感染性发热是由病原微生物及寄生虫所致,如细菌、病毒、支原体、立克次体、螺旋体、真菌及各种寄生虫等引起的感染。据统计,在所有的发热中,感染性发热占 50% ~60%,其中细菌感染者约占 43%,病毒感染者发约占 6%。可见细菌性致热原是引起感染性发热的重要致热物质。

(二) 非感染性发热

除感染性发热外都属于非感染性发热,多见于以下几种情况。

1. 无菌性炎症　可见于大面积烧伤、严重创伤、大手术后、内出血、紫外线和放射性照射、心肌梗死等,由于组织坏死,组织蛋白分解及坏死产物的吸收,常可伴有发热。烧伤和创伤等也常合并感染而引起感染性发热。

2. 恶性肿瘤　某些恶性肿瘤,如恶性淋巴瘤、肾癌、肉瘤等常伴有发热,特别是急性白血病,有 60% ~70% 伴有 38.0 ℃以上发热。这种发热的致热原可能是瘤组织坏死或代谢产物。

3. 变态反应　可见于风湿热、血清病或某些药物引起的变态反应(如荨麻疹)等。此时由于抗原抗体复合物的形成和致敏淋巴细胞产生淋巴因子而引起发热。

4. 其他　体内某些类固醇具有致热作用,睾丸酮的中间代谢产物原胆烷醇酮是其典型代表。在正常情况下,这些代谢产物在肝结合或酯化失去其致热作用。在肝功能不全时,这些物质在血中增加,就会引起发热。有人认为,原胆烷醇酮在血中浓度增高是某些周期性发热患者的发热原因。

第二节　发热的发病机制

如前所述,引起发热的疾病和病理过程可以不同,但导致体温升高的机制却是共同的,即均由致热原引起。

一、发热激活物

发热激活物是指能够使细胞产生和释放内源性致热原(EP)的物质。能够产生和释放内源性致热原的体内细胞称为产致热原细胞,如单核细胞、巨噬细胞等。发热是由于发热激活物作用于机体,激活产致热原细胞产生和释放内源性致热原,并经过一系列环节引起调节性体温升高。

发热激活物包括外致热原和某些体内产物。

(一) 外致热原

来自体外的致热物质称为外致热原。革兰阴性细菌产生的内毒素(ET),为脂多糖类物质,耐热性高,是最常见的外致热原。实际上,大多数病原微生物引起的感染性发热都是由外致热原所致,因此,来自致病菌的外致热原也称为细菌性致热原。如革兰阳性菌有葡萄球菌、链球菌、肺炎球菌、白喉杆菌等,革兰阴性菌有大肠杆菌、伤寒杆菌、淋球菌、脑膜炎球菌等。外致热原的特点是分子量比较大(100 万~200 万),难以通过血-脑屏障,因而不能直接作用于下丘脑的体温调节中枢参与发热反应。外致热原的主要作用是激活产致热原细胞产生和释放内源性致热原。

(二) 体内产物

体内某些产物也是一种发热激活物,如抗原抗体复合物、炎症灶激活物、某些类固醇、淋巴因子、尿酸结晶等,可以激活体内某些产致热原细胞产生和释放内源性致热原。

二、内源性致热原

内源性致热原是指在发热激活物的作用下,由产致热原细胞产生和释放的致热物质。机体内能够产生和释放内源性致热原的细胞,主要有单核细胞和组织巨噬细胞(如肝星形细胞、脾巨噬细胞、骨髓巨噬细胞、滑膜巨噬细胞、腹腔巨噬细胞和肺泡巨噬细胞等)。此外,某些肿瘤细胞、血管内皮细胞、肾小球系膜细胞等也可产生和释放内源性致热原。过去一直认为中性白细胞是内源性致热原的主要来源,现在认为中性白细胞产生和释放的内源性致热原不及单核细胞的 1%。

内源性致热原是一组小分子蛋白质,目前已经证实的内源性致热原主要有:白细胞介素-1(IL-1),肿瘤坏死因子(TNF),干扰素(IFN),白细胞介素-6(IL-6)和巨噬细胞炎症蛋白(MIP-1)。

内源性致热原的特点是分子量很小(为 1 万~2 万),可通过血-脑屏障,作用于体温调节中枢,从而引起体温升高。

三、发热的机制

发热的机制比较复杂,有些细节仍不清楚,概括起来主要包括以下 3 个基本环节。

1. 信息传递　发热激活物作用于机体,激活产致热原细胞,使其产生并释放内源性致热原。内源性致热原作为"信使"随血流通过血-脑屏障,到达体温调节中枢。

2. 中枢调节　内源性致热原作用于体温调节中枢,通过中枢发热介质(如 PG、cAMP、Na^+/Ca^{2+}升高)使体温调节中枢的调定点上移。

3. 调温反应　调定点上移后,由于体温低于新的调定点水平,体温调节中枢发出调温指令,通过神经体液的作用,一方面通过骨骼肌运动和物质代谢增强,使产热增加;另一方面使皮肤血管收缩,血流量减少,散热减少。因产热大于散热,体温逐步升高,直至与新的调定点水平相一致(图 2-5-2)。

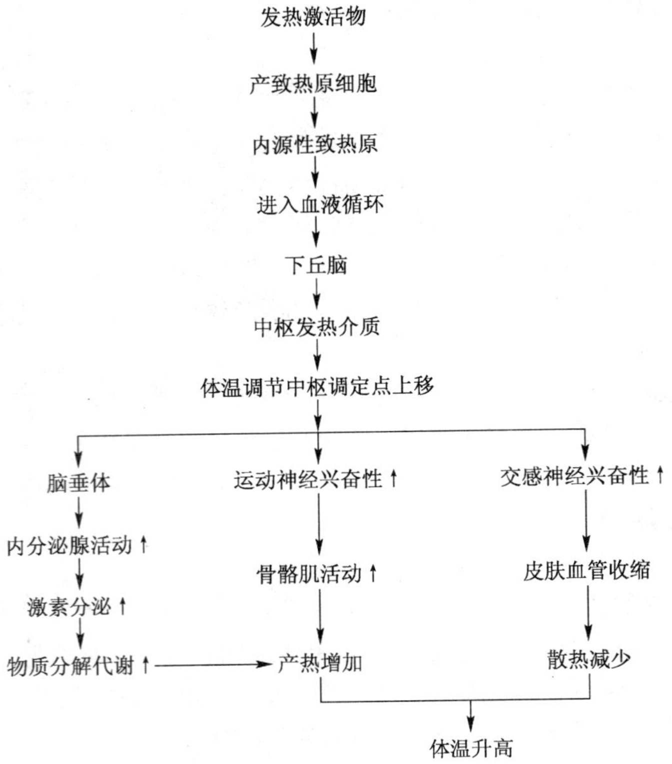

图 2-5-2 发热的发病机制

第三节 发热的分期与热型

一、发热的分期

在整个发热过程中，散热和产热有一定的规律，但并非总是平衡和固定的关系。按发热过程中两者的相互关系可分为下列 3 个时期（图 2-5-3）。

（一）体温上升期

由于调定点上移，机体进行调节，体温上升，快者数小时或一昼夜即达高峰，慢者需数天才达高峰。此期热代谢特点是产热明显增加，散热明显减少，产热大于散热，体温不断上升。临床上患者表现为畏寒、皮肤苍白而干燥，严重者出现寒战和“鸡皮”等现象。

（二）高峰期

当体温上升至新的调定点水平时，就维持在较高的水平上。此期热代谢的特点是产热与散热均增加，并在高水平上保持相对平衡，体温保持在新调定点水平。临床表现为畏寒及寒战停止，患者自觉酷热，皮肤发红，口唇干燥。

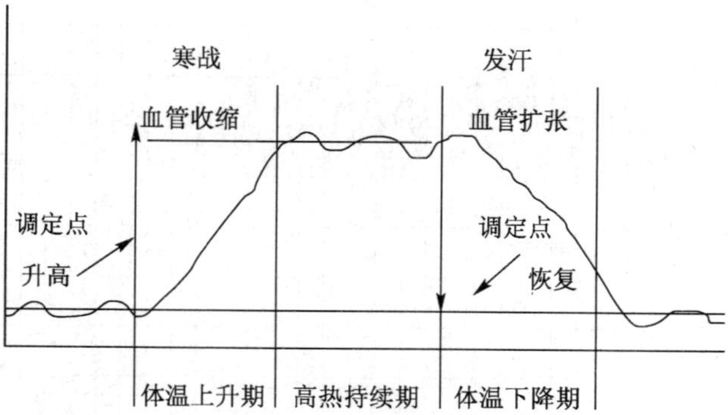

图 2-5-3 发热的分期

根据体温升高的程度可将发热分为低热(38 ℃以下)、中等度热(38.1～39 ℃)、高热(39.1～40 ℃)和过高热(40.1 ℃以上)。

(三) 体温下降期

随着病因被消除,致热原的作用逐渐减弱或消失,体温调节中枢的调定点逐渐恢复到正常水平。此期热代谢的特点是散热明显增加,产热明显减少,散热大于产热,体温下降并恢复正常。临床上患者皮肤血管扩张,皮肤潮湿,大量出汗。出汗是一种速效的散热反应,但大量出汗可造成脱水,甚至循环衰竭,临床上应加以注意。

体温下降有两种方式:

1. 渐降 指体温在数天内逐渐降至正常,如伤寒、风湿热等。

2. 骤降 是指体温在数小时内迅速下降至正常,甚至可低于正常,常伴有大汗淋漓。多见于疟疾、急性肾盂肾炎、大叶性肺炎及输液反应等。少数患者因过度发汗可出现脉速而细弱,血压下降,严重者可出现循环衰竭(虚脱),需要抢救,否则可能造成患者生命危险。因此,对高热患者,尤其是老年体弱患者应用退热药时必须要注意避免体温骤降。

二、热型

临床上将各种疾病的发热患者在不同时间测得的体温数值分别记录在体温单上,并将各体温数值点连接成体温曲线,该曲线的不同形态(形状)称为热型(fever type)。热型的变化对于判断病情变化、治疗效果和预后有一定参考价值。常见的热型分类如下。

(一) 按发热的程度分型

1. 低热型 腋下体温不超过 38.0 ℃。

2. 中热型 腋下体温为 38.1～39.0 ℃。

3. 高热型 腋下体温为 39.1～41.0 ℃。

4. 极热型 腋下体温在 41.0 ℃以上。

(二) 按体温曲线形态分型

1. 稽留热 体温持续在 39～40 ℃以上的高水平,昼夜波动不超过 1 ℃。见于伤寒、大叶性肺炎等(图 2-5-4)。

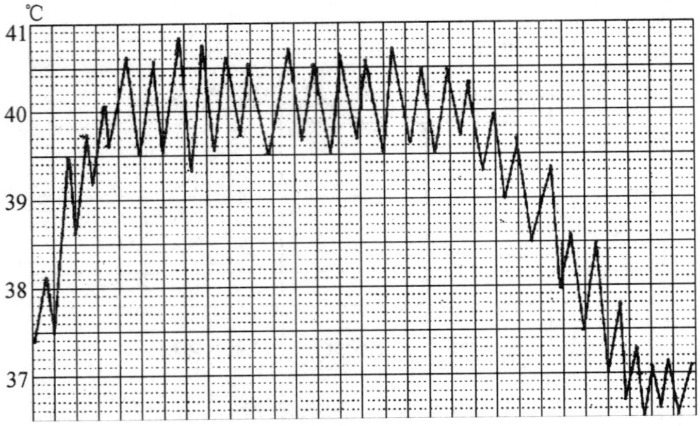

图 2-5-4 稽留热

2. 弛张热 持续发热，体温常在 39 ℃以上，波动幅度大，每天体温升降幅度可达 2～3 ℃，但都在正常水平以上。常见于化脓性炎症、风湿热、败血症、重症肺结核等（图 2-5-5）。

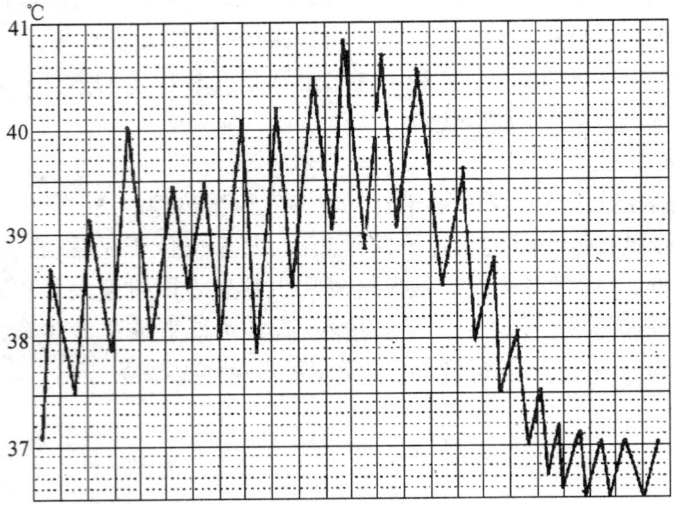

图 2-5-5 弛张热

3. 间歇热 体温骤升达高峰后持续数小时，又迅速下降到正常或略低于正常。无热期（间歇期）可持续一天至数天，如此高热期与无热期反复交替出现。见于疟疾，急性肾盂肾炎等（图 2-5-6）。

4. 不规则热 是临床上常见的一种热型，体温波动极不规则，持续时间也不一定。常见于流行性感冒、风湿热、支气管肺炎、渗出性胸膜炎等（图 2-5-7）。

5. 周期热 又称为波浪热，其特点是体温逐渐达 39 ℃或以上，数天后逐渐降至正常水平，持续数天后又逐渐升高。见于布鲁菌病、回归热等（图 2-5-8）。

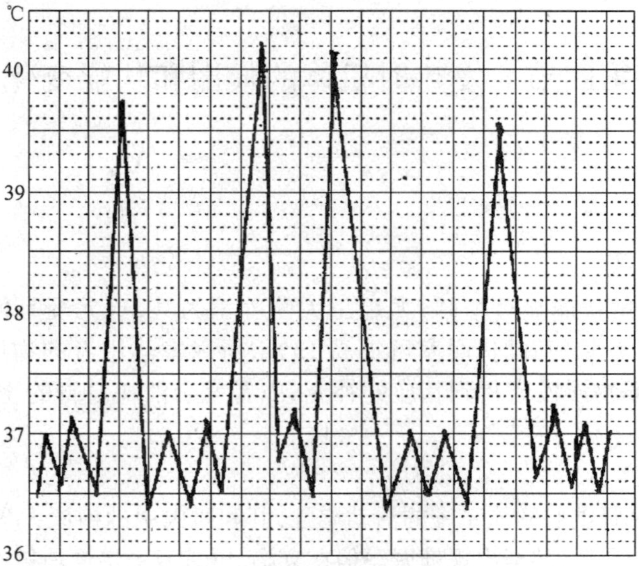

图 2-5-6 间歇热

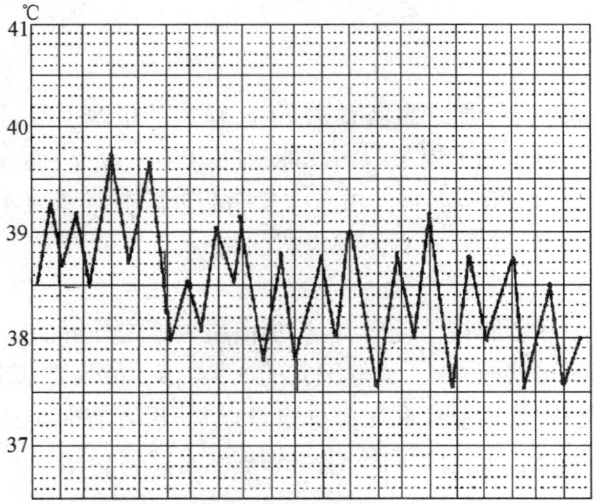

图 2-5-7 不规则热

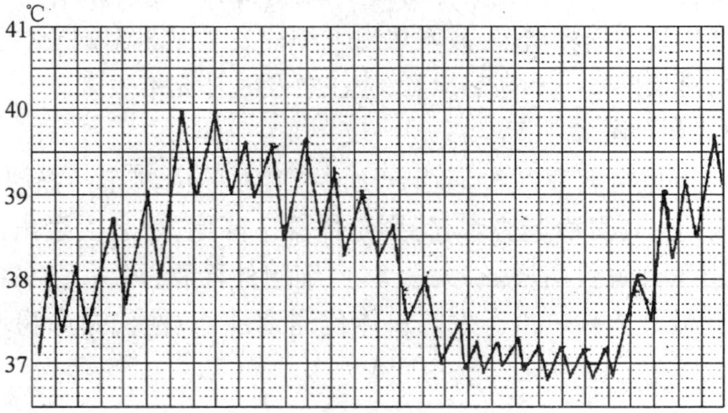

图 2-5-8 周期热

第四节 发热时机体的代谢和功能变化

一、代谢变化

发热时机体的分解代谢显著增强，尤以三大营养素为甚，这无疑是体温升高的重要物质基础。一般体温升高 1 ℃，基础代谢率可提高 13%，所以发热患者的物质消耗明显增加。如果发热时间较长，营养物质没有得到相应的补充，患者就会消耗自身的物质，导致消瘦和体重下降。

（一）糖代谢

发热时由于交感-肾上腺髓质系统的活动增强，肝和肌肉中的糖原大量分解，同时糖异生作用加强，从而引起血糖升高，甚至出现糖尿。但在衰竭、饥饿或患慢性消耗性疾病的情况下，血糖可下降。由于糖代谢增强，氧的供应相对不足，故糖酵解产物——乳酸在血中增加，患者可出现肌肉酸痛。

（二）脂肪代谢

发热时，由于糖原不断消耗，加之患者食欲下降，糖类的摄取不足，进而可导致脂肪分解加强。正常情况下，由脂肪分解供给的能量只占总能量的 20% ~25%，而在长期发热的机体，来源于脂肪分解的能量增至 60% ~80% 之多。由于大量脂肪分解并且氧化不全，患者可能出现酮血症和酮尿。由于体内脂肪消耗过多，患者出现消瘦。

（三）蛋白质代谢

发热时，在大量的糖原和脂肪被消耗后，组织蛋白质也随之分解供能。正常人每日平均蛋白质分解量仅 12 g，而发热时可增至 40 g，为健康人的 3 ~4 倍。故发热患者的总血浆蛋白量及清蛋白量可明显减少，并可出现氮质血症和尿氮排出量增加，后者有时可达正常的 2 ~3 倍。由于机体处于负氮平衡状态，故患者抵抗力下降，组织修复能力减弱。

（四）维生素代谢

发热时，由于患者食欲减退和消化液分泌减少，可导致维生素的摄取不足和吸收减少；又因物质分解代谢增强，维生素的消耗增多，故发热患者往往发生维生素缺乏，特别是维生素 C 和 B 族维生素缺乏。因此，对长期发热和高热患者，应注意及时补充维生素。

（五）水、电解质代谢和酸碱平衡

在高热持续期，患者尿量明显减少而引起 Na^+、Cl^- 在体内潴留。高热使皮肤和呼吸道水分蒸发增多，若补水不足，则可引起脱水，特别是体温下降期，患者大量出汗及尿量增加，可加重脱水。此外，由于组织分解代谢增强，大量 K^+ 向细胞外释放，可引起高钾血症；多尿时，肾的排钾量亦增加，可引起低钾血症。由于发热机体代谢紊乱，酸性代谢产物增多，可出现代谢性酸中毒。

二、功能变化

（一）中枢神经系统的变化

在发热初期，中枢神经系统兴奋性升高，患者常有头痛、头晕。高热患者可出现失眠、烦躁不安、谵语和幻觉。持续高热时，大脑皮质受抑制，患者可出现嗜睡甚至昏迷。小儿（常见于出生后6个月至6岁）高热易出现肌肉抽搐，称为热惊厥。体温超过42 ℃时，脑细胞易发生变性、坏死。因此，对高热患者需采取及时而有效的退热措施。

（二）心血管系统的变化

发热时，由于交感-肾上腺髓质系统的活动增强及体温升高刺激窦房结，引起心率加快，心输出量增多。一般体温每升高1 ℃，心率平均每分钟增加10次，儿童心率加快较成人更明显。反之，在体温下降期，副交感神经兴奋，心率变慢。由于外周血管扩张及大量出汗，血压可降低，严重者可发生失液性休克。

（三）呼吸系统的变化

发热时，由于体温升高和酸性代谢产物的刺激，使呼吸中枢兴奋性增强，呼吸加深、加快。深而快的呼吸有利于散热和氧的供应。但通气过度，使二氧化碳排出过多，可发生呼吸性碱中毒。持续性体温升高可因大脑皮质和呼吸中枢的抑制，使呼吸变浅、变慢或不规则。

（四）免疫系统的变化

一定程度的发热能诱导机体免疫系统的功能增强，增强机体免疫能力，提高机体的抗病能力。

（五）消化系统的变化

发热时交感神经兴奋，消化液分泌减少和胃肠蠕动减慢，使食物的消化、吸收与排泄功能异常。患者可出现口干、食欲减退、消化不良等症状。由于未充分消化的食物滞留在胃肠道而引起发酵、腐败产生气体，患者还可出现恶心、呕吐、便秘、腹胀等症状。

（六）泌尿系统的变化

体温上升期尿量减少，体温下降时尿量可逐渐增多。高热或长期发热患者肾小管上皮细胞发生变性，尿中可出现蛋白和管型。

第五节　发热的生物学意义

发热是很多疾病的一个病理过程，同时也是机体抵抗致病因子侵袭的一种防御反应。发热的生物学意义包括两个方面：既有有利的一面，也有不利的一面。一方面，一定程度的发热可以唤起机体的各种防御反应，如单核巨噬细胞系统功能增强，抗体产生增多，肝解毒功能增强。在很多感染性疾病中，一定程度的发热常表示机体有良好的反应能力。病情严重而发热不明显的患者，常表示机体缺乏反应能力，预后大多不良。另一方面，过高或过于持久的发热，不仅大量消耗机体的能量，而且还可引起代谢障碍和各组织器官功能障碍，如水、电解质代谢障碍，酸碱平衡失调，心、肺负荷增加等，这些显然对机体不利。因此，适当的退热也是非常必要的。

第六节　发热的治疗原则

对于发热必须根据具体情况，区别对待，采取正确的治疗措施。

一、病因治疗

针对发热的原因进行积极治疗，如抗感染、抗过敏等，消除病因，终止发热激活物等致热原的作用。

二、一般发热的治疗原则

发热是机体的一种防御反应，同时还是某些疾病的一种重要表现，临床上根据热型的变化可观察病情变化，并可作为临床诊断、疗效和预后评价的重要参考。因此，对原因不明的发热，若体温不是太高（体温在 40 ℃以下且不伴有其他严重疾病的患者），不宜随便退热，以免延误诊断与治疗，此时，主要是恢复机体正常代谢功能，供给易消化的食物，注意补充营养物质和富含维生素 B 族及维生素 C 的食物，如水果、新鲜蔬菜，补充机体丢失的水和电解质，并注意口腔卫生，保持大便通畅等。对于高热或持续性的发热，则应在治疗原发病的同时及时采取有效的退热措施，以降低体温。另外，对发热患者也应补充消耗的营养物质，增强机体抵抗力，补给糖和维生素，纠正水、电解质和酸碱平衡失调。

三、高热患者的治疗原则

体温过高（超过 40 ℃）或发热时间过久对机体不利，可引起防御功能下降、物质消耗过多、代谢失调，甚至发生高热惊厥等。此时，应予退热治疗。可采用物理降温（如冷敷、酒精擦拭皮肤等）或给予解热剂，小儿高热惊厥时应给予抗惊厥和镇静治疗。

思考题

一、名词解释

发热　　致热原　　内源性致热原　　发热激活物　　过热

二、填空题

1. 发热是指在________的作用下使体温调节中枢的________上移而引起的调节性体温升高。
2. 病理性体温升高包括________和________。
3. 发热激活物是指能激活机体产生和释放________而引起发热的物质。致病微生物所引起的发热称________发热，其中________引起的发热最常见。
4. 发热的发病机制主要包括 3 个基本环节：即________，________，________。
5. 现已发现的内源性致热原有________、________、________、________。

6. 体温调节的高级中枢位于________。

7. 参与发热中枢调节机制中最受重视的中枢介质有________、________、________。

8. 体温调定点受________比值所调控，此比值________可使调定点上移。

9. 内源性致热原引起发热的基本机制是内源性致热原作用于________部位的体温调节中枢，使其________上移所致。

10. 多数发热的临床经过一般可分为________、________、________3个时期。

11. 根据发热消退的快慢可分为________和________________。

12. 发热体温上升期的热代谢特点是________减少和________增加。

13. 发热高峰期热代谢的特点是产热与散热在________上相对平衡。

三、问答题

1. 简述发热的发病学基础环节。

2. 体温升高是否就是发热？为什么？

3. 发热与过热有何异同？

4. 发热时机体心血管系统功能有哪些变化？

5. 简述发热的分期及各期热代谢的特点。

第六章 缺 氧

学习要点

掌握各型缺氧的血氧变化特点、缺氧时机体的功能和代谢的变化、氧疗的适应证和注意事项以及氧中毒的预防知识。理解血氧变化的指标及其意义、缺氧的类型、原因和发生机制。

由于氧的供应不足和(或)氧的利用障碍引起的机体组织、器官的功能代谢甚至结构发生变化的病理过程称为缺氧(hypoxia)。

静息状态下成人需氧量约为250 mL/min,剧烈活动后会增加8～10倍。而体内储存的氧仅1.5L,因此,一旦呼吸心搏停止,数分钟内就可能死于缺氧。

缺氧是极常见的病理过程,是许多疾病引起死亡的最重要原因。另外,在高空、潜水、坑道和宇宙航天医学中,缺氧也是一个重要的研究课题。

第一节 反映血氧变化的指标及其意义

不同原因引起的缺氧其血氧变化具有不同的特点,这些变化特点是导致一系列病理生理变化的基础。常用的血氧变化的指标及临床意义如下。

1. 血氧分压(partial pressure of oxygen ,PO_2) 为溶解于血液的氧所产生的张力。正常动脉血氧分压(PaO_2)约为13.3 kPa(100mmHg),其取决于吸入气体的氧分压和肺的呼吸功能。静脉血氧分压(PvO_2)约5.33 kPa(40mmHg),它可反映内呼吸状况。

2. 血氧容量(oxygen binding capacity, CO_2max) 为100 mL血液中血红蛋白(hyemoglobin,Hb)在标准条件下(温度38 ℃、Hb充分氧合)的最大带氧量。应等于1.34(mL/g)×Hb(g/L),它取决于Hb的质和量,反映血液携氧的能力。正常约为200 mL/L。

3. 血氧含量(oxygen content,CO_2) 为100 mL血液实际的带氧量,主要是血红蛋白实际结合的氧和极小量溶于血浆的氧(后者仅3 mL/L,故常忽略不记)。取决于PO_2和CO_2max。正常人动脉血氧含量(CaO_2)约为190 mL/L,静脉血氧含量(CvO_2)约为140 mL/L。

4. 血氧饱和度(oxygen saturation ,SO_2) 是指Hb的氧饱和度。

$$SO_2=\frac{\text{血氧含量}-\text{溶解的氧量}}{\text{氧容量}}\times 100\%$$

SO_2 主要取决于 PO_2,与 PO_2 之间呈氧合血红蛋白解离曲线关系。红细胞内 2,3-二磷酸甘油酸(2,3-DPG)增多、酸中毒、CO_2 增多以及血温增高时,血红蛋白与氧的亲和力下降,以至在相同的 PO_2 下 SO_2 降低,氧离曲线右移,血液释放的氧增多,组织利用氧增加。反之左移,即 Hb 结合氧的能力增加,从而有利于血液在肺中携带更多的氧。正常动脉血氧饱和度(SaO_2)常为 95%,静脉血氧饱和度(SvO_2)约为 70%。

氧合血红蛋白解离曲线及其影响因素见图 2-6-1。

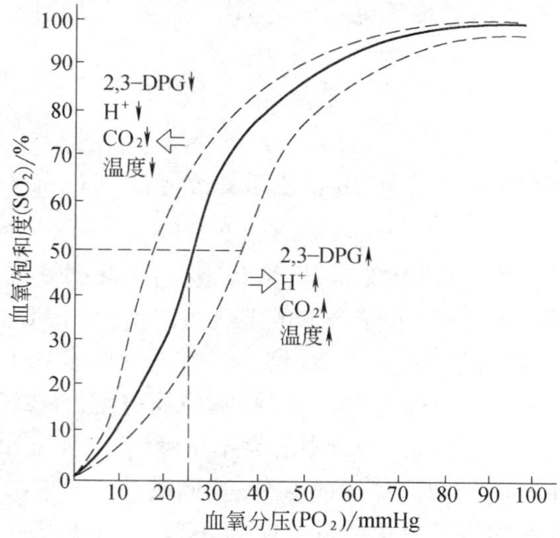

图 2-6-1 氧合血红蛋白解离曲线及其影响因素

5. 动-静脉血氧含量差 为 CaO_2 和 CvO_2 的差值,通常每 100 mL 血液流经组织时约有 5 mL 氧被利用,即动-静脉氧含量差为 50 mL/L,其取决于血流速度和组织摄氧的能力。

第二节 缺氧的类型、原因与发病机制

根据缺氧的原因和血氧的变化,一般将缺氧分为 4 种类型。

一、乏氧性缺氧

乏氧性缺氧(低张性缺氧)主要由于 PaO_2 过低,使 CaO_2 降低,组织供氧不足。

(一) 原因

1. 吸入气 PO_2 过低 多发生于海拔 3 000 m 以上高原或高空,也可发生于通风不良的矿井、坑道以及吸入被惰性气体或麻醉药过度稀释的空气时。

2. 外呼吸功能障碍 由肺的通气功能障碍或换气功能障碍所致(参阅第二篇第十章)。

3. 静脉血分流入动脉 多见于先天性心脏病,如室间隔缺损伴有肺动脉狭窄或肺动脉高压

时，由于出现右向左分流，以至未经氧合的静脉血流入左心或动脉内而引起 PaO_2 降低。

（二）血氧变化特点与组织缺氧的机制

乏氧性缺氧时，PaO_2、CaO_2、SaO_2 均降低，动-静脉氧含量差减小（但慢性缺氧使组织利用氧的能力代偿性增加，故变化不明显），CO_2max 正常或增高（如慢性缺氧时红细胞反应性增多）；由于毛细血管中氧合血红蛋白减少，脱氧血红蛋白浓度则增加，毛细血管中脱氧血红蛋白平均浓度增加到 5 g/dL 以上时可使皮肤黏膜呈青紫色，称为发绀（cyanosis）。缺氧的患者不一定都有发绀（如血液性缺氧），反之，有发绀的患者也不一定都缺氧（如红细胞增多症）。

二、血液性缺氧

血液性缺氧（等张性缺氧）主要因为 Hb 量或质的改变，使 CO_2max 下降，以至 CaO_2 下降。

（一）原因

1. 贫血　各种原因引起的严重贫血，其 Hb 数量减少，血液携氧减少导致缺氧。

2. 一氧化碳（CO）中毒　CO 与 Hb 结合形成碳氧血红蛋白（HbCO），从而失去携氧的能力。CO 与 Hb 的亲和力比 O_2 与 Hb 的亲和力大 20 倍。当吸入气中有 0.1% 的 CO 时，血液中的 Hb 可能有 50% 为 HbCO。另一方面，CO 还能抑制红细胞内糖酵解，使 2,3-DPG 生成减少，氧合血红蛋白解离曲线左移，氧合血红蛋白（HbO_2）中的氧不易释出，从而加重组织缺氧。

3. 高铁血红蛋白血症　此型缺氧见于硝基苯、亚硝酸盐、磺胺类、过氯酸盐等氧化剂中毒。Hb 中的二价铁在氧化剂的作用下可氧化成三价铁，形成高铁血红蛋白，后者不能携氧，且使氧合血红蛋白解离曲线左移，从而导致缺氧。如食用大量含硝酸盐的腌菜后，肠道细菌可将硝酸盐还原成亚硝酸盐，引起肠源性高铁血红蛋白血症（肠源性发绀）。如高铁血红蛋白含量增至 20% ~ 50%，就可出现头痛、衰弱、昏迷、呼吸困难等症状，当增至 60% ~70% 时，即可引起死亡。

（二）血氧变化特点与组织缺氧机制

由于外呼吸功能正常，故 PaO_2 及 SaO_2 正常，但因为血红蛋白数量减少或性质改变，使 CO_2max 降低，因而 CaO_2 也降低。又由于 CaO_2 降低，故动-静脉血氧含量差减小。

血液性缺氧的患者可无发绀，严重贫血者面色苍白。CO 中毒者血中 HbCO 增加，故皮肤、黏膜呈樱桃红色；但 CO 严重中毒者，因缺氧使外周皮肤、黏膜血管收缩，故患者皮肤黏膜呈苍白色；高铁血红蛋白呈咖啡色或青石板色，故高铁血红蛋白血症患者皮肤、黏膜可呈咖啡色或类似于发绀的颜色。

三、循环性缺氧

循环性缺氧（低动力性缺氧）主要是由于组织血流量减少使组织供氧量减少所致的缺氧，其基本发病环节是组织器官血液灌注减少或静脉回流障碍，故又分为缺血性缺氧和淤血性缺氧。

（一）原因

1. 全身性因素　见于休克和心力衰竭。休克患者引起的缺氧比心力衰竭患者更严重，患者常死于因心、脑、肾等重要器官严重缺氧而发生的功能衰竭。

2. 局部因素　见于动脉硬化、脉管炎、血栓形成、栓塞等，其后果主要取决于发生部位。心肌梗死和脑血管意外是常见的死亡原因。

(二)血氧变化特点与组织缺氧机制

循环性缺氧时，PaO_2、SaO_2、CaO_2、CO_2max 可以正常；因为血流缓慢，血液流经毛细血管的时间延长，组织细胞能从血液中摄取较多的氧，故 CvO_2 明显减少，动-静脉血氧含量差增大。但因为单位时间内流过毛细血管的血量减少，故弥散到组织细胞的氧减少，导致组织细胞缺氧。此型缺氧因毛细血管内脱氧血红蛋白可超过 50 g/L，故患者多有发绀。

四、组织性缺氧

组织性缺氧(氧利用障碍性缺氧)主要是因为生物氧化障碍，使组织细胞利用氧的能力减弱而引起的缺氧。

(一)原因

1. 组织中毒　见于氰化物、硫化物、砷化物、磷及某些麻醉药等中毒。最典型的是氰化物中毒。各种氰化物(如 HCN、KCN、NaCN 等)可由消化道、呼吸道或皮肤进入体内，迅速与氧化型细胞色素氧化酶的 Fe^{3+} 结合为氰化高铁细胞色素氧化酶，使之不能还原成还原型细胞色素氧化酶而失去传递电子的能力，呼吸链中断，组织不能利用氧。0.06g 的 HCN 即可致人死亡。

2. 细胞损伤　如大量放射线照射、细菌毒素作用等可损伤线粒体，引起氧化利用障碍。

3. 维生素缺乏　某些维生素(如维生素 B_1、维生素 B_2、维生素 B_{12} 等)是呼吸链中许多脱氢酶辅酶的组成成分，当这些维生素缺乏时，生物氧化过程可发生障碍。

(二)血氧变化的特点与组织缺氧的机制

组织性缺氧时，PaO_2、CaO_2、CO_2max 均正常，由于组织不能充分利用 O_2，故 PvO_2、CvO_2、SvO_2 均高于正常，动-静脉血氧含量差显著缩小。

因为组织细胞利用氧障碍，毛细血管中氧合血红蛋白高于正常，故皮肤、黏膜多呈玫瑰色。

以上分别阐述了各种类型缺氧的原因和血氧特点。但在临床上见到的往往是两种或两种以上缺氧同时存在或相继出现。如失血性休克时，常有血液性缺氧和循环性缺氧，若伴休克肺，则还可有乏氧性缺氧，当线粒体受损时可出现组织性缺氧等。

各型缺氧的血氧变化特点见图 2-6-2，表 2-6-1。

表 2-6-1　各型缺氧的血氧变化

缺氧类型	动脉血氧分压	动脉血氧饱和度	血氧容量	动脉血氧含量	动-静脉氧含量差
低张性缺氧	↓	↓	N	↓	↓或 N
血液性缺氧	N	N	↓或 N	↓或 N	↓
循环性缺氧	N	N	N	N	↑
组织性缺氧	N	N	N	N	↓

注：↓降低；↑升高；N 正常。

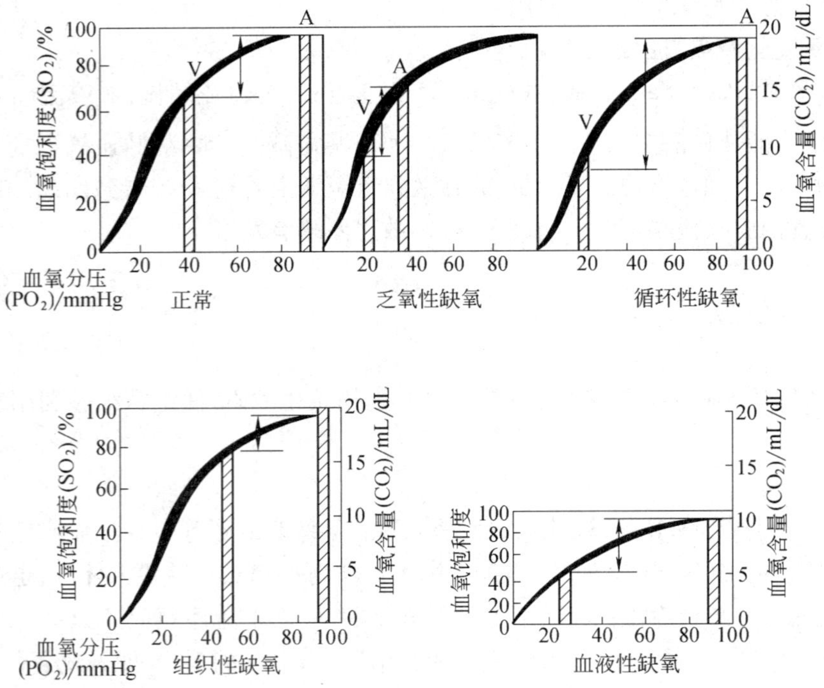

图 2-6-2　各型缺氧的血氧变化特点

A：动脉；V：静脉

第三节　缺氧时机体的代谢和功能变化

缺氧时机体的变化包括机体对缺氧的代偿性反应和缺氧引起的损伤性变化。各种类型缺氧所引起的变化，既有相似之处，又各具特点。下文主要以乏氧性缺氧为例，说明缺氧时机体的代偿性和损害性变化。在乏氧性缺氧时，PaO_2 要降至 8 kPa（60 mmHg）以下才引起机体的代偿反应；PaO_2 低于 4 kPa（30 mmHg）可致严重的代偿及功能障碍。

一、呼吸系统的变化

乏氧性缺氧时因为 PaO_2 降低，可刺激颈动脉体和主动脉体化学感受器，反射性地引起呼吸加深加快，从而使肺泡通气量增加，PaO_2 也随之升高。同时由于胸廓运动增强，胸腔负压增大，促使静脉回流，增加肺血流量，从而有利于肺的气体交换，加速氧的摄取和运输，具有代偿意义。但在血液性缺氧和组织性缺氧时，因 PaO_2 不低，故一般不发生呼吸加强的效应。而循环性缺氧如果累及肺循环，则可因 PaO_2 下降而使呼吸加深加快。

严重缺氧时，PaO_2 过低可直接抑制呼吸中枢，使呼吸抑制，肺通气量减少，导致中枢性呼吸衰竭。

二、循环系统的变化

乏氧性缺氧引起的代偿性心血管反应主要表现为心排血量增加,血流分布改变,肺血管收缩和毛细血管增生。

严重而持续的缺氧时,心肌可受累,甚至发生心力衰竭。

(一) 心排血量增加

心排血量的增加可提高全身组织的供氧量,对缺氧有一定的代偿意义。其发生机制如下:

1. 心率加快和心肌收缩力加强 主要是通过交感神经兴奋而分泌的去甲肾上腺素和肾上腺素作用于心肌细胞膜上β-肾上腺能受体,使心率加快,心肌收缩力加强。引起交感神经兴奋性增加的原因如下:① 由于中枢神经系统缺氧,使交感-肾上腺髓质系统兴奋;② PaO_2 下降刺激化学感受器,使交感神经兴奋;③ 新近认为,缺氧时过度通气引起的肺膨胀,可对肺牵张感受器形成刺激而反射性的抑制心迷走神经,从而使交感神经效应增强。

2. 静脉回流量增加 缺氧可使呼吸加深,胸内负压增大和心脏活动增强,从而静脉回流增加,心排血量增加。

(二) 血流分布改变

急性缺氧时,因交感神经兴奋,缩血管作用占优势,使皮肤、内脏小血管收缩;而心、脑血管因受局部组织代谢产物的扩血管作用而血流增加,这对保证重要器官氧的供应是有利的。

(三) 肺血管收缩

肺泡氧分压下降可引起肺小动脉收缩,从而改变肺内血流分布,使肺通气与血流比例趋于平衡。其发生机制可能与下列因素有关:① 交感神经作用与肺血管的 α 受体;② 体液因子中血栓素 A_2(TXA_2)、组胺(H_1)、白三烯(LTs)、内皮素(ET)、前列环素(PGI_2)、一氧化氮(NO)等缩血管物质的作用;③ 缺氧使肺动脉平滑肌细胞膜对 Ca^{2+} 通透性增加,Ca^{2+} 内流增加,导致细胞兴奋-收缩耦联作用增强。

(四) 毛细血管增生

长期缺氧可促使毛细血管增生,尤为脑、心和骨骼肌毛细血管增生更显著。毛细血管的密度增加可缩短血氧弥散至细胞的距离,增加对细胞的供氧量。

严重的全身性缺氧可使心脏受累,甚而出现心力衰竭。其发生机制与下列因素有关:① 肺血管收缩可致肺动脉压增高。慢性缺氧可因肺小动脉中膜平滑肌细胞和成纤维细胞肥大增生,使血管硬化,出现持续的肺动脉高压,导致右心肥大,甚至心力衰竭。② 心肌缺氧可减弱心肌的舒缩功能,甚至出现心肌细胞变性坏死(参阅心功能不全章)。③ 心肌能量代谢障碍、酸中毒、电解质紊乱、心肌抑制因子形成、扩血管物质增加等因素可致心律失常。④ 脑严重缺氧时,呼吸中枢抑制使胸廓运动减弱,静脉回流减少。严重而持久的缺氧使扩血管物质大量产生,也可使静脉回流减少,最终导致心排血量减少。

三、中枢神经系统的变化

脑组织的能量来源主要依靠葡萄糖的有氧氧化,但脑内葡萄糖和氧的贮存量较少;又由于脑组织的代谢率高，脑耗氧量约为全身总耗氧量的23%，脑血流量占心排血量的15%，故脑组织对缺氧最敏感，尤为大脑皮质。急性脑缺氧可致头痛、情绪激动，思维能力、记忆力、判断力下降或丧失以及运动不协调等。慢性缺氧者则有易疲劳、嗜睡、注意力不集中及精神抑郁等症状。严重缺氧可致烦躁不安、惊厥、昏迷，甚至死亡。缺氧使脑组织的形态变化主要是脑细胞肿胀、变性、坏死以及脑间质水肿。

缺氧时中枢神经系统功能障碍的发生机制可能与ATP生成不足、酸中毒、神经介质合成减少、神经细胞膜电位降低、细胞内游离Ca^{2+}增加、溶酶体酶的释放以及细胞水肿等因素有关。

四、血液系统的变化

缺氧可使红细胞增多，氧合血红蛋白解离曲线右移，从而增加氧的运输和释放。

（一）红细胞增多

急性缺氧时，因交感神经兴奋，肝、脾等储血器官收缩，储血进入有效循环，增加血液红细胞数和血红蛋白量。慢性缺氧时，主要是骨髓造血功能代偿性增强。肾产生促红细胞生成素增加，使骨髓内红细胞生成、成熟和释放加速。红细胞增生可增加血液的CO_2max和CO_2，从而增加组织的供氧量。

（二）氧合血红蛋白解离曲线右移

因缺氧致糖酵解增强，其中间代谢产物2,3-DPG增加，导致氧合血红蛋白解离曲线右移，血红蛋白与氧的亲和力下降，易于将结合的氧释出供组织利用。若PaO_2低于8 kPa，则氧合血红蛋白解离曲线过度右移，可致SaO_2明显降低，使血液通过肺泡时结合的氧量减少，因而失去代偿意义。

五、组织细胞的变化

（一）组织细胞的适应性反应

组织细胞的适应性反应表现为利用氧的能力增加和无氧酵解过程增强等。

1. 细胞利用氧的能力增加　慢性缺氧时，细胞内线粒体数目和膜的表面积均增加，呼吸链中的酶（如琥珀酸脱氢酶、细胞色素氧化酶）可增加，细胞内呼吸功能明显增加。

2. 无氧酵解增强　随着缺氧的加重，除氧供应不足外，还有氧化还原酶系统活性下降，三羧酸循环受阻，氧化过程受抑制，糖酵解增强，乳酸生成增加，磷酸肌酸及ATP生成减少。

3. 肌红蛋白增加　慢性缺氧时可使肌红蛋白增加。因为肌红蛋白和氧的亲和力较大，故肌红蛋白的增加可以储存氧和提高氧的弥散速度，因而提高了组织利用氧的能力。

4. 低代谢状态　缺氧可使细胞的耗氧过程减弱，如蛋白质合成、葡萄糖合成、尿素合成、离子泵功能均减弱，使细胞处于低代谢状态，有利于在缺氧的情况下生存。

（二）细胞的损伤

缺氧性细胞损伤主要表现为细胞膜、线粒体及溶酶体的变化。

1. 细胞膜的变化　缺氧可使细胞膜对离子的通透性增加，导致离子顺浓度差通过细胞膜。

（1）Na^+内流增加导致水肿。

(2) K^+外流增加使细胞内缺 K^+,致使细胞内酶生成减少、代谢障碍。

(3) Ca^{2+}内流增加,加之 ATP 减少影响 Ca^{2+}外流和被摄取,使胞质内 Ca^{2+}浓度增加。胞质内 Ca^{2+}浓度增加可抑制线粒体的呼吸功能,可激活磷脂酶,促进溶酶体损伤,并增加自由基形成,加重细胞的损伤。

2. 线粒体的变化 轻度缺氧或缺氧早期,线粒体呼吸功能增强。严重缺氧使线粒体呼吸功能减弱,进而线粒体肿胀破裂。

3. 溶酶体的变化 缺氧及酸中毒可引起磷脂酶活性增加,使溶酶体膜磷脂分解,膜通透性增加,甚至破裂,引起溶酶体内的酶逸出,进而导致细胞及周围组织的溶解坏死。

第四节 影响机体对缺氧耐受性的因素

许多因素可通过改变机体代偿适应能力或代谢率而影响机体对缺氧的耐受性。现归纳为两点,即代谢耗氧率与机体的代偿能力。

一、代谢耗氧率

基础代谢率高者(如发热、机体过热、甲状腺功能亢进症患者)及寒冷、机体活动、情绪激动等生理状态下,因耗氧量多,对缺氧耐受性较低。反之,体温下降、神经系统的抑制等因素能降低机体耗氧率而增加对缺氧的耐受性。故合理使用镇静药、采用人工冬眠或低温麻醉等措施能提高机体对缺氧的耐受性。

二、机体的代偿能力

机体通过呼吸、循环和血液系统的代偿反应能增加组织的供氧,同时通过组织细胞的代偿反应能提高利用氧的能力。机体对缺氧的代偿有着显著的个体差异,心肺疾病及血液病患者、老年人因心肺功能储备下降、造血功能下降以及细胞内某些呼吸酶活性下降等原因,均可导致对缺氧的代偿能力下降和对缺氧的耐受性降低。

临床实践证明,通过锻炼可以提高机体的心肺功能及氧化酶的活性,从而提高对缺氧的代偿适应能力。因此,轻度缺氧的刺激可调动机体的代偿能力,如登山者采取缓慢的阶梯式的攀登,要比快速攀登者能更好地适应;慢性贫血的患者即使 Hb 减少一半,患者也仍可耐受;缺氧时间短者机体的功能代谢活动易于恢复,反之可造成组织或细胞的严重损伤。

第五节 氧疗和氧中毒

一、氧疗

在消除病因的基础上，适时地给患者吸氧，能提高 SaO_2 和(或)PaO_2，因而可提高 CaO_2，对各型缺氧均有一定疗效。

(一) 氧疗的适应证

凡存在低氧血症患者均为氧疗指征。以乏氧性缺氧效果最好。CO 中毒者吸入纯氧，使 PaO_2 升高，氧与 CO 竞争与 Hb 结合，从而加速 HbCO 解离，促进 CO 排出，故氧疗效果更好。贫血、高铁血红蛋白血症、循环性缺氧和组织中毒性缺氧，因为 PaO_2 和 SaO_2 正常，吸氧对提高其 SaO_2 极为有限，但若吸入高浓度氧或高压氧，则可显著提高 PaO_2，使血浆物理溶解的氧增加，从而改善组织供氧。

(二) 氧疗的方法

氧疗常用99%氧气(纯氧)或5%二氧化碳和纯氧的混合气体，或应用高压氧舱。有人主张，在海平面氧疗时以吸入40%的氧为宜。一般根据病情可采用以下方法给氧。

1. 非控制性氧疗　对无通气障碍的患者无需严格控制吸入氧的浓度，利用患者自主呼吸，依据病情需要调整吸入气的氧浓度，常用鼻导管法、漏斗法和氧罩法等。

2. 控制性氧疗　慢性阻塞性肺疾病患者，因其 $PaCO_2$ 显著升高，呼吸中枢对二氧化碳敏感程度降低，患者依赖缺氧勉强维持通气量，如无控制的吸入高浓度氧，低氧血症虽可暂时缓解，但肺通气量会进一步减低，$PaCO_2$ 进一步升高，甚至达到危险程度。故对这类患者的氧疗过程中一定注意控制吸入氧的浓度和速度。

3. 机械性通气给氧　主要用于呼吸肌麻痹或呼吸中枢受抑制的患者。

(三) 氧疗的注意事项

1. 注意监测氧疗效果　如患者吸氧后由烦躁变为安静，血压上升且能维持平衡，呼吸转为平静，心率变慢，发绀消失，表明疗效良好。估价氧疗效果最客观的方法是动脉血气分析。

2. 保持呼吸道通畅　解除呼吸道痉挛，并注意吸入气的湿化，防止干燥气体直接进入呼吸道，造成分泌物黏稠、干结及呼吸道纤毛受损。

3. 依病情采取控制性氧疗　严重慢性肺疾病患者应采取控制性氧疗，防止突然解除低氧血症而出现呼吸抑制或衰竭。

4. 防止吸收性肺不张和肺气压伤等　呼吸道不全阻塞的患者，呼吸空气时，肺泡内氧被吸收后，留下的 N_2 可维持肺泡不致塌陷。吸氧后，大部分 N_2 为 O_2 所取代，吸入氧的速度一旦超过吸入氧进入肺泡的速度，该部分肺泡就可能发生萎陷，形成肺不张。加压辅助给氧时压力不宜过高，防止肺气压伤。

5. 控制氧浓度　氧疗时，吸入气氧的浓度不宜过高，一般应为30%～40%，以免引起氧中毒。

二、氧中毒

氧中毒是由于吸入气体中氧分压过高(大于0.5个大气压),细胞内氧过多,造成细胞损伤而出现的临床综合征,其机制与活性氧的毒性作用有关。氧中毒的发生主要取决于吸入气的氧分压和吸入时间,氧分压越高,吸入时间越长,中毒越重。

人类氧中毒有两型:肺型氧中毒与脑型氧中毒。

(一) 肺型氧中毒

发生于吸入一个大气压左右的氧8 h后,出现胸骨后疼痛、咳嗽、呼吸困难、肺活量减少、PaO_2降低;肺充血、水肿、出血,肺透明膜形成等。

(二) 脑型氧中毒

吸入2~3个大气压以上的氧,可在短时内引起脑型氧中毒(6个大气压数分钟;4个大气压数10分钟)。表现为头晕、恶心、视觉障碍、耳鸣、抽搐、晕厥等神经症状,重者可危及生命。

目前对氧中毒尚无有效的治疗方法,故应以预防为主。氧疗时应控制氧的浓度和时间,严防氧中毒发生。一旦发生氧中毒,要中断吸入高压氧或尽可能改为低浓度氧吸入,或高、低浓度氧交替使用。采用间歇性高浓度氧疗,可延缓氧中毒发生,每吸入高浓度氧数小时后应尽量短时间内停止吸氧或降低氧浓度。一般吸纯氧不应超过8~12 h。在常压下吸入40%氧或吸入低于60%的氧一般是安全的。

思 考 题

一、名词解释

缺氧　　血氧含量　　碳氧血红蛋白血症　　低动力性缺氧　　氧中毒

二、判断题

1. 凡是缺氧都有发绀。
2. 最能反映组织性缺氧的指标是CO_2max下降。
3. 缺氧时常可发生代谢性酸中毒。
4. 引起肠源性发绀的原因是亚硝酸盐中毒。
5. 是否发生氧中毒主要取决于吸入气的氧浓度。

三、问答题

1. 大出血引起休克持续较久,并发成人呼吸窘迫综合征时,可有何种缺氧?为什么?
2. 慢性肺源性心脏病患者为何皮肤、黏膜发绀?
3. 某患者的血氧检查结果是:CO_2max 20 mL/dL,CaO_2 15 mL/dL,PaO_2 50 mmHg,动-静脉氧含量差4 mL/dL。其缺氧类型最可能是哪型?为什么?
4. 慢性缺氧者,组织细胞出现哪些代偿适应性变化?影响机体对缺氧耐受性的因素有哪些?

第七章　弥散性血管内凝血

学习要点

掌握 DIC 的概念、发生机制，DIC 发生出血、休克、器官功能障碍和贫血的机制，熟悉 DIC 的常见原因，影响 DIC 发生、发展的因素，DIC 的分期和分型。理解 DIC 的防治原则。

弥散性血管内凝血(disseminated intravascular coagulation，DIC)是一种继发性的、以广泛微血栓形成并相继出现凝血功能障碍为病理特征的临床综合征。在此过程中，消耗了大量凝血因子和血小板，并伴有继发性纤维蛋白溶解亢进，临床常表现出血、休克、多器官功能障碍和贫血等。DIC 发病可呈急性、亚急性和慢性经过。病变主要为全身性的，也可局限于某一器官。

第一节　DIC 的病因与发病机制

一、病因

DIC 的常见原发病种类很多，有严重感染性疾病、广泛组织损伤、休克、心血管疾病、产科并发症、恶性实体肿瘤、急性白血病、肝疾病、肾疾病、代谢性疾病及某些毒素进入体内等。

二、发病机制

DIC 的发病过程较为复杂，不同的病因可以通过一种或多种途径引起凝血系统的激活。

1. 组织损伤　组织因子(即凝血因子Ⅲ)广泛存在于各部位的组织细胞及恶性肿瘤组织中。当这些组织受到严重损伤时，如严重的组织损伤、产科意外、恶性肿瘤晚期或肝、肾等实质性器官的坏死等，释放的组织因子可在 Ca^{2+} 的协助下与血浆中的凝血因子Ⅶ结合，形成复合物Ⅶa-Ⅲ，并进一步激活凝血因子 X，启动外源性凝血系统。组织因子也可通过激活凝血因子Ⅸ，使凝血系统激活。

2. 血管内皮损伤　引起内皮细胞损伤的常见原因有感染、内毒素血症、抗原抗体复合物、持续缺氧缺血引起的酸中毒等。内皮细胞受损激活凝血系统的机制如下。

(1) 内皮细胞表达大量组织因子:研究表明,微小静脉和毛细血管的内皮细胞受损时能表达组织因子,可在局部激活凝血系统。

(2) 血小板的活化:内皮细胞受损后暴露内皮下胶原纤维,进一步引起血小板发生黏附、释放和黏集反应,促进凝血过程。

(3) 白细胞作用:目前已经明确内皮细胞损伤不是一个孤立的事件。内皮细胞损伤的同时或相继在局部可引起和激活单核巨噬细胞、中性粒细胞、淋巴细胞,这些细胞与内皮细胞相互作用,经释放血小板活化因子、肿瘤坏死因子、白介素、干扰素、超氧阴离子,加剧内皮细胞损伤和释放组织因子。

3. 其他激活凝血系统的途径　临床上,有许多疾病或病理过程也可引起凝血系统激活的其他触发因子,通过一定途径导致凝血激活。

(1) 单核巨噬细胞和白细胞在细胞破坏时能释放溶酶体酶。

(2) 外源性毒素(如某些蜂毒和蛇毒)能直接激活 FX、凝血酶原。

(3) 出血性胰腺炎或胰腺恶性肿瘤时,可因大量胰蛋白酶进入血液循环使凝血酶原被直接激活生成凝血酶。

(4) 大量溶血时由于红细胞释放 ADP 可激活血小板,而红细胞自身也具有组织因子样作用。

第二节　影响 DIC 发生、发展的因素

DIC 的发生和发展除上述原因外,还与下列因素密切相关。

一、单核巨噬细胞功能受损

单核巨噬细胞具有吞噬、清除血液中已活化的凝血因子和其他促凝物质的作用。当感染性休克、败血症、内毒素血症时由于单核巨噬细胞吞噬了大量细菌、内毒素和坏死组织,使其功能损伤和耗竭而处于“封闭状态”,血浆中活化的凝血因子不能及时地被清除,促使 DIC 的发生。临床上长期大量应用糖皮质激素、反复感染或严重肝疾病时,单核巨噬细胞系统功能可明显降低,称为某些患者发生 DIC 的一种诱因。

二、严重肝疾病

多种凝血因子(如Ⅰ、Ⅱ、Ⅴ、Ⅶ、Ⅸ、Ⅹ)、多种抗凝血物质(如蛋白 C、抗凝血酶Ⅲ)、纤维酶原等均在肝内合成。同时肝内的 Kupffer 细胞可吞噬清除激活的凝血因子。正常的肝功能对维持凝血、抗凝血及纤溶过程的协调和平衡是非常重要的。当肝发生严重疾病时,由于凝血因子、抗凝血物质及纤维酶原合成减少,对已激活凝血因子的灭活不足,易发生 DIC。引起肝病变的一些因素如肝炎病毒、免疫复合物和某些药物可引起凝血系统激活。急性重型肝炎时可释放大量组织因子和溶酶体酶,肝硬化晚期常有部分肠源性毒素(包括内毒素)进入循环系统,亦能激活

凝血系统。

三、血液高凝状态

血液高凝状态是指在某些生理或病理条件下，血液凝固性增高，使有利于血栓形成的一种状态。原发性的高凝状态见于遗传性 ATⅢ、PC 及 PS 缺乏症，或因子 V 结构异常引起的 PC 抵抗症；继发性高凝状态见于各种血液病和非血液性疾病，如肾病综合征、恶性肿瘤（尤其转移时）、白血病、妊娠中毒症等。高龄产妇或妊娠后期可有生理性高凝状态。

四、循环障碍

循环障碍可以是局部的，也可以是全身性的，例如，休克时因微循环严重障碍，使血液淤滞，血浆成分外渗，血管内血细胞比容增大，血液黏度增加，血管内皮损伤，酸中毒等因素均可促使 DIC 发生。

五、其他影响因素

应激、吸烟、糖尿病、临床不恰当应用氨基己酸（EACA）等均与 DIC 的发生有关。

第三节 DIC 的分期与分型

一、DIC 的分期

根据 DIC 的发病机制和临床特点，典型的 DIC 病程可以分为高凝期、消耗性低凝期及继发性纤溶功能亢进期 3 个时期。

（一）高凝期

高凝期为发病初期，机体的凝血活性增高，各脏器微循环出现不同程度的微血栓形成。部分患者可无明显临床症状，尤其是在急性 DIC，不易发现。

实验室检查：凝血时间、复钙时间缩短，血小板黏附性增高。

（二）消耗性低凝期

消耗性低凝期患者已有不同程度的出血症状，也可能出现休克或器官功能障碍等临床表现。机体的凝血功能障碍主要由于大量凝血因子的消耗和血小板减少引起，也与继发性纤溶功能亢进有关。

实验室检查：血小板数、纤维蛋白原含量明显减少，凝血时间及复钙时间明显延长。部分患者有纤溶功能指标的异常。

(三) 继发性纤溶功能亢进期

继发性纤溶功能亢进期大多数患者出现出血症状加重,严重者有休克及多器官功能衰竭的临床症状。

实验室检查:血小板数、纤维蛋白原和纤维蛋白溶解酶原含量均减少,凝血酶原时间延长,"3P"试验阳性。

二、DIC 的分型

因 DIC 的病因、机体的反应性与病情发展速度不同,DIC 的临床表现也可明显不同,一般按照病情发展速度和机体的反应情况对 DIC 进行分型。

(一) 按照 DIC 发生、发展速度分型

1. 急性 DIC　常见于严重感染性休克和创伤、羊水栓塞、异型输血、急性移植排斥反应等。可在数小时或 1 ~2 d 内发病,以出血和休克为主要症状,病情迅速恶化,分期不明显。

2. 亚急性 DIC　常见于恶性肿瘤转移和宫内死胎等,可在数天内逐渐发病,临床表现介于急性 DIC 和慢性 DIC 之间。

3. 慢性 DIC　常见于恶性肿瘤、结缔组织病和慢性溶血性贫血等。发病缓慢,病程较长,临床表现不明显,可有某些实验室检查异常和某些脏器功能不全的表现。有些病例只在尸检中才发现或证实存在。

(二) 按照机体代偿情况分型

1. 失代偿型常见于急性 DIC。机体对迅速、大量的凝血因子和血小板消耗来不及代偿。实验室检查:纤维蛋白原含量明显降低,血小板计数明显减少。

2. 代偿型常见于轻度 DIC。凝血因子和血小板的消耗与代偿性生成之间呈平衡状态。临床症状和实验室检查常无明显异常,也可仅有轻度出血或血栓形成症状。诊断较困难。

3. 过度代偿型常见于慢性 DIC 或 DIC 恢复期。经代偿有时凝血因子的生成可多于消耗。实验室检查:纤维蛋白原可暂时性增高,血小板减少可不明显。患者的临床症状不明显。

第四节　DIC 的主要临床表现

DIC 的主要临床表现有出血、休克、器官功能障碍和贫血。其中出血最为常见。

一、出血

DIC 患者有 70% ~80% 以不同程度的出血为初发症状,如紫癜、瘀点、皮下血肿、穿刺部位出血、内脏出血等。出血的主要机制如下。

1. 凝血物质大量消耗　广泛微血栓形成使各种凝血因子和血小板大量消耗,故 DIC 又称为消耗性凝血。

2. 继发性纤维蛋白溶解功能增强　纤维蛋白溶解(简称纤溶)功能增强能产生大量纤溶酶,

纤维蛋白溶解酶不但能降解纤维蛋白,还能水解包括凝血酶在内的各种凝血因子,使凝血因子进一步减少,加剧凝血功能障碍并引起出血。

3. 纤维蛋白(原)降解产物的抗凝作用 纤维蛋白溶解酶降解纤维蛋白(原),生成各种相对分子质量大小不等的水解蛋白质组分和多肽物质,总称为纤维蛋白(原)降解产物(FDP/FgDP),具有强大的抗凝作用,也往往是DIC患者后期发生严重出血的重要因素之一。

4. 血管损伤 DIC发生、发展过程中,各种原始病因和继发的缺氧、酸中毒、细胞因子和自由基等多种因素的作用,可导致微小血管管壁损伤,也是DIC出血原因之一。

二、休克

某些疾病既可引起DIC,也可引起休克,如内毒素血症、严重烧伤等。由于不同个体条件的差异和病因性质、作用对凝血-抗凝血平衡或微循环功能的影响的严重程度不同,可以首先出现DIC或者休克的特征性病理变化,也可以几乎同时出现这两种病理变化。急性DIC时常伴有休克的发生,而严重的休克患者后期常又继发DIC,两者可以互为因果。DIC引起休克的主要机制有:

1. 微血栓广泛形成,使回心血量减少,导致有效循环血量不足。
2. 出血使得血容量减少。
3. DIC时可引起肾上腺能神经兴奋,也可通过激活激肽和补体系统产生血管活性介质(如激肽和组胺),使外周阻力降低,引起血压下降。
4. FgDP的小片段成分能增强激肽和组胺的作用,使微血管扩张,通透性增高,血浆外渗。
5. 心功能降低。内毒素血症及循环障碍可导致心肌损害,心功能降低。

三、多器官功能障碍

DIC发生时,常因微血管内广泛的微血栓形成,导致许多器官的血压灌流量减少,引起器官和组织缺血、缺氧和代谢及功能障碍,从而导致受累器官发生不同程度的组织细胞损伤和功能障碍。DIC可以引起单个器官的功能障碍,也可引起多器官功能障碍。例如,肺内广泛微血栓形成,可引起肺泡-毛细血管膜损伤,发生急性呼吸窘迫综合征,出现进行性呼吸困难和进行性低氧血症等临床症状。肾是易损伤器官,患者可出现少尿或无尿、血尿、蛋白尿和氮质血症等急性肾衰竭的临床表现。脑组织微血栓可引起脑组织多发性灶状坏死,可发生脑皮质出血、蛛网膜下腔出血、脑干出血及脑水肿。心内微血栓形成引起心肌收缩力减弱,心排血量降低,出现各种心功能指标和酶的异常。消化系统病变可引起恶心、呕吐、腹泻及消化道出血等症状。肝内微血栓形成可引起门静脉高压和肝功能障碍,出现消化道淤血、水肿、黄疸和其他相关症状及体征。

四、微血管病性溶血性贫血

DIC时红细胞可滞留于微血管内。当红细胞通过沉着的纤维蛋白细丝或内皮细胞裂隙处时受到血流冲击、挤压,引起红细胞机械性损伤,从而在循环中出现形态特殊的变形红细胞或呈盔形、星形、多角形、小球形等不同形态的红细胞碎片，称为裂体细胞。上述变形红细胞及细胞碎片的脆性明显增高，很容易发生溶血。DIC 早期溶血往往较轻，不易察觉，后期易于在外周血中发现各种特殊形态的畸形红细胞。外周血破碎红细胞数>2% 对于 DIC 有辅助诊断意义。慢性 DIC 及部分亚急性 DIC 往往因出现溶血性贫血的症状而被称为微血管病性溶血性贫血。

第五节　DIC 的防治原则

对 DIC 应去除引发 DIC 的病因和诱因，采取尽早诊断、综合治疗的防治措施。

（一）积极治疗原发疾病

预防与迅速去除引起 DIC 的病因是防治 DIC、提高治愈率的重要措施之一。例如，针对病因进行抗白血病和恶性肿瘤的治疗、抗感染治疗、抗休克治疗及保肝治疗等。

（二）早期诊断和治疗

早期治疗需以早期诊断为基础。及早诊断和早期合理治疗是提高急性 DIC 救治率的根本保证。

（三）改善微循环

及时纠正微循环障碍，可增加器官和组织微循环的血液灌流量，疏通被微血栓阻塞的微循环。如补充血容量，使用舒血管药物，使用抗血小板黏附的药物（如阿司匹林、双嘧达莫）。对于栓塞现象明显的患者，可适当应用溶栓药物，但出血征象明显时禁止溶栓。

（四）器官功能的维持和保护

严重 DIC 的死因常与发生多器官功能障碍有关，因此需加强对重要脏器的功能保护。

（五）重建凝血与纤溶的动态平衡

1. 抗凝治疗　DIC 的基本发病机制是凝血功能亢进，引起出血的重要机制之一是作为病理性抗凝物质 FDP 的形成，因此使用 ATⅢ和肝素，可阻断凝血反应的恶性循环，从根本上降低继发性纤溶系统激活的强度，成为 DIC 的主要治疗手段之一。

2. 抗纤溶治疗　抗纤溶药物一般只用于 DIC 的继发性纤溶期，并且必须在使用 ATⅢ和（或）肝素治疗的基础上应用，否则将引起 DIC 恶化和肾衰竭。但在急性早幼粒白血病，其出血常与血浆 PA 水平增高引起原发性纤溶亢进有关，所以用抗纤溶疗法会取得很好的效果。

思　考　题

问答题

1. DIC 的发病机制有哪些？
2. DIC 的临床症状及各症状产生的机制。
3. DIC 的临床分期及其特点。

第八章　休　　克

学习要点

掌握休克的概念、休克的分期和发病机制。熟悉休克的分类和重要器官的变化。理解休克的防治原则。

休克(shock)是各种强烈致病因子作用机体引起急性循环功能障碍,组织微循环灌流严重不足而发生进行性低氧血症,导致生命重要器官功能和代谢障碍的一种全身性病理过程。临床表现为血压降低、面色苍白、体表湿冷、脉搏细速、静脉塌陷、尿量减少、表情淡漠、反应迟钝甚至昏迷,如不及时抢救,组织器官将发生不可逆的损伤而危及患者生命。

第一节　休克的原因与分类

一、按原因分类

(一)失血或血液性休克

失血(hemorrhagic schock)或血液性休克是由于失血或失液引起机体的血容量减少,导致组织微循环灌流不足所致的休克。见于外伤引起的肝、脾破裂,食管静脉曲张破裂、胃溃疡出血、异位妊娠致输卵管破裂出血、产后大出血和大面积烧伤等。休克的发生取决于血液丢失的速度和丢失量。一般 15 min 内失血量低于全血量 10% 时,机体可通过代偿维持血压和组织灌流量的稳定。当机体急性失血量超过总血量 20% 时,即可发生休克。失血量超过总血量 50%,则往往导致患者迅速死亡。

(二)感染性休克

感染性休克(infectious shock)见于各种致病微生物(如细菌、病毒、真菌等)引起的严重感染。临床上以革兰阴性细菌引起的感染性休克最常见,占感染性休克病因的 70% ~80%。革兰阴性菌产生内毒素,内毒素可引起休克,称为内毒素休克(endotoxic shock)。感染性休克患者通常伴有败血症,故又称为败血症休克(septic shock)。

（三）心源性休克

心源性休克（cardiogenic shock）见于大面积急性心肌梗死、急性心肌炎、心脏压塞及严重心律失常，引起心排血量减少，机体有效循环血量减少，造成微循环灌流不足。

（四）创伤性休克

创伤性休克（traumatic shock）由于严重创伤引起，见于骨折、严重挤压伤、战伤等。这种休克的发生与疼痛和失血有关。

（五）过敏性休克

过敏性休克（anaphylactic shock）是机体对某些药物和生物制品或疫苗产生强烈的过敏反应，造成微血管扩张，血管壁通透性增加而引起的休克。见于青霉素、破伤风抗毒素过敏等。

（六）神经源性休克

神经源性休克（neurogenic shock）见于剧烈疼痛、高位脊髓麻醉或损伤等，是神经和引起血管调节功能障碍所致的休克。

二、按休克发生的始动环节分类

组织微循环灌流量取决于血容量、血管容量和心泵功能。各种致休克的动因一般都是通过影响以上三种环节发生休克的。

（一）低血容量性休克

由于失血或失液，使机体的血容量减少，导致回心血量不足，心输出量降低而发生的休克。

（二）心源性休克

是由于心脏急性收缩或舒张功能障碍或严重的心律失常，使心输出量急剧减少所引起的休克。

（三）血管源性休克

由于外周小血管扩张，血管容量增大，大量血液淤积在外周小血管中，使回心血量减少，心排血量急剧下降所致的休克。见于过敏性休克、神经源性休克及感染性休克。

（四）根据血流动力学变化分类

1. 低排高阻型休克 此型休克心排血量降低，而总外周血管阻力增高。又因皮肤血管收缩，代谢减弱，温度降低，故又称冷型休克，见于低血容量性休克、心源性休克、创伤性休克和大多数感染性休克。

2. 高排低阻型休克 此型休克心排血量高，而总外周血管阻力降低，皮肤血管扩张而温暖，故又称暖型休克，见于部分感染性休克。

第二节 休克的分期与发病机制

一、循环的结构及其反馈调节

微循环（microcirculation）是指微动脉与微静脉之间的血液循环，是循环系统最基本的结构，是血液和组织之间进行物质代谢交换的场所。微循环由微动脉、后微动脉、毛细血管前括约肌、真毛细血管网、直捷通路、动静脉吻合支、微静脉组成,受局部神经体液因素调节。交感神经支配小动脉、微动脉和微静脉平滑肌上的肾上腺能 α-受体,α-受体兴奋时血管收缩,血流减少。微血管壁上平滑肌(包括毛细血管前括约肌)也受体液因素的影响,如儿茶酚胺、血管紧张素Ⅱ、血管升压素(抗利尿激素)、TXA_2和内皮素等引起血管收缩,而组胺、激肽、腺苷、乳酸、PGI_2内啡肽、肿瘤坏死因子和一氧化氮则引起血管舒张。

正常生理情况下,全身血管收缩物质的浓度保持相对稳定,微循环血管平滑肌,特别是毛细血管前括约肌有节律地收缩与舒张,主要由局部产生的舒血管物质进行反馈调节,以保证毛细血管交替性开放(图 2-8-1)。

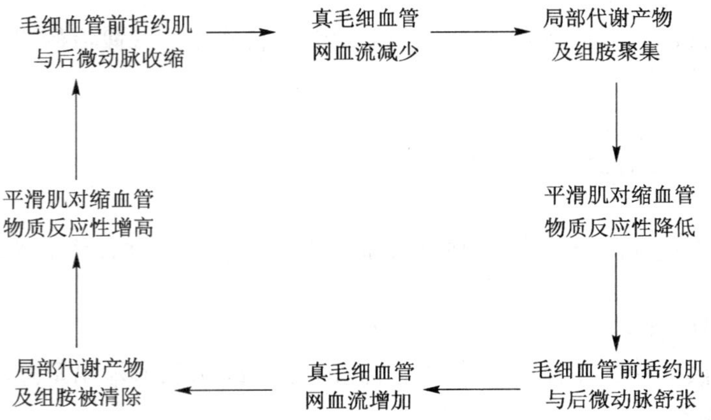

图 2-8-1 毛细血管灌流的局部反馈调节

二、分期与发病机制

根据血流动力学和微循环变化的规律,一般将休克分为 3 期。

(一) 缺血性缺氧期(休克早期、代偿期)

1. 微循环及组织灌流变化 各种致休克动因通过不同的始动环节引起交感-肾上腺髓质系统兴奋,使儿茶酚胺的产生增多,引起全身微血管收缩,尤其是毛细血管前阻力(由微动脉、后微动脉和毛细血管前括约肌组成)显著增加,大量真毛细血管网关闭,微循环内的血流仅限于直捷通路和动静脉吻合支的开放,出现灌少于流的情况,故称为缺血缺氧期(ischemic anoxia phase)。

2. 微循环障碍的主要机制 其机制包括:① 在低血容量、内毒素、疼痛、血压降低等因素作用下,通过不同途径导致交感-肾上腺髓质系统兴奋,使儿茶酚胺大量释放。② 交感神经兴奋、儿茶酚胺增多及血容量减少均可引起肾缺血,使肾素-血管紧张素-醛固酮系统活性增高,产生大量血管紧张素Ⅱ,致使血管强烈收缩。③ 血容量减少可反射性地使下丘脑分泌超生理剂量的血管升压素,引起内脏小血管收缩。④ 增多的儿茶酚胺可刺激血小板产生缩血管物质血栓素 A_2,当其作用超过血管内皮细胞产生的扩血管物质前列环素的作用时,小血管收缩。⑤ 胰在缺血、缺氧时,其外分泌腺细胞内的溶酶体破裂,释出蛋白水解酶,后者分解组织蛋白而生成的心肌抑制因子(MDF),使腹腔内脏的小血管收缩。

3. 微循环变化的意义 休克早期微循环的变化是机体针对各种致休克动因所产生的一种适应性改变,具有一定的代偿意义。

(1) 保证心、脑的血液供应。由于脑血管的交感缩血管纤维分布最少,α-受体密度稀,因而对交感神经兴奋、儿茶酚胺的反应较弱,此期脑血管无明显改变。冠状血管受 α、β 受体双重支配,但 α-受体密度低,同时由于心脏活动加强,代谢产物(如腺苷等扩血管物质)增多,因而使冠状动脉扩张,保证了心、脑的血液供应。

(2) 回心血量增加,心输出量增多,维持血压正常。交感神经兴奋和儿茶酚胺增多,使含有较多交感缩血管纤维、α-受体占优势的皮肤、腹腔内脏和肾的小动脉、细动脉、微动脉、微静脉和毛细血管前括约肌发生收缩,毛细血管前阻力增大,降低了微循环血管内的血压,使组织间液回流入毛细血管增多,回心血量增加。

(3) 醛固铜与抗利尿激素增多,可使肾小管对钠、水重吸收增强,增加循环血量,同时,交感-肾上腺髓质系统兴奋,引起心率加快、心肌收缩力加强,导致心输出量增多,维持血压正常。

4. 临床表现 本期患者因应激反应可出现烦躁不安,同时由于交感-肾上腺髓质系统兴奋,临床表现为面色苍白、体表湿冷、心率加快、脉搏细速、脉压减小和尿量减少等(图 2-8-2)。

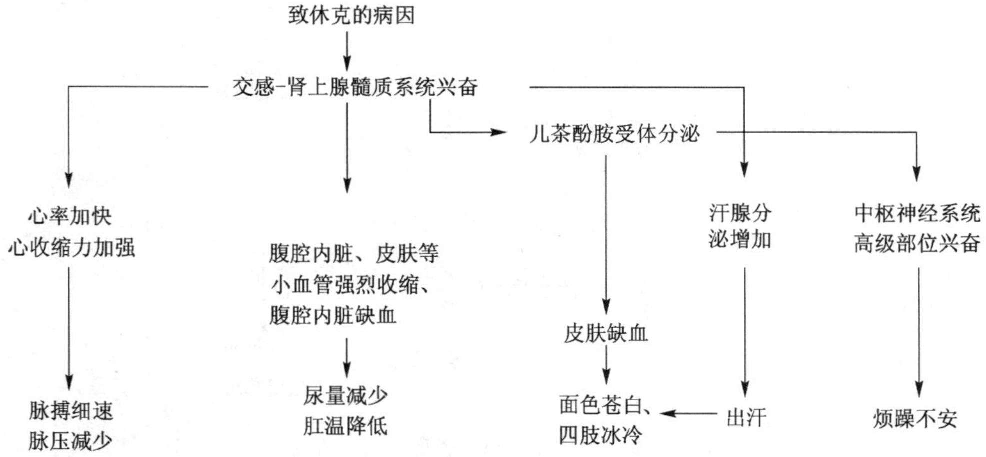

图 2-8-2 休克早期的临床表现及发病机制

缺血性缺氧期为休克的可逆期,应积极消除病因,采取有效措施控制病变的发展(如及时止血、镇痛、控制感染、补充足够血容量等),解除微循环缺血。否则,休克过程将继续发展,进入淤血性缺氧期。

(二) 淤血性缺氧期(休克期、可逆性失代偿期)

如果休克的病因不能及时消除,则病情继续发展到淤血性缺氧期。

1. 微循环及组织灌流的变化 由于微血管的持续痉挛,使微循环持续缺血、缺氧,局部酸性代谢产物增多。在酸性环境条件下,微动脉和毛细血管前括约肌对儿茶酚胺的反应性降低,使毛细血管前阻力减小,而微静脉对儿茶酚胺耐受性强,仍然收缩,结果使组织微循环的灌大于流,血液淤滞于微血管内,故称为淤血性缺氧期(stagnant anoxia phase)。

2. 微循环淤血的机制

（1）乳酸酸中毒：长期缺血和缺氧引起组织氧分压下降，CO_2 和乳酸、腺苷、核苷酸增多，发生酸中毒。酸中毒导致平滑肌对儿茶酚胺的反应性降低。

（2）长期缺血和缺氧引起局部血管扩张，代谢产物增多：如释放组胺增多，ATP 分解的产物腺苷增多，细胞分解时释出的 K^+ 增多，组织间液渗透压增高，激肽类物质生成增多，同时缺氧可使体内的补体系统激活，这些都可以造成血管扩张。

（3）内毒素作用：除病原微生物感染引起的败血症外，休克后期常有肠源性细菌（大肠杆菌）和脂多糖（LPS）入血。LPS 和其他毒素可以通过多种途径，引起血管扩张，持续性低血压。

（4）细胞因子的作用：近来研究表明，细胞黏附分子（cell adhesion mdecules，CAM）和内皮细胞白细胞黏附分子（endothelial leukocyte adhesion molecule，ELAM）在介导白细胞黏附并激活白细胞引起微循环障碍中起着一定的作用。

3. 临床表现　由于严重、持续性缺血缺氧，患者可出现神志淡漠、意识模糊，甚至昏迷，发绀，静脉塌陷，血压持续降低，脉压缩小，脉搏细弱，少尿甚至无尿等临床表现（图 2-8-3）。

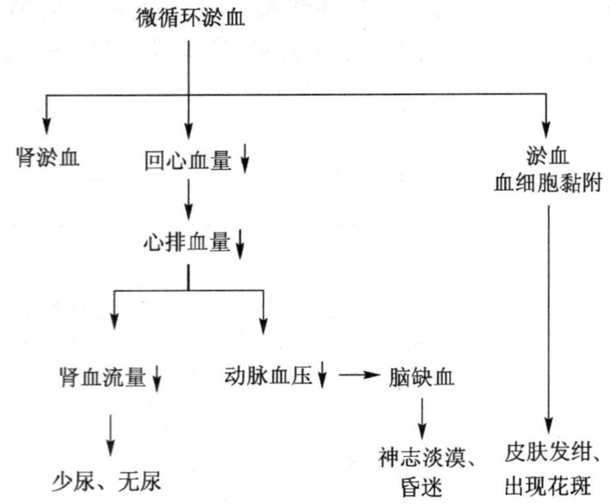

图 2-8-3　休克期临床表现及发病机制

（三）微循环衰竭期（休克难治期、不可逆期）

微循环衰竭期的主要特点是发生弥散性血管内凝血（DIC）和多系统器官功能衰竭。由于大量微血栓阻塞血管，凝血因子大量消耗，纤维蛋白溶解活性亢进，出现出血，微循环血流停止，不灌不流，组织得不到足够的氧气和营养物质供应，微血管平滑肌麻痹，对任何血管活性药物均失去反应，所以又称为微循环衰竭期。此期临床表现及发病机制见图 2-8-4。

1. DIC 的形成机制　当休克进入淤血缺氧后期，造成 DIC 形成，主要与下列因素有关。

（1）缺血、缺氧、致中毒及内毒素作用，造成血管内皮细胞受损，启动内源性凝血系统导致 DIC。

（2）外伤、烧伤等导致组织损伤，释放大量组织因子入血，启动外源性凝血过程。

（3）血液淤滞，血液浓缩，使血液处于高凝状态。

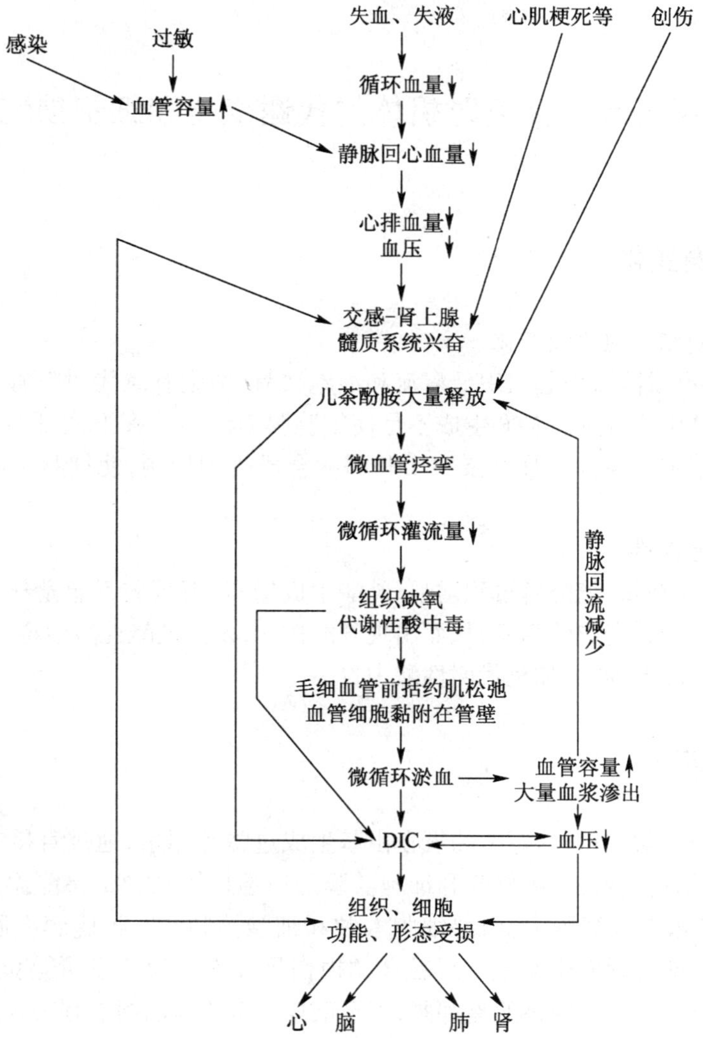

图 2-8-4　休克难治期临床表现及发病机制

（4）中毒、缺氧使血细胞破坏，释放出磷脂和 ADP，促进凝血过程。休克时体内生成大量促凝物质，如释放血小板活化因子、TXA_2 等物质，促进血小板和红细胞凝聚。

（5）纤维蛋白肽和纤维降解产物的作用。

DIC 一旦发生，休克病情将进一步恶化，表现为广泛性微血管阻塞、继发性纤溶，引起出血和微血管内溶血等，使回心血量显著减少，血压持续下降；可溶性纤维蛋白多聚体及其裂解产物等可封闭单核巨噬细胞系统，使来自肠内的毒素不能被充分清除；严重缺氧和酸中毒可使细胞内的溶酶体膜破裂，释放的溶酶体酶可造成细胞损伤，导致全身各重要器官功能和代谢严重障碍，致使休克转入难治阶段，故此期又称为休克难治期或不可逆期。

2. 多器官功能衰竭　由于持续低血压、缺血、缺氧、酸中毒及休克时许多体液因子，特别是溶酶体酶、细胞因子和活性氧的释放，使重要器官如心、脑、肺、肾等发生不可逆性损伤，引起器官功能降低，甚至丧失。

第三节 休克时机体的代谢变化和细胞损伤

一、机体代谢变化

（一）能量代谢和其他代谢变化

休克时微循环严重障碍引起组织低灌流和细胞缺氧，细胞有氧代谢障碍，糖无氧酵解增强，乳酸生成增多，ATP 生成减少。ATP 生成不足使细胞膜 Na^+-K^+-ATP 酶活性降低，Na^+-K^+泵运转失灵，导致细胞水肿和高钾血症。蛋白质和酶的合成受到抑制，使细胞不能维持正常功能和结构。

（二）代谢性酸中毒

休克时由于组织缺氧、糖酵解过程增强、乳酸生成增多，丙酮酸不能充分氧化而被还原为乳酸，肝缺氧不能将乳酸转变成葡萄糖，从而出现乳酸血症，发生乳酸性酸中毒。此外，肾泌尿功能障碍，排酸保碱功能降低，亦可加重代谢性酸中毒。

二、细胞损伤

休克时由于缺氧、酸中毒、内毒素和氧自由基生成过多等因素，通过直接或间接作用破坏生物膜系统的功能和结构，表现为细胞膜和细胞器膜的通透性增高，Na^+泵障碍，使细胞膜内 K^+逸出，而细胞外 Na^+和水进入细胞内，引起细胞水肿和细胞器肿胀。细胞膜上腺苷酸化酶系统受损，使细胞内各种代谢过程发生紊乱。线粒体的损伤最早表现为呼吸功能和 ATP 合成受抑制，此后发生线粒体结构改变，线粒体明显肿胀，直至破坏。溶酶体的损伤则表现为溶酶体膜通透性增加，溶酶体肿大、溶酶体酶释放增加，甚至溶酶体膜破裂。

现已证实，休克可引起机体各组织细胞发生凋亡，它也是引起器官功能衰竭的基础条件。

第四节 休克时重要器官功能变化

一、肾

休克时由于肾血液灌流不足，使肾小球滤过率（GFR）降低发生少尿氮质血症。早期通常无肾小管上皮细胞坏死，当休克纠正后，肾血液灌流恢复，肾功能随之恢复，称为功能性肾衰竭。休克后期，由于肾持续的缺血、缺氧或中毒等因素的作用，使肾小管上皮细胞坏死，此时即使恢复肾血流后，肾衰竭也不可逆转，称为器质性肾衰竭，这是大多数休克患者死亡的重要原因。

二、心

除心源性休克伴有原发性心功能障碍外，其他类型的休克早期因机体代偿作用维持冠状动脉血流量，故心的泵功能改变不明显。随着休克过程的发展，动脉血压进行性降低，冠状动脉血流减少和心肌抑制因子等作用导致心功能障碍，甚至可出现心力衰竭。其发生的机制包括：① 休克时血压降低、冠状血管内 DIC 形成和心率加快引起的心舒张期缩短，使冠状动脉灌流量减少。② 交感-肾上腺髓质系统兴奋，使心率加快、心肌收缩加强，导致心肌耗氧量增加，加重心肌缺氧。③ 内啡肽对心血管功能的抑制作用。④ 酸中毒对心肌舒缩功能的影响。⑤ 高钾血症可使心肌兴奋-收缩耦联减弱。⑥ 内毒素对心肌的损害作用。⑦ 氧自由基通过对细胞膜及细胞器膜的脂质过氧化反应而损伤心肌。

三、肺

休克时由于淤血、缺氧、酸中毒、内毒素等因素的作用，使肺泡上皮细胞和毛细血管内皮细胞受损，毛细血管壁的通透性增加，从而引起肺淤血、肺水肿、肺出血、肺不张和肺透明膜形成，导致严重的呼吸衰竭。这种病理改变的肺称为休克肺（shock lung）。休克肺的形成严重影响肺的换气功能，引起进行性低氧血症和呼吸困难，这是引起休克患者死亡的原因之一。

四、脑

在休克早期，由于血液的重新分布和脑循环的自身调节，保证了脑的血液供应，因而除了因应激引起的烦躁不安外，休克患者没有明显的脑功能障碍表现。当血压降低到 7kPa 以下或脑循环出现 DIC 时，脑的血液循环障碍加重，脑组织缺血、缺氧，患者神志淡漠，甚至昏迷。缺氧可以引起脑水肿，使脑功能障碍加重。

第五节 休克的防治原则

休克的防治原则如下。

1. 积极防治原发病；
2. 扩充血容量纠正中毒；
3. 合理使用血管活性药物；
4. 防治器官功能衰竭。

思 考 题

一、名词解释

休克　　休克肺

二、问答题

1. 休克早期微循环变化有何代偿意义？

2. 休克的发生机制有哪些？

第九章 心力衰竭

学习要点

掌握心力衰竭、心脏紧张源性扩张、肌源性扩张、向心性肥大的概念，掌握心力衰竭的发病机制及诱因。理解心力衰竭发展过程中机体的代偿功能及发生机制，理解心力衰竭时机体功能代谢变化。

心脏的基本功能是通过心肌的节律性收缩和舒张，推动血液在血管中循环流动，不断给组织提供所需要的氧气和营养物质，并带走各种代谢产物，以维持机体正常的新陈代谢活动。

在各种致病因素的作用下，心脏的收缩和(或)舒张功能障碍，使心输出量绝对或相对下降，以致不能满足机体代谢需要的病理过程，称为心力衰竭(heart failure)。心力衰竭属于心功能不全的失代偿阶段，患者出现明显的临床症状和体征。

第一节 心力衰竭的病因与分类

一、心力衰竭的病因

心力衰竭主要因心肌的舒缩功能障碍或心脏负荷过度引起。

(一) 心肌舒缩功能障碍

1. 心肌结构受损　各种致病因素，如细菌或病毒感染引起的心肌炎、心肌病、严重缺血、缺氧导致的心肌梗死、结缔组织疾病所导致的心肌损害、中毒(如锑、阿霉素中毒)等均可直接造成心肌细胞的广泛变性、坏死和纤维化，从而导致心肌收缩和舒张功能障碍。

2. 心肌代谢障碍　心肌缺血、缺氧、贫血可引起心肌能量代谢障碍和酸中毒；维生素 B_1 缺乏、糖尿病等也可发生心肌原发性或继发性能量代谢障碍。

(二) 心脏负荷过度

1. 容量负荷过度　容量负荷，又称前负荷，是指心脏舒张时所承受的负荷。常以心肌舒张末期压力表示。二尖瓣或主动脉瓣关闭不全可引起左心容量负荷过度、室间隔缺损、三尖瓣或肺动脉瓣关闭不全可引起右心容量负荷过度、严重贫血、甲状腺功能亢进症、动静脉瘘等高动力循环状态时，可导致左、右心室容量负荷均增加。

2. 压力负荷过度　压力负荷是指心脏收缩时所承受的负荷，又称为后负荷。高血压、主动脉瓣狭窄，左心室收缩时射血阻抗增大，造成左心室压力负荷（后负荷）增大；在肺动脉高压、肺动脉瓣狭窄和肺栓塞时，右心室压力负荷增大。

二、心力衰竭的诱因

临床上心力衰竭发作多伴有诱发因素，约占心力衰竭的发病总量的90%。这些诱因可加强致病因素对心肌的损害，诱发或加重心力衰竭。

（一）全身感染

全身感染特别是呼吸道感染是最常见的诱因。感染发热时代谢活动增强，心脏负担加重，心肌耗氧量增加，进一步加重心肌的能量代谢障碍；细菌产生的内毒素能够直接损伤心肌，使心肌结构进一步受损；呼吸道感染可减少有效通气量，加重心肌缺氧，同时缺氧使肺小血管收缩，增加右心室后负荷。

（二）酸碱平衡失调及电解质代谢紊乱

1. 酸中毒　各种原因引起的酸中毒均可干扰心血管功能而诱发心力衰竭，机制如下：① 酸中毒时过多的 H^+ 可抑制肌球蛋白 ATP 酶的活性，导致心肌收缩功能障碍。② H^+ 竞争性抑制 Ca^{2+} 与肌钙蛋白结合，使心肌收缩力减弱。③ 使毛细血管前括约肌松弛，导致微循环“多灌少流”，回心血量减少，心输出量下降。

2. 高钾血症　高钾血症可抑制心肌动作电位复极化时 Ca^{2+} 内流，导致心肌收缩力降低。

（三）心律失常

心律失常尤其是快速型心律失常，因心率过快，舒张期缩短，冠状动脉血液灌注减少，导致心肌供氧减少；同时心肌耗氧量增强，使心肌舒缩功能下降。

（四）妊娠和分娩

妊娠期血容量增多，近临产期时达高峰，分娩时，疼痛、精神紧张等因素引起交感-肾上腺髓质系统兴奋，静脉回流增加，心脏负荷加重；分娩时心率增加也是影响心泵功能的重要因素。

（五）其他

其他因素如体力活动、情绪激动、紧张、贫血、输血输液过快、酸中毒、洋地黄类药物应用过量、甲状腺功能亢进和气候的急剧变化都可成为心力衰竭发生的诱因。

三、心力衰竭的分类

（一）按临床表现分类

1. 根据病情的严重程度分类　可将心力衰竭分为轻度心力衰竭（一级或二级心功能状态）、中度心力衰竭（三级心功能状态）和重度心力衰竭（四级心功能状态）。

2. 根据病程发展速度分类　可将心力衰竭分为急性心力衰竭和慢性心力衰竭。

3. 根据心衰发生的部位分类　可分为左心衰竭、右心衰竭和全心衰竭。

（二）按心排血量分类

1. 低排血量性心力衰竭　常见于各种心肌病变、冠心病、原发性高血压、心瓣膜病等引起的心力衰竭。特点为在静息状态下心排血量低于正常水平。临床主要表现为组织灌注不足、脉搏无力、四肢湿冷、发绀等。

2. 高排血量性心力衰竭　高排血量性心力衰竭发生时，心排血量虽较心力衰竭发生之前有所降低，但其绝对值仍高于或等于正常水平。造成这类心力衰竭的主要原因是高动力循环状态，常见于甲状腺功能亢进症、严重贫血、动-静脉瘘等。因心长期处于高排血量状态，使心肌耗氧量增加，一旦失代偿，则心排血量不能满足机体需要。临床上除有淤血、水肿的表现外，还常有脉搏洪大、皮肤温暖等，并对洋地黄类药物治疗效果不佳。

（三）按心肌功能障碍分类

1. 心肌收缩功能障碍性心力衰竭（简称收缩性心力衰竭）　临床较常见，由于心肌收缩功能障碍导致心排血量下降，伴有充血表现。常见于高血压性心脏病、冠心病等。

2. 心肌舒张功能障碍性心力衰竭（简称舒张性心力衰竭）　由于心室在舒张期充盈受限，导致心排血量降低，左心室舒张末期压力升高而发生的心力衰竭。多见于二尖瓣或三尖瓣狭窄、缩窄性心包炎、肥大性心肌病等。

3. 混合型心力衰竭　收缩性衰竭与舒张性衰竭同时存在。

第二节　心功能不全时机体的代偿作用

多种因素导致心排血量减少时，机体可以通过各种代偿活动，提高心排血量以满足机体代谢需要。如能完全代偿则不出现心功能不全的临床表现，不能完全代偿时则会出现不同程度的心力衰竭症状。在心功能不全发展过程中，机体的代偿活动包括心脏的代偿和心脏以外的代偿。

一、心脏的代偿反应

（一）心率加快

心率加快是一种较迅速、直接的代偿反应。其机制是：① 心排血量减少，动脉血压下降，颈动脉窦和主动脉弓压力感受器传入冲动减少，心迷走神经兴奋性减弱，交感神经兴奋性增强，使心率加快。② 心排血量减少，心室舒张末期容积增大，刺激容量感受器，使交感神经兴奋，儿茶酚胺释放增多，通过心肌细胞β-受体作用，使心率加快。

在一定程度上，心率加快可提高心输出量，有助于维持血压和保证心脑等重要器官的血液供应。但心率过快超过一定限度（成人>180/min）时，因舒张期明显缩短，心室的充盈不足，心排血量明显减少，不但失去代偿作用，反而会促使心力衰竭的发生。

（二）心脏紧张源性扩张

发生心功能不全时，心排血量减少，舒张末期心腔容量负荷增加，机体可通过拉长心肌纤维使心肌收缩力增强，从而使心排血量增加，这种伴有心肌收缩力增强的心腔扩张称为心脏紧张源性扩张，是急性心力衰竭时的一种重要代偿反应。其代偿机制是：根据 Frank-Starling 定律，在一定范围内，心肌收缩力与心肌纤维粗、细丝相互重叠的状况有关。正常心肌肌节的长度为1.7～2.1 μm，随着肌节长度增加，收缩力逐渐增加，至肌节长度达2.2 μm时，粗、细丝处于最佳重叠状态，在收缩时起作用的横桥数目最多，心肌的收缩力最大。如果心室继续扩张，在肌节长度超过2.2 μm后，收缩时起作用的横桥数目逐渐减少，心肌的收缩力逐渐减弱，导致心输出量降低而转为失代偿，这种丧失代偿作用的心脏扩张称为肌源性扩张。

（三）心肌肥大

心肌肥大（myocardial hypertrophy）是心脏长期负荷过度时形成的一种慢性代偿方式，作用持久，通过增加整个心脏的收缩力，维持心排血量，同时降低心室壁张力，降低心肌耗氧量，减轻心肌负荷，使心脏维持机体代谢的需求而延缓发生心力衰竭的进程，其本质为心肌细胞的体积增大、数量增加。

心肌肥大可分为：① 向心性肥大（concentric hypertrophy）：心脏在长期过度的压力负荷作用下，心肌纤维呈并联性增生，表现为心肌纤维增粗，心室壁增厚，但心腔无明显扩大。常见于原发性高血压。② 离心性肥大（eccentric hypertrophy）：心脏在长期过度的容量负荷作用下，心肌肌节呈现串联性增生，表现为心肌纤维长度增加，心腔明显扩大，但心室壁厚度增加不明显。常见于主动脉瓣关闭不全。

但过度的心肌肥大可因不同程度的心肌缺血、缺氧、能量代谢障碍，以及心肌舒张与收缩能力减弱等使心功能由代偿转为失代偿，最终发展为心力衰竭。

二、心脏以外的代偿反应

（一）血容量增加

慢性心功能不全时，机体在各种神经体液因素的调节下，通过降低肾小球滤过率（GFR），增加肾小管重吸收作用，使肾对钠水的排出减少，重吸收增加，使血容量增加，进而使静脉回流及心输出量增加，具有一定的代偿意义。但如血容量增加过多，心脏负荷过度超过心脏代偿能力时，可引起心排血量下降，进一步可发生心源性水肿。

（二）循环血液重新分配

心功能不全时，心排血量减少，交感-肾上腺髓质系统兴奋，使全身血液重新分布，皮肤、骨骼肌、腹腔脏器血流量减少，从而保证了心、脑等重要器官的血液供给。但周围器官的长期供血不足可导致该器官的功能紊乱。此种代偿反应多发生于急性心力衰竭或轻、中度心力衰竭。

（三）红细胞增多

心功能不全时，肾血流量减少，动脉血氧分压下降，刺激肾生成和释放促红细胞生成素（erythropoietin）增多，促进骨髓造血功能，使红细胞生成增多，以利于提高组织的供氧量，缓解机体缺氧的程度。但红细胞生成过多可导致血液黏滞度增大，反而增加了心脏的负荷。

（四）组织细胞摄取和利用氧的能力增强

为了克服缺氧对机体带来的不利影响，组织细胞可通过自身功能和代谢的调整来代偿。如：缺氧的组织细胞线粒体数目增加，表面积增大，呼吸链中酶活性增加，这些变化有助于细胞内呼吸功能改善，利于细胞从糖酵解中获得能量的补充；肌肉中肌红蛋白含量增多，有氧氧化酶活性降低而无氧代谢增强。

第三节　心力衰竭的发生机制

心力衰竭的发生机制较复杂，迄今尚未完全阐明。目前认为，心力衰竭发生的最主要因素是心肌的收缩性减弱和(或)舒张性障碍。心肌细胞受损和死亡、能量代谢障碍、Ca^{2+}转运障碍和兴奋-收缩耦联障碍在心力衰竭发生过程中起着重要作用。

一、心肌收缩性减弱

影响心输出量的四个基本因素为心肌收缩性、容量负荷、压力负荷、心率，其中心肌收缩性是最重要的因素，也是血液循环动力的最基本来源。由于引起心力衰竭的病因不同，导致心肌收缩性减弱的机制也不尽相同。

(一) 心肌结构破坏

心肌细胞正常的收缩性依赖于与收缩有关的蛋白质结构和功能的正常。当大量心肌细胞变性、死亡后，与心肌细胞收缩相关的蛋白成分被分解破坏，整个心脏的收缩力就会下降。心肌细胞的死亡包括坏死(necrosis)与凋亡(apoptosis)。

1. 心肌细胞坏死　当心肌细胞受到各种严重的损伤性因素(如严重的心肌缺血、缺氧、感染和中毒等)作用后可发生变性、坏死，与收缩有关的蛋白质随之被破坏。如急性心肌梗死患者，其梗死面积达到左心室面积的23%时，便可发生心力衰竭。

2. 心肌细胞凋亡　心力衰竭时在各种诱导因素，如氧化应激、压力和(或)容量负荷过度、某些细胞因子(如TNF)、缺血缺氧及神经-内分泌失调等作用下，引起心肌细胞过度凋亡，使心肌细胞数量减少，从而导致心力衰竭。

(二) 心肌能量代谢障碍

心肌收缩是一个主动耗能过程，其能量代谢过程大致分为三个阶段：能量生成、储存和利用，其中任何环节发生障碍，均可导致心肌收缩性减弱。

1. 能量生成障碍　心肌的能量来源主要是游离脂肪酸，其次是乳酸、酮体及葡萄糖等物质经有氧氧化产生ATP。冠心病、休克、严重贫血时心肌因缺血、缺氧，ATP产生减少而导致收缩性减弱。此外，$VitB_1$缺乏时，可因丙酮酸氧化脱羧的辅酶生成不足导致丙酮酸脱羧障碍，从而ATP生成减少。

2. 能量利用障碍　心肌细胞产生的ATP，经肌球蛋白ATP酶水解，由化学能转变为机械能，为心肌收缩提供能量。当心脏负荷过重而引起心肌过度肥大时，其肌球蛋白头部ATP酶活性下降，对ATP的水解作用减弱，提供肌丝滑行的机械能减少，使心肌收缩性减弱。

(三) 心肌兴奋-收缩耦联障碍

心肌兴奋-收缩耦联，是指从心肌兴奋时膜电位的变化到引起心肌收缩的全过程。正常心肌在复极时，心肌细胞肌质网中的ATP酶(钙泵)被激活，使细胞质中Ca^{2+}逆浓度差被摄取到肌质网中储存，同时，另一部分Ca^{2+}从细胞质被转运到细胞外，使心肌细胞胞质中的Ca^{2+}浓度降低($<10^{-7}$ mol/L)，故心肌舒张；当心肌细胞兴奋除极时，细胞外的Ca^{2+}顺浓度差进入细胞内，同时

激发肌质网释放 Ca^{2+},使细胞内的 Ca^{2+}浓度升高($>10^{-5}$ mol/L),引起心肌收缩。

由此可看出,在心肌兴奋-收缩耦联的过程中 Ca^{2+}发挥了极为重要的介导作用。因此,任何影响 Ca^{2+}转运、分布的因素,均可导致心肌兴奋-收缩耦联障碍,导致心肌收缩性减弱。

1. 细胞外 Ca^{2+}进入细胞内减少　Ca^{2+}内流在心肌收缩活动中起重要作用,它不但可直接提高细胞内 Ca^{2+}浓度,还可激发肌质网释放 Ca^{2+},因此,各种病理因素引起 Ca^{2+}内流受阻,均可导致心肌兴奋-收缩耦联障碍。正常情况下,交感神经释放的去甲肾上腺素可与心肌细胞膜上的 β 受体结合,激活腺苷环化酶,使 ATP 转变为 cAMP,后者可促使细胞膜上的 Ca^{2+}通道开放,使 Ca^{2+}内流。心力衰竭时,心肌的内源性去甲肾上腺素含量减少,且细胞膜上的 β 受体数量与亲和力降低,妨碍钙通道开放,以致 Ca^{2+}内流受阻。

2. 肌质网摄取、储存和释放 Ca^{2+}减少　心肌收缩后复极时,肌质网借助 ATP 酶的作用,逆浓度梯度将 Ca^{2+}从细胞质内摄取回来,当心肌再次兴奋时将 Ca^{2+}释放到细胞质内。在过度肥大的心肌细胞中,肌质网 ATP 酶的活性降低,致使心肌在复极时,肌质网摄取和储存的 Ca^{2+}不足,故向胞质内释放的 Ca^{2+}减少。此外,酸中毒时,Ca^{2+}与肌质网中钙储存蛋白的结合较紧密,不易解离,使得肌质网释放 Ca^{2+}减少,导致心肌收缩性减弱。

3. 肌钙蛋白与 Ca^{2+}结合障碍　Ca^{2+}与肌钙蛋白的结合是兴奋-收缩耦联的关键环节。如果细胞内 Ca^{2+}浓度 $<10^{-5}$mol/L 和(或)肌钙蛋白亲和力下降,则可导致兴奋-收缩耦联中断。各种原因引起心肌细胞内酸中毒时,由于 H^+与肌钙蛋白的亲和力比 Ca^{2+}大,故 H^+浓度升高可竞争性地抑制肌钙蛋白与 Ca^{2+}结合,使心肌兴奋-收缩耦联发生障碍。

(四) 心肌肥大的不平衡生长

心肌肥大使心肌收缩力增强,是心功能不全时维持心功能的重要代偿方式。但过度肥大的心肌(成人心脏重量≥500g,或左心室重量≥200 g)可因心肌重量增加与心功能增强失调即心肌的不平衡生长而发生心力衰竭。其机制如下。① 心交感神经元轴突的生长相对不足,去甲肾上腺素合成减少,导致心肌收缩性下降。② 肥大的心肌内微动脉和毛细血管数量不能与心肌同步增长,心肌细胞线粒体数量相对不足,导致心肌供血供氧不足,收缩力下降。③ 肥大心肌的肌球蛋白 ATP 酶活性下降,导致心肌能量利用障碍。④ 肥大的心肌细胞表面积相对减少,Ca^{2+}内流不足,影响心肌心奋-收缩耦联。结果导致肥大的心肌由代偿转为失代偿而发生心力衰竭。

二、心室舒张性障碍

正常的舒张功能保证心室有足够的血液充盈,保障正常的心输出量。当心肌舒张功能障碍时,心室血液充盈减少,引起冠状动脉血液灌流量不足。左心室舒张障碍可引起肺淤血、肺水肿和气体交换障碍,从而加重心力衰竭。据统计,临床上约有 30% 的心力衰竭是由心室舒张功能障碍所致,其确切机制尚不完全清楚,可能与下列因素有关。

(一) 钙复位延缓

正常心肌收缩后,胞质中的 Ca^{2+}浓度迅速降至“舒张阈值”,即小于 10^{-7} mol/L,这样 Ca^{2+}才能与肌钙蛋白脱离,肌钙蛋白恢复原来构型,促使心室舒张。舒张期胞浆 Ca^{2+}浓度下降的机制:① 在肌质网 ATP 酶作用下重新摄回肌质网。② 通过心肌细胞膜上的 ATP 酶作用运输到细胞外。在 ATP 供应不足(如心肌缺血、严重贫血等)的情况下,致使在心肌舒张期胞质中的 Ca^{2+}不能逆浓度差转运，且细胞外的 Ca^{2+} 顺浓度差大量内流，使胞质中 Ca^{2+} 浓度过高，结果导致 Ca^{2+} 与肌钙蛋白不能分离，心肌无法充分舒张。

（二）肌球-肌动蛋白复合体解离障碍

正常心肌舒张过程中，Ca^{2+} 从肌钙蛋白上解离后，随后肌球-肌动蛋白复合体解离，收缩蛋白才能恢复原有的构型。这是一个主动耗能的过程，需要 ATP 参与，当任何原因造成心肌能量供应不足时，均可引起肌球-肌动蛋白复合体解离困难，导致心肌舒张功能障碍。

（三）心室舒张势能减少

心室收缩末期由于心室几何构型的变化，可产生一种促使心室复位的舒张势能。心室收缩越好，几何构型变化越大，舒张势能也越大，有利于心室更好的复位。任何可以导致心肌收缩性减弱的因素均可降低心室舒张势能，引起心室舒张功能障碍。

（四）心室顺应性降低

心室顺应性是指心室在单位压力变化下所引起的容积改变（dV/dP），这个比值越大，心室的顺应性越好。当心肌肥大引起室壁增厚，心肌炎性细胞浸润、水肿、间质增生以及心肌纤维化时，可引起心室顺应性降低。由于心室顺应性下降，心室舒张期扩张充盈受限，心排血量减少，心室舒张末期容积扩大，压力增加，进一步影响血液回流。因此，心室顺应性下降可诱发或加重心力衰竭。

三、心脏舒缩活动不协调

保持心功能的稳定需要左右心室之间、房室之间及心室本身各区域的舒缩活动均要处于高度协调状态。收缩功能不协调，可减少心室的射血量；舒张功能不协调，可影响心室的舒张充盈，二者都可引起心输出量下降，导致心力衰竭。各种病因如心肌炎、心肌梗死、原发性高血压、严重贫血、甲状腺功能亢进症等，其病变区和非病变区的心肌在兴奋性、自律性、传导性、收缩性方面都有巨大差异，在此基础上发生心律失常，使心脏各部分舒缩活动在时间和空间上产生不协调，最终导致心力衰竭。

总之，心力衰竭的发生机制十分复杂，目前认为是多种机制共同作用的结果。由于产生心力衰竭的病因不同，上述机制在心力衰竭发生发展中所起的作用也不尽相同，应根据疾病的具体情况综合分析。

第四节　心力衰竭时机体的代谢和功能变化

从血流动力学角度来看，心力衰竭时机体的代谢和功能变化大致可归纳为三大类：肺循环淤血，体液环淤血，心排血量不足。一般左心衰竭主要以肺循环淤血为主，同时伴有不同程度的心排血量不足；右心衰竭时根据病情的急缓主要表现为心排血量减少和体循环淤血。

一、肺循环淤血

左心衰竭时,肺静脉回流受阻,肺循环毛细血管血压增高,造成肺淤血和肺水肿,此时患者的主要临床表现是呼吸困难。

(一) 呼吸困难

左心衰竭引起的呼吸困难又称为心源性呼吸困难。按其发展进程与严重程度,可表现为如下临床症状。

1. 劳力性呼吸困难 左心衰竭患者最早常在劳动时引起或加重呼吸困难,而在休息后可缓解或消失,称为劳力性呼吸困难。引起呼吸困难的运动量随心力衰竭的严重程度而不同,心力衰竭程度越严重,引起呼吸困难的运动量越小。产生机制:

(1) 体力活动时体循环血液回流增加,心率加快,舒张期缩短,左心室充盈不足,导致冠状动脉血液灌注减少,心肌缺血、缺氧加重,CO_2 潴留,反射性兴奋呼吸中枢,产生"气急"的症状。

(2) 回心血量增多,使心房内压进一步升高,加重肺淤血,肺顺应性降低,患者感到呼吸困难。

2. 端坐呼吸 伴有肺循环淤血的左心衰竭患者因平卧时呼吸困难加重而被迫采取端坐或半卧体位以减轻呼吸困难,称为端坐呼吸(orthopnea)。端坐体位可减轻肺淤血,从而缓解呼吸困难的症状,其机制如下。

(1) 端坐位时因重力作用,血液部分转移到腹腔脏器及下肢,同时可减少身体下半部水肿液的吸收,使回心血量减少,肺淤血减轻。

(2) 端坐位时膈肌下移,胸腔容积增大,肺活量增加,通气改善,有助于缓解呼吸困难症状。

3. 夜间阵发性呼吸困难 夜间阵发性呼吸困难是左心衰竭的典型表现,常发生在夜间入睡 1 ~2 h 后,患者因胸闷、憋气而突然坐起,呼吸深快,频繁咳嗽,咳出泡沫样痰,并伴有气喘,故又称为心源性哮喘。其发生机制如下。

(1) 睡眠时平卧体位,膈肌上移,胸腔容积缩小,不利于通气。

(2) 患者平卧位可因静脉回心血量增加使肺淤血加重。

(3) 夜间睡眠时,交感神经兴奋性降低而迷走神经兴奋性增高,使支气管平滑肌痉挛,气道阻力加大;同时使冠状动脉收缩,心肌供血减少,心肌收缩力降低,导致心排出量减少,加重肺淤血。

(4) 入睡后,中枢神经系统处于抑制状态,呼吸浅慢,化学感受性反射降低,只有当 PCO_2 达到一定程度时,方可刺激呼吸中枢,通气增强,呼吸加深加快,患者感到气促并惊醒,被迫采取坐位。

(二) 急性肺水肿

急性肺水肿是急性左心衰竭的最严重表现,常表现为突发严重呼吸困难、端坐呼吸、咳嗽、咳粉红色(或无色)泡沫样痰和发绀。临床听诊可闻及两肺湿啰音和哮鸣音。其发生机制如下。

(1) 左心衰竭时由于心肌收缩力突然严重减弱,心排血量急剧降低,肺毛细血管压突然升高,使血浆液体成分漏出到肺间质和肺泡。

(2) 肺循环淤血导致严重的缺氧,使肺毛细血管壁通透性增加,血浆渗入肺间质和肺泡。

（3）肺泡表面活性物质减少，使肺泡表面张力增加，肺毛细血管内水分易被吸入肺间质和肺泡中。

二、体循环淤血

体循环淤血是右心衰竭或全心衰竭的结果，临床表现为体循环过度充盈，压力增高，引起内脏器官淤血、水肿等。

（一）静脉淤血和静脉压增高

右心衰竭时一方面静脉回流障碍引起体循环淤血，另一方面钠水潴留导致血容量增加，使体循环静脉系统有大量血液淤积，过度充盈。临床上常表现为颈静脉怒张、肝颈静脉回流征阳性、臂肺循环时间延长等。

（二）肝大和肝功能异常

肝大和肝功能异常主要见于慢性右心衰竭（约占95%），因体循环淤血使肝静脉压升高，肝窦扩张、出血及周围水肿，导致肝大。临床上因肝包膜受牵拉可引起疼痛，触摸时可有明显压痛，肝颈静脉回流征阳性。长期肝淤血可因肝细胞大量变性坏死而引起肝功能异常，肝小叶纤维化，造成心源性肝硬化，可出现腹腔积液体征。

（三）心性水肿

习惯上将右心衰竭引起的全身性水肿称为心性水肿。由于体循环淤血引起静脉压增高，钠水潴留，液体成分渗入体腔、组织间隙，造成胸腔积液、腹腔积液、皮下组织水肿等。在重力作用下，皮下水肿首先出现于身体下垂部位，如能走动的患者水肿先见于足、踝和胫前部，而卧床的患者则以骶部和大腿内侧水肿明显，严重时可波及全身。

（四）胃肠功能障碍

胃肠道长期淤血，可引起食欲减退、恶心、呕吐和腹胀等症状，蛋白质在胃肠道的消化吸收障碍，可促使发生心性水肿。

三、心排血量不足

心力衰竭最具特征性的血流动力学变化是心排血量绝对或相对减少。心排血量减少，可导致机体组织器官的血液流量减少，其中以肾最明显，其次为皮肤和肝，严重时可引起心脑等重要器官供血不足，并由此引发一系列临床表现和体征。

（一）尿量减少

心力衰竭时心排血量减少使肾血流量减少；交感神经兴奋引起肾动脉收缩，导致肾血流量进一步减少，造成肾小球滤过率降低；同时因抗利尿激素和醛固酮分泌增多而使肾小管对水钠的重吸收作用增强。临床上患者表现为少尿甚至无尿，严重者可出现肾衰竭的症状。

（二）疲乏无力、失眠、嗜睡

疲乏无力是心力衰竭的早期症状，休息后可缓解。其原因比较复杂，目前认为心力衰竭时血液重新分配、运动时骨骼肌循环障碍及代谢障碍是决定运动耐量的重要因素。心力衰竭失代偿期，脑血流量下降，中枢神经系统因缺氧而导致功能紊乱，患者出现头痛、失眠、烦躁、眩晕等症状,严重者可出现嗜睡,甚至昏迷。

(三)皮肤苍白或发绀

因心排血量不足,同时交感神经兴奋,引起外周血管收缩,使皮肤血液灌流减少,患者表现为皮肤、黏膜苍白,皮温降低,出冷汗等。另外,心力衰竭时,血液循环时间延长,组织摄氧过多,使静脉血氧含量下降,血中还原血红蛋白增多,患者出现发绀。如果患者伴有肺淤血,则会使发绀进一步加重。

(四)心源性休克

轻度心力衰竭时由于代偿作用,尽管心排血量有所下降,但动脉血压仍可维持在正常水平。当发生急性严重心力衰竭(如急性心肌梗死、心肌炎等)时,心排血量急剧降低,机体来不及启动代偿机制,则引起动脉血压下降,组织血液灌流量显著减少,严重时可发生心源性休克。

第五节 心力衰竭的防治原则

心力衰竭的防治不应仅限于缓解症状,要从其病因、发病机制及代偿机制等方面全面考虑,从根本上延缓或阻止心力衰竭的发生与发展。

一、防治病因和诱因

(一)防治原发病

积极防治引起心力衰竭的原发疾病,如风湿病、原发性高血压、先天性心脏病、慢性支气管炎等。

(二)消除诱因

绝大多数心力衰竭患者发病都伴有明确的诱发因素,采取积极有效的措施对诱因进行防治,对控制心力衰竭非常重要。如纠正心律失常、控制感染、维持水电解质平衡和酸碱平衡等。

二、改善心肌功能

(一)增强心肌收缩功能

对于因收缩性减弱而发生的心力衰竭,可应用各类正性肌力药物(如强心苷类、拟交感胺类、磷酸二酯酶抑制剂等)增强心肌的收缩功能。

(二)改善心肌舒张性能

对因心室壁顺应性降低和舒张不全所致的心力衰竭,可应用钙拮抗剂、硝酸酯类、β 肾上腺素能受体阻滞剂等,改善心肌的舒张性。

三、减轻心脏负荷

(一)降低心脏后负荷

合理应用动脉血管扩张药物、钙拮抗剂等可降低左心室射血阻抗,提高心排血量,同时可改善外周血管的血液灌流，降低心室壁张力，从而降低心肌的耗氧量。

（二）调整心脏前负荷

对于前负荷过高的心力衰竭患者可采用静脉血管扩张药物，如硝酸甘油，以减少回心血量，减轻肺淤血和肺水肿。限制食盐摄入和适当应用利尿药，降低血容量，也有利于降低心脏前负荷。

四、心力衰竭病理生理与临床护理的联系

（一）适度休息

休息可减轻患者心脏负荷，可根据患者心功能情况，安排其生活、劳动和休息，保证患者有适当的体力、脑力休息和充足的睡眠。同时可根据病情的需要给予适当的镇静药和安眠药，减少全身肌肉活动，减低氧的消耗，减少静脉血液回流。待心功能改善后，可根据病情鼓励患者尽早活动，以防止静脉内血栓形成。

（二）注意饮食

体循环淤血的患者胃肠道水肿，消化吸收功能下降，患者需要摄入易消化、高维生素、低热量的饮食。低盐饮食可降低患者的钠、水潴留。对心性水肿的患者还要注意限制水分的摄入。

（三）防治感染

感染特别是呼吸道感染是心力衰竭最常见的诱因，因此防治感染对预防心力衰竭的发生有十分重要的意义。对长期卧床的患者还应注意防止发生褥疮。

（四）注意患者体位

采取适当的体位（如半卧位和坐位）可使回心血量减少，肺活量增加，有利于减轻肺淤血和肺水肿，因而可使呼吸困难减轻。

思考题

问答题

1. 何谓心力衰竭？心力衰竭与心功能不全的主要区别有哪些？
2. 心力衰竭的主要病因有哪些？
3. 心力衰竭时机体有哪些变化？
4. 试述心力衰竭的发病机制。
5. 何谓呼吸困难？呼吸困难的发生机制有哪些？
6. 何谓端坐呼吸和夜间阵发性呼吸困难？其发生机制有哪些？

第十章 呼吸衰竭

学习要点

掌握Ⅰ型、Ⅱ型呼吸衰竭的概念。熟悉限制性通气不足、阻塞性通气不足、弥散障碍的概念及其发生机制，熟悉通气与血流比例降低（功能性分流）与增高（死腔样通气）的概念及发生机制，熟悉呼吸衰竭患者给氧的原则。了解呼吸衰竭时中枢神经系统的变化、肺性脑病及右心功能变化、肺源性心脏病的概念及发生机制。

呼吸的主要功能是不断地给机体提供氧气和从机体排出多余的二氧化碳。完整的呼吸功能包括外呼吸过程、内呼吸过程和血液携带运输氧和二氧化碳的功能。呼吸衰竭通常是指外呼吸功能严重障碍的后果。

由于外呼吸功能严重障碍，以致在静息时出现动脉血氧分压（partial pressure of oxygen of arterial blood，PaO_2）低于正常范围或伴有动脉血二氧化碳分压（partial pressure of carbon dioxide of arterial blood，$PaCO_2$）高于正常范围的情况，称为呼吸功能不全（respiratory insufficiency），又称呼吸衰竭（respiratory failure）。

正常人在静息时的 PaO_2 随年龄和所处海拔高度而异。成年人在海平面的正常范围为：$PaO_2=(13.3-0.043\times$ 年龄$)\pm0.66$ kPa。$PaCO_2$ 的正常范围为 5.33 ± 0.67 kPa。一般以 PaO_2 低于 8 kPa（60 mmHg），$PaCO_2$ 高于 6.67 kPa（50 mmHg）作为判断呼吸衰竭的标准。

呼吸衰竭必定有 PaO_2 降低。根据 $PaCO_2$ 是否升高将呼吸衰竭分为低氧血症型（Ⅰ型）和高碳酸血症型（Ⅱ型）。根据主要发病机制的不同，分为通气性呼吸衰竭和换气性呼吸衰竭。根据原发病变部位不同可分为中枢性呼吸衰竭和外周性呼吸衰竭。

第一节 呼吸衰竭的病因与发病机制

外呼吸包括通气和换气两个基本环节。各种病因不外乎通过引起肺泡通气不足、弥散障碍、肺泡通气与血流比例失调、肺内短路增加等机制，使通气和（或）换气过程发生严重障碍而导致呼吸衰竭。不同的病因常通过相似的机制引起呼吸衰竭，因而使不同病因引起的呼吸衰竭具有共性；但由于病变的部位、性质以及机体反应性不同，故其发病又往往存在特殊性。

一、肺通气功能障碍

肺泡与外界的气体交换依赖于正常的通气功能。反映肺通气功能的最好指标是肺泡通气量(正常值约为每分静息通气量的0.70)。肺通气的动力是由呼吸中枢调控呼吸肌所引起的呼吸运动。肺通气的阻力来自肺与胸廓的弹性回缩力和气道阻力增加,两者均可引起肺通气障碍,肺泡通气量减少,最后导致呼吸衰竭。根据肺通气功能障碍发生机制的不同,分为限制性通气不足和阻塞性通气不足。

(一)限制性通气不足

肺泡扩张受限制所引起的肺泡通气不足称为限制性通气不足(restrictive hypoventilation)。吸气运动是吸气肌肉在呼吸神经的支配下收缩产生的主动过程,呼气则是肺泡弹性回缩和肋骨与胸骨借助重力作用复位的被动过程。引起限制性通气不足的原因,可以是肺以外的组织器官病变,也可以是肺本身的病变。

由肺以外的组织器官病变所引起的限制性通气不足可分为以下两种情况。

1. 呼吸肌活动障碍

(1)呼吸中枢或外周神经受损:如脑外伤、脑血管意外、脑炎、脊髓灰质炎、多发性脊神经炎等;过量镇静药、安眠药、麻醉药引起的呼吸中枢抑制。

(2)呼吸肌本身收缩功能障碍:如呼吸肌疲劳、呼吸肌萎缩、呼吸肌无力因素均可造成呼吸肌运动降低,呼吸运动减弱,导致肺泡扩张受限而引起通气不足。

2. 胸廓和肺的顺应性降低 呼吸肌收缩使胸廓与肺扩张时,需克服组织的弹性阻力,肺的弹性回缩力使肺趋向萎陷(collapse)。

(1)胸廓顺应性降低:胸廓的弹性在静息呼气末时是使胸廓扩大的力量,但当吸气至肺活量的75%以上时,胸廓对吸气也构成弹性阻力。故弹性阻力的大小直接影响肺与胸廓在吸气时是否易于扩张。肺与胸廓扩张的难易程度通常以顺应性(compliance)表示,它是弹性阻力的倒数。

胸廓顺应性降低见于胸廓骨骼病变或某些胸膜病变时。严重的胸廓畸形、胸膜纤维化、过度肥胖、大量胸腔积液、张力性气胸等疾病可使胸廓的弹性阻力增加,顺应性降低,限制胸部的扩张。

(2)肺顺应性降低:肺顺应性除直接与肺容量有关(肺容量小,肺顺应性也低)外,主要取决于其弹性回缩力。肺泡的弹性回缩力是由肺组织本身的弹性结构和肺泡表面张力所决定。肺淤血、水肿、纤维化等均可降低肺的顺应性,增加吸气时的弹性阻力。肺泡表面张力有使肺泡回缩的作用。生理情况下,由肺泡Ⅱ型上皮细胞产生的表面活性物质覆盖于肺泡、肺泡管和呼吸性细支气管液层表面,它能降低肺泡表面张力,降低肺泡回缩力,提高肺顺应性,维持肺泡膨胀的稳定性。它与维持肺泡的干燥也有关。肺泡Ⅱ型上皮细胞受损(如循环灌流不足、氧中毒、脂肪栓塞)或发育不全(婴儿呼吸窘迫综合征)导致表面活性物质的合成与分泌不足,或者表面活性物质被大量破坏或消耗(如急性胰腺炎、肺水肿、过度通气)时,均可使肺泡表面活性物质减少,肺泡表面张力增加而降低肺顺应性,从而使肺泡不易扩张而发生限制性通气不足。

(二)阻塞性通气不足

由于气道狭窄或阻塞使气道阻力增加而引起通气不足,称为阻塞性通气不足(obstructive hypoventilation)。成人气道阻力正常为(0.1～0.3) kPa·s/L,呼气时略高于吸气。其中80%以上发生于直径大于2 mm的支气管与气管,直径小于2 mm的外周小气道的阻力仅占总阻力的20%以下。

影响气道阻力的因素有气道内径、长度和形态,气流速度和形式(层流、湍流)以及气体的密度和黏度,其中最主要的是气道内径。气道内外压力的改变,管壁痉挛、肿胀或纤维化,管腔被黏液、渗出物、异物或肿瘤等阻塞,肺组织弹性降低以致对气道管壁的牵引力减弱等,均可使气道内径变窄或不规则而增加气流阻力,引起阻塞性通气不足。气道阻塞有中央性、外周性两类。

1. 中央性气道阻塞　指气管分叉以上的气道阻塞。若阻塞位于胸外,吸气时,气体流经病变(如声带麻痹、炎症等)部位时压力降低,结果使气道内压明显低于大气压而使气管受压,气道阻力增大,故患者表现为吸气性呼吸困难(图2-10-1)。

如果阻塞位于中央气道的胸内部分,吸气时由于胸内压降低使气道内压大于胸内压,使气道有所扩张,阻塞减轻,而用力呼气时由于胸内压升高而压迫气道,使气道狭窄加重,故患者表现为呼气性呼吸困难(expiratory dyspnea)(图2-10-2)。

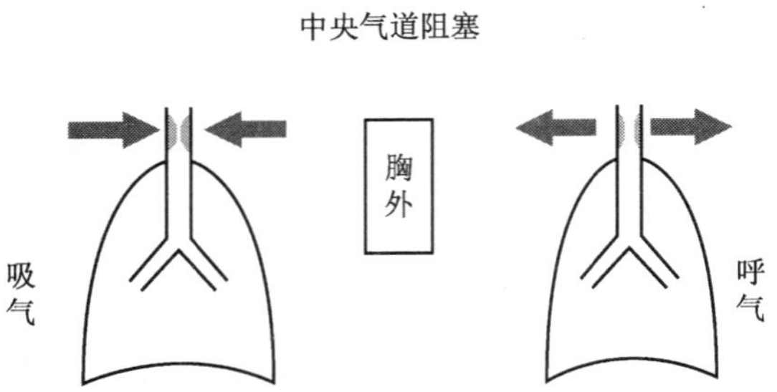

图2-10-1　吸气性呼吸困难

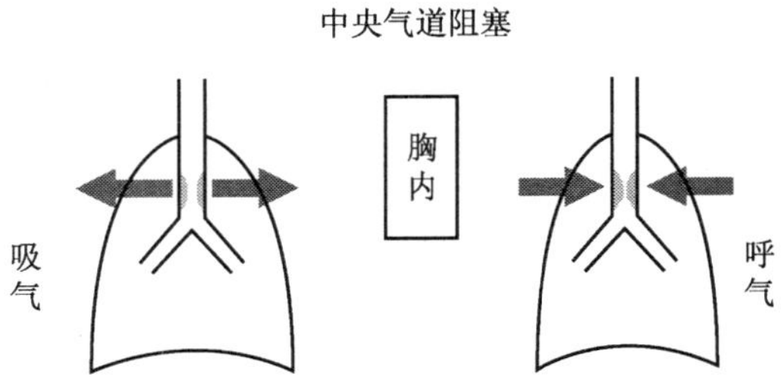

图2-10-2　呼气性呼吸困难

2. 外周气道阻塞　指内径小于2 mm的小支气管和细支气管阻塞。由于小支气管软骨为不规则的块状,细支气管无软骨支撑,管壁薄,又与管周围的肺泡结构紧密相连,因此,其内径可随呼吸运动而发生变化。吸气时随着肺泡的扩张,细支气管受周围弹性组织的牵拉,使口径变大而管道伸长;呼气时则相反,气道缩短变窄。慢性阻塞性肺疾病主要侵犯小气道,由于病变管壁增厚或痉挛、分泌物阻塞,加之肺泡壁的损坏还可降低对细支气管的牵引力,因此,呼气的小气道阻力大大增加,患者主要表现为呼气性呼吸困难。外周小气道阻塞时,除有肺泡通气不足外,还可有换气功能障碍。

外周性气道阻塞的患者用力呼气时可引起小气道闭合,导致严重的呼气性呼吸困难的机制为:用力呼气时胸内压和气道内压均高于大气压,在呼出气道上,压力由小气道至中央气道逐渐下降,通常将气道内压与胸内压相等的气道部位称为"等压点"。等压点下游端(通向鼻腔的一端)的气道内压低于胸内压,气道可能被压缩,但正常人气道的等压点位于有软骨环支撑的大气道,即使气道外压力大于气道内压力,也不会使大气道闭合。肺气肿患者胸内压力(气道外的压力)增高,用力呼吸时使等压点上移至小气道,引起小气道闭合而出现呼气性呼吸困难(图2-10-3)。

无论是限制性通气不足,还是阻塞性通气不足,肺泡通气量均减少。由于肺泡内气体不能进行充分交换,导致 PaO_2 降低和 $PaCO_2$ 升高。所以通气功能障碍必然导致低氧血症伴高碳酸血症型呼吸衰竭。

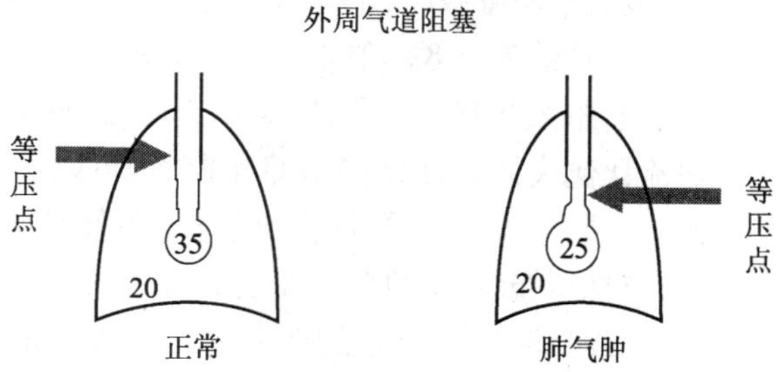

图 2-10-3　呼气性呼吸困难(用力呼吸)
气道等压点上移,用力呼气引起气道闭合

二、肺换气功能障碍

各种病因引起的肺换气障碍的主要机制是气体弥散障碍和肺泡通气血流比例失调。

(一) 弥散障碍

O_2 与 CO_2 通过肺泡膜的过程发生障碍称为弥散障碍(diffusion impairment)。肺部气体的弥散与肺泡膜两侧气体分压差、肺泡膜的面积和厚度、血液与肺泡接触时间及气体的弥散能力等因素有关。气体的弥散能力又与气体的分子量和溶解度有关。肺部病变导致弥散障碍的主要原因有以下几方面。

1. 肺泡膜面积减少　单位时间内气体弥散的量与弥散面积成正比。正常成人肺泡总面积约为 80 m^2,静息呼吸时参与换气的肺泡表面积仅 35～40 m^2,运动时增加。由于储备量大,因此,只有当肺泡膜面积极度减少时,才会引起换气功能障碍,肺泡膜面积减少可见于肺实变、肺不张、肺叶切除等。

2. 肺泡膜厚度增加　肺泡膜由肺泡上皮及其表面液体层和表面活性物质、毛细血管基底膜、毛细血管内皮细胞、肺泡上皮与毛细血管之间的基质组成,其厚度仅 1 μm,十分有利于气体的弥散。在肺水肿、间质性肺炎、肺纤维化、肺泡表面透明膜形成等病理情况下,由于水肿液、炎性渗出物及增生的纤维组织使肺泡膜厚度增加,弥散距离加大,导致弥散障碍。

正常静息时,血液流经肺泡毛细血管的时间为 0.7 s,而血液氧分压和肺泡气氧分压达到平衡的时间则只需 0.25 s。肺泡膜面积减少或增厚时,虽然弥散速度减慢,但在静息状态下气体交换仍可在正常的接触时间(0.75 s)内达到血气与肺泡气的平衡,而不至于发生血气的异常。只有在体力负荷增加等使心排血量增加和肺血流加快、血液和肺泡接触时间过短的情况下,才会出现明显的气体弥散障碍而发生低氧血症。

由于 CO_2 扩散速率比 O_2 大 20 倍,所以,单纯的弥散障碍引起的后果是低氧血症型呼吸衰竭,只有 PaO_2 降低,不伴有 $PaCO_2$ 升高。有时可因 PaO_2 降低而引起代偿性通气增强,CO_2 排出增多而使 $PaCO_2$ 反而降低。值得指出,单纯的气体弥散障碍极少发生,往往伴有通气/血流比例失调。

(二) 肺泡通气与血流比例失调

肺换气功能的效率,除了与影响肺部气体弥散的诸多因素有关外,还与肺泡通气量、肺血流量以及两者之间的比例有关。正常成人平静呼吸时,平均肺泡通气量(V_A)约为 4 L/min,平均肺血流量(Q)约为 5 L/min,两者比率(V_A/Q)约为 0.8。在某些肺部疾病时,肺泡通气与血流分布极不均匀,使各部分的 V_A 严重偏离正常范围,发生换气功能障碍,引起呼吸衰竭。这是肺部疾患引起呼吸衰竭的主要机制。肺泡通气/血流比例失调,可以是 V_A/Q 下降,也可以是 V_A/Q 升高。

1. 部分肺泡 V/Q 比率降低　支气管哮喘、慢性支气管炎、阻塞性肺气肿等引起的气道阻塞或狭窄性病变,以及肺与胸廓顺应性降低在肺的各个部分所造成的影响,往往都不是均匀一致的,而是轻重不一的。因此都可导致肺泡通气分布的严重不均。如肺泡通气明显降低而血流无相应减少甚至还可因炎症充血使血流量增多(如大叶性肺炎早期),即 V_A/Q 比率降低,则流经这部分肺泡的静脉血未经充分氧合便掺入动脉血内。这种情况类似肺动-静脉短路,故称为功能性分流(functional shunt),又称静脉血掺杂(venous admixture)。正常成人由于肺内通气分布不均形成的功能性分流约仅占肺血流量的 3%。

2. 部分肺泡 V/Q 比率增高　因部分肺泡血流不足所致。肺动脉压降低、肺微血管阻塞、肺动脉栓塞、肺动脉炎、肺血管收缩等均可使部分肺泡血流减少,V_A/Q 显著大于正常,由于病变部位的肺泡内血流少而通气多,肺泡通气不能充分利用,故称为死腔样通气(dead space like ventilation)。正常人的生理死腔约占潮气量的 30%,疾病时功能性死腔可显著增多,使 V_D/V_T 高达 60%~70%。在死腔样通气的情况下,流经病变肺泡的血液气体交换效率显著下降,导致 PaO_2 降低。

肺泡通气与血流比例失调所引起的血气变化特点为 PaO_2 降低,而 $PaCO_2$ 可正常、降低或升高。这取决于 PaO_2 降低时反射性地引起肺组织代偿通气的程度。如果代偿性通气很强,CO_2 排出过多,$PaCO_2$ 可低于正常;如果肺组织病变广泛,代偿不足,则会因气体交换严重障碍而致 PaO_2 下降和 $PaCO_2$ 升高。

(三)解剖分流增加

生理情况下肺内有一部分静脉血经支气管静脉和极少数的肺内动-静脉交通支直接流入肺静脉,称"短路"(shunt)或右一左分流。此外,心内最小静脉的静脉血也直接流入左心。这些都属解剖分流,其血流量约占心输出量的 2%~3%。因为静脉血未经动脉化即掺入动脉血中,故又称静脉血掺杂。严重创伤、休克时,可因肺微循环栓塞和肺小动脉收缩,使肺循环阻力升高,引起肺内动-静脉短路开放,解剖分流增加,导致 PaO_2 显著下降(图 2-10-4)。

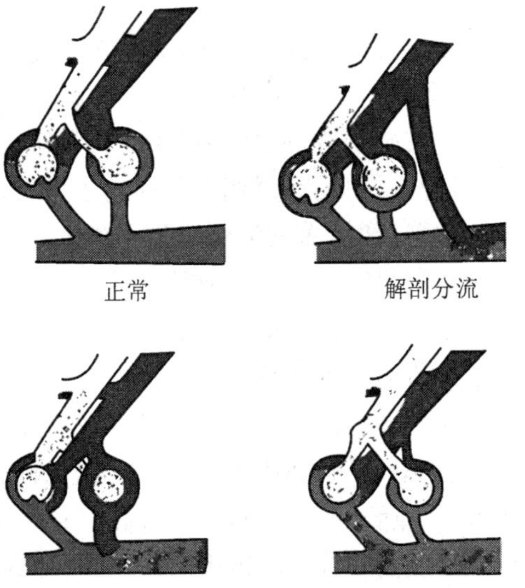

图 2-10-4　肺泡通气与血流比例失调

肺严重病变(如肺不张和肺实变等)时,部分肺泡的通气完全停止,但仍有血液流经病变肺泡,而又未经氧合便掺入动脉血,类似解剖分流。有人把这种分流和解剖分流称为真性分流(anatomic shunt)。真性分流时,吸入纯 O_2 并不能显著提高 PaO_2,而功能性分流时,吸入纯 O_2 可使低氧血症得到显著改善。用这种方法可鉴别功能性分流与真性分流。

患者在呼吸衰竭发病过程中，单纯的通气不足、单纯的弥散障碍、单纯的肺内血液分流增加或死腔样通气增加的情况较少，往往是多种机制同时或先后参与。急性呼吸窘迫综合征就是一个比较典型的例子。它是因肺泡-毛细血管膜广泛受损引起的急性呼吸衰竭，主要临床表现是进行性呼吸困难和渐进性低氧血症。其发生机制既涉及换气功能障碍，也有通气功能障碍。由于急性肺泡膜受损，引起肺泡水肿，导致肺泡表面活性物质减少形成肺不张，使得部分肺泡严重通气不足，以致功能性分流增加；因肺血管内血栓形成、血管活性物质的作用，引起肺小血管不均匀收缩及肺间质水肿压迫肺血管，使部分肺泡血流显著减少，V_A 仅比值增大；由于肺间质和肺泡水肿、肺泡内透明膜形成造成肺泡膜增厚及肺不张，使弥散面积减少，导致气体弥散障碍；肺水肿和肺不张使肺容量减少和顺应性降低，支气管痉挛使小气道狭窄及水肿液使气道阻塞，引起限制性和阻塞性通气不足。可见，急性呼吸窘迫综合征的发生是多种机制参与的结果。

第二节　呼吸衰竭时机体代谢和功能变化

呼吸衰竭时，机体所出现的一系列代谢和功能变化，主要是由低氧血症和高碳酸血症及由此而引起的酸碱平衡失调所致。

一、酸碱平衡及电解质代谢紊乱

呼吸衰竭时，缺氧及 CO_2 潴留可引起酸碱平衡和电解质代谢紊乱。另外，如果患者合并有心功能不全、肾功能不全、感染、休克等则可加重酸碱平衡和电解质紊乱。

（一）呼吸性酸中毒

Ⅱ型呼吸衰竭时，大量二氧化碳潴留，可造成原发性血浆碳酸过多。发病急骤者，往往代偿不全而出现失代偿性呼吸性酸中毒，如发病较缓慢，则可出现代偿性呼吸性酸中毒。此时血液电解质主要有如下的变化。

1. 血清 K^+ 增高　酸中毒时，细胞内外 H^+、K^+ 交换及肾小管排 K^+ 减少，导致血清 K^+ 增高。

2. 血清 Cl^- 浓度降低　高碳酸血症使红细胞中的 HCO_3^- 生成增多，后者与细胞外 Cl^- 交换使 Cl^- 转移入细胞。酸中毒时肾小管上皮细胞产 NH_3 增多及 $NaHCO_3$ 重吸收增多，使尿中 NH_4Cl 和 NaCl 的排出增加，均可使血清 Cl^- 降低。

（二）代谢性酸中毒

呼吸衰竭时，由于严重缺氧、无氧代谢增强，乳酸等酸性产物增多，可引起代谢性酸中毒。若患者合并肾功能不全，则可因肾小管排酸保碱功能降低而加重代谢性酸中毒。代谢性酸中毒时，由于 HCO_3^- 降低可使肾排 Cl^- 减少，故当呼吸性酸中毒合并代谢性酸中毒时血 Cl^- 可正常。

（三）呼吸性碱中毒

Ⅰ型呼吸衰竭时，因缺氧可出现代偿性通气过度，CO_2 排出过多，使血浆 H_2CO_3 浓度原发性减少而导致呼吸性碱中毒。此时血钾浓度可降低，血氯浓度可正常。

(四) 代谢性碱中毒

Ⅱ型呼吸衰竭时,如果使用人工呼吸机不当,通气过度使 CO_2 排出过多,而原来代偿性增多的 HCO_3^- 又不能及时排出,导致血浆 HCO_3^- 浓度增高,形成代谢性碱中毒。另外,在纠正酸中毒时,使用 $NaHCO_3$ 过量,也可造成代谢性碱中毒。

二、中枢神经系统的变化

中枢神经系统对缺氧最为敏感。当 PaO_2 降至 60 mmHg 时,可出现智力和视力轻度减退。如 PaO_2 迅速降至 40~50 mmHg 以下,就会出现一系列神经精神症状。患者早期表现为兴奋、头痛、烦躁,随后出现精神错乱、表情淡漠、嗜睡、意识不清,甚至昏迷。PaO_2 降至 20 mmHg 时,几分钟内可造成神经细胞的不可逆性损害。慢性呼吸衰竭患者 PaO_2 降至 20 mmHg 时神志仍可清醒,而急性呼吸衰竭患者 PaO_2 降至 27 mmHg 时即可昏迷。

$PaCO_2$ 潴留使 $PaCO_2$ 超过 10.7 kPa(80 mmHg)时,可引起头痛、头晕、烦躁不安、言语不清、扑翼样震颤、神经错乱、嗜睡、抽搐、呼吸抑制等,称为二氧化碳麻醉。目前国内已普遍地将呼吸衰竭时由于中枢神经功能障碍而出现一系列神经精神症状的病理过程称为肺性脑病(pulmonary encephalopathy)。Ⅱ型呼吸衰竭患者肺性脑病的发病机制如下。

(一) 缺氧和酸中毒对脑血管的作用

(1) 酸中毒、缺氧均可引起脑血管扩张,$PaCO_2$ 超过 1.33 kPa(10 mmHg)即可使脑血流量增加 50%。缺氧和酸中毒还可引起毛细血管壁通透性增高,导致或加重脑间质水肿。

(2) 缺氧使红细胞 ATP 生成减少,影响 Na^+-K^+泵功能,引起脑细胞内 Na^+水增多,而形成脑细胞水肿。脑间质、脑细胞水肿,使颅内压升高,严重时可导致脑疝形成,压迫脑血管又进一步加剧缺氧,引起神经细胞变性、坏死,加重中枢神经系统功能障碍,形成恶性循环。

(二) 酸中毒和缺氧对脑细胞的作用

正常脑脊液的缓冲作用较血液弱,其 pH 也较低(7.33~7.40),PCO_2 比动脉血高。因血液中的 HCO_3^- 及 H^+不易通过血脑屏障进入脑脊液,故后者的酸碱调节时间较长。呼吸衰竭使脑脊液的 pH 变化比血液更明显。当脑脊液的 pH 低于 7.25 时,脑电波变慢,pH 低于 6.8 时脑电活动完全停止。神经细胞内酸中毒一方面可增加脑谷氨酸脱羧酶活性,使 γ-氨基丁酸增多,导致中枢抑制;另一方面增强磷脂酶活性,使溶酶体酶释放,引起神经细胞和脑组织损伤。

三、呼吸系统的变化

呼吸衰竭时呼吸系统的功能变化,主要受引起呼吸衰竭的原发疾病和呼吸衰竭所致的低氧血症和高碳酸血症两个方面的影响。

引起呼吸衰竭的原发性疾病会引起呼吸功能的变化,例如,阻塞性通气障碍时,可因阻塞部位不同而表现为吸气性呼吸困难或呼气性呼吸困难;呼吸中枢受到损伤时,可出现潮式呼吸、间歇呼吸、抽泣样呼吸、叹气样呼吸等病理性呼吸;在肺顺应性降低的疾病,则因牵张感受器或肺-毛细血管旁感受器(juxtapulmonary-capillary receptor, J 感受器)兴奋而反射地引起呼吸浅快。

呼吸衰竭时的低氧血症和高碳酸血症可进一步影响呼吸功能。当 PaO_2 低于 60 mmHg 时，可通过刺激颈动脉体和主动脉体化学感受器，反射性地兴奋呼吸中枢，使呼吸加深加快；当 PaO_2 低于 30 mmHg 时，可直接抑制和损害呼吸中枢。当 $PaCO_2$ 从 40 mmHg 升到 50 mmHg 时，通过对延髓感受器的作用使呼吸加深加快，肺泡通气量增加。但是，当 $PaCO_2$>80 mmHg 时，反而抑制呼吸中枢。此时，呼吸中枢的兴奋主要依靠缺氧对外周化学感受器的刺激来维持。因此，对这类患者只能吸入 24% ~30% 的氧，否则会加剧呼吸中枢的抑制。

呼吸衰竭时的低氧血症和高碳酸血症可进一步影响呼吸功能。PaO_2 降低作用于颈动脉体与主动脉体化学感受器（其中主要是颈动脉体化学感受器），反射性增加通气，但此反应要 PaO_2 低于 8.0 kPa（60 mmHg）时才明显。二氧化碳潴留主要作用于中枢化学感受器，使呼吸中枢兴奋，从而引起呼吸加深加快，增加肺泡通气量。但 PaO_2 低于 30 mmHg 时或 $PaCO_2$ 超过 80 mmHg 时，反而抑制呼吸中枢。

在慢性Ⅱ型呼吸衰竭患者，随着低氧血症和高碳酸血症发展的逐渐严重，其呼吸调节也将发生变化。此类患者的中枢化学感受器常被抑制而对二氧化碳的敏感性降低，此时引起通气的冲动大部来自缺氧对外周化学感受器的刺激。因此在对此类患者进行氧疗时应特别注意，氧浓度不能过高，以免因缺氧得到纠正而解除了缺氧反射性兴奋呼吸中枢的作用，容易导致呼吸抑制，使病情进一步恶化。

四、循环系统的变化

一定程度的缺氧可反射性兴奋心血管运动中枢和交感神经，使心率加快，心肌收缩力增强，外周血管收缩、脑血管扩张，从而使心率加快，心输出量增加，皮肤及腹腔内脏血管收缩，因而发生血液重分布和血压轻度升高。此外，缺氧时也可间接地因通气加强，胸腔负压增大，回心血量增加而影响循环功能。这种变化在急性呼吸衰竭时较明显，且有代偿意义。严重低氧血症时，因循环中枢与心血管受损，可发生低血压，心收缩力降低，心律失常等后果。缺氧尤其是肺泡氧分压降低可使肺小动脉收缩，这是呼吸衰竭时引起肺动脉高压与右心衰竭的主要原因。

慢性阻塞性肺疾病患者常伴发心力衰竭，尤其是右心衰竭。这种由慢性肺部疾病或呼吸衰竭引起的以肺动脉高压为特征的右心衰竭称为肺源性心脏病。其主要发病机制：① 肺泡缺 O_2 和 CO_2 潴留使肺小动脉收缩，肺动脉压增高，而使右心负担加重。② 肺小动脉长期收缩导致肺血管壁增厚、变硬，管腔变窄，形成持久稳定的慢性肺动脉高压。③ 长期缺 O_2 引起红细胞代偿性增多，血液的黏度增高，肺动脉血流阻力增加。④ 有些肺部病变如肺小动脉炎、肺毛细血管床大量破坏、肺栓塞等引起肺动脉高压。⑤ 缺氧和酸中毒降低心肌舒缩功能。⑥ 呼吸困难时用力呼气，胸内压增高，心脏受压，影响心脏的舒缩功能；用力吸气胸内压降低，心脏外的负压增大，增加右心负荷，促使右心衰竭。

五、肾功能变化

呼吸衰竭时，由于缺 O_2 和 CO_2 潴留可通过交感神经引起肾血管收缩，使肾血流减少，肾小球滤过率下降，出现不同程度的肾功能受损。轻者尿中出现蛋白、红细胞、白细胞及管型等，重者可发生急性肾衰竭。此时肾结构往往无明显变化，故常为功能性肾衰竭。只要外呼吸功能好转，肾功能就可较快恢复。肾衰竭的基本发病机制在于缺氧与高碳酸血症反射性引起肾血管收缩，从而使肾血流量严重减少。

六、胃肠道变化

呼吸衰竭患者缺氧可使胃壁血管收缩，降低胃黏膜屏障作用。CO_2 潴留使胃酸分泌增多。加之有的患者可合并弥散性血管内凝血、休克等，故患者可发生不同程度的消化功能障碍和结构损伤。轻者出现恶心、食欲减退、消化不良；重者出现胃黏膜糜烂、坏死、出血及溃疡等病变。

第三节 呼吸衰竭的防治原则

一、防治原发病

针对引起呼吸衰竭的原发病进行积极防治是预防呼吸衰竭的根本措施。如对气道异物阻塞应尽快去除，对炎症应积极抗感染治疗，慢性阻塞性肺疾患者应预防呼吸道感染等。

二、去除诱发因素

对于可能导致呼吸衰竭的疾病，需防止诱因的作用。如对于创伤、休克患者，要避免吸入高浓度氧，要控制库血输入或输液量等，以免诱发成人呼吸窘迫综合征。

三、改善通气

$PaCO_2$ 增高是由肺总通气量减少所至，应该改善通气，降低 $PaCO_2$。常用的增加肺通气的方法有：① 清除气道内容物或分泌物；② 解除支气管痉挛；③ 抗炎治疗减轻气道的肿胀与分泌；④ 必要时做气管插管或气管切开术；⑤ 给予呼吸中枢兴奋剂；⑥ 掌握适应证，正确使用机械辅助通气。

四、改善缺氧

呼吸衰竭患者必定存在低张性缺氧。应尽快纠正缺氧，将 PaO_2 提高到 60 mmHg 以上。

Ⅰ型呼吸衰竭只有缺 O_2 而无 CO_2 潴留，可吸入较高浓度的 O_2（一般不超过 50%）。Ⅱ型呼吸衰竭因有 CO_2 潴留，适宜吸入较低浓度的 O_2（鼻导管吸氧一般不超过 30%），如由鼻管给氧，应控制流速在（1～2）L/min，使 PaO_2 上升到 60 mmHg 即可。

五、综合治疗

呼吸衰竭的综合治疗包括纠正电解质和酸碱平衡紊乱，防治心力衰竭、肺性脑病、肾衰竭等。

思考题

一、名词解释

Ⅰ型呼吸衰竭　　Ⅱ型呼吸衰竭

二、问答题

1. 中央气道不同部位阻塞引起呼吸困难的形式有何不同？其原理是什么？
2. 简述肺通气障碍的类型及其发生机制。
3. 简述肺性脑病的主要临床表现及其发生机制。
4. 简述肺泡表面活性物质的生理意义。
5. 在什么情况下会引起肺泡扩张受限？肺泡扩张受限对呼吸有什么影响？
6. 何谓死腔样通气和功能性分流？
7. 简述肺源性心脏病的发生机制。
8. 为什么Ⅱ型呼吸衰竭患者要低浓度、低流量输氧？

第十一章　肝性脑病

学习要点

掌握肝性脑病的主要发病机制。理解肝性脑病的病因、诱因和分类、治疗和预防措施。

肝性脑病(hepatic encephalopathy)是指继发于严重肝脏疾患引起的中枢神经系统功能障碍所呈现的精神神经综合病症。它包括从轻度的精神、神经症状到陷入深度昏迷的整个过程。早期有性格改变(欣快或沉默少言,烦躁或淡漠);进一步发展,可发生精神错乱,行动异常,定向障碍,两手有扑翼样震颤;严重时发展为嗜睡,昏迷。

第一节　肝性脑病的病因与分类

一、病因

肝性脑病常见于急性或亚急性肝坏死(重型病毒性肝炎、中毒)、肝硬化和肝癌的晚期。主要是由于肝功能受到严重损害,不能消除血液中有毒的代谢产物;亦可见于一部分门体静脉分流手术后的患者,因门腔静脉分流术或自然形成的侧支循环,使门静脉中的有毒物质不经过肝而直接进入体循环,从而引起中枢神经系统代谢紊乱。

二、分类

肝性脑病分急性型肝性脑病和慢性型肝性脑病。急性型肝性脑病多由重型病毒性肝炎及中毒性肝炎时广泛而急剧的肝细胞破坏引起。起病急骤,迅速出现躁动、谵妄以至昏迷,大多数短期内死亡。慢性型肝性脑病则起病较缓,往往有明显的诱因(如上消化道出血等),常在慢性肝疾病(如肝硬化)的基础上或门腔静脉分流术后发生。

第二节 肝性脑病的发病机制

关于肝性脑病的发病机制至今尚未完全阐明。肝性脑病时脑的形态学大多无特殊的病理变化,因此,还很难以脑的形态变化来解释肝性脑病的发生机制。目前认为,肝性脑病与中枢神经系统的代谢和功能障碍多种因素综合作用有关。

一、血氨增多

正常血氨生成与清除保持动态平衡。当血氨超过 35.2 μmol/L(纳氏显免法)时称为血氨增多(ammonia intoxication)。

血氨的主要来源:① 胃肠道是氨进入身体的主要门户。未被吸收的氨基酸以及经肠壁渗入肠腔的尿素,在大肠内经尿素酶和细菌产生的氨基酸氧化酶的作用产生氨,由肠道吸收入血。② 组织代谢过程中形成的氨以及肾小管上皮细胞内的谷氨酰胺经谷氨酰胺酶水解产生的 NH_3。

正常氨的去路:绝大部分在肝通过鸟氨酸循环形成尿素,再从肾排出和经肠壁渗入肠腔,部分氨与谷氨酸合成谷氨酰胺。

(一) 血氨增多的原因

1. 清除不足　肝功能不全时,由于代谢障碍,ATP 供给不足以及肝内酶系统受损害,导致鸟氨酸循环障碍,尿素合成能力降低,由组织代谢过程中形成的氨及肠道吸收的氨在肝内合成尿素减少,血氨增多。

2. 产氨增多　门静脉高压时,可因胃肠道黏膜淤血、水肿或胆汁分泌减少,而使消化吸收功能减弱,肠内蛋白质及其含氮的分解产氨增多,特别是进食高蛋白膳食或上消化道出血,将更加重血氨的升高。

3. 门体侧支循环形成　肝硬化时,由于门静脉高压,门腔静脉侧支循环形成,由肠道吸收的氨,经侧支循环绕过肝直接流入体循环,使血氨增多。

(二) 血氨增多对中枢神经系统的损害

正常时血氨含量很少,脑组织内少量的氨与 α-酮戊二酸在谷氨酸脱氢酶的作用下形成谷氨酸。谷氨酸在谷氨酰合成酶及 ATP、Mg^{2+} 的参与下,再与 NH_3 结合形成谷氨酰胺。谷氨酰胺是运送 NH_3 的一种形式,在肝及肾内经谷氨酰胺酶的作用,再分解成谷氨酸和 NH_3。NH_3 在肝内经鸟氨酸循环形成尿素,在肾内形成的 NH_4^+,由肾排出。

血氨增多时,血氨通过血-脑屏障进入脑组织的氨增多,氨损伤中枢神经系统功能的机制至今尚未完全阐明。氨可能通过下列几个环节干扰脑神经细胞代谢(图 2-11-1)。

1. NH_3 与脑细胞中的 α-酮戊二酸结合,形成谷氨酸,消耗了大量的 α-酮戊二酸,使三羧酸循环不能正常进行, ATP 生成减少,能量供应不足,不能维持大脑的正常活动,从而产生功能紊乱,以致发生昏迷。

2. 在谷氨酸形成过程中,大量消耗了还原型辅酶 Ⅰ(NADH),妨碍了呼吸链中递氢过程,ATP 生成减少。

3. 谷氨酸与氨结合形成谷氨酰胺，大量消耗 ATP。

4. 高浓度氨对丙酮酸和 α-酮戊二酸的脱氢酶系有抑制作用（这可能与维生素 B_1 不能在肝有效地转变成焦磷酸硫胺素有关），影响三羧酸循环，而使 ATP 生成减少。

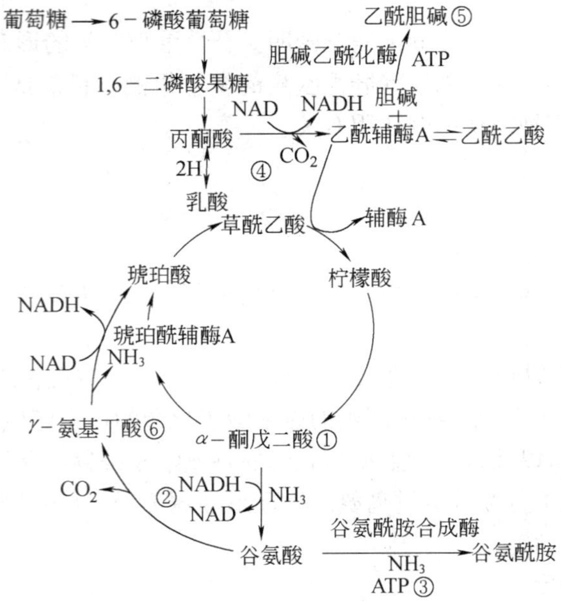

图 2-11-1 氨干扰脑组织代谢的可能环节

① α-酮戊二酸减少，影响三羧酸循环；② NADH 减少，使呼吸链生成 ATP 减少；③ 谷氨酰胺合成时，消耗 ATP；④ 丙酮酸和 α-酮戊二酸脱氢酶系受抑制；⑤ 乙酰胆碱减少；⑥ γ-氨基丁酸含量减少

5. 乙酰胆碱含量减少　乙酰胆碱是中枢兴奋性神经递质，它的减少可导致脑功能抑制。高浓度氨抑制丙酮酸的氧化脱羧过程，使乙酰辅酶 A 生成减少，从而影响乙酰胆碱的合成。

6. γ-氨基丁酸生成减少　γ-氨基丁酸是一种中枢抑制性神经递质，是由谷氨酸经谷氨酸脱羧酶作用脱羧而形成的。当脑中氨增多时，谷氨酸被消耗，因而 γ-氨基丁酸形成减少。

综上所述，脑内氨浓度的升高主要引起：① 能量代谢受干扰，ATP 消耗增加和因三羧酸循环受影响而使 ATP 的生成减少，造成脑内 ATP 供应不足。② 通过对谷氨酸代谢和丙酮酸代谢的干扰，改变了脑内某些神经递质的浓度和相互平衡关系。

二、假性神经递质

由于有的肝性脑病患者血氮并不增多，或经治疗后血氨虽已下降，但患者的精神神经症状并未得到改善，于是有人对氨中毒的观点提出了怀疑，并认为肝性脑病的发生可能与中枢神经系统正常的神经递质被假性神经递质（false neurotransmitter，FNT）所取代有关。

在我们的食物蛋白中一些氨基酸，如苯丙氨酸及酪氨酸，经肠内细菌脱羧酶的作用，形成苯乙胺及酪胺，然后从肠道吸收到达肝，经单胺氧化酶的作用氧化分解清除。肝功能不全时，由于肝解毒功能降低，或经侧支循环，使血液中的苯乙胺及酪胺积聚，从而进入脑组织，在脑细胞内经β-羟化酶的作用，形成苯乙醇胺和对羟苯乙醇胺。

由于苯乙醇胺和对羟苯乙醇胺在结构上与正常神经递质去甲肾上腺素和多巴胺很相似，于是发生竞争，而被神经元所摄取、贮存，并作为神经递质释放出来，特别是在脑干网状结构中。脑中苯丙氨酸还具有抑制酪氨酸羟化酶的作用，使多巴胺和去甲肾上腺素生成减少，由于苯乙醇胺和对羟苯乙醇胺的作用远不如正常递质强（如羟苯乙醇胺的作用不到去甲肾上腺素的1/50），因而不能产生正常神经递质的效应，使脑组织中这类神经细胞功能失常，故称为假性神经递质（FNT）。FNT使网状结构上行系统功能失常，引起大脑功能抑制、出现意识障碍乃至昏迷。一些肝性脑病的患者采用左旋多巴治疗，由于其增加了中枢神经系统内儿茶酚胺的合成与贮存，在恢复神志上常有明显效果。

三、胰岛素、血浆氨基酸失衡

正常血浆及脑内各种氨基酸的含量有适当的比例。近年来证实，肝受损害时，许多氨基酸的含量有变化，其中主要有芳香族氨基酸（苯丙氨酸、酪氨酸、色氨酸）增多，支链氨基酸（缬氨酸、亮氨酸、异亮氨酸）减少。芳香族氨基酸与支链氨基酸由同一载体转运，因此它们之间有竞争作用。当血中支链氨基酸浓度降低时，其竞争力量减弱，芳香族氨基酸争得载体而入脑的机会就增多。

肝功能不全时，苯丙氨酸、酪氨酸和色氨酸在肝内分解代谢发生障碍，致其在血液和脑组织内含量增多。苯丙氨酸和酪氨酸则在脑组织内形成假性神经递质并阻碍多巴和多巴胺以及去甲肾上腺素等正常神经递质的生成。色氨酸则在脑组织内，生成过多的5-羟色胺。5-羟色胺是中枢神经系统中的一个抑制性递质，是去甲肾上腺素的拮抗物。5-羟色胺增高可引起睡眠，因而可能是引起肝性昏迷的一个重要原因。

严重肝损害患者血中支链氨基酸为什么会降低呢？原因是血中胰岛素浓度升高。肝功能受损时，血中胰岛素清除减少而在血中增多，胰岛素不仅有降低血糖的作用，还能增加肌肉对支链氨基酸的摄取和分解，使血中支链氨基酸浓度降低。

总之，肝功能不全时，一方面由于芳香族氨基酸分解代谢障碍，使血浆芳香族氨基酸含量增多；另一方面血中胰岛素升高，使血液支链氨基酸含量减少，结果芳香族氨基酸进入脑组织增多，在脑组织内生成假性神经递质和过多的5-羟色胺，儿茶酚胺生成减少和儿茶酚胺能神经元功能降低，而引起中枢神经系统功能障碍。

四、短链脂肪酸中毒

肝病患者的血及脑脊液中某些短链脂肪酸（指4～10碳原子的低级脂肪酸）含量较高，在肝性脑病患者的血液中，其浓度特别高。将大量短链脂肪酸给动物注射可引起昏迷。因此有人认为，短链脂肪酸中毒（short chain fatty caid intoxication）与肝病的发生有关。其机制目前还不清楚。

五、其他

除上述因素较重要外，下面一些因素在肝性脑病的发生中可能也起一定的作用。

1. 低血糖 严重的肝功能不全时，由于血糖降低（特别是空腹时），脑组织能量供应不足，可促使肝性脑病的发生。

2. 电解质代谢紊乱及酸碱平衡失调

（1）低血钾：肝病患者常因饮食减少、腹泻、放腹水，特别是长期使用利尿药（如氢氯噻嗪等），使钾摄入不足，丢失过多。低血钾可以引起中枢神经系统兴奋性降低，严重的可以发生昏迷。

（2）代谢性酸中毒：肝功能不全时往往伴有酸中毒，脑组织氧化过程受抑制，能量供应不足，可以发生昏迷。

（3）碱中毒：当血液的 pH 增高时，则下面的反应：

$$NH_3+H^+ \xrightleftharpoons{\text{pH 增高}} NH_4^+$$

朝着 NH_3 的方向进行，促使肝性脑病的发生。引起碱中毒的主要原因：肝功能不全时，血氨增多，刺激呼吸中枢，换气过度，而出现呼吸性碱中毒；低血钾时伴有代谢性碱中毒。

综上所述，肝性脑病主要是由脑性毒物增多的结果，而在肝病时，脑对一些毒物的敏感性增加，以及镇静药、感染、电解质紊乱、缺氧等因素，易引起昏迷。

第三节 肝性脑病的诱因

一、感染

肝疾病患者如果合并肺炎、胆囊炎、胃肠道感染时，由于细菌及其毒素侵入肝，加重肝细胞的变性坏死及肝功能减退，往往可以促使肝性脑病的发生。

二、出血

肝硬化时上消化道出血（如食管静脉破裂）、外伤、手术、产后大出血等，常促使肝性脑病的发生。可能是由于循环血量减少，肝血供不足，肝细胞进一步受损害，引起肝衰竭。脑组织也因缺血、缺氧，使脑细胞的代谢和功能障碍。如果为消化道大出血，血液在肠腔内分解生成氨增多，使血氨增高。

三、腹腔穿刺放液

肝疾病患者有腹腔积液，如果放液量过多或过速，由于腹腔内压突然降低，流入肝的血液减少，肝细胞进一步受损害；或因放液丢失电解质过多，都可促使肝性脑病的发生。

四、药物损害

麻醉及镇静药（特别是巴比妥类及吗啡）使用过多或饮酒等都可以增加肝的负担，加重肝损害，还可直接抑制大脑，同时抑制呼吸中枢造成缺氧，促使肝性脑病的发生。

五、摄入过多的含氮物质

进食蛋白质过量及口服铵盐等，使产氨增多。

第四节　肝性脑病的防治原则

1. 避免或纠正各种诱发肝性脑病的因素。

2. 降低血液中氨及胺类的措施：

（1）以糖类食物为主，禁用高蛋白饮食，减少氨及胺类的来源。

（2）清洁灌肠或口服硫酸镁导泻，使肠腔内容物迅速排出。

（3）口腔或灌肠给予肠道不易吸收的广谱抗菌素（如新霉素等），抑制肠内细菌的繁殖，使氨及胺类产生减少。

（4）采用谷氨酸钠或谷氨酸钾静脉滴注，降低血氨。

（5）采用左旋多巴治疗，增加中枢神经系统内儿茶酚胺的合成和贮存，恢复神经的正常功能。

3. 低血糖时，补充葡萄糖。

4. 及时纠正电解质代谢及酸碱平衡失调。

思　考　题

问答题

1. 什么是肝性脑病？其主要临床表现是什么？

2. 氨中毒学说的基本观点是什么？

3. 常见肝性脑病的诱因有哪些？

第十二章 肾 衰 竭

学习要点

掌握急性肾衰竭的概念，少尿期及多尿期的功能和代谢变化；掌握慢性肾功能衰竭、尿毒症的概念。熟悉急性肾衰竭的发病机制。理解慢性肾衰竭的功能和代谢变化及尿毒症的临床表现。

肾具有泌尿功能，通过泌尿，排出一定量的水、电解质、酸性代谢产物、终末代谢产物和代谢毒物，从而维持水、电解质代谢平衡和酸碱平衡，维持体液量及体液中各种成分的恒定。肾还具有多种内分泌功能，能分泌肾素、促红细胞生成素、1，25－二羟维生素 D_3 等生物活性物质。因此，肾对调节血压、血液系统及钙、磷代谢等均具有重要影响。此外，还有一些内分泌激素如促胃液素、胰岛素及甲状旁腺素等在肾内灭活。

当各种原因使肾功能严重障碍时，代谢废物不能排出，水、电解质代谢和酸碱平衡发生紊乱，并伴有其内分泌功能障碍时，称为肾衰竭（renal failure）。肾衰竭是肾功能不全（renal insufficiency）的晚期根据其发病缓急和病程长短分为急性衰竭和慢性肾衰竭两类。在急性衰竭或慢性肾衰竭的严重阶段，机体会出现严重的全身中毒症状，即尿毒症（uremia）。尿毒症是肾衰竭的终末阶段。

第一节 急性肾衰竭

急性肾衰竭（acute renal failure，ARF）是指各种原因引起肾泌尿功能在短期内急剧降低，引起代谢废物不能排出，水、电解质代谢和酸碱平衡失调，机体内环境发生严重紊乱的全身性病理过程。

根据发病后患者尿量的不同，分为少尿型急性肾衰竭和非少尿型急性肾衰竭两种。前者在临床上主要表现为少尿或无尿、氮质血症、高钾血症、代谢性酸中毒等；后者尿量减少不明显，但肾排泄代谢产物的功能障碍，仍然存在机体内环境的紊乱。

一、病因与分类

根据发病的原因，可将 ARF 分为肾前性、肾性和肾后性 3 种。

（一）肾前性 ARF

肾前性 ARF 主要系各种原因造成的有效循环血量减少，肾血流严重不足所致。常见于各类休克、创伤、严重烧伤、大出血、严重脱水，急性心力衰竭等，它们均可通过急剧地降低有效循环血量，引起肾小球滤过率（glomerular filtration rate，GFR）明显减少和钠水潴留，使肾泌尿功能急骤降低。但缺血时间短，肾实质尚无损害，一旦恢复肾血流，肾功能可转为正常，故又称为功能性急性肾衰竭。

（二）肾性 ARF

肾性 ARF 是指肾实质的器质性病变所致的 ARF，其常见的病因是急性肾小管坏死，其次是急性肾小球肾炎。

1. 急性肾小管坏死　为临床上最常见、最重要的一种肾性 ARF，占急性肾衰竭的 75% ~ 80%。常见原因如下。

（1）急性持续性肾缺血：由于肾缺血持续时间较长，损伤肾实质所致。

（2）急性肾中毒：如汞、砷、铅、四氯化碳、磺胺、新霉素、多黏菌素、卡那霉素、蛇毒、蕈毒等毒物或药物随血流入肾后直接损害肾小管，使之坏死。

2. 广泛性肾小球、肾间质和肾血管损伤　如急性肾小球肾炎、全身性红斑狼疮、急进型高血压等可广泛性损伤肾小球，急性肾盂肾炎直接造成肾间质损害，双肾动脉栓塞等肾血管疾病可损害肾功能。

3. 肾小管阻塞　如血红蛋白（各种原因所致的溶血）、肌红蛋白（挤压综合征）、尿酸盐结晶等均可因堵塞、损伤肾小管而致本病。

（三）肾后性 ARF

肾后性 ARF 见于双侧尿路梗阻的各种因素，如泌尿道结石、肿瘤和前列腺疾患等。

二、发病机制

ARF 的发病机制十分复杂，不同病因、不同时期、不同类型的 ARF，其发病机制不尽相同，但 GFR 均有降低。下面主要阐述肾缺血、肾中毒引起的少尿型 ARF 的发病机制。

（一）肾血流动力学改变

肾的血液供应很丰富，正常成人安静时每分钟约有 1200 mL 血液流过两侧肾，其中 94% 左右的血液分布在肾皮质层，肾髓质层血流很少。

ARF 时肾血流动力学的特点发生改变，表现为肾血流量下降和肾内血流分布异常，导致 GFR 降低。持续性肾缺血和肾血流量远离皮质分布，是 ARF 初期的主要发病机制，肾血流动力学改变与下列血管活性物质有关。

1. 肾素-血管紧张素系统活性增高（图 2-12-1）

（1）肾缺血或肾中毒时，近曲小管受损，使其对 Na^+ 的重吸收功能降低，使流经远曲小管致密斑处的 Na^+ 浓度增高，肾素释放增加。

（2）肾缺血时，肾灌注压下降，肾入球小动脉壁牵张力降低，近球细胞分泌肾素增加。

（3）全身有效循环血量减少，使交感神经兴奋，导致肾素、血管紧张素释放增加。

2. 体内儿茶酚胺增加：休克或外伤引起的 ARF，患者交感-肾上腺髓质系统兴奋，儿茶酚胺

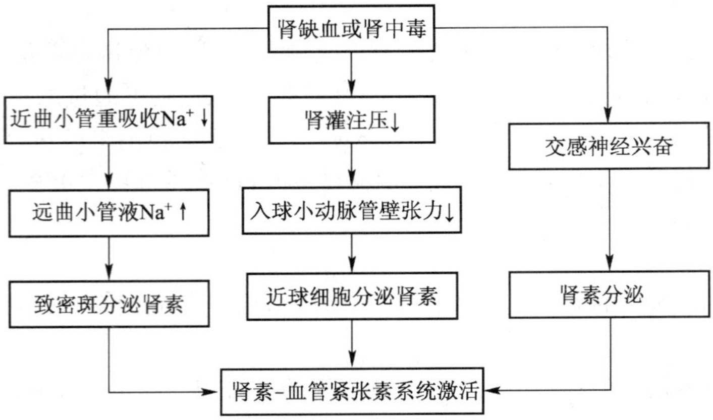

图 2-12-1 急性肾衰竭时肾素-血管紧张素系统激活机制

浓度增加，儿茶酚胺具有收缩血管导致肾内血流分布异常的作用。给动物肾动脉灌注肾上腺素后再做肾动脉造影，发现肾皮质血管不显影，而肾髓质血管显影正常，这一结果说明肾皮质外2/3的入球小动脉对儿茶酚胺敏感，这一改变与 ARF 的改变相似。

3. 前列腺素产生减少 肾是产生前列腺素的主要器官，肾缺血或中毒时，肾髓质间质细胞合成前列腺素减少，特别是扩血管的前列腺素 E_2（PGE_2）合成减少，而缩血管的血栓素 A_2（TXA_2）相对增加，二者比例失调，导致肾血管收缩，肾血流量减少，GFR 降低。

4. 其他 ARF 时，血浆内皮素、ADH、血小板活化因子及肿瘤坏死因子等可增加，均能影响肾缺血或中毒引起的 ARF 的发病进程，其中内皮素能同时引起肾小球入球和出球小动脉收缩，尤其对出球小动脉收缩更明显。其他血管活性因子具体作用尚未阐明。

上述血管活性物质的改变导致肾缺血，但当缺血后血液再灌注时，细胞损伤反而加重，即出现肾缺血-再灌注损伤，引起肾缺血-再灌注损伤的机制是细胞内钙超载和氧自由基大量生成。钙超载可引起线粒体功能障碍，使 ATP 生成减少，并可促进氧自由基生成。氧自由基可损伤血管内皮细胞，引起血管阻塞和通透性增高，血液浓缩等，加重肾血流动力学障碍。

近年来，人们用血液流变学进一步补充肾缺血的理论，以解释 ARF 发生发展及维持的机制。ARF 时，肾血液流变学改变主要表现在 3 个方面。

① 血液黏度升高：ARF 时，血中纤维蛋白增多、红细胞易于破裂使血红蛋白逸出、血小板易于聚集等均可使血液黏度升高，导致肾小球前阻力增高，引起 GFR 下降。

② 白细胞黏附：ARF 时，白细胞变形能力降低，黏附血管壁的能力增高，造成肾微血管阻塞和肾血流量减少，引起 GFR 下降。

③ 微血管改变：ARF 时，肾微血管痉挛，自动调节功能丧失，加之血液黏度升高及白细胞附壁等，使缺血进一步加重，这是导致急性肾小管坏死的重要原因。

（二）肾小管损伤

肾缺血或中毒会引起肾小管上皮细胞损伤，其中近曲小管和髓襻升支粗段又是外髓中最易受损的部位。损伤初期，细胞内 ATP 减少，细胞膜泵功能降低，引起细胞内水肿和细胞内钙积蓄。后者可激活蛋白水解过程，导致细胞坏死，还可使肾血管收缩，加重肾缺血。肾小管上皮细胞坏死后,基膜断裂,原尿回漏到肾间质,造成肾间质水肿,并压迫肾小管,阻碍原尿通过。同时肾小管上皮细胞坏死脱落形成管型,阻塞肾小管,引起管腔内压升高,导致 GFR 降低。

总之,ARF 的发病机制是多种因素同时或先后作用的结果(图 2-12-2)。一般而言,在 ARF 的初期,肾血流动力学改变起主导作用;当病变进一步发展,出现肾小管上皮细胞坏死时,肾小管损伤及肾血液流变学改变对 ARF 的持续与发展起重要作用。

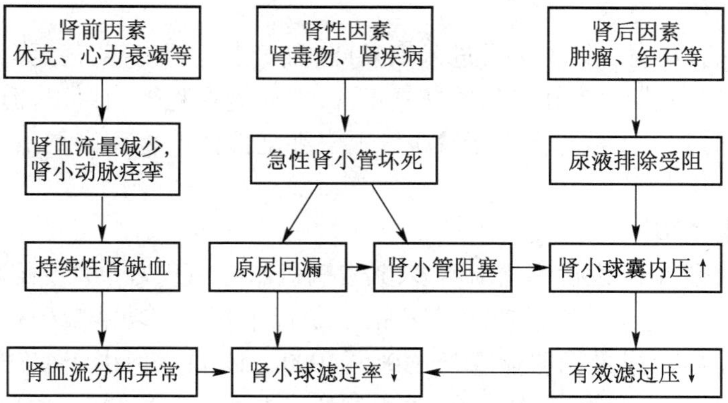

图 2-12-2 急性肾衰竭的发病机制

三、机体代谢和功能变化

(一) 少尿型 ARF

少尿型 ARF 的发生、发展可分为少尿期、多尿期和恢复期 3 个阶段。

1. 少尿期 1~2 周。此期特点在于尿液质与量的变化和体内一系列代谢紊乱,是病程中最危险的阶段,其中危害最大的是高钾血症和水中毒。

(1) 少尿、无尿及尿的质量改变:患者出现少尿(尿量<400 mL/d),甚至无尿(尿量<100 mL/d),尿相对密度低,尿 Na^+ 含量增多。若肾实质损伤,则尿中可出现蛋白质、红细胞、白细胞、坏死的上皮细胞及其管型等。

(2) 高钾血症:为少尿期患者的主要致死原因。产生的机制为:① 肾排钾障碍。② 组织分解增强,细胞内 K^+ 大量释出。③ 酸中毒使细胞内 K^+ 外逸。④ 低血钠使远曲小管 K^+-Na^+ 交换减少。高血钾对心肌有毒性作用,引起心律失常,甚至心脏停搏而死亡。

(3) 水中毒:主要因肾排水减少、ADH 分泌增多、体内分解代谢增强、内生水增多所致,可出现稀释性低钠血症、急性肺水肿、脑水肿以及心力衰竭。

(4) 代谢性酸中毒:系肾排酸保碱功能减退及体内固定酸生成过多所致。酸中毒可引起心血管系统和中枢神经系统功能障碍及高钾血症,需及时纠正。

(5) 氮质血症:肾衰竭时,因肾不能充分排出代谢产物,以及体内蛋白质分解代谢增强,致使血中非蛋白氮(non-protein nitrogen,NPN) 物质含量升高(>28.6 mmol/L),称为氮质血症(azotemia)。

正常血中 NPN 有多种,其中尿素、尿酸和肌酐含量最高且必须从肾排出,因此,当肾衰竭时,

NPN 升高，临床上常用血尿素氮（BUN）作为氮质血症的指标。

2. 多尿期 1～2 周。患者尿量增多（>400 mL/d），逐渐可达 3～5 L/d。出现多尿是病情好转的标志，说明 GFR 已开始恢复。多尿的机制是：① 再生的肾小管上皮细胞浓缩功能不完善。② 经肾小球大量滤出的尿素等代谢产物，在肾小管内产生渗透性利尿作用。③ 肾间质水肿消退使肾小管阻塞解除。此期因丧失大量水和电解质，容易造成水、电解质代谢紊乱，并因抵抗力下降而易发生感染，值得注意。

3. 恢复期 一般发病后约 1 个月进入恢复期，需 3 个月至半年，甚至 1 年以上才能完全恢复肾功能。需要指出，此期患者尿量虽然恢复正常，内环境紊乱得到纠正，但其肾小管浓缩功能完全恢复需要较长时间。少数患者由于肾小管上皮细胞损伤严重和修复不全，可能转为慢性肾衰竭。

（二）非少尿型 ARF

近年来，非少尿型 ARF 发病率逐渐增多，其发病机制为：① 肾单位受损程度不一，健存的少部分肾单位的血流量和肾小球滤过功能尚正常。② 肾小管浓缩功能障碍较肾小球滤过功能降低更严重，故造成发病后尿量无明显降低（400～1000 mL/d）。但由于 GFR 降低，内环境紊乱（如氮质血症、代谢性酸中毒等）仍然存在，值得注意。本病一般病情轻，预后好，但易发生漏诊，若治疗不及时，则可向少尿型 ARF 转化。

四、防治原则

1. 积极治疗原发病 消除引起或加重 ARF 的因素。

2. 对症处理 对少尿期患者应注意“量出为入”的原则，严格控制水钠摄入。积极处理高钾血症，纠正代谢性酸中毒，控制氮质血症，注意防治并发感染。

3. 腹膜透析和血液透析 腹膜透析和血液透析能有效纠正水、电解质代谢和酸碱平衡失调，排出有毒物质，提高治愈率，降低病死率，目前主张有透析指征者应早做、多做。恢复期注意加强营养、加强锻炼，以利病体康复，定期复查肾功能。

第二节 慢性肾衰竭

慢性肾衰竭（chronic renal failure, CRF）是指因各种病因造成肾单位进行性破坏，以致健存肾单位不能充分排出代谢废物和维持内环境恒定，机体逐渐出现以代谢废物潴留，水、电解质代谢与酸碱平衡紊乱，肾内分泌功能障碍等肾功能损害为特点的病理过程。其发展缓慢，病程可迁延数月或数年，最后常导致尿毒症死亡。

一、病因

凡能引起肾实质进行性破坏的疾病，均可导致 CRF。

1. 肾疾病 慢性肾小球肾炎、慢性肾盂肾炎、肾结核、系统性红斑狼疮等，其中以慢性肾小球肾炎最为常见，占 CRF 的 50% ~60%。

2. 肾血管疾患　高血压性肾小动脉硬化、结节性动脉周围炎等。

3. 尿路慢性梗阻　如尿路结石、肿瘤、前列腺肥大等。

二、发病机制

CRF 的发病机制目前尚不十分清楚，可能与以下机制有关。

1. 健存肾单位日益减少　健存肾单位是指在慢性肾实质进行性破坏过程中，残存的轻度受损或正常的肾单位。肾单位可通过代偿性肥大，以增加其功能来进行代偿。但随着病情的恶化，健存肾单位日益减少，最终无法完成代偿功能时，即可出现 CRF 的临床表现。

2. 矫枉失衡　矫枉失衡是指机体对 GFR 降低进行代偿时，因代偿不全，引起内环境新的紊乱（包括内分泌功能紊乱），进而加重机体损害的过程。典型的是钙磷代谢的矫枉失衡，即导致血磷增高和血钙降低。

3. 肾小球过度滤过　CRF 时，肾单位进行性破坏，使健存肾单位负荷过重，长期代偿性过度滤过，可逐步造成这部分肾小球硬化，这也是 CRF 发展成尿毒症的一个重要原因。

4. 肾小管-肾间质损害　近年研究发现，CRF 时，健存肾单位肾小管（特别是近曲小管）代谢亢进，细胞内 Ca^{2+} 增多，氧自由基产生增多，可持续地损害肾小管，引起肾间质炎症，并最后使整个肾单位功能丧失。

三、功能、代谢变化

1. 泌尿功能障碍

（1）尿量的变化：CRF 患者的尿量变化特点是从夜尿、多尿发展为少尿。夜尿接近甚至超过白天的尿量（正常人尿量约 1 500 mL/d，夜尿约 300 mL/d，占 1/3），夜尿增多的机制可能与平卧后肾血流量增加致原尿生成增多及肾小管对水重吸收减少有关。多尿是指成人每天尿量 >2000 mL，其发生机制见图 2-12-3 所示。夜尿与多尿均是 CRF 早、中期的主要症状。少尿出现于 CRF 的晚期，系大量肾单位破坏、GFR 明显降低所致。

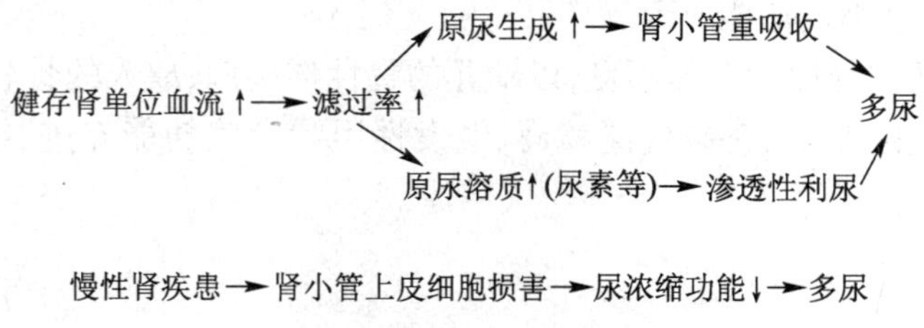

图 2-12-3　多尿的发生机制

（2）尿成分的变化：由于肾小球和肾小管损伤，可出现蛋白尿。当肾小球损伤加重，尿中可见红细胞、白细胞，出现血尿和脓尿。上述成分在肾小管内可形成各种管型，出现管型尿。

（3）尿渗透浓度的变化　出现低渗尿或等渗尿：CRF 早期由于肾小管浓缩功能下降，可出现低渗透浓度尿及低相对密度尿(相对密度<1.020)。晚期因肾小管浓缩、稀释功能均降低,尿液则呈等渗尿(相对密度固定于1.010~1.012)。

2. 氮质血症 CRF时因GFR降低,也可引起氮质血症。CRF早期,NPN升高可不明显,晚期可出现严重的氮质血症,其中以BUN增多为主。

3. 水、电解质代谢紊乱和酸碱平衡失调

(1) 水代谢紊乱:肾衰竭后对水的调节功能障碍,若进水过多过快,易发生水潴留,导致水肿或心力衰竭;若摄水过少,加之呕吐、腹泻等,易导致脱水,使GFR进一步下降,BUN上升,加重氮质血症。

(2) 钠代谢紊乱:CRF患者对钠的调节功能降低,既可因长期限制钠盐,应用排钠利尿剂或水负荷过度而发生水中毒,促发低钠血症。又可因摄入钠盐过多,超出健存肾单位排钠能力发生高钠血症,加重钠、水潴留与高血压。

(3) 钾代谢紊乱:CRF早期因有健存肾单位代偿性地排钾增多,可保持血钾正常。若进食过少或兼有呕吐、腹泻,则可出现低钾血症。CRF晚期,GFR显著减少,肾小管泌钾功能障碍,加之酸中毒及组织分解增强,均可引起高钾血症。

(4) 钙和磷代谢紊乱:表现为高磷血症和低钙血症,高磷血症的形成主要是因GFR明显下降,磷排出障碍,加上继发性甲状旁腺素(PTH)分泌增多,促使骨磷大量释放,造成血磷浓度不断升高。而低钙血症则与血磷增高、1.25-$(OH)_2D_3$合成减少使肠钙吸收不良、降钙素分泌增多抑制肠钙吸收等因素有关。

(5) 代谢性酸中毒:其发生机制主要与GFR下降使酸性物质滤过减少、肾小管泌H^+、泌NH_3^+与重吸收HCO_3^-功能降低以及机体分解代谢增强、固定酸生成过多等有关。

4. 肾性高血压 指各种肾疾病引起的高血压,系CRF常见并发症之一,其产生的机制与钠水潴留、肾素-血管紧张素活性增强以及肾分泌的抗高血压物质减少有关。高血压可引起左心肥大,甚至心力衰竭,CRF患者常可因心力衰竭而致死。

5. 肾性贫血 肾性贫血也是CRF的常见并发症,其主要原因是肾促红细胞生成素减少,使骨髓红细胞生成锐减;体内蓄积的代谢毒物抑制骨髓造血功能、破坏红细胞增多、铁缺乏或再利用障碍以及出血等。

6. 出血倾向 约20%的CRF患者有出血表现,以鼻出血、胃肠道出血最常见,主要由体内积聚的代谢毒物抑制血小板功能所致。

7. 肾性骨病 又称肾性骨营养不良,以幼儿的肾性佝偻病、成人的骨软化、骨质疏松和骨硬化为主要表现。其发生机制与钙磷代谢障碍、继发性甲状旁腺功能亢进、维生素D代谢障碍和酸中毒等有直接的关系。

四、防治原则

1. 积极治疗原发病 防止肾实质进一步损害。

2. 饮食治疗 限制蛋白质饮食与高热量饮食,对少尿、水肿及高血压患者应限制钠摄入。

3. 对症治疗 纠正水、电解质代谢和酸碱平衡失调,控制感染,治疗高血压、贫血及心力衰竭等。

4. 透析疗法　包括血液透析和腹膜透析，可替代肾的排泄功能，使患者5年存活率显著提高。

5. 肾移植　是治疗严重CRF最根本的方法。目前我国移植肾的存活率已大大提高，但也存在供肾少、移植肾被排斥、移植受者感染等实际问题。随着我们在移植技术创新、新型免疫抑制剂研制、异基因器官移植探索等方面的不断研究、创新和突破，定会在肾移植领域开创崭新的未来。

第三节 尿 毒 症

尿毒症(uremia)是指肾衰竭发展到严重阶段，体内代谢终末产物和内源性毒物潴留，水、电解质代谢和酸碱平衡严重紊乱以及肾内分泌功能严重失调，由此产生的一系列临床综合征。

一、发病机制

尿毒症的发病机制非常复杂，除与水、电解质代谢和酸碱平衡紊乱及某些内分泌障碍有关外，还与体内许多蛋白质代谢产物蓄积有关，其中有些代谢产物是有毒的，可以引起尿毒症的某些症状，但尚无一种毒物可以引起尿毒症的全部症状。因此，尿毒症的发病是多种因素综合作用的结果。

1. 尿毒症毒素　目前已从尿毒症患者血中分离到200余种代谢产物，其中部分代谢产物具有毒性作用，称为尿毒症毒素(uremia toxin)。

(1) 尿素：尿素(urea)是人体内蛋白质代谢的主要终末产物。高浓度尿素可引起厌食、头痛、恶心、呕吐、糖耐量降低和出血等症状。其毒性作用与其分解产物氰酸盐有关，氰酸盐与蛋白质作用后产生氨基甲酰衍生物，破坏细胞或酶的活性。如果突触膜蛋白发生氨基甲酰化后，中枢神经系统的功能受损，出现头痛、嗜睡等症状，说明尿素在尿毒症发病机制中起一定作用。

(2) 胍类化合物：是体内精氨酸的代谢产物，其含量仅次于尿素。在正常情况下，精氨酸主要在肝经鸟氨酸循环生成尿素、胍乙酸和肌酐。肾衰竭时，这些物质排泄障碍，精氨酸只能通过另一途径转变为甲基胍和胍基琥珀酸。

胍类化合物能抑制大部分酶的活性，并使氧化磷酸化脱耦联而抑制线粒体呼吸，其中甲基胍是毒性最强的小分子物质，其浓度增高可引起恶心、呕吐、腹泻、嗜睡、贫血及心律失常等。胍基琥珀酸能抑制脑组织转酮醇酶活性而影响脑功能，还可引起血小板减少，抑制血小板聚集，导致出血倾向。近年来认为，胍类化合物是引起尿毒症的主要毒性物质之一。

(3) 胺类和酚类：胺类包括脂肪族胺、芳香族胺和多胺。脂肪族胺(如甲胺)可引起肌阵挛、扑翼样震颤和溶血，还可抑制某些酶的活性。芳香族胺(如苯丙胺、酪胺)可抑制脑组织的氧化作用、琥珀酸的氧化过程、谷氨酸脱羧酶以及多巴羧化酶的活性。多胺(精胺、腐胺及尸胺)可引起厌食、呕吐、溶血、共济失调和抽搐等，还可增加微血管壁通透性，促进肺水肿、脑水肿的发生。酚类(如甲酚)主要是抑制中枢神经系统，也可抑制血小板聚集引起出血。

(4) 中分子毒性物质：指分子质量为 500～5 000 的一类物质，包括正常代谢产物以及细胞和细菌的碎裂物质等。这些高浓度的物质可引起神经系统病变以及降低机体免疫力等。由于中分子毒性物质能透过腹膜而不能透过血液透析时所用的透析膜，因此，临床上除了重新重视腹膜透析外，还加强了新型血液透析膜的研究，能较好清除中分子毒性物质的血液透析膜已相继问世，提高了血液透析的效果。

2. 甲状旁腺激素（parathyroid hormone，PTH）　PTH 分泌增多是尿毒症患者内分泌紊乱的主要表现，引起 PTH 分泌增多的原因如下。

(1) 肾清除降解 PTH 减少。

(2) 低血钙刺激 PTH 分泌增多。PTH 增高使细胞内钙含量增多，引起线粒体功能障碍，导致细胞死亡，出现“矫枉失衡”。

PTH 分泌增多能引起尿毒症的大部分病理变化与临床表现，如肾性骨病、软组织钙化与坏死、皮肤瘙痒、消化道溃疡、神经系统病变、蛋白质分解加强使 NPN 升高、高脂血症与贫血等。因此，有人认为，PTH 也是尿毒症的主要毒性物质之一。

3. 铝　尿毒症时血铝含量增高，可引起一系列中毒症状，包括脑组织损害、骨软化及贫血等。可能与铝影响 Mg^{2+}、Ca^{2+} 与蛋白质结合，使酶活性受抑制有关。

二、功能、代谢变化

1. 神经系统变化　出现尿毒症性脑病（淡漠、头痛、注意力不集中、记忆力减退、严重时出现嗜睡、昏迷等）和周围神经病变（下肢远端麻木、刺痛和烧灼感、腱反射减弱，甚至运动障碍）。

2. 心血管系统变化　可出现多种心血管损害，如尿毒症性心包炎、心肌炎、心律失常、心力衰竭、动脉粥样硬化及高血压等。

3. 呼吸系统变化　酸中毒使呼吸加深加快，严重时出现潮式呼吸、Kussmaul 呼吸。患者呼出的气体有氨味，这是因尿素经唾液酶分解为氨所致。还可引起纤维蛋白性胸膜炎、肺纤维化、钙化等病变。心力衰竭、钠水潴留等可引起肺水肿。

4. 消化系统变化　出现厌食、恶心、呕吐、腹泻、口腔黏膜溃疡、消化道出血等症。

5. 内分泌系统变化　尿毒症可产生多种内分泌的紊乱，除 PTH 增多及肾产生的激素减少，还可出现性激素紊乱。女性可见月经不规则或闭经，男性则常有阳痿、精子生成减少等。

6. 免疫系统变化　尿毒症的毒性物质可抑制机体免疫力，因此，60% 以上的患者常有严重感染，系主要死因之一。

7. 皮肤变化　尿毒症患者面色苍白或呈黄褐色，皮肤瘙痒，并可有尿素结晶，称为尿素霜。

三、防治原则

尿毒症的防治与慢性肾衰竭防治相似。

思　考　题

问答题

1. 如何鉴别功能性肾衰竭与器质性肾衰竭？
2. 临床上为什么要严密观察休克患者的尿量？
3. 急性肾功能不全的患者一定少尿吗？
4. 急性肾衰竭少尿期最危险的并发症是什么？简述其发生机制。
5. 试述肾衰竭多尿期多尿的机制。
6. 简述慢性肾衰竭时发生多尿的机制。
7. 慢性肾衰竭时肾性骨营养不良是如何发生的？